DICTIONNAIRE
DE MÉDECINE.

DE L'IMPRIMERIE DE RIGNOUX.

DICTIONNAIRE

DE MÉDECINE,

PAR MM. ADELON, BÉCLARD, BIETT, BRESCHET, CHOMEL,
H. CLOQUET, J. CLOQUET, COUTANCEAU, DESORMEAUX,
FERRUS, GEORGET, GUERSENT, JADELOT, LAGNEAU,
LANDRÉ-BEAUVAIS, MARC, MARJOLIN, ORFILA, PELLE-
TIER, RAIGE-DELORME, RICHARD, ROCHOUX, ROSTAN,
ROUX ET RULLIER.

TOME TROISIÈME.

ARG—BUT.

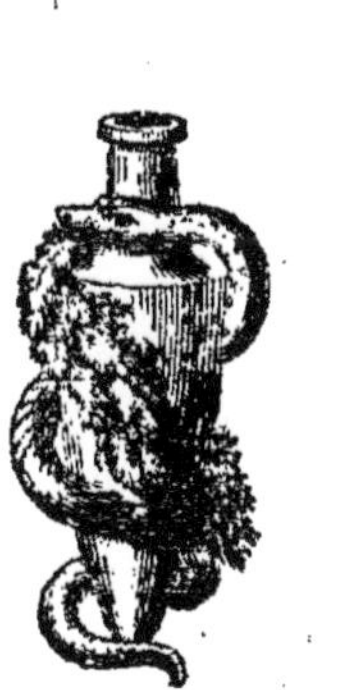
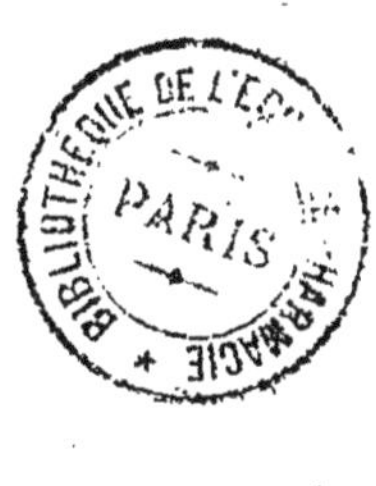

A PARIS,

CHEZ BÉCHET JEUNE, LIBRAIRE,

PLACE DE L'ÉCOLE DE MÉDECINE, Nº 4.

DÉCEMBRE 1821.

DICTIONNAIRE

DE MÉDECINE.

ARIDITÉ, s. f., *ariditas*. On emploie ce mot en séméiotique pour désigner la sécheresse de la peau et de la langue, lorsqu'elle est portée au point de rendre ces organes durs au toucher. *Voyez* LANGUE et PEAU (séméiotique).   (RAIGE DELORME.)

ARIDURE, s. f., *aridura;* desséchement, amaigrissement de quelque partie ou du corps tout entier; mot peu usité. *Voyez* AMAIGRISSEMENT, ATROPHIE, etc.   (R. DEL.)

ARISTOLOCHE, *aristolochia*; L. J. Genre de plantes de la famille naturelle des aristolochiées de Jussieu, de la gynandrie hexandrie de Linné, qui offre pour caractères un ovaire infère à trois loges, un calice souvent coloré, renflé à sa base, offrant un limbe très-irrégulier, quelquefois prolongé en languette unilatérale; les six étamines soudées et intimement confondues avec le stile et les stigmates forment au centre de la fleur un corps charnu irrégulièrement arrondi : la capsule est à trois loges polyspermes.

La racine de plusieurs espèces d'aristoloche est ou a été utilement employée en médecine. Leur introduction dans la matière médicale remonte à une très-grande antiquité, puisqu'on les trouve déjà signalées dans les ouvrages d'Hippocrate, de Dioscoride et de Pline. Voici les principales :

1° ARISTOLOCHE RONDE, racine de l'*aristolochia rotunda*, L. Cette espèce croît dans les provinces méridionales de la France; sa racine est tuberculeuse, grosse comme une noix ou davantage, solide, offrant quelques fibres simples, de couleur brune à l'extérieur, jaunâtre en dedans; sa saveur est âcre, amère et un peu aromatique.

Cette racine, ainsi que la suivante, était autrefois fort usitée; on l'employait particulièrement pour stimuler l'action de l'utérus dans l'aménorrhée chronique, comme l'indique son nom. Quelques auteurs l'ont également recommandée dans la goutte;

III.   1 mais anjourd'hui l'on en fait fort rarement usage, soit parce qu'elle est peu énergique par elle-même, soit parce que, se détériorant facilement, celle que l'on emploie a perdu ordinairement une partie de ses propriétés.

2° ARISTOLOCHE LONGUE, racine de l'*aristolochia longa*, L. que l'on trouve également dans le midi de la France. Elle est fusiforme. Ses propriétés et ses usages sont absolument les mêmes que ceux de la précédente. On peut en dire autant de l'aristoloche clématite, *aristolochia clematitis*, qui croît abondamment aux environs de Paris. Les Anglais en font très-fréquemment usage.

Ces racines s'administraient en poudre à la dose d'un scrupule à un demi-gros, ou à celle d'un à deux gros en infusion dans huit onces d'eau ou de vin blanc. Elles entrent dans un grand nombre de préparations officinales des anciens Codex.

3° ARISTOLOCHE SERPENTAIRE, vulgairement *serpentaire de Virginie*, racine de l'*aristol. serpentaria*, L.; petite espèce qui croît dans l'Amérique septentrionale, particulièrement dans la Virginie et dans la Caroline. Les racines qu'on apporte d'Amérique se composent d'un petit corps transversal de la grosseur d'une plume, duquel partent un grand nombre de petites radicelles touffues; leur couleur est grisâtre extérieurement, jaunâtre en dedans; leur odeur et leur saveur sont aromatiques et comme camphrées.

La serpentaire de Virginie est un des médicamens stimulans les plus énergiques. Elle détermine dans nos organes une excitation puissante, qui modifie ou change leur état actuel, et dont le médecin praticien sait tirer un parti avantageux pour combattre certaines maladies.

Thomas Johnson paraît être le premier qui, vers le milieu du dix-septième siècle, ait fait mention des propriétés de cette plante: son usage se répandit bientôt en Angleterre, puis en France et en Allemagne. Le nom de serpentaire lui vient de son efficacité dans le traitement de la morsure des serpens venimeux. On prend alors la racine intérieurement, tandis que l'on applique sur la plaie le suc exprimé des feuilles fraîches. Cette propriété *alexitère* n'est point exclusivement réservée à cette seule espèce dans le genre aristoloche; plusieurs autres la possèdent également à un degré très-marqué, et en particulier, une espèce originaire de l'Amérique méridionale, que l'on a nommée pour cette raison *aristolochia anguicida*.

Le changement subit que l'administration de la serpentaire détermine dans l'économie animale rend assez bien raison des succès de ce médicament dans le traitement des fièvres intermittentes. Sydenham et plusieurs autres médecins l'ont employée avec avantage dans cette circonstance. Tantôt on l'administre seule, tantôt on l'associe au quinquina. Pringle l'a mise en usage contre les diarrhées chroniques, qui épuisent souvent les malades à la suite des fièvres de long cours. Un grand nombre de praticiens recommandent également l'administration de la serpentaire de Virginie dans les fièvres adynamiques et ataxiques, lorsque la faiblesse du pouls, la prostration des forces, le délire, l'agitation, annoncent l'atteinte profonde portée aux systèmes musculaire et nerveux. Cependant il faut avoir grand soin d'examiner l'état de l'estomac et des intestins, dont la phlogose, qui accompagne fréquemment ces maladies, contre-indique l'usage de ce médicament.

On peut administrer la poudre de serpentaire à la dose d'un scrupule à un gros dans un électuaire ou des bols : quelquefois on la mêle à celle de quinquina; ou bien on fait infuser un à deux gros dans une livre d'eau, huit onces de vin ou de décoction de quinquina.   (A. RICHARD.)

ARISTOLOCHIQUE, adj. subst., *aristolochicus*, remède propre à faire couler les lochies. *Voyez* ce mot.

ARMOISE, s. f., sommités de l'*artemisia vulgaris*, L. (corymbifères, J. Syngénésie polygamie superflue, L.) L'armoise est une plante vivace, qui est commune dans les endroits stériles, les décombres, le bord des chemins. Elle fleurit en août et septembre.

M. Braconot de Nancy a retiré de l'armoise une matière animalisée amère, et de l'huile volatile. L'armoise a une saveur amère peu intense et une odeur aromatique assez faible. Elle est beaucoup moins active que l'absinthe, et cependant on en fait un très-fréquent usage. Elle agit à la manière des autres substances végétales légèrement toniques et stimulantes. On doit sans doute attribuer l'espèce de vogue dont a joui cette plante, et peut-être l'usage que l'on en fait encore aujourd'hui, aux éloges pompeux et sûrement exagérés qu'Hippocrate et Dioscoride font de l'armoise. Selon ces auteurs, c'est un des médicamens qui agissent avec le plus d'énergie sur l'utérus ; elle détermine ou régularise le cours des menstrues, peut faciliter la délivrance et même l'accouchement. Cependant l'armoise est une substance peu effi-

cace, dont les propriétés sont très-faibles, quand on les compare
à celles de l'absinthe, et même de quelques autres espèces du même
genre. Elle entre dans un très-grand nombre de préparations
officinales, telles que la conserve, l'eau distillée d'armoise, etc.
Sa dose est de deux gros à demi-once en infusion dans deux
livres d'eau.   (A. RICHARD)

ARNALDIE, *Voyez* ANALDIE.

ARNIQUE, ou ARNICA (*arnica montana*, L.). Ce genre fait
partie de la famille naturelle des corymbifères de Jussieu, de
la syngénésie, polygamie superflue de Linné. Ses caractères
sont des fleurs radiées, portées sur un réceptacle convexe et nu ;
les fleurons du centre sont hermaphrodites, les demi-fleurons
de la circonférence sont femelles. Tous les fruits sont terminés
par une aigrette sessile, poilue ; l'involucre est formé d'une
double rangée de folioles égales entre elles. L'arnique des montagnes est vivace ; elle croît dans les lieux montueux, en
Suisse, en Bohême, dans les Alpes, les Vosges, etc. On emploie
sa racine et ses fleurs.

MM. Lassaigne et Chevallier ont retiré des fleurs d'arnica,
1° une résine odorante ; 2° une matière amère, nauséabonde ; 3° de l'acide gallique ; 4° une matière colorante, jaune ;
5° de l'albumine ; 6° de la gomme, et quelques sels.

Il est peu de médicamens indigènes auxquels on ait prodigué
autant d'éloges qu'à l'arnica. Ce sont surtout les médecins allemands qui ont le plus renchéri sur les propriétés merveilleuses
de cette plante : c'est ainsi que plusieurs la regardent comme
une panacée infaillible contre tous les accidens qui peuvent résulter des chutes (*panacœa lapsorum*). Stahl l'appelle le quinquina des pauvres, le spécifique de la dysenterie, et enfin
Althof, portant l'exagération au dernier degré, regarde cette
substance comme préférable au quinquina. A ces assertions il
n'est peut-être point inutile d'en joindre d'autres d'un caractère
tout-à-fait opposé. Bergius, dans sa Matière Médicale, dit qu'il a
vainement employé les fleurs et même la racine d'arnica dans
le traitement des fièvres intermittentes, quartes, et que, loin
d'y apporter aucun soulagement, cette substance a encore aggravé
les symptômes de la maladie. Au milieu d'opinions aussi diverses,
le médecin prudent doit se tenir dans une juste réserve, et observer
avec soin les phénomènes que l'administration de ce médicament
détermine, afin de baser son jugement sur des faits positifs.

Les fleurs d'arnica débarrassées de leur involucre et ses racines ont une odeur faible quand elles sont desséchées; odeur
qui est assez forte pour déterminer l'éternuement quand ces
parties sont fraîches. Leur saveur est herbacée, amère et âcre,
surtout celle de la racine. Lorsque l'on froisse les feuilles desséchées entre les doigts, les molécules ténues qui s'en échappent
donnent également lieu à l'éternuement.

Les individus auxquels on administre ce médicament présentent les phénomènes suivans : sentiment de pesanteur et d'anxiété
dans la région de l'estomac; nausées et même quelquefois vomissemens pénibles, ou simplement salivation abondante; d'autres fois coliques suivies de déjections alvines : le pouls est plus
vif, plus plein, la peau est halitueuse, la sécrétion de l'urine
est augmentée. Peu de temps après l'injection du médicament,
lorsque ses molécules sont répandues dans le torrent de la circulation, le cerveau lui-même et le système nerveux en général
en ressentent l'influence ; le malade éprouve de la céphalalgie,
des mouvemens subits et convulsifs dans les membres, avec la
difficulté de les faire agir, et un sentiment de constriction dans
le diaphragme. Ces différens phénomènes ne s'observent pas toujours sur le-même individu, et lorsqu'ils se présentent, c'est
toujours dans les premiers instans de l'usage de ce remède, à
l'action duquel l'estomac s'habitue facilement. En considérant
attentivement la série des phénomènes développée dans l'économie animale par l'arnica, il n'est pas toujours facile de se rendre
compte des effets curatifs de ce médicament. Cependant la secousse violente qu'il occasionne dans les organes digestifs et le
cerveau peut, sans contredit, nous donner quelques éclaircissemens sur ce sujet. Un grand nombre d'auteurs, parmi lesquels on compte Stool, Althof, etc., lui attribuent beaucoup
d'efficacité dans le traitement des fièvres adynamiques et ataxiques. Stool surtout dit positivement qu'aucun autre médicament
ne lui a aussi bien réussi que les fleurs d'arnica. Il les a aussi
employées avec un égal succès dans les fièvres intermittentes,
quartes et tierces : et au témoignage de cet habile médecin, il nous
serait facile de joindre celui de plusieurs autres praticiens auxquels
elles ont parfaitement réussi dans les mêmes circonstances. Mais
ce n'est pas seulement dans les fièvres que cette substance produit des effets aussi marqués; son action n'est pas moins efficace
dans certaines névroses. Ainsi Collin rapporte vingt-huit obser-

rations de paralysie guérie par les fleurs d'arnica. Dans neuf cas d'amaurose, ces fleurs ont amené la guérison. Cet auteur fait ob-server que les douleurs, les tiraillemens, les picotemens que les malades ressentent dans les parties malades, sont les signes non équivoques de l'action du remède et de son efficacité. Aaskow se loue également des succès qu'il a obtenus en employant cette substance dans le traitement de la paralysie et du rhuma-tisme chronique.

Quant à sa propriété de résoudre le sang épanché à la suite des chutes ou des contusions violentes, nous ne chercherons pas à la réfuter. L'arnica peut être utile dans cette circonstance, en stimulant le cerveau toujours lésé plus ou moins gravement dans les commotions un peu fortes.

La racine d'arnica est moins employée en France que les fleurs. Il paraîtrait cependant, au rapport de quelques auteurs, que ses propriétés sont au moins aussi actives ; mais elle est aussi plus âcre et plus irritante, en sorte qu'elle détermine plus fré-quemment le vomissement ou des déjections alvines abondantes.

La poudre de la racine, des fleurs et des feuilles est puis-samment sternutatoire. Cette propriété a valu à l'arnica le surnom de *tabac des Vosges*.

Modes d'administration. On prescrit ordinairement les fleurs d'arnica à la dose de deux, quatre gros, ou même une once, en infu-sion dans deux livres d'eau, ou d'une bière légère. Le malade doit prendre cette boisson par verres avant l'accès de la fièvre, si c'est comme fébrifuge qu'on l'administre. On peut faire entrer la poudre des fleurs ou de la racine, à la dose d'un à deux gros, dans un électuaire avec lequel on prépare des bols. (A. RICHARD.)

AROMATES, *aromata.* On donne ordinairement le nom d'a-romate à des végétaux, ou à des produits du règne végétal, re-marquables par leur odeur agréable. Les aromates sont princi-palement destinés à communiquer leur odeur à des corps inodo-res, ou à masquer la fétidité de certains médicamens. Presque toujours d'une saveur piquante et chaude, ils servent à relever la fadeur de certains mets ; dans ce cas on les désigne plus spéciale-ment sous le nom d'épices. C'est à ce mot qu'on pourra traiter de l'action stimulante qu'ils exercent sur l'estomac, et des pro-priétés carminatives ou toniques qu'on remarque dans plu-sieurs d'entre eux.

Un grand nombre de substances végétales fournissent des

aromates. Il serait trop long de les énumérer ; nous nous contenterons de faire observer que parmi les familles naturelles riches
en aromates, on doit signaler la famille des ombellifères et celle
des orchis, où se trouve la vanille à côté de substances très-
fétides ; la famille des lauriers, qui fournit la cannelle, et celle des
balisiers, qui produit la zédoaire, le gingembre, le cardamon,
l'ambrette, etc. Parmi les produits des végétaux, nous signale-
rons comme éminemment aromatiques, les baumes, les résines
et les huiles essensielles.   (J. PELLETIER.)

AROMATIQUE, adj., *aromaticus.* On a donné ce nom aux
médicamens qui participent des propriétés des aromates ; voyez
AROMATE, ANTISPASMODIQUE, STIMULANT, etc.

AROME (ἄρωμα, parfum.) *Principe odorant, esprit recteur.*
On donnait ce nom à une prétendue matière particulière qu'on
regardait comme la cause des odeurs suaves qu'exhalent les substances végétales. D'après ce système on considérait les substances végétales comme inodores par elles-mêmes, et on attribuait leur odeur à un seul principe odorant diversement modifié.
. . Dans l'état actuel de nos connaissances, on ne peut admettre
l'existence de *l'arôme.* L'odeur est une propriété de la matière,
propriété plus ou moins intense, plus ou moins développée,
suivant la nature des substances. D'ailleurs pourquoi les substances végétales n'auraient-elles pas une odeur qui fût particulière à chacune ; les substances minérales les plus simples, les
métaux eux-mêmes ont une odeur qui leur est propre, et qu'on
n'a s'est jamais avisé d'attribuer à quelque principe étranger
qu'auraient recélé ces métaux.

L'illustre Fourcroy, dans son beau système des connaissances
chimiques, à l'article *huile essentielle,* combat l'existence de l'a-
rôme considéré comme corps particulier. Il affirme que l'odeur
des substances végétales provient des huiles essentielles qu'elles
renferment, de sorte que l'on dépouille presque toujours les végétaux de leur odeur, en leur enlevant l'huile essentielle. Il ne
faut cependant pas croire qu'aux huiles essentielles seules est
due l'odeur des substances végétales ; il est dans le règne végétal
d'autres matières très-odorantes : il suffit, pour s'en convaincre,
de citer l'acide hydrocyanique et quelques-uns des acides indiqués dans les corps gras par M. Chevreul ; tel est l'acide butirique,
auquel le beurre doit son arôme. Les chimistes qui admettent encore l'existence de l'arôme font valoir quelques faits qu'ils rap-

portent à l'appui de leur opinion. « Il est des plantes très-odorantes, telles que la jonquille, la tubéreuse, le jasmin, dont on
ne peut tirer d'huile volatile. » Mais ne voit-on pas qu'on apporte ici une preuve négative ; et que si l'on ne peut retirer
de ces plantes une huile volatile, il est également impossible d'y
démontrer la présence d'aucun autre principe odorant. Ne serait-
il pas plus simple d'admettre dans ces plantes une huile volatile,
dont les principes élémentaires seraient tellement mobiles, qu'ils se
dissocieraient au moment où la chaleur ou tout autre agent leur serait appliqué. On a dit aussi que l'eau de fleurs d'oranger, prise
pour exemple, avait une odeur différente de celle de l'essence
de ces fleurs : mais si l'on considère que les huiles essentielles ne
sont pas très-volatiles par elles-mêmes, et que, si elles passent à la
température de l'eau bouillante, ce n'est qu'avec l'eau elle-même,
et à la faveur de la vapeur aqueuse qui se renouvelle sans cesse ;
si l'on considère de plus que pour obtenir beaucoup d'huile, il faut
augmenter la température au moyen d'un sel qui portera le point
d'ébullition à un plus haut degré du thermomètre, n'est-il pas évident que l'huile obtenue libre peut avoir éprouvé par la chaleur
un commencement d'altération, d'où résulterait un changement
qui influerait sur la suavité de l'odeur. Dans ces derniers temps,
M. Robiquet est revenu sur la question de l'existence de l'arôme.
Dans ce travail, il tend à renouveler les idées de Boerhaave, et
leur donne une nouvelle force, par l'appui de sa logique, presque
toujours basée sur l'expérience ; cependant ces résultats nous
semblent être plutôt confirmatifs des nouvelles idées. En effet
ces expériences, bien faites pour attirer l'attention des chimistes, démontrent que des substances inodores par elles-mêmes
peuvent devenir odorantes, en entrant en combinaison avec
d'autres matières ; que l'ammoniaque est un des corps qui tendent le plus à développer les odeurs, en prêtant, pour ainsi dire,
de la volatilité à des matières dont l'odeur était, sans cet auxiliaire,
à peine sensible. L'huile volatile de moutarde et celle de plusieurs
autres crucifères doivent leur odeur à du soufre, suivant le
même chimiste, puisque mises en contact avec du cuivre, elles
convertissent ce métal en sulfure en perdant leur odeur.

Ces expériences, et plusieurs autres que nous passons sous silence, peuvent nous prouver que les odeurs des substances sont
souvent exaltées par la présence de certaines matières volatiles ;
mais elles ne démontrent pas l'existence de l'arôme, dans le sens

que l'entendait Boerhaave et d'autres chimistes après lui. Espérons que de nouvelles recherches éclairciront entièrement la question.   (J. PELLETIER.)

ARQUEBUSADE (eau d'), nom d'une eau distillée spiritueuse, très-composée, qu'on administrait pour combattre la commotion produite par les plaies d'armes à feu, ou d'arquebusade, nom ancien par lequel on désigne encore quelquefois ces sortes de blessures.   (R. DEL.)

ARRACHEMENT, s. m., *abruptio, avulsio*, action d'arracher, de déchirer avec effort. On a employé ce mot pour désigner une opération par laquelle on extrait avec violence certaines parties, en déchirant les liens qui les unissent aux organes voisins. Ainsi on pratique l'arrachement d'une dent, d'un polype, d'un ongle, etc. Pour faire cette opération, on emploie diverses espèces de pinces et autres instrumens, suivant le cas. *Voyez* DENT, POLYPE, ONGLE. Les plaies qui sont produites par le déchirement de quelque partie du corps ont été nommées plaies par arrachement. *Voyez* PLAIE.   (J. CLOQUET.)

ARRÊTE-BOEUF, s. m. Nom vulgaire sous lequel on désigne la bugrane, *ononis arvensis. Voyez* BUGRANE.   (A. R.)

ARRIÈRE-BOUCHE, synonyme de *pharynx. Voyez* ce mot.

ARRIÈRE-FAIX, s. m., *secundæ, secundinæ*; τά δευτέρα, ύσερα. Ce qui vient après le faix ou fardeau dont la femme se débarrasse en accouchant. Nom sous lequel on désignait plus généralement autrefois qu'actuellement le placenta, les membranes de l'œuf et le cordon, en un mot ce que l'on nomme vulgairement le délivre. *Voyez* OEUF et DÉLIVRANCE.   (DESORMAUX.)

ARRIÈRES-NARINES, s. f. pl., ouvertures postérieures des fosses nasales. *Voyez* FOSSES NASALES.

ARSÉNIATE, s. m., *arsenias :* nom donné au sel formé d'une base et d'acide arsénique. Quelques arséniates existent dans la nature; tels sont ceux de fer, de cobalt, de cuivre et de nickel; les autres sont le produit de l'art. Ils sont tous plus ou moins fusibles. Ils sont décomposés lorsqu'on les met sur des charbons ardens, ou lorsqu'on les traite par ce corps combustible, dans des vaisseaux clos à une température un peu élevée; il se dégage de l'arsenic métallique, qui passe à l'état d'oxyde, s'il a le contact de l'air, et produit des vapeurs blanches d'une odeur alliacée. L'eau ne dissout guère que les arséniates de potasse, de soude et d'ammoniaque : ces dissolutions précipitent l'hydrochlorate neutre ou peu acide de cobalt en rose, le nitrate d'argent en rouge brique, les sels de cuivre en blanc-bleuâtre, et ceux de chaux en blanc : ces divers précipités sont des arséniates insolubles obtenus par la voie des doubles décompositions : les acides sulfurique, hydrochlorique et nitrique, ne troublent point ces dissolutions, ce qui sert encore à les distinguer de celles des arsénites. Les arséniates sont neutres, acides, ou avec excès de base; ils sont très-vénéneux. Celui de soude est le seul que l'on ait proposé d'employer en médecine.

Arséniate de soude neutre. Il cristallise en prismes quadrangulaires ou hexaèdres, très-solubles dans l'eau, non déliquescens : on l'obtient en combinant l'acide arsénique avec le sous-carbonate de soude. On l'a administré dans le traitement des fièvres intermittentes, à la dose d'un huitième de grain par jour, dissous dans deux onces d'eau, de manière à donner la moitié le matin et l'autre le soir. M. Foderé dit avoir guéri les fièvres d'accès, en continuant ce traitement pendant huit à dix jours. Il est peu de praticiens qui aient voulu se décider à faire usage d'un moyen aussi dangereux.   (ORFILA.)

ARSENIC, s. m. *arsenicum :* l'arsenic est un métal rangé dans la quatrième classe (*Voyez* MÉTAL) : on le trouve dans la nature 1° à l'état natif, en Saxe, en Bohème, en Hongrie, en Sibérie, en Norwège, au Hartz, en Angleterre, aux Vosges, dans les Pyrénées, etc.; il est alors allié à d'autre métaux tels que le cuivre, le plomb, l'argent, l'antimoine, le cobalt, l'étain, etc.; 2° à l'état d'oxyde; 3° à l'état de sulfure; 4° à l'état d'arseniate. *Voyez* plus bas les composés d'oxygène, de soufre et d'arsenic, ainsi que les arséniates.

Propriétés de l'arsenic. — Il est solide, gris d'acier et brillant s'il est récemment préparé ou s'il a été conservé à l'abri du contact de l'air; sa texture est grenue et quelquefois écailleuse; il est très-cassant, facile à pulvériser, et d'une dureté peu considérable : sa pesanteur spécifique est de 8, 308 d'après Bergmann; il est insipide et inodore; il acquiert néanmoins une légère odeur lorsqu'on le frotte entre les doigts. Chauffé dans des vaisseaux fermés, il se volatilise, se sublime sans se fondre à la température de 180° th. c., et on peut obtenir des octaèdres réguliers, ayant le tétraèdre pour molécule intégrante, si l'opération est conduite avec lenteur. Quand il a été plus fortement chauffé, et sous une pression beaucoup plus considérable que celle de l'atmosphère, on peut le fondre et le liquéfier. L'*oxygène* et l'*air atmosphérique* secs agissent à peine sur lui à la température ordinaire; il n'en est pas de même si ces gaz sont humides, car alors il absorbe l'oxygène, et se change en une poudre terne noirâtre dont nous parlerons plus bas. Si on le chauffe, lorsqu'il est en contact avec ce gaz, il se transforme en oxyde blanc volatil, *doué d'une odeur d'ail*; on observe également ce phénomène, si on le met sur des charbons rouges. Tels sont les produits que l'on peut obtenir directement avec l'arsenic et l'oxygène : on peut encore par des moyens indirects combiner ce métal avec une quantité d'oxygène plus considérable, et donner naissance tantôt à de l'acide arsenique, tantôt à un composé de cet acide et d'oxyde blanc. L'*hydrogène* se combine directement avec l'arsenic, et forme un hydrure solide, terne, inodore, insipide, d'un brun rougeâtre : c'est ce que l'on voit lorsqu'un fragment de ce métal est mis en contact avec le fil résineux de la pile de Volta, et que l'eau est décomposée par le fluide électrique. On peut par des moyens indirects combiner l'arsenic avec une plus grande quantité d'hydrogène, et former le gaz hydrogène arsenié sur lequel nous reviendrons plus tard. Le *phosphore* s'unit à l'aide de la chaleur avec l'arsenic, et donne un phosphore solide, noir, brillant, fragile, qui n'a point d'usages. Il existe plusieurs combinaisons de *soufre* et d'arsenic, que l'on peut obtenir directement, soit en chauffant un mélange de métal ou de son oxyde et de soufre, soit par la voie humide : nous décrirons plus bas ces sulfures. L'*iode* forme avec l'arsenic un iodure d'un rouge pourpre, n'ayant point d'usages. Le *chlore* gazeux s'unit rapidement avec ce métal, se condense, et produit des vapeurs blanches épaisses, qui ne tardent pas à se changer en un liquide oléagineux, incolore, caustique, volatil, connu autrefois sous le nom de beurre d'arsenic; il y a dans cette expérience dégagement de calorique et de lumière. Le *bore*, le *carbone* et l'*azote* n'agissent point sur l'arsenic. En se combinant avec les *métaux* à une température élevée, l'arsenic les rend cassans, lors même qu'il ne fait qu'une petite partie du mélange; plusieurs de ces alliages sont plus fusibles et moins colorés que les métaux qui les composent; aucun d'eux n'est employé en médecine.

Traité par l'acide nitrique concentré à chaud, l'arsenic se

transforme en une poudre blanche, composée, suivant Ampère,
d'oxyde blanc et d'acide arsenique ; il se dégage du gaz deutoxyde d'azote ; d'où il suit que l'acide nitrique a été décomposé,
et qu'il a cédé une portion de son oxygène au métal : ce caractère peut servir à distinguer l'arsenic d'un très-grand nombre
de métaux. L'acide *sulfurique* concentré est également décomposé à chaud par l'arsenic ; il se forme de l'oxyde qui se combine
avec la partie d'acide non décomposée. L'acide *hydrochlorique*
liquide dissout l'arsenic à l'aide de la chaleur ; l'eau est décomposée, et il se dégage du gaz hydrogène arsenié. Les acides *borique*, *phosphorique* et *carbonique* n'exercent aucune action sur
lui. Mis en contact avec du *sulfate de cuivre ammoniacal* et l'air
atmosphérique, l'arsenic pulvérisé absorbe l'oxygène de l'air,
passe à l'état d'oxyde blanc, qui ne tarde pas à se combiner avec
l'oxyde de cuivre pour former un composé vert insoluble dans
l'eau (vert de Schéele), propriété essentielle lorsqu'il s'agit de
constater la présence de l'arsenic dans un cas d'empoisonnement.

On obtient ce métal en grand en faisant griller les mines de
cobalt arsenical ; en effet, il se forme pendant cette opération
de l'oxyde blanc qui se sublime avec une certaine quantité d'arsenic *métallique* ; on recueille celui-ci, et on le sublime de nouveau dans des cornues de fonte. Dans les laboratoires on se
procure l'arsenic en décomposant, dans une cornue de grès lutée,
et à l'aide de la chaleur, l'oxyde blanc par du savon ; l'alcali que
celui-ci contient fixe l'oxyde, le charbon provenant de la décomposition des acides margarique et oléique du savon s'empare de l'oxygène de l'oxyde, et le métal se sublime.

L'arsenic métallique n'est jamais employé en médecine. Il agit
à la manière des poisons énergiques, s'il reste assez long-temps
dans le canal digestif pour passer à l'état d'oxyde, car il ne paraît pas vénéneux par lui-même. On l'emploie dans les arts uni
au cuivre, au platine et à l'étain, pour faire les miroirs des té-
lescopes. Jeannety a fait usage pendant long-temps d'un alliage
de platine et d'arsenic pour obtenir le premier de ces métaux.

Composés d'oxygène et d'arsenic. — Ils sont au nombre de
trois, 1° une poudre noire, 2° l'oxyde blanc, 3° l'acide arsenique.

Poudre noire. — Elle est le résultat de l'action de l'oxygène
ou de l'air atmosphérique humides sur l'arsenic : regardée par
quelques chimistes comme un oxyde noir particulier, elle est
considérée par d'autres, et en particulier par M. Proust, comme

un mélange d'arsenic métallique et d'oxyde blanc; la surface de l'arsenic natif et de la plupart des alliages naturels formés par ce métal est souvent ternie par cette poudre. Elle attire promptement l'humidité de l'air, se pelotonne, et prend un aspect rougeâtre; elle s'échauffe et s'embrase quelquefois, lorsqu'elle est accumulée en assez grande quantité; les charbons ardens et le sulfate de cuivre ammoniacal se comportent avec elle, comme avec l'arsenic métallique. Elle est vénéneuse, et sert à faire périr les mouches, de là le nom de *poudre aux mouches* qui lui a été donné depuis long-temps.

Oxyde blanc d'arsenic. (Acide arsénieux, arsenic blanc, arsenic du commerce, mort aux rats). On le trouve en Transylvanie, en Bohème, en Saxe, en Hongrie, dans la Hesse, le Dauphiné, les Pyrénées, au Hartz, à Pouzzoles, à la Guadeloupe, etc.; tantôt il est cristallisé en octaèdres réguliers, en prismes quadrangulaires ou en aiguilles fines; tantôt il est pulvérulent ou en mamelons; c'est presque toujours dans les mines d'arsenic natif, dans les solfatares ou à la surface des laves décomposées qu'on le trouve.

Propriétés. — L'oxyde d'arsenic obtenu comme nous le dirons plus bas, est sous forme de masses composées de plusieurs couches blanches ou jaunâtres, compactes, *vitreuses*, demi-transparentes, dont la surface ne tarde pas à se couvrir d'une poudre blanche semblable à la craie; il est inodore, doué d'une saveur acre et corrosive; sa pesanteur spécifique est de 5,000; sa poudre que l'on a quelquefois confondue avec celle du sucre, ne lui ressemble que par la couleur, et peut en être facilement distinguée. Lorsqu'on le chauffe dans un matras, sur des charbons ardens etc., il se volatilise sans se décomposer, et répand des vapeurs blanches épaisses, d'une odeur *alliacée*, qui s'attachent à une lame de cuivre polie, et produisent une couche blanche facile à détacher par le plus léger frottement. Il est décomposé en oxygène et en arsenic par la *pile* de Volta. L'*oxygène* ne l'altère point : exposé à l'air il perd sa transparence et toutes les parties jaunes finissent par blanchir. Le *soufre* le décompose à l'aide de la chaleur, s'empare de son oxygène pour passer à l'état d'acide sulfureux, et il se forme du sulfure d'arsenic. Le *charbon* n'agit sur lui à aucune température, à moins que par l'addition d'une base telle que la potasse, la soude, le flux noir, etc., l'oxyde n'ait été fixé pour l'empêcher de se volatiliser : alors si on élève la température, il se forme de l'acide carbonique, et l'arsenic métallique se volatilise. L'eau bouillante dissout environ la treizième partie de son poids d'oxyde blanc; mais si on laisse refroidir la dissolution, une grande partie de ce corps se dépose sous forme de tétraèdres, en sorte que le liquide ne renferme plus alors qu'environ $\frac{1}{33}$ de son poids d'oxyde : cette dissolution fournit des octaèdres lorsqu'elle est évaporée. Mille parties d'eau à 12° R., dissolvent deux parties et demie d'oxyde (Klaproth) : nous reviendrons plus bas sur les caractères de cette dissolution. Traité par l'acide *hydrochlorique* bouillant, l'oxyde d'arsenic forme un hydrochlorate beaucoup plus soluble à chaud qu'à froid, et dont on se sert pour préparer l'acide arsenique. Lorsqu'on le chauffe avec la plupart des bases et de l'eau, il se combine avec elles et donne des produits analogues aux sels qui, par cette raison, ont été décrits sous le nom d'*arsenites*. *Voyez* ce mot.

Solution aqueuse d'oxyde blanc d'arsenic. —Elle est incolore, transparente, inodore, douée de la même saveur que l'oxyde; elle verdit légèrement le sirop de violettes, et précipite l'eau de chaux en *blanc*; le précipité composé de chaux et d'oxyde d'arsénic se dissout dans un excès de ce dernier. L'acide hydrosulfurique, gazeux ou dissous dans l'eau, décompose cette dissolution sur-le-champ, et y détermine un précipité jaune de sulfure d'arsenic; d'où il suit que l'hydrogène du réactif s'est emparé de l'oxygène de l'oxyde pour former de l'eau, tandis que le soufre s'est combiné avec l'arsenic : Si les dissolutions sont très-étendues, le précipité ne paraît qu'autant qu'on chauffe la liqueur; mais toujours le mélange devient jaune sur-le-champ : ce réactif peut découvrir l'oxyde d'arsenic dans une dissolution qui n'en contient qu'un $\frac{1}{100000}$; il est précieux dans certains cas d'empoisonnement. Les *hydrosulfates* solubles, ne troublent point la dissolution dont il s'agit, à moins qu'à l'aide d'un acide un peu fort on ne s'empare de la base de l'hydrosulfate pour rendre l'acide hydrosulfurique libre, car alors il se forme un sulfure jaune très-abondant. Le *sulfate de cuivre ammoniacal* précipite cet oxyde en *vert*; le précipité composé d'oxyde de cuivre et d'oxyde d'arsénic paraît au bout de quelques minutes, lors même que la dissolution ne renferme qu'un $\frac{1}{110000}$ d'oxyde d'arsenic; par conséquent ce réactif est encore plus sensible que l'acide hydrosulfurique : le précipité dont il s'agit étant ramassé, lavé et desséché sur un filtre, est vert, et se décompose en répandant une odeur alliacée lorsqu'on le met sur des charbons ardens; il devient jaune quand on le triture avec du nitrate d'argent dissous. Nous verrons à l'article *poison* l'excessive utilité de ces détails. Le nitrate d'argent précipite la dissolution d'oxyde d'arsenic en jaune; le caméléon minéral (manganésiate de potasse) passe du rouge au jaune par l'addition de cet oxyde : mais ces deux réactifs sont loin de fournir des caractères dont on puisse tirer parti lorsqu'il s'agit de constater l'empoisonnement par l'oxyde d'arsenic ; aussi nous bornerons-nous à cet énoncé pour le moment, en nous réservant de traiter ce sujet plus en détail à l'article poison. L'oxyde d'arsénic est formé, suivant Proust, de 100 parties d'arsenic, et de 32,979 d'oxygène. On l'obtient en grand, pendant le grillage des mines de Cobalt arsénical; il se sublime et se condense sur les parois de la cheminée ; mais, comme il n'est pas pûr, on le sublime de nouveau dans des cucurbites en fonte. On est obligé d'avoir recours à ce procédé, parce que la quantité d'oxyde fournie par la nature, est trop faible pour suffire aux besoins du commerce.

L'oxyde blanc d'arsenic est employé dans les arts, pour faire le vert de Schéele (oxyde d'arsénic et oxyde de cuivre), pour purifier le platine, pour hâter la vitrification du verre; il entre dans la composition de quelques vernis, de la poudre de Rousselot, du caustique arsénical du frère Côme, de la teinture minérale de Fowler; il sert à préparer les sulfures d'arsenic, l'acide arsénique, etc. Il fait la base des pilules de Tanjore, que l'on a quelquefois administrées avec succès dans le traitement de la morsure des serpens venimeux (Russel). On ne l'emploie jamais pûr en médecine; il est sans contredit le poison le plus énergique du règne minéral. *Voyez* poison.

Acide arsénique. — On le trouve dans la nature combiné avec des bases salifiables. Il est solide, blanc, incristallisable, inodore et doué d'une saveur métallique caustique; sa pesanteur spécifique est de 3, 391; il rougit fortement *l'infusum* de tournesol. Chauffé dans des vaisseaux fermés, il fond, se vitrifie, et finit par se décomposer en oxyde blanc d'arsenic volatil et en oxygène. Il se boursouffle et devient opaque lorsqu'on le met sur des charbons ardens, puis se décompose en oxyde blanc qui se volatilise en répandant une odeur alliacée, et en oxygène qui s'unit au charbon. Chauffé dans un petit tube de verre avec du charbon et de la potasse, il fournit de l'arsenic métallique. Exposé à l'air, il en attire l'humidité. Deux parties d'eau froide suffisent pour le dissoudre. La dissolution est incolore, transparente, et rougit fortement le tournesol; elle précipite en blanc les eaux de baryte, de strontiane et de chaux; les arséniates précipités se dissolvent dans l'acide arsénique. Mêlée avec l'acide hydrosulfurique, elle jaunit et dépose du sulfure d'arsenic lorsqu'on la chauffe, *quelque étendue qu'elle soit* : cette décomposition est analogue à celle qu'éprouve l'oxyde d'arsenic par le même réactif. Elle précipite l'acétate de cuivre en blanc bleuâtre, et le nitrate d'argent, *non-acide*, en rouge brique : ces deux précipités sont des arséniates. L'acide arsénique transforme l'alcohol en un éther en tout semblable à l'éther sulfurique, et que par conséquent on ne prépare jamais. Cet acide est formé, suivant Berzelius, de 100 parties de métal, et de 53,139 d'oxygène. On l'obtient en chauffant, dans des vaisseaux de verre clos, une partie d'oxyde blanc d'arsenic, deux parties d'acide hydrochlorique concentré, et deux parties d'acide nitrique à 34 degrés. Le premier de ces acides divise l'oxyde et le dissout : le second est décomposé, cède une partie de son oxygène à l'acide qu'il transforme en acide arsénique ; le gaz nitreux provenant de la décomposition de l'acide nitrique se dégage. Lorsque la liqueur est presqu'en consistance sirupeuse, on la retire de la cornue (parce qu'elle dissoudrait la silice du verre), et on la fait évaporer jusqu'à siccité, dans une capsule de porcelaine : le produit solide est l'acide arsénique. Cet acide n'est pas employé en médecine à l'état de pureté; il est encore plus vénéneux que le précédent. *Voyez* POISON.

Composés d'hydrogène et d'arsenic. — Il existe indépendamment de l'hydrure d'arsenic, dont nous avons parlé page 11, un gaz composé, suivant Stromeyer, de 1 . 24 d'hydrogène et de 10 , 89 d'arsenic en poids. On l'obtient en traitant à une douce chaleur un alliage de trois parties d'étain, et d'une partie d'arsenic, par l'acide hydrochlorique liquide; en effet, l'eau contenue dans l'acide est décomposée; son oxygène se combine avec l'étain, tandis que l'hydrogène s'unit à l'arsenic, et se dégage sous forme de gaz *hydrogène arsenié. Propriétés.* Il est incolore, doué d'une odeur fétide, nauséabonde, sans action sur les couleurs bleues végétales. Il peut être liquéfié à un froid de 30°-0°, th. C. Si on l'approche d'une bougie allumée, il s'enflamme, absorbe l'oxygène de l'air qui se combine en partie avec l'hydrogène, en partie avec l'arsenic, pour former de l'eau et de l'acide arsénieux ; il se produit en outre une matière brunâtre, que l'on croit être de l'hydrure d'arsenic, et qui tapisse les parois de la cloche dans laquelle le gaz était contenu. Le soufre, le zinc, l'étain, le potassium, le sodium et le chlore, le décomposent aussi : avec ce dernier, il se forme de l'acide hydrochlorique et des vapeurs brunes d'hydrure d'arsenic ; cette décomposition a lieu avec flamme. Il est sans usages, il agit sur l'économie animale à la manière des poisons les plus énergiques. *Voyez* POISON.

Composés de soufre et d'arsenic. Il existe deux composés de ce genre, l'orpiment et le réalgar. *L'orpiment*, (orpin, arsenic jaune, réalgar jaune), se trouve en Hongrie, en Transylvanie, en Géorgie, en Valachie, en Natolie et dans diverses parties de l'Orient. Il est solide, luisant, d'un jaune citrin, tirant un peu sur le verdâtre ou sur l'orangé ; son tissu est composé de lames translucides, brillantes, quelquefois d'un poli très-vif, minces, très-flexibles, inodores, insipides ; sa pesanteur spécifique est de 3, 45. Il est plus fusible et plus volatil que l'arsenic, il s'électrise résineusement par le frottement. Chauffé avec le contact de l'air, il absorbe l'oxygène, et se transforme en acide sulfureux et en oxyde d'arsenic : la potasse solide le décompose à l'aide de la chaleur, s'unit au soufre, et met à nu l'arsenic qui se volatilise. Il est formé de 100 parties de métal, et de 61, 65 de soufre. (Laugier). Il est beaucoup moins vénéneux que le suivant.

Orpiment artificiel. — Il diffère à peine du précédent. On l'obtient en traitant une dissolution aqueuse d'oxyde d'arsenic par l'acide hydrosulfurique. Il est solide, jaune, pulvérulent ou en masse, décomposable à chaud par la potasse caustique solide, en sulfure de potasse et en arsenic métallique. Il paraît formé de 100 parties de métal, et de 64, 56 de soufre. Il agit sur l'économie animale comme l'oxyde d'arsenic ; mais il est moins énergique. *Voyez* POISON.

On prépare encore une autre variété *d'orpiment jaune*, en faisant sublimer un mélange d'arsenic et de soufre à une chaleur insuffisante pour en déterminer la fusion : celui-ci est plus énergique que le précédent. L'orpiment entre dans la composition du baume vert, du collyre de Lanfranc et de la plupart des dépilatoires ; autrefois on l'employait seul dans le traitement extérieur des ulcercs fongueux, de certains exanthèmes chroniques , etc. ; uni à la potasse, il sert dans les manufactures de toiles peintes pour dissoudre l'indigo; il est aussi fort employé en peinture.

Réalgar, (orpin rouge, arsenic rouge, rubine d'arsenic, poudre rouge des volcans). On le trouve au Saint-Gothard, en Hongrie, en Transylvanie, en Saxe, en Bohême, dans les Vosges, au Japon, aux environs des volcans, etc. : il accompagne presque partout l'orpiment. Il est solide , en masses vitreuses, en mamelons, ou cristalisé, rouge avec une teinte d'orange, lorsqu'il est en masse , rouge quand il a été réduit en poudre : il est ordinairement translucide, quelquefois brillant ; il est cassant, et s'éclate aisément par la pression de l'ongle ; sa cassure est vitreuse et conchoïde ; il n'a ni saveur ni odeur; sa pesanteur spécifique est de 3,338; il s'électrise résineusement par le frottement; il est volatil et plus fusible que l'orpiment; il subit de la part de l'air et de la potasse la même action que le sulfure jaune natif. Il est formé de cent parties d'arsenic et de 43,74 de soufre (Laugier.) On s'en sert en peinture et dans la fabrication de certains vernis. Les Chinois l'emploient pour construire des vases dans lesquels ils mettent du vinaigre qui acquiert des propriétés purgatives. Il est moins vénéneux que l'orpiment. On peut obtenir le *réalgar* artificiel, en faisant fondre dans un creuset un mélange de soufre et d'arsenic.

ARSENIC (*sels d'*). L'oxyde blanc d'arsenic a peu de tendance à se combiner avec les acides pour former des sels; il s'unit plutôt aux bases salifiables, vis-à-vis desquelles il joue plutôt le rôle d'acide : il existe cependant des sels à base d'oxyde d'arsenic, dont voici les principaux caractères. Leurs dissolutions précipitent, 1° en *blanc* par l'eau : le précipité est de l'oxyde d'arsenic; 2° en *jaune* par les hydrosulfates : le précipité est un sulfure; 3° en blanc par l'hydrocyanate de potasse et de fer : le précipité se redissout dans l'eau. Aucun de ces sels n'est employé en médecine.

ARSÉNIEUX (*acide*), adj., *arseniosus*, nom donné par plusieurs chimistes à l'oxyde blanc d'arsenic. Voyez *composés d'arsenic et d'oxygène*, page 12 de ce vol.

ARSÉNIQUE (*acide*), adj., *arsenicus*, Voyez *composés d'arsenic et d'oxygène*, page 15 de ce vol.

ARSÉNITE, s. m., *arsenis*, composé d'oxyde d'arsenic et d'une base salifiable, ainsi nommé par les chimistes qui regardent l'oxyde d'arsenic comme un acide. Les arsnéites sont tous décomposés par le feu; tantôt ils fournissent de l'oxyde d'arsenic et la base, tantôt l'oxyde se décompose et donne de l'arsenic métallique et de l'acide arsénique, qui forme une arséniate avec la base de l'arsénite. Les arsénites sont solubles ou insolubles dans l'eau : Les premiers sont ceux de potasse, de soude et d'ammoniaque; ils sont précipités en vert par les sels de cuivre, en jaune par le nitrate d'argent, en blanc par les sels de chaux. Le précipite est constamment formé d'oxyde d'arsenic combiné avec l'oxyde de cuivre, l'oxyde d'argent, ou avec la chaux; les hydrosulfates solubles ne les troublent point, à moins que, par l'addition d'un acide, on ne s'empare de la base de l'arsénite et de l'hydrosulfate; car alors l'oxyde d'arsenic et l'acide hydrosulfurique réagissent l'un sur l'autre, et il se précipite du sulfure jaune d'arsenic. Les acides hydrochlorique, sulfurique, nitrique, etc., décomposent les dissolutions des arsénites, et en précipitent l'oxyde blanc, si elles sont concentrées. Parmi les arsénites insolubles, celui de cuivre, qui est connu sous le nom de vert de Schéele, est employé dans les fabriques de papiers peints, dans la peinture à l'huile.

ARSÉNITE DE POTASSE. Corps composé de potasse et d'oxyde d'arsenic, jouissant des propriétés énoncées dans l'article précédent, très-avide d'eau, ne pouvant pas être obtenu cristallisé, mais fournissant par l'évaporation une masse visqueuse. Lorsqu'il est dissous dans beaucoup d'eau, et mêlé avec une certaine quantité d'esprit de lavande, il constitue la *teinture minérale de Foliver*, que l'on a proposé d'employer dans plusieurs maladies, et notamment dans les fièvres intermittentes : nous reviendrons plus tard sur ce médicament. *Voyez* TEINTURE MINÉRALE DE FOWLER.

L'arsénite de potasse constitue également la liqueur arsénicale qui fait la base d'une potion que l'on paraît avoir déjà employée plusieurs fois avec succès contre la morsure des serpens venimeux. (*Transactions médico-chirurgicales de Londres.*)

(ORFILA).

ART, s. m. *ars.* On donne le nom d'art à une collection de préceptes destinés à fournir à l'homme les moyens d'agir sur les choses de la nature, et d'atteindre un but déterminé que son intelligence se propose. Celui de la médecine est la guérison des maladies et la conservation de la santé. La médecine est donc un art, mais elle est aussi une science, et l'on ne saurait se former une juste idée de cette branche si importante des connaissances humaines, sans la considérer en même temps sous ce double rapport. C'est une tâche que nous nous efforcerons de remplir plus tard. *Voyez* MÉDECINE.   (COUTANCEAU.)

ARTÈRE, s. f., de ἀήρ, et de τήρειν, qui conserve l'air. Ce mot a été d'abord employé par les Grecs, non qu'ils crussent que les artères contenaient de l'air, mais parce qu'ils appliquaient cette dénomination seulement à la trachée-artère : ce n'est que plus tard qu'Erasistrate s'en servit pour désigner les vaisseaux connus aujourd'hui sous ce nom, et que jusqu'à lui on confondait avec les veines. Les anciens se sont fait diverses idées sur la nature de ces vaisseaux, et sur les usages auxquels ils sont destinés. Galien a parlé le premier de leur communication avec les veines; mais ils ne sont bien connus que depuis les travaux de Vésale et de Fallope.

Les artères, qui peuvent être définies des canaux transmettant le sang des ventricules du cœur à toutes les parties du corps, représentent dans leur ensemble deux troncs principaux, divisés et subdivisés à la manière des arbres : ces troncs sont, 1° l'aorte, 2° l'artère pulmonaire. Le premier de ces troncs appartient au ventricule gauche, d'où il s'étend à tous les autres organes; le second, qui part du ventricule droit, se répand exclusivement dans le poumon (*Voyez* AORTE et PULMONAIRE.) Leurs divisions, considérées isolément, forment autant d'artères ayant absolument la même disposition que les troncs dont elles naissent. Chacune d'elles devant être décrite ailleurs en particulier, nous ferons ici l'histoire générale, ou l'*anatomie générale* des artères, en commençant par la texture, qui est le point le plus important de cette étude.

Le tissu artériel est en général d'une couleur jaunâtre, ou grisâtre ; il devient rougeâtre dans les artères d'un moyen calibre, et presque rouge dans les petites. Cette différence tient à l'épaisseur moindre des parois dans celles-ci, ce qui fait que la couleur du sang s'y manifeste; elle est encore augmentée dans le cadavre par l'espèce d'imbibition qu'éprouve le tissu artériel. Ce tissu a une consistance assez grande, mais qui varie dans les différentes artères. Les grosses artères ont, d'une manière absolue, des parois plus fortes que les petites ; mais, relativement à leur calibre, l'épaisseur des parois augmente à mesure qu'on s'éloigne du cœur. On remarque aussi que cette épaisseur est plus grande dans l'aorte que dans l'artère pulmonaire, dans les artères des membres inférieurs, que dans celles des membres supérieurs ; en général, les parties-déclives ont des artères plus fortes, comme le pied en offre un exemple remarquable, si on le compare au crâne, sous ce rapport. Dans les courbures artérielles, l'épaisseur est plus grande du côté de la convexité.

Trois tuniques superposées composent le tissu artériel. L'externe est fibro-celluleuse, et se confond en partie avec le tissu cellulaire voisin : aussi beaucoup d'auteurs n'en font-ils pas une membrane propre au système artériel. L'interne est un prolongement de celle qui tapisse les ventricules du cœur. La moyenne seule est d'une nature particulière.

Cette membrane moyenne, regardée par les uns comme musculaire, par les autres comme ligamenteuse ou aponévrotique, dont Bichat fait un tissu à part ne ressemblant en rien aux autres tissus organiques, me paraît être du même genre que les organes fibreux élastiques répandus çà et là dans l'économie animale, tant chez l'homme que chez divers animaux. Cette membrane est formée de fibres transversales, jaunâtres ou blanchâtres, qui représentent des espèces de cercles solidement unis entre eux. On a dit qu'il y avait en outre des fibres longitudinales ou obliques ; Hunter et Mascagni pensent que celles dont nous venons de parler ne sont pas exactement transversales. Tout cela est peu distinct : seulement il semble que les fibres circulaires soient attachées les unes aux autres par des filamens obliques. Ces fibres sont plus serrées en dedans qu'en dehors. Dans les grosses artères, on peut les séparer en plusieurs couches ; elles sont encore très-apparentes dans les artères moyennes ; elles deviennent molles et d'un gris rougeâtre dans les petites, où elles ressemblent assez bien à celles de l'intestin et de la vessie. Toutes les artères ont de ces fibres : c'est à tort que l'on a nié leur existence dans les artères du cerveau ; Ludwig, Bichat et autres, les y ont suivies. La tunique moyenne des artères tient en dehors à la tunique celluleuse, en dedans à la membrane interne.

Celle-ci est mince, demi-transparente, légèrement blanchâtre, dense, homogène, et n'offre point de porosités, d'intervalles sensibles. On peut quelquefois la diviser en deux feuillets, surtout dans les grosses artères. Haller et Mascagni ont regardé ces deux feuillets comme deux membranes distinctes, et ont appelé l'externe *membrane nerveuse.* A l'intérieur de cette membrane existent des plis longitudinaux, et au niveau des articulations, des rides transversales qui s'effacent par l'extension du membre, comme on le voit au jarret, par exemple. Cette face interne est lisse, humectée par un fluide séreux, qui facilite le glissement, et que la transsudation rend plus abondant quelque temps après la mort, mais qu'on trouve également, quoique en moindre quantité, sur un animal vivant. L'adhérence de cette membrane à la tunique moyenne est intime; lorsqu'on l'en sépare, on enlève souvent des fibres de cette dernière.

La membrane externe, *cellulosa propria* de Haller, doit être distinguée du tissu cellulaire commun, avec lequel Monro, Walther, Mascagni, etc., l'ont confondue. Son épaisseur est médiocre : cependant elle présente deux feuillets distincts sur les troncs artériels ; l'un paraît purement celluleux, l'autre est jaunâtre et coriace. Son tissu est aponévrotique dans les artères moyennes, ou ressemble au névrilême. Ses fibres sont obliques et entrelacées, ce qui leur donne une grande résistance. Cette membrane se rapproche par sa nature des systèmes fibreux et cellulaire ; sa partie interne a quelque analogie avec la tunique moyenne.

Les artères ont autour d'elles un tissu cellulaire lâche, lamelleux, abondant, qui remplit à leur égard les mêmes usages que ceux que remplit le tissu cellulaire qui est autour des muscles, des nerfs, des glandes, etc. Il leur forme une sorte de gaîne faiblement unie à leur membrane externe. Cette gaîne offre des différences dans les diverses parties, suivant la disposition qu'y affecte le tissu cellulaire : ainsi, molle et extensible sur les artères spermatiques, elle est serrée au contraire dans les artères des membres, et manque presque entièrement dans le cerveau. Il résulte de là des différences dans les maladies, comme on le voit dans les ruptures artérielles. L'étendue de l'épanchement dans cette circonstance dépend, en grande partie, de la résistance qu'offre la gaîne celluleuse ; dans le cerveau, où cette gaîne est nulle, la substance de l'organe est elle-même le siége de l'épanchement. Dans leur passage à travers les cavités tapissées par des membranes séreuses, les artères n'ont point de gaîne, et sont simplement entourées par ces membranes.

Il y a peu de tissu cellulaire dans l'épaisseur même des artères. Ce tissu n'est apparent que dans la membrane externe, et cesse au delà : on n'en trouve point entre les fibres de la tunique moyenne, ni même entre cette tunique et la membrane interne.

Les vaisseaux sanguins des artères sont très-nombreux : on les voit surtout sur les gros troncs; mais ils sont distincts dans toutes les artères qui ont plus d'une ligne d'épaisseur. Ces vaisseaux sont artériels et veineux. Les premiers ne naissent pas ordinairement du tronc auquel ils sont destinés, mais viennent de quelqu'une de ses branches. Après avoir rampé quelque temps dans là gaîne de l'artère, ils percent sa membrane externe, et semblent se perdre dans la tunique moyenne : quelques anatomistes disent les avoir suivis jusque dans la membrane *nerveuse*. Les veines parcourent le même trajet, et pénétrent, comme les artères, transversalement dans la tunique moyenne. Ces artérioles et ces veinules produisent par leur rupture des gouttelettes de sang, quand on sépare cette tunique de la membrane externe. Rien de semblable ne s'observe entre la tunique moyenne et l'interne. Il existe sans doute des vaisseaux séreux au delà des sanguins, dans ces deux dernières membranes, car tout rougit dans une artère enflammée : il est vrai que l'extérieur seul offre un réseau manifeste; la rougeur est uniforme à l'intérieur, et l'on ne voit point de vaisseaux sur la membrane interne. Les vaisseaux lymphatiques des artères sont très-difficiles à injecter, à cause de la résistance qu'opposent leurs valvules : aussi leur existence n'est-elle démontrée que sur les troncs.

Les artères reçoivent beaucoup de nerfs qui viennent particulièrement du trisplanchnique et du pneumogastrique; les nerfs cérébraux n'en fournissent guère qu'aux artères des membres. Ces nerfs, appelés à tort par Wrisberg *nervi molles*, sont d'autant plus abondans que les artères sont plus petites : ils forment autour de celles-ci des plexus remarquables par la multiplicité de leurs anastomoses, comme on le voit surtout autour des artères vertébrales, mésentériques, etc. On voit ces nerfs pénétrer dans l'épaisseur des artères, mais il est difficile de les suivre dans leur tissu. Lucas a décrit des filets se portant à la tunique moyenne; Oudemann dit en avoir suivi dans la membrane nerveuse de Haller.

Le tissu artériel a été examiné sous le rapport chimique : on trouve, dans l'Anatomie générale de Bichat, l'exposé des phénomènes qu'il présente quand on le soumet à l'action des divers réactifs. On a cru ce tissu entièrement composé de gélatine, mais il paraît contenir de la fibrine ; j'y ai trouvé cette substance dont

quelques chimistes ont également reconnu l'existence : Young ,
et d'autres , cités par Parry , n'en ont pas , il est vrai , rencontré.

Considérées dans leurs formes extérieures ; les artères présentent deux surfaces, une externe , et l'autre interne. La première
correspond à diverses parties, comme des muscles, des os, souvent à des organes fibreux , ou bien se trouve plongée dans une
masse de tissu adipeux. Cette surface est arrondie et cylindrique
dans presque toute son étendue , en quelques endroits légèrement aplatie. La surface interne des artères offre tous les caractères de la membrane interne : la cavité qu'elle représente se soutient d'elle-même , et conserve sa forme cylindrique , quand
l'artère est coupée ; ce qui tient à l'élasticité de ses parois.

Tout ce que nous venons de dire s'applique à chaque artère
prise isolément ; étudions maintenant ces vaisseaux dans leurs
connexions les uns avec les autres.

Il résulte de la disposition générale du système artériel, que les
artères représentent une suite de conduits abouchés les uns aux
autres , et dont le volume va sans cesse en diminuant. Cette disposition n'est pourtant point absolue , et l'on voit de très-petites artères sortir de troncs volumineux , bien avant que ces troncs ne
se terminent. Cependant le mode de séparation des artères les unes
des autres est en général tel , que les plus volumineuses forment
des troncs , celles qui viennent ensuite des branches , et les autres,
successivement décroissantes , des rameaux , des ramuscules , etc.
Le terme de cette division progressive est beaucoup moins éloigné
qu'on ne le croyait autrefois. Kehl portait le nombre des divisions
artérielles à quarante ou cinquante pour le moins ; Haller l'a restreint avec raison , en n'admettant que douze , quinze , ou au plus
dix-huit de ces divisions : c'est ce qu'il est facile d'observer sur
quelques artères que l'on peut suivre très-loin , comme l'artère
ophthalmique, dont la centrale du crystallin forme la dernière extrémité , comme les artères de l'estomac, des intestins, etc. On remarque , dans cette division successive des artères , que les branches réunies sont constamment plus larges que le tronc, qu'il en est
de même des rameaux par rapport aux branches , et ainsi de suite;
de sorte que l'ensemble du système artériel a la forme d'un cône renversé , dont le sommet correspond au cœur. Au contraire, chaque
artère, prise de son origine à sa terminaison, constitue un cône renversé dont la base est tournée du côté du cœur, ou plutôt une série de
cylindres décroissans , la figure des artères ne variant point sen-

siblement dans l'intervalle de leurs divisions. Quelqués-unes pourtant ne sont pas exactement cylindriques dans cet intervalle : les
vertébrales, labiales, spléniques, spermatiques, rénales, ombi-
licales, s'élargissent un peu dans leur trajet ; il en est, comme
les carotides, qui se renflent subitement à l'endroit où elles se divisent. L'angle de séparation des artères est ordinairemeut aigu,
quelquefois droit, plus rarement obtus : les artères qui naissent
de l'aorte immédiatement, en sortent presque toutes à angle droit
ou même obtus ; plus on s'éloigne de ce tronc, et plus l'angle devient aigu, sauf les exceptions tenant à des causes particulières. Le
tissu cellulaire environnant est pour beaucoup dans la production
de cet angle ; il forme une espèce de frein qui l'assujettit, quoique l'on ne doive pas attacher à cette disposition la même importance que Walter, et croire avec cet auteur que l'angle de division
des artères est toujours aigu, et que lorsqu'il paraît autre, cela
tient à ce qu'on examine des artères desséchées dont le tissu cellulaire a été détruit. Au niveau de l'origine de leurs branches, les
artères présentent à l'extérieur une sorte d'éperon saillant et situé
du côté opposé au cœur, lorsque l'angle de division est aigu,
moins marqué et placé du côté du cœur, quand cet angle est obtus : lorsqu'il est droit, une saillie circulaire, égale dans toute
sa circonférence, remplace cet éperon. Le lieu de séparation
des artères est sujet à un grand nombre de variétés ; de sorte
que le nombre et la situation des branches que fournit chacune
n'ont souvent rien de constant : cela est surtout marqué pour
les artères très-éloignées du cœur.

Le trajet des artères, depuis leur origine, c'est-à-dire l'endroit
où elles se séparent les unes des autres, ou bien du cœur lui-
même, jusqu'à leur terminaison, présente diverses particularités.
La situation des artères dans ce trajet est telle, que les troncs occupent les interstices les plus considérables des organes, tandis
que les branches se portent dans des intervalles plus petits, les
rameaux entre les diverses parties des organes eux-mêmes, les
ramuscules entre les parties plus petites qui composent celles-
ci, etc. On observe en outre que les artères sont presque partout à l'abri des lésions extérieures, soit par l'épaisseur des parties qui les recouvrent, soit par leur situation dans le sens de
la flexion des articulations, ou au côté externe des membres. Les
artères sont en général droites dans leur trajet ; elles ne présentent de flexuosités que dans les parties dont le volume est sujet à

varier, ou dont la mobilité est très-grande, telles que l'iris, l'estomac, l'intestin, les lèvres, l'utérus : les courbures qu'elles forment au niveau des articulations tiennent au même principe, et ont pour but, comme les précédentes, de prévenir leur tiraillement dans les divers mouvemens. Quelques artères, comme la vertébrale, la carotide, offrent des angles très-marqués, qui paraissent avoir une autre déstination, et que l'on regarde généralement comme devant servir à retarder le cours du sang ; opinion qu'on ne peut rejeter entièrement, comme l'a fait Bichat. Les animaux qui ont la tête baissée présentent quelque chose de semblable dans le *rete mirabile*, que forme chez eux l'artère carotide dans le sinus caverneux.

Les artères ne restent pas isolées les unes des autres dans toute l'étendue qu'elles parcourent après leur séparation ; elles se joignent de nouveau, et communiquent fréquemment entre elles, avant d'arriver à leur dernière terminaison : ces abouchemens sont ce qu'on appelle des *anastomoses*. On peut en distinguer de trois sortes : 1° tantôt deux artères s'unissent à angle aigu, et forment un tronc d'un calibre moindre que les deux branches anastomotiques : c'est ce qu'on voit aux artères vertébrales, spinales, quelquefois à l'origine de l'obturatrice ; 2° tantôt les deux artères se courbent l'une vers l'autre, et ne se continuent point au-delà ; seulement de nouvelles branches naissent de la convexité de l'arcade qu'elles représentent, comme les artères mésentériques en fournissent un exemple ; 3° dans un autre genre d'anastomose, plusieurs artères se réunissent en cercle, de manière à donner naissance à une sorte de couronne ou d'anneau, comme on l'observe à la base du cerveau, à la face antérieure de l'iris, autour des lèvres, etc. On a encore regardé comme un mode particulier d'anastomose celui dans lequel un rameau se porte transversalement entre deux artères ; mais cette variété rentre en partie dans le genre précédent. Les anastomoses sont d'autant plus multipliées que les artères s'éloignent davantage du cœur ; cette disposition a pour effet de faciliter la circulation, qui trouve des obstacles de plus en plus nombreux, à mesure qu'on s'éloigne de ce viscère. La fréquence des anastomoses est également très-grande dans les parties comme l'œil, le cerveau, où la régularité des fonctions est liée intimement à celle de la circulation. Quel que soit le mode d'anastomose, les branches anastomotiques elles-mêmes fournissent presque toujours de nou-

velles branches qui s'abouchent de nouveau ; cette disposition
est très - apparente au mésentère , mais on la retrouve également
ment dans les membres , entre les artères de la hanche et celles
du genou, par exemple. C'est à la faveur de ces anastomoses ,
entées, pour ainsi dire , les unes sur les autres , que la circulation se maintient lorsqu'un tronc est lié ou devient le siége d'une
oblitération spontanée : l'aorte elle-même a pu devenir ainsi
inutile à la circulation.

Les artères sont presque partout accompagnées par les veines,
qui ordinairement sont plus superficiellement situées. Dans quelques parties seulement, comme à l'extérieur du crâne, ces deux
ordres de vaisseaux sont séparés.

Le système artériel présente, à ses deux extrémités, des connexions intimes avec les organes : 1° d'une part, il tient au cœur;
2° d'autre part, il se perd dans le tissu de toutes les parties, en
se confondant avec les autres systèmes organiques. A son origine
au cœur, il ne se continue nullement avec la substance de ce
viscére : le tissu de l'aorte et celui de l'artère pulmonaire sont
insérés au pourtour des ouvertures des ventricules dont elles
naissent par trois festons demi-circulaires, séparés des fibres charnues par un tissu tendineux particulier. (Voyez AORTE, ARTÈRE
PULMONAIRE.) La terminaison des artères est beaucoup moins
connue : elle varie dans les différens organes. Cette terminaison
ne se fait qu'après que ces vaisseaux se sont divisés et subdivisés au point de devenir capillaires, et de former par leurs anastomoses, devenues extrêmement nombreuses , une sorte de réseau, dans lequel toutes les ramifications confondues représentent un tout parfaitement continu de la tête aux pieds, et
que l'on décrit, à cause de cela , comme un système isolé, in-
dépendant, jusqu'à un certain point, de l'artériel. (*Voyez* CA-
PILLAIRE.) A leurs dernières extrémités, les artères offrent des
formes variées suivant les parties où on les examine : elles constituent des arborisations dans certains endroits, des irradiations
dans d'autres, ailleurs des houppes, des étoiles, etc. Ces variétés appartiennent à l'anatomie descriptive; Prochaska et Sœmmering les ont décrites. Nous reviendrons, en traitant du système capillaire, sur le mode de terminaison des extrémités artérielles : nous dirons seulement ici, 1° que la continuation des artères avec les veines est ce qu'il y a de mieux démontré à ce sujet ; 2° qu'on ignore comment ces extrémités laissent échapper

les matériaux des sécrétions, de la nutrition, et le sang lui-même
dans quelques circonstances; 3° qu'il existe à cet égard deux
opinions principales, l'une qui consiste à admettre un ordre de
vaisseaux dits exhalans, prolongés au delà des artères, l'autre, à
expliquer ces phénomènes au moyen de porosités latérales dont
les artères elles-mêmes seraient percées ; 4° que la communication
des artères, à leur terminaison, avec les vaisseaux lymphatiques
et excréteurs est douteuse, surtout pour les premiers.

Les artères jouissent particulièrement de l'élasticité, qui s'y
confond, comme dans beaucoup d'autres tissus, avec l'extensibilité et la rétractilité. Leur résistance est considérable, et d'autant plus grande, relativement à leur calibre, qu'elles sont plus
petites. Ces conduits paraissent posséder, outre ces propriétés
purement physiques, une force vitale de contraction : en effet,
1° une artère comprise entre deux ligatures se vide par une ouverture qu'on y pratique sur le vivant, et revient fortement sur
elle-même; quelques instans après la mort, ce phénomène n'a
plus lieu ; 2° dans la mort par hémorrhagie, les artères vides
et resserrées en vertu de cette force vitale reprennent leurs dimensions ordinaires, lorsque la vie a cessé, par l'élasticité de
leurs parois. Cette contraction des artères est beaucoup plus marquée dans les petites que dans les grosses. Au reste, ce point,
sur lequel les auteurs ne sont pas d'accord, non plus que sur la
nature de cette sorte de contractilité, appartient à l'histoire de
la circulation. Le tissu artériel paraît dépourvu de sensibilité :
quelques auteurs, Bichat entre autres, assurent que la membrane interne est sensible au contact, dans les injections irritantes faites sur les animaux vivans. Au reste, les trois tuniques
qui composent le tissu artériel ont des propriétés un peu différentes. L'élasticité réside spécialement dans la tunique moyenne,
dont la résistance pourtant est bien moins grande en long qu'en
travers ; cette tunique est aussi moins élastique dans les petites
artères que dans les grosses. La contractilité paraît également
siéger dans cette membrane. La tunique externe est la plus extensible : elle reste souvent intacte quand les autres membranes
se rompent, comme on le voit dans la ligature. C'est parce que
cette membrane est plus épaisse dans les petites artères que dans
les grosses, que les premières supportent mieux la ligature que
les secondes. La membrane interne, peu résistante, n'a guère
d'autre usage que de faciliter le glissement du sang, par le poli

de sa surface; elle ne forme de valvules que dans le cœur, à l'origine du système artériel.

Les artères ont une action propre, qui est un composé de leur élasticité et de leur contractilité; et qui, sans être absolument indispensable à la circulation du sang, s'exerce néanmoins quand cette circulation a lieu. *Voyez* CIRCULATION.

Les artères paraissent se former avant le cœur; mais, dans le poulet, les veines du jaune les précèdent dans leur développement, comme l'ont prouvé les recherches de Malpighi, Wolff, Haller, et particulièrement de M. Pander. Le tissu artériel est très-mou dans le premier âge : sa consistance devient plus grande chez l'adulte; il est sec, et pour ainsi dire cassant chez le vieillard. Il finit souvent, à cette époque, par s'ossifier; mais cela n'est pas constant, car on cite des centenaires dont les artères ne présentaient point cette altération. Le nombre des artères éprouve, dans la vieillesse, une diminution réelle, par l'oblitération qui survient spontanément dans les petites.

Le tissu artériel est sujet à un très-grand nombre de lésions. Les plaies, l'inflammation, les lésions organiques, les ulcères, la gangrène et autres maladies communes à tous les tissus, peuvent l'atteindre; mais, en outre, les fonctions qu'il remplit l'exposent à un genre d'altération qui lui est propre, et qui constitue les *anévrysmes*. *Voyez* ce mot.

Parmi les lésions de tissu, les ossifications tiennent le premier rang. Elles diffèrent suivant qu'elles arrivent dans l'âge adulte, ou qu'elles dépendent simplement des progrès de l'âge. Les premières se rapprochent davantage de l'ossification naturelle; elles ont leur siége dans la tunique moyenne, dans laquelle on trouve quelquefois des fibres isolées, offrant cette transformation; l'état cartilagineux semble les précéder. Les secondes sont moins de vraies ossifications que des amas irréguliers de matière calcaire, qui se font au-dessous de la membrane interne, et auxquels se joint souvent un dépôt de matière pultacée.

L'inflammation est, de toutes les lésions communes, la moins connue, quoiqu'elle ne soit pas très-rare dans ce tissu. Elle est bornée le plus communément à la membrane interne, et dépend tantôt d'une irritation directe portée sur le tissu artériel, comme dans les plaies, la ligature, etc., tantôt du voisinage d'une partie enflammée, comme on l'a vu particulièrement dans l'aorte, à la suite des phlegmasies intenses de la poitrine ou de l'abdomen.

Cette inflammation est caractérisée par une rougeur plus ou moins vive, l'épaississement de la membrane interne, le développement des vaisseaux de la tunique moyenne, et des épanchemens plus ou moins abondans de matière albumineuse. Elle peut amener l'oblitération des artérés, par l'adhérence mutuelle de leurs parois. Elle coexiste souvent avec des lésions organiques. Il faut distinguer de cet état une rougeur uniforme que présentent quelquefois les artères, sans qu'il s'y joigne d'autre altération, et qui n'est souvent qu'un effet cadavérique. (A. BÉCLARD.)

ARTÉRIEL, adj. *arteriosus*, qui appartient aux artères.

ARTÉRIEL (canal); portion de l'artère pulmonaire, qui s'abouche dans l'aorte, chez le fœtus. *Voyez* PULMONAIRE.

ARTÉRIEL (ligament) : nom donné à ce même canal oblitéré chez l'adulte.

ARTÉRIEL (sang); le sang rouge est désigné ainsi, parce qu'il est contenu en grande partie dans les artères.

ARTÉRIEL (système); ensemble des artères, prises depuis leur origine au cœur jusqu'à leur terminaison. *Voyez* ARTÈRE.

ARTÉRIOLE, s.f., diminutif d'artère ; petite artère à peine sensible à l'œil.

ARTÉRIOLOGIE, s. f., *arteriologia*, traité des artères.

ARTÉRIOTOMIE, s. f., *arteriotomia ;* de ἀρτηρία, artère, et de τέμνειν, couper. Ce mot a été employé pour désigner la partie de l'anatomie qui traite de la dissection des artères, et plus particulièrement pour indiquer la saignée faite aux artères. Cette saignée ne se pratique guère qu'aux artères temporale superficielle et auriculaire postérieure, parce que leur situation au-dessous des tégumens permet d'en faire facilement l'ouverture, et qu'on peut les comprimer aisément sur les os du crâne pour arrêter l'écoulement du sang après l'opération.

Les instrumens et les pièces d'appareils nécessaires pour pratiquer l'artériotomie sont un petit bistouri ou bien une grande lancette, un vase pour recevoir le sang, une compresse graduée pyramidale, une bande de trois ou quatre aunes, roulée à un ou deux globes, des éponges, des vases pleins d'eau, etc.

Lorsqu'on veut pratiquer l'opération, on commence par raser exactement les régions temporale ou auriculaire; le malade sera couché ou mieux assis sur une chaise basse, la tête renversée de côté, et fixée sur la poitrine d'un aide. Le chirurgien, avec le doigt indicateur, cherche et reconnaît aux pulsations

la situation de l'artère; avec l'ongle il marque le lieu au niveau
duquel il doit inciser, c'est-à-dire à un pouce environ au-dessus
de l'arcade zygomatique. Il comprime et fixe avec le pouce l'artère au-dessous de l'endroit indiqué, et avec l'instrument, tenu
entre le pouce et le doigt indicateur de la main droite, il coupe
l'artère en travers, en faisant une incision de trois à quatre lignes
de longueur. Le sang sort avec force par saccade, et tombe dans
le vase destiné à le recevoir. On peut favoriser sa sortie en comprimant l'artère avec le doigt, placé au-dessus de l'ouverture.
Quand on a tiré le sang en quantité suffisante, on arrête l'hémorrhagie en comprimant l'artère au-dessous de l'endroit où elle
a été piquée ; on nettoie la plaie, on en rapproche les bords, on
applique dessus une compresse graduée pyramidale, dont le sommet doit répondre à l'ouverture du vaisseau, et que l'on maintient avec un bandage circulaire un peu serré, arrêté par une
épingle. Si la compression exercée par cet appareil ne suffit pas
pour arrêter le sang, on applique une longue bande roulée à
deux globes, dont les chefs se croisent sur le point qu'il faut comprimer. Ce bandage est connu sous le nom de *nœud d'emballeur.*
Voyez NOEUD D'EMBALLEUR.

L'artériotomie produit des effets plus marqués que ceux des
autres saignées générales ; elle opère une déplétion presque subite
dans le système sanguin artériel. On l'a recommandée dans la
phrénésie, les céphalalgies opiniâtres, l'apoplexie, les commotions
du cerveau, l'ophthalmie très-aiguë, l'otalgie, la surdité, l'amaurose, etc. Aujourd'hui on ne la pratique que fort rarement, et on
la remplace le plus souvent par la saignée de la veine jugulaire.
                                                  (J. CLOQUET.)

ARTÉRITE, s. f. Quelques auteurs ont désigné ainsi, dans ces
derniers temps, l'inflammation des artères. *Voyez* ARTÈRE.

ARTHANITA, s. f. Ancien nom du *cyclamen europœum.*
Voyez ONGUENT D'ARTHANITA.

ARTHRITIS, s. f. *arthritis, morbus articularis,* de ἄρθρον, articulation. On a employé cette expression comme synonyme de
GOUTTE. (*Voyez* ce mot.) Quelques auteurs l'ont proposée pour
désigner l'inflammation des articulations ; mais, cette acception
n'étantpas généralement adoptée, nous renvoyons, pour ce qui
concerne les différentes espèces d'inflammation articulaire, aux
articles MEMBRANES SYNOVIALES, PLAIES DES ARTICULATIONS,
RHUMATISME.   (RAIGE DELORME.)

ARTHOCACE, s. f. *arthocace*, d'ἄρθρον, articulation, et de
κακία, vice ou maladie ; maladie des articulations. On a donné
ce nom à plusieurs affections , comme aux ulcères fongueux
des articulations , à l'ostéo-sarcome , et plus particulièrement à
la carie des surfaces articulaires. (J. CLOQUET.)

ARTHRODIE, s. f., *arthrodia*, de ἄρθρον , articulation. Depuis
Galien, les anatomistes donnent ce nom aux articulations formées par des surfaces planes ou presque planes, quels que
soient les mouvemens qu'elles exercent; mais il faut distinguer
de l'arthrodie l'articulation *serrée*. V. ARTICULATION.   (A. B.)

ARTHRODYNIE, s. f. *arthrodynia*, de ἄρθρον , articulation,
et de ὀδύνη, douleur ; douleur des articulations. Ce symptôme
peut dépendre d'une lésion des parties qui composent l'articulation, ou être sympathique de maladies d'organes éloignés, tels
que ceux de la digestion , de la respiration , etc. Cullen a donné
le nom de d'arthrodynie au rhumatisme chronique. (R. DEL.)

ARTHROMBOLE , s. f. , *arthrombole*, de ἄρθρον, articulation , et de βάλλειν, lancer , pousser. On a donné ce nom à la
coaptation ou réduction des os luxés ; inusité. *Voyez* LUXATION.
(J. CLOQUET.)

ARTHRONALGIE , s. f., *arthronalgia*, de ἄρθρον ; articulation , et de ἄλγος, douleur ; douleur des articulations.

ARTHROPUOSE , s. f. *arthropuosis*, de ἄρθρον, articulation ,
et de πύον , pus , suppuration ou abcès des articulations. Cullen
a désigné par ce mot une maladie qui affecte les articulations ou
les parties musculaires, et qui diffère de la goutte et du rhumatisme, en ce qu'elle peut se terminer par suppuration , tandis
que ces dernières , suivant lui , n'ont jamais cette terminaison.
Voyez GOUTTE et RHUMATISME. (R. DEL.)

ARTICHAUT, s. m. , *cynara scolymus*, L. Famille des carduacées ou cynarocéphales de Jussieu ; syngénésie polygamie
égale. L'artichaut est une plante vivace originaire des contrées
méridionales de l'Europe. On le cultive dans les jardins potagers, pour récolter avant leur épanouissement ses *têtes* ou capi-
tules de fleurs, dont on mange le réceptacle charnu, vulgairement
désigné sous le nom de *porte-feuille* ou *cul-d'artichaut*, et la
base des folioles de l'involucre.

Dans l'état sauvage , l'artichaut a le port de nos chardons , auprès desquels il vient se ranger dans les classifications botaniques.
Son réceptacle est peu épais, dur, coriace. Ce n'est que par

suite de la culture, que les différentes parties de cette plante, et surtout son réceptacle, ont acquis un développement considérable, et l'ont fait rechercher comme aliment. Car c'est surtout à ce titre que nous en parlons ici. Cependant autrefois on a fait usage de l'artichaut dans le traitement de plusieurs maladies, telles que les inflammations chroniques du foie, et surtout l'hydropisie. On recommandait le suc de la racine, qui a une saveur à la fois âpre et amère, mélangé avec partie égale d'un vin généreux, tel que le Madère ou le Malaga. Aujourd'hui cette plante n'est plus employée à titre de médicament, tandis qu'au contraire on en fait fréquemment usage comme aliment. En effet l'artichaut, lorsqu'il a été bouilli et cuit dans l'eau, est d'un goût fort agréable, et d'une facile digestion; en sorte que l'on peut en permettre l'usage aux convalescens dont l'estomac est encore faible. On mange aussi les artichauts crus; mais, pour cela, il faut avoir soin de les choisir encore petits et très-jeunes, afin qu'ils soient tendres et agréables; car plus tard, c'est-à-dire quand on les cueille pour les faire cuire, ils ont une saveur amère, âpre, fort désagréable, mais qui se perd facilement par la cuisson.

(A. RICHARD.)

ARTICLE, s. m. *articulus*, dimin. de *artus*, membre, jointure; partie des membres où existe la jointure ou l'articulation. Ce mot est peu usité, et presque toujours remplacé par *articulation*; on dit encore, *amputation dans l'article* : au contraire, le mot latin qui lui correspond est plus employé qu'*articulatio*. *Voyez* ARTICULATION.

(A. BÉCLARD.)

ARTICULAIRE, adj., *articularis*, qui appartient aux articulations.

ARTICULAIRE (capsule); ligament capsulaire qui entoure une articulation. Quelques auteurs appellent ainsi la membrane synoviale.

ARTICULAIRE (cavité); cavité des os faisant partie d'une articulation. La cavité articulaire ou la cavité de l'articulation est aussi l'intervalle qui subsiste entre les os dans les articulations mobiles.

ARTICULAIRES (apophyses); éminences des os servant aux articulations. Celles des vertèbres en particulier ont reçu ce nom, *Voyez* VERTÈBRES.

ARTICULAIRES (artères); ce sont celles du genou. *Voyez* POPLITÉE.

ARTICULATION , s. f. *articulatio*, et mieux *articulus;* lieu de jonction des os, endroit où ils se touchent et sont plus ou moins solidement fixés les uns aux autres. Les os longs se rencontrent ordinairement par leurs extrémités , les os larges par leurs bords ; les os courts s'articulent par divers points de leur surface. Les parties articulaires des os sont le plus souvent des éminences ou des enfoncemens de diverses formes. (*Voy*. os.) On divise les articulations en immobiles ou *synarthroses*, semi-mobiles ou *amphiarthroses* , et mobiles ou *diarthroses*.

La synarthrose comprend les sutures des os du crâne, et la gomphose : Kehl et Monro y ajoutent un troisième genre, la *schindylèse*, dont il n'existe qu'un seul exemple , l'articulation du vomer avec le sphénoïde. y Il a, suivant quelques auteurs , beaucoup d'espèces de sutures ; les plus tranchées sont : 1° la suture profonde ou dentée , dans laquelle des dentelures profondes se reçoivent mutuellement ; 2° la suture harmonique ou engrenée , que forment des aspérités moins marquées ; 3° la suture écailleuse, qui consiste dans le contact de deux surfaces taillées en biseau. On a donné le nom de *gomphose* au mode d'implantation des dents dans leurs alvéoles.

L'amphiarthrose ou articulation mixte , appelée encore *diarthrose de continuité*, est caractérisée par la presence d'une substance intermédiaire attachée aux surfaces osseuses , et jouissant d'une certaine flexibilité qui permet à celles-ci de légers mouvemens. Les articulations du corps des vertèbres offrent ce mode d'union, que l'on retrouve aussi en partie dans les articulations des os du bassin entre eux. *Voyez* AMPHIARTHROSE.

La diarthrose proprement dite, ou *diarthrose de contiguité*, comprend , 1° l'énarthrose , dans laquelle une tête saillante est reçue dans une cavité profonde, comme à l'articulation du fémur avec l'os des îles ; 2° l'arthrodie , qui présente une saillie moins prononcée et une cavité plus superficielle , et dont les articulations de l'humérus avec l'omoplate , de la mâchoire inférieure avec le temporal , sont des exemples ; 3° l'articulation serrée , *articulus adstrictus*, diarthrose planiforme de quelques - uns , qui ne diffère de la précédente qu'en ce que ses surfaces sont planes ou presque planes, comme on le voit aux os du carpe , du tarse , etc.; 4° le ginglyme ou articulation en charnière, que l'on remarque particulièrement au coude ; 5° l'articulation trochoïde, *articulatio trochoïdes*, ou celle qui n'exerce que des mouvemens de rotation, telle que l'articulation de l'arc antérieur de l'atlas avec l'apophyse odontoïde de l'axis. Les trois premiers genres, ayant des mouvemens dans tous les sens, constituent les *diarthroses orbiculaires* ou *vagues;* les deux autres, qui n'en possèdent que dans deux sens opposés, sont ordinairement réunis sous le nom de *diarthrose alternative* ou *ginglyme,* que l'on distingue en *angulaire* et en *latéral.*

Il est aisé de voir tous les défauts de cette classification, dans laquelle certaines articulations représentent à elles seules des genres tout entiers, et qui reposent à la fois sur la forme des parties articulaires, sur la nature des liens qui les unissent, et sur l'espèce de mouvement qu'elles exécutent. Le peu d'importance qu'a cette division, d'ailleurs très-ancienne, rend ces inconvéniens moins sensibles.

On rencontre dans les articulations diverses parties, dont les unes assurent leur solidité, tandis que les autres servent à leur mobilité, ou concourent en même temps à toutes les deux. 1° Une lame cartilagineuse revêt presque toujours les parties articulaires des os, soit que, comme dans les os du crâne, elle soit interposée entre elles, et les fixe solidement l'une à l'autre; soit que, formant sur chaque os une couche isolée, elle se borne à faciliter leurs glissemens par le poli de sa surface, ainsi qu'on l'observe dans les diarthroses (*Voyez* CARTILAGE); 2° des fibro-cartilages séparent quelquefois les surfaces osseuses, qu'ils servent à unir, comme dans les amphiarthroses, ou dont ils favorisent les mouvemens, comme dans certaines articulations diarthrodiales. (*Voyez* FIBRO-CARTILAGE); 3° des organes fibreux sont disposés en plus ou moins grand nombre autour des os, ou même dans leur intervalle, et maintiennent leurs rapports mutuels : quelquefois le périoste seul remplit cet usage; le plus souvent des faisceaux isolés occupent divers points de l'articulation ; dans certains cas une capsule entoure circulairement celle-ci (*Voyez* LIGAMENT et DESMEUX); 4° enfin on trouve dans les articulations diarthrodiales les membranes synoviales et la synovie, dont les usages sont particulièrement relatifs à la mobilité. (*Voyez* SYNOVIAL.) Les muscles qui entourent les articulations, quoique n'entrant pas essentiellement dans leur structure, contribuent puissamment à leur solidité. Cette solidité dépend encore de la configuration réciproque de os et de l'espèce d'enclavement qui en résulte.

Au reste, les articulations varient dans leur solidité et leur mobilité, comme l'indique la division établie plus haut. Ces deux propriétés y sont, en général, en raison inverse l'une de l'autre. Les synarthroses, dont la solidité est très-grande, sont, en revanche, presque immobiles, quoiqu'elles ne le soient pas tout-à-fait, comme on le voit aux dents et aux os du crâne. La mobilité est également peu marquée dans les amphiarthroses, dont la substance intermédiaire offre une grande résistance ; elle y est proportionnée à la flexibilité de cette substance. Les diarthroses jouissent des mouvemens les plus variés : ces mouvemens sont ceux de glissement, de rotation, d'opposition et de circumduction. Le glissement existe dans toutes les articulations diarthrodiales, à un degré plus ou moins marqué ; c'est le seul mouvement qui se passe dans les articulations serrées ou planiformes. La rotation est propre à quelques articulations : tantôt elle s'exerce sur un seul pivot, comme à l'apophyse odontoïde de l'axis ; tantôt il y en a deux, comme cela a lieu dans sa double articulation des os de l'avant-bras entre eux ; quelquefois c'est autour d'un axe fictif que l'un des os tourne dans la cavité, ainsi que le fémur en fournit un exemple. Le mouvement d'opposition ou mouvement angulaire se rencontre dans les articulations orbiculaires et dans le ginglyme : ce mouvement, dans lequel l'un des os forme avec l'autre des angles plus ou moins ouverts, se distingue en opposition vague et en opposition bornée ; l'énarthrose et l'arthrodie jouissent de la première, qui a lieu dans quatre sens principaux, tandis que la seconde, qui n'offre que deux mouvemens opposés, est propre au ginglyme. La circumduction n'existe que dans les articulations qui possèdent l'opposition vague ; c'est un mouvement par lequel l'un des os parcourt successivement les quatre points opposés vers lesquels il peut se diriger, et par conséquent aussi tous les points intermédiaires.

Les articulations ont pour usage de réunir les os et d'en former un système continu. Les articulations immobiles donnent naissance aux cavités qui protégent les viscères : les articulations mobiles sont le siége de tous les mouvemens, tant généraux que partiels.

Le mot *articulation* est souvent plus particulièrement employé pour désigner les articulations mobiles ; Hippocrate et Galien s'en sont servis dans ce dernier sens, ainsi que dans le premier. Soemmering ne donne le nom d'*articulation* qu'à celles qui exercent des mouvemens.

Les cartilages, de même que les os, présentent des articulations, soit entre eux, soit avec ces derniers.

Les anciens ont distingué de l'articulation proprement dite la *symphyse*, et ont donné ce nom à l'ensemble des moyens qui unissent les os, ou bien à certaines articulations. *Voyez* SYMPHYSE.

(A. BÉCLARD.)

ARTICULATION *accidentelle, contre nature, fausse articulation, pseudarthrose* (Anat. pathologique.) —Lorsque les fragmens d'un os fracturé ne se consolident point entre eux, mais restent mobiles l'un sur l'autre ; ou lorsque les os qui forment une articulation diarthrodiale s'abandonnent, et que l'un d'eux sort de sa cavité pour se loger dans l'épaisseur des tissus ou sur un autre point de la surface osseuse, alors il se forme ce qu'on nomme une *articulation accidentelle.* On verra aux articles CAL et FRACTURE, quelle est la fréquence des fausses articulations, quels sont les os qui y sont le plus exposés, le traitement qu'elles demandent, et les circonstances qui en favorisent la formation ; je dirai seulement qu'on peut réduire ces dernières à trois : 1° aux mouvemens des fragmens ; 2° à certaines affections générales; 3° au défaut de rapport où de coaptation des surfaces de la fracture.

Il y a deux espèces d'articulation accidentelle, l'une formée par un tissu fibreux tendu entre les fragmens ; l'autre présente tous les caractères des articulations diarthrodiales naturelles. On pourrait appeler l'une pseudarthrose par continuité, et l'autre pseudartrose par contiguité.

1e espèce. *Pseudarthrose par continuité.* Ici rien ne ressemble aux articulations mobiles ordinaires. Les bouts de la fracture s'arrondissent plus ou moins, et donnent, par tous les points qui répondent aux surfaces de la rupture osseuse, implantation à un cordon fibreux ou comme fibreux, flexible, cylindroïde, qui va d'un fragment à l'autre, entre lesquels il s'étend d'une manière plus ou moins lâche. Ce tissu n'est autre que la substance des premières périodes du cal qui n'a point encore passé à l'état osseux. *Voyez* CAL. Quand le cordon qui forme ce tissu est un peu long, il offre toujours moins d'épaisseur à son milieu qu'à ses extrémités. Les fractures transversales de la rotule et de l'olécrâne présentent très-fréquemment un semblable mode de réunion; l'intervalle qui sépare les fragmens a souvent prés de deux pouces.

L'espèce de ligament de nouvelle formation qui le remplit, et que nous venons de décrire, participe quelquefois à ses extrémités (surtout si la fracture n'a été produite que depuis quelques mois) de la nature des cartilages : on voit alors le tissu cartilagineux et le tissu comme ligamenteux se fondre l'un dans l'autre en certains endroits. Le dernier n'offre des fibres bien manifestes que quand il est déjà ancien; et à cette époque il n'est point très-rare d'y apercevoir des fibres, qui ressemblent en quelque sorte, par leur grande blancheur, aux fibres tendineuses. *Voyez* LIGAMENS et TISSU FIBREUX ACCIDENTELS. Nous avons vu une fois, dans un cas de déplacement considérable des fragmens, la substance ligamenteuse accidentelle de la nouvelle articulation s'implanter par une extrémité, non sur la surface de la rupture, mais sur le côté de l'un des fragmens

Des chirurgiens dont la pratique est immense et le sentiment du plus grand poids n'ont jamais, à la suite des fractures du fémur et de l'humérus, rencontré dans leurs dissections que l'espèce d'articulations accidentelles dont il s'agit dans ce paragraphe. Je pourrais même en nommer d'autres qui ne paraissent pas se douter, du moins si l'on en juge par leurs écrits, qu'il puisse y avoir des articulations accidentelles qui ne ressemblent point à celles dont nous parlons. Cependant, sur neuf de ces articulations non compliquées de fistule, de nécrose, etc., que M. Villermé et moi avons examinées dans des expériences faites en commun sur le cal, nous n'en avons trouvé que trois qui offrissent la disposition décrite; les six autres appartenaient à l'espèce suivante.

2ᵉ. Espèce. *Pseudarthrose par contiguité.* Celles-ci ressemblent, ainsi que nous l'avons déjà dit, aux articulations diarthrodiales ordinaires. Comme dans ces dernières, les surfaces articulaires sont à la longue encroûtées d'une lame de cartilage diarthrodial, et il y a une capsule synoviale qui secrète de la synovie. On trouve assez souvent autour de la capsule synoviale une sorte de capsule ligamenteuse ou fibreuse.

Jusqu'alors, on n'avait point décrit le développement des fausses articulations qui nous occupent. Mais les recherches déjà citées, communes à M. Villermé et à moi, jettent du jour sur ce point, encore controversé, d'anatomie pathologique. Elles ont été consignées en plusieurs endroits, et notamment dans les thèses que j'ai soutenues devant les juges du concours pour la place de chef des travaux anatomiques. C'est de ces recherches que je vais principalement extraire ce qui suit. Nous prévenons que, pour ne rien avancer d'incertain, nous allons dire sim plement ce que nous avons vu ou trouvé de clairement exposé dans les auteurs.

Ce n'est pas avant le dix-huitième jour de la fracture que nous avons reconnu, dans nos expériences sur les chiens, une cavité que nous pussions regarder comme le principe de celle de l'articulation accidentelle. Les parois de cette cavité, humides, presque rosées, présentaient des sortes de bourgeons charnus, se trouvaient formées, en allant de l'intérieur vers l'extérieur, 1° par une substance molle, mince, tirant sur le rouge; 2° par un tissu d'un blanc remarquable, presque cartilagineux, n'existant que d'un seul côté; 3° enfin, par un substance de consistance et d'aspect comme fibreux, mais sans fibres distinctes, et passant graduellement vers l'extérieur à l'état de tissu cellulaire, comme lardacé. Les bouts des fragmens, saillant un peu dans la cavité, avaient leurs surfaces presque entièrement libres d'adhérences, et, partout elles étaient assez lisses, d'un brillant comme cartilagineux, sans que toutefois l'instrument pût faire reconnaître la lame la plus mince de cartilage.

Toutes les fois qu'après le vingt-septième jour de la fracture nous avons rencontré la cavité de la fausse articulation, nous avons vu l'intérieur de cette cavité perdre à la longue la couleur rosée qu'elle avait dans les commencemens, et devenir lisse et polie, lorsque la fracture avait déjà plusieurs mois. Alors on trouvait toujours un liquide épais, filant, visqueux, et d'autant plus abondant que la pseudarthrose était plus ancienne; en même temps, les surfaces articulaires devenaient d'un blanc d'opale, elles offraient le lisse et le glissant des surfaces synoviales, et s'entouraient évidemment d'un cartilage semblable aux cartilages diarthrodiaux, en certains points, et d'une sorte de fibro-cartilage en d'autres. Quatre-vingt-cinq jours peuvent suffire pour amener cet état chez les chiens. Le tissu qui formait alors les parois de la cavité décrite était élastique, de consistance fibreuse, et s'attachait autour des surfaces de la fracture, en se continuant avec les ossifications accidentelles qui entouraient les bouts des fragmens; d'où l'on voit que sa disposition était en quelque sorte celle des capsules fibreuses articulaires. Nous avons quelquefois trouvé des faisceaux très-forts, tendus sur un côté de la fausse articulation; mais ordinairement on ne voit sur le milieu des côtés de celle-ci qu'un tissu cellulaire, condensé et dépouillé de graisse.

Notre ami M. Cruveilhier dit, dans son ouvrage sur l'anatomie pathologique, avoir trouvé sur le bras d'un homme qui avait une fause articulation, « une capsule fibreuse, très-résistante, unissant les deux surfaces articulaires, qui étaient planes, polies, couvertes d'une couche mince de cartilage, lubrifiée par un liquide onctueux. » J'ai plusieurs fois eu l'occasion de faire de semblables observations, et j'ai déposé les pièces anatomiques dans le muséum de la Faculté.

M. le professeur Chaussier a fait sur le développement des articulations accidentelles des expériences dont nous allons donner le précis.

Ce savant anatomiste a, sur des chiens, et par une opération convenable, fait sortir la tête du fémur de sa cavité coxale ; puis, ayant scié l'os au-desous du trochanter, il a rapproché les chairs, et abandonné les animaux aux soins de la nature. En examinant les parties à des époques plus ou moins éloignées, il a reconnu que les muscles avaient rapproché l'extrémité du fémur, sur un des points de l'ischium ; que l'extrémité osseuse amputée était arrondie, encroûtée d'une substance cartilaginiforme; que le point de l'ischium sur lequel elle appuyait avait pris aussi l'apparence cartilagineuse, et présentait quelquefois une fossette articulaire, plus ou moins profonde; enfin, que le tissu cellulaire formait autour de cette articulation nouvelle une sorte de capsule membraneuse, dans laquelle était contenu un fluide séreux plus ou moins abondant. (Bullet. des Sciences, etc., par la société philomatique. Paris, an 8, pag 97.)

Il se forme de la même manière, à la suite des luxations de l'humérus et du fémur non réduites, une nouvelle articulation. Beaucoup d'auteurs en ont parlé, et nous-mêmes en avons observé plusieurs. Dans un cas dont la dissection nous a été facilitée par M. le professeur Lallement, la luxation du fémur s'était opérée en haut et en dehors, et dans ce point la tête de l'os de la cuisse s'était creusé une cavité articulaire. Un rebord osseux, analogue à celui de la cavité cotyloïde, existait dans toute la circonférence de cette cavité articulaire, qui se trouvait pourvue d'un cartilage diarthrodial bien distinct.

Ces faits et plusieurs autres mentionnés par les auteurs, et particulièrement par Bichat, ou démontrés par M. le professeur

Dupuytren dans ses cours d'anatomie pathologique, démontrent suffisamment le développement accidentel des fausses articulations. Très-souvent, à la longue, quand celles-ci sont la suite des fractures, un des fragmens représente plus ou moins une tête arrondie, qui est en partie reçue dans la cavité de l'autre fragment.

Maintenant on se demande si l'humeur visqueuse, onctueuse, qu'on trouve dans les cavités des pseudarthroses, est véritablement de la synovie. Nous croyons que les faits consignés par les auteurs, et en particulier que les recherches que M. Villermé vient de publier sur le développement de beaucoup de capsules synoviales, doivent faire résoudre affirmativement la question. On la discutera à l'article TISSU SYNOVIAL ACCIDENTEL. (*Voyez* ce mot.)

Nous terminerons en disant que quelle que soit la disposition d'un appareil de fausse articulation, des vaisseaux extrêmement nombreux, faciles à injecter dans les premiers temps, et dont, à la suite des fractures, la direction générale est d'un fragment à l'autre, parcourent cet appareil.   (G. BRESCHET.)

ARTIFICIEL, adj., *artificialis*, qui est produit par l'art ; qui imite ou remplace les objets créés par la nature. C'est ainsi qu'on dit : des yeux, des dents, des membres artificiels, etc. *Voyez* chacun de ces mots. On a nommé squelette artificiel, celui dont toutes les pièces sont réunies par des liens artificiels, tels que des fils de laiton.   (R. DEL.)

ARUM TACHETÉ, s. m. Cette plante est encore connue sous les noms de *gouet*, de *pied de veau*, etc. C'est l'*arum maculatum* de Linné, ou *arum vulgare* de Lamarck, nom qui nous paraît préférable, car cette espèce n'a pas toujours les feuilles maculées. Il appartient à la famille naturelle des aroïdées, à la monœcie monandrie. Cette espèce, qui croît dans les lieux couverts et humides, est très-commune dans les environs de Paris ; elle se fait distinguer par des feuilles radicales, sagittées, luisantes, ordinairement maculées de taches noirâtres ; par un spadice de fleurs renfermé dans une grande spathe verte, foliacée, en forme d'oreille d'âne. Sa racine est tubériforme, ovoïde, charnue, brunâtre en dehors, blanche à l'intérieur, garnie de quelques fibres à sa partie inférieure. Cette racine est la partie dont on fait surtout usage. Son odeur est presque nulle, sa saveur, d'abord douce et presque insipide, est bientôt d'une âcreté, d'une causticité insupportables, que l'on retrouve à un degré encore plus fort dans les autres parties de la plante. Le suc que l'on en exprime verdit le sirop de violette, ce qui annonce en lui une propriété alcaline. Du reste presque toute la masse de la racine est formée de fécule amilacée qu'il est facile d'obtenir, soit par des lavages fréquemment répétés, soit par l'ébullition. Il est important de remarquer que ce principe âcre, si prononcé dans la racine fraîche, se perd facilement par la dessication, par la fermentation, et même par la torréfaction ; en sorte que les racines sèches que l'on conserve dans les pharmacies sont loin de posséder les mêmes propriétés. Ce caractère rapproche singulièrement le gouet commun des renoncules, du manioc, qui avant leur dessication sont âcres et vénéneux, tandis que désséchés ils sont pour l'homme ou les animaux une nourriture saine et sans danger.

Lorsque l'on mâche une petite quantité de la racine d'arum encore fraîche, aubout de quelques instans on éprouve dans toutes les parties de la bouche un sentiment d'âcreté, de picotement, de brûlure, qui se prolonge pendant plusieurs heures, et n'est apaisé que par l'usage des substances huileuses. Si on l'écrase et qu'on l'applique sur la peau, surtout dans une partie habituellement recouverte par les vêtemens, elle y détermine une irritation, à la suite de laquelle la peau devient rouge, douloureuse, et se couvre d'une large phlyctène ; elle agit donc extérieurement, à la manière des médicamens *vésicans.*

Les médecins de nos jours font bien rarement usage de la racine de gouet, que l'on employait assez fréquemment autrefois. Ainsi Dioscoride a vanté ses effets curatifs dans les inflammations chroniques de la poitrine, dans l'asthme, etc. Gessner, Ilost citent plusieurs individus affectés de phthisie confirmée, guéris par l'usage de cette racine. Si l'on en croit Birkmann, elle ranime les forces digestives de l'estomac, et doit être placée parmi les médicamens essentiellement *stomachiques;* d'autres regardent cette racine comme un puissant antiscorbutique, et administrent comme tel le vin dans lequel ils l'ont fait digérer Quel que soit le poids de ces différens témoignages, le silence des pharmacologistes modernes prouve peu en faveur de son efficacité, et surtout de son utilité. Cependant ce végétal n'est point entièrement à dédaigner : ses différentes parties fraîches, appliquées sur la peau, peuvent devenir, dans une foule de circonstances, un moyen épispastique fort utile. Quant à sa racine, la grande quantité de fécule qu'elle contient, la facilité avec laquelle on peut la priver de son principe âcre, doivent la faire regarder comme propre à servir d'aliment dans les cas de disette. On s'en est souvent servi pour remplir cet usage, et il y a peu d'années qu'aux environs de Genève, un jeune médecin philanthrope, mon ami L. A. Gosse, en a de nouveau recommandé l'usage dans une circonstance analogue. On pourrait encore employer cette racine à la préparation de l'amidon.

La racine d'arum fait partie de plusieurs préparations pharmaceutiques ; telles sont, la poudre d'arum composée, la poudre cachectique de Duchesne, la poudre stomachique de Birkmann.

Plusieurs autres espèces du genre arum méritent quelque attention de la part du médecin ; ainsi le gouet serpentaire (*arum dracunculus*) jouit des mêmes propriétés que le gouet commun. Le gouet comestible (*arum esculentum*) et la colocase (*ar. colocasia*), qui croît en Egypte, et que l'on cultive en Amérique et dans l'Inde, fournissent un aliment sain et abondant. Leurs racines, qui sont grosses et charnues, et même les feuilles bouillies dans l'eau, sont douces et d'un goût fort agréable.

(A. RICHARD.)

ARYTÉNO-ÉPIGLOTTIQUE, adj. ; qui appartient à l'épiglotte, et au cartilage aryténoïde. *Voyez* LARYNX.

ARYTÉNOIDE, adj. *arytenoïdes* ; de ἀρυταινα, entonnoir, et de εἶδος, forme ; nom donné à l'un des cartilages et à une glande du larynx. *Voyez* LARYNX.

ARYTÉNOIDIEN (muscle) ; il est situé dans l'intervalle des cartilages aryténoïdes. *Voyez* LARYNX.

ASA-DULCIS ou ASSA-DULCIS, nom sous lequel plusieurs auteurs anciens désignent le benjoin. *Voyez* ce mot. (A. R.)

ASA-FOETIDA ou ASSA-FOETIDA, s. m. Gomme-résine que l'on obtient en pratiquant des incisions en différens sens au collet de la racine du *ferula assa-fœtida*, L. plante vivace qui croît naturellement en Perse ; et fait partie de la famille des ombellifères, de la pentandrie digynie de Linné.

Caractères physiques. — L'asa-fœtida est en masses irrégulières, d'un volume variable, d'un brun rougeâtre à l'extérieur, offrant intérieurement des larmes blanches, et comme opalines ;

sa cassure récente est beaucoup moins foncée en couleur, mais ne tarde pas à prendre une teinte rougeâtre. Son odeur est forte, alliacée et désagréable; sa saveur est âcre, amère et repoussante.

Analyse chimique. — Cette substance est soluble en totalité dans le vinaigre. Elle se dissout en plus grande quantité dans l'alcohol faible que dans l'eau. M. Pelletier l'a trouvée composée de résine, 65,00; gomme, 19,44; bassorine (gomme semblable à celle de Bassora), 11,66; huile volatile, 3,60; malate acide de chaux et perte, 0,30; total, 100 parties. C'est la résine qu'elle renferme qui colore l'asa-fœtida en rouge. En effet cette résine jouit de la propriété de prendre une couleur rouge plus ou moins intense, quand elle reste exposée à l'action de l'air et de la lumière. Sa dissolution dans l'eau ou l'alcohol est d'un blanc laiteux.

Propriétés médicales et usages. — Nous ne pensons pas que ce soit ici le lieu de discuter longuement pour savoir si l'asa-fœtida a été connue des médecins de l'antiquité; si par exemple cette substance est réellement l'ὀπος d'Hippocrate, le σιλφιον de Théophraste et de Dioscoride, et enfin le *laser* ou *laserpitium* de Pline et des auteurs latins. Plusieurs auteurs célèbres, entre autres Geoffroy, Millar et Fourcroy, se décident pour l'affirmative, tandis que quelques autres, d'un nom également recommandable, soutiennent l'opinion opposée. Lorsque l'on considère l'obscurité qui règne encore aujourd'hui sur la plupart des médicamens employés par les auteurs de l'antiquité, il est difficile de se prononcer d'une manière absolue pour l'une de ces deux questions.

L'odeur alliacée, désagréable de l'asa-fœtida en fait pour nous un médicament des plus repoussans; aussi la trouve-t-on désignée dans les anciens auteurs sous le nom de *stercus diaboli.* Cependant les habitans de l'Orient, et plus particulièrement les Perses, loin de partager le dégoût des Européens pour l'assa-fœtida, la mélangent à tous leurs alimens, dont elle est un des condimens les plus recherchés; et dans les jours de fête, ils en empreignent le bord de leurs coupes, pour donner à leurs boissons plus de goût et de parfum. Pourrions-nous être étonnés d'une telle différence dans les goûts, quand nous voyons ces mêmes Orientaux rechercher avec avidité l'opium, substance d'une saveur amère, vireuse et nauséabonde, le mâcher lentement, se complaire à le garder dans leur bouche, et le savourer avec délices?

L'asa-fœtida est un médicament fort énergique. Que l'on en

avale une petite quantité (dix à douze grains), il stimule l'estomac, et y détermine un sentiment de chaleur et d'activité; si la
dose est un peu plus considérable, la réaction est plus grande,
les effets plus étendus ; la stimulation se porte sur tout le canal
digestif, augmente la sécrétion de la muqueuse intestinale ; de là
l'action purgative de ce médicament. Mais ces effets ne se bornent
point aux organes de la digestion, l'économie tout entière en ressent l'impression. Le pouls s'accélère, la chaleur augmente, la
perspiration cutanée est plus abondante; un sentiment d'anxiété
et d'agitation se fait sentir ; en un mot, tout annonce que le
corps est sous l'influence d'un agent excitant.

Boerhaave place l'asa-fœtida à la tête de tous les médicamens
antispasmodiques, et le regarde comme le plus puissant spécifique de ces maladies variées, si difficiles à traiter et à décrire,
désignées sous les noms de *spasmes* et de *névroses*. Aussi en re-
commande-t-il l'usage, et en vante-t-il les effets dans les accès
hystériques, dans l'hypocondrie, etc. Whytt l'a employée avec
succès dans le traitement de l'asthme. Plusieurs praticiens, à
l'exemple de Millar, ont mis cette substance en usage contre la
coqueluche ou toux convulsive des enfans. Millar employait la
formule suivante : il faisait dissoudre deux gros d'asa-fœtida dans
une once d'acétate d'ammoniaque, auquel il ajoutait trois onces
d'eau distillée de menthe. Cette potion devait être prise par cuil-
lerée, toutes les demi-heures. Il a aussi donné assez souvent cette
substance en lavement, pour remplir la même indication. La res-
-semblance entre l'odeur de l'asa-fœtida et celle de l'ail devait
faire présumer une similitude d'action entre ces deux substances.
C'est probablement ce qui a engagé Frédéric Hoffmann à
employer cette gomme-résine à expulser les vers du canal
intestinal. Bergius dit s'en être servi avec avantage pour guérir
des fièvres intermittentes rebelles aux amers, et même au quinquina. L'asa-fœtida a été très-souvent employé avec beaucoup
d'avantage dans le traitement de certaines aménorrhées chroniques, dans les fleurs blanches, qui dépendent d'une faiblesse générale ou locale. Aussi la trouve-t-on comptée parmi les médicamens emménagogues.

Théden a employé avec succès l'asa-fœtida, sous différentes
formes, dans le traitement de la goutte et de la sciatique, et par
l'emploi de ce remède, a calmé les douleurs atroces de ces deux
maladies. Enfin Lange dit que non-seulement il est parvenu à di-

minuer, mais que dans plusieurs cas il a fait entièrement cesser les terribles accès de l'épilepsie.

Il est une remarque importante à faire sur l'emploi de ce médicament, remarque générale et applicable à tous les cas pour lesquels nous avons vu les praticiens en recommander l'usage; c'est qu'il ne faut jamais l'administrer aux individus forts et pléthoriques, dont le pouls est vif et bien développé; à ceux qui sont sujets aux inflammations ou aux hémorrhagies actives, ou enfin qui sont tourmentés depuis long-temps par une fièvre hectique.

Mais ce n'est point seulement à l'intérieur que l'on a fait usage de l'asa-fœtida : la chirurgie la réclame comme un topique puissant. Appliquée sur les tumeurs froides des articulations, elle est généralement reconnue comme un excellent résolutif. Si l'on s'en rapportait entièrement au témoignage de Block, de Schneider et du docteur Hufeland, on devrait regarder cette gomme-résine comme une sorte de spécifique de la carie.

Modes d'administration et usages. — L'odeur et la saveur désagréables de ce médicament empêchent qu'on puisse l'administrer en solution. Aussi le donne-t-on principalement sous forme de pilules; la dose est d'un demi-scrupule, d'un scrupule et même davantage, à prendre dans la journée. On prépare une teinture alcoholique d'asa-fœtida, dont la dose est d'un scrupule à un demi-gros dans une potion. On retire aussi beaucoup d'avantages de l'administration de ce médicament sous forme de lavement, soit dans la coqueluche, soit dans les différens symptômes de l'hystérie. Sa dose, dans ce cas, est d'un à deux gros, que l'on fait préalablement dissoudre dans un jaune d'œuf.

L'asa-fœtida entre dans une foule de préparations officinales, telles sont les pilules et la teinture fétides de la pharmacopée de Londres, la teinture hystérique de Fuller, la poudre hystérique de Charas, etc. On l'applique aussi à l'extérieur sous forme d'emplâtre, ou simplement après l'avoir dissout dans du vinaigre.

(A. RICHARD.)

ASAPHIE, s. f., *asaphia*; de α privatif, et de σαφής, clair. Altération de la voix, qui devient obscure, dépendant d'un vice de conformation des organes qui la produisent. Inusité. (B. DEL.)

ASARET ou AZARET, *asarum europœum*, L. Petite plante herbacée, vivace, qui a des feuilles réniformes, entières, pétiolées, auxquelles on a cru reconnaître quelque ressemblance avec le pavillon de l'oreille humaine (de là le nom vulgaire d'*oreille d'homme* donné à l'asaret); des fleurs solitaires, axillaires, partant de la bifurcation d'une tige très-courte. Elle croît dans les lieux ombragés de la France, et fait partie de la famille des Aristoloches; de la dodécandrie monogynie. On fait usage des feuilles et surtout de la racine, qui se compose d'une petite souche horizontale, d'un blanc grisâtre, de la grosseur d'une plume à écrire, d'où partent des fibrilles grêles et rameuses. Cette racine a une odeur forte, désagréable, ayant quelque analogie avec celle du poivre; sa saveur est âcre, nauséabonde et poivrée.

La racine d'asarum répandue dans le commerce est apportée des Alpes et des contrées méridionales de la France; elle est impure et mélangée avec beaucoup d'autres racines de nature fort différente; telles sont celles de fraisier, d'asclépias, d'arnica, et surtout de valériane; ce qui lui communique souvent l'odeur désagréable de cette racine, que quelques auteurs ont cru être propre à l'asaret. Soumise à la distillation, elle donne de l'huile volatile camphrée.

Propriétés et usages. — L'asaret est un médicament indigène très-précieux. Avant la découverte de l'ipécacuanha et son introduction dans la matière médicale européenne, cette racine était le meilleur et le plus puissant de tous les remèdes émétiques tirés du règne végétal; et même, depuis cette époque, plusieurs auteurs célèbres, parmi lesquels on peut citer l'immortel Linné, n'ont pas balancé à accorder la supériorité à la racine européenne sur celle du Brésil. En effet l'asaret possède des propriétés très-actives, qui le placent à la tête de tous les médicamens indigènes par lesquels on peut remplacer l'ipécacuanha.

C'est particulièrement sur les organes de la digestion que la racine et les feuilles de cette plante exercent une action spéciale. Elles stimulent, elles irritent la muqueuse qui les tapisse, particulièrement celle de l'estomac, et déterminent alors des vomissemens assez fréquens. Quelquefois cette action s'étend à la partie inférieure des intestins, et occasionne des déjections alvines plus ou moins abondantes. S'il faut en croire quelques auteurs, entre autres Linné, la poudre d'asaret agit toujours comme vomitive, tandis que lorsque l'on administre l'infusion de cette racine simplement concassée, on détermine toujours les effets de la purgation.

Cette vertu émétique et purgative de l'asaret a été constatée par un trop grand nombre d'expériences, elle se trouve appuyée du témoignage d'auteurs trop célèbres, pour pouvoir être l'objet d'aucune espèce de contestation raisonnable. Il n'en est pas de même des merveilleux effets que quelques auteurs lui ont attribués dans le traitement des fièvres intermittentes chroniques de tous les types. On ne peut expliquer les succès obtenus dans ces cas par Mathiole, Klaunig, Petzold, qu'en admettant que la cause matérielle de ces fièvres dépendait d'un état saburral de l'estomac ou des intestins. Plusieurs praticiens recommandent l'usage de l'asaret dans le traitement de l'hydropisie; d'autres, dans l'apoplexie, la paralysie, la dysenterie, etc. Mais les effets de ce médicament sont loin d'être bien constatés dans ces différentes circonstances, et les seules propriétés bien constantes et bien avérées de l'asaret dépendent spécialement de son action stimulante très-énergique sur le canal alimentaire.

Il est une autre propriété bien réelle de la poudre d'asaret, c'est celle qu'elle exerce sur la membrane pituitaire. Lorsque l'on inspire une petite quantité de la poudre des feuilles ou des racines, on éprouve dans les fosses nasales un picotement très-vif, qui détermine rapidement l'éternuement. Aussi cette substance fait-elle partie de la plupart des poudres sternutatoires.

Les recherches de MM. Coste et Willemet, et de plusieurs autres expérimentateurs, ont prouvé, 1° que les feuilles jouissaient de toutes les propriétés attribuées à la racine, à un degré encore plus énergique; 2° que la racine et les feuilles étaient d'autant plus actives, qu'elles étaient plus récentes; 3° que l'ébullition prolongée dans l'eau, ou l'infusion dans le vinaigre, faisaient perdre à l'asaret toute son énergie; 4° et qu'enfin le mode d'administration le plus convenable était la macération dans l'eau froide ou le vin.

Doses et modes d'administration. — La racine et les feuilles peuvent s'administrer en poudre : la dose ordinaire pour provoquer le vomissement est de trente à quarante grains suspendus dans six onces de liquide. Quelques auteurs augmentent beaucoup cette dose, et Linné, par exemple, la portait jusqu'à un gros. Le mode le plus convenable et le plus fréquemment mis en usage consiste à prendre cinq ou six feuilles fraîches ou un demi-gros de la racine concassée, que l'on fait macérer pendant environ douze heures dans un verre d'eau ou de vin blanc, et que l'on édulcore avec une petite quantité de miel ou de sirop. Cette boisson est à la fois émétique et purgative.

L'asaret entre dans beaucoup de préparations officinales, particulièrement dans les poudres sternutatoires.

(A. RICHARD.)

ASCARIDE, s. m., *ascaris*. Les helminthologistes ont donné ce nom à un genre de vers intestinaux, remarquables par leur corps arrondi, aminci aux deux bouts, et par leur bouche garnie de trois papilles charnues, d'entre lesquelles saille de temps en temps un tube très-court. C'est un des genres d'entozoaires les plus nombreux ; on en trouve dans une foule d'animaux diffé-férens ; mais l'homme n'en présente que deux espèces, le lombric, *ascaris lumbricoïdes*, et l'ascaride vermiculaire, *ascaris vermicularis*. A l'article VERS, on trouvera tous les détails qui les concernent, et l'énumération des moyens propres à combattre les accidens qu'ils déterminent.   (HIP. CLOQUET.)

ASCENDANT, adj., *ascendens*, qui monte. On qualifie ainsi des parties dont la direction est verticale ou à peu près, et dont l'origine est située inférieurement.

ASCENDANT (colon) ; nom donné à la portion lombaire droite du colon. *Voyez* COLON.

ASCENDANTE (aorte). *Voyez* AORTE.

ASCENDANTE (branche) de l'ischium ; partie de cet os qui s'articule avec le pubis, et que l'on suppose naître de sa tubérosité. *Voyez* ISCHIUM.

ASCENDANTE (cervicale) ; c'est une branche de la thyroïdienne inférieure fournie par l'artère sous-clavière, ainsi nommée parce que, née à la partie inférieure du cou, elle se porte ensuite en haut, dans une certaine étendue, le long de cette région, dans laquelle elle se termine. *Voyez* SOUS-CLAVIÈRE (artère).

(A. BÉ)

ASCITE , s. f., *ascites*, ἀσκίτης , de ἀσκός, outre, parce que dans l'ascite l'eau est renfermée dans le bas-ventre comme dans une outre. L'ascite est une hydropisie formée par la sérosité amassée dans la cavité du péritoine. Ce nom d'ascite est communément conservé à cause de son ancienneté. Quelques médecins modernes ont cependant appelé cette hydropisie hydro-gastre (Baume), hydro-abdomen, hydropisie de la cavité du péritoine.

L'étendue du péritoine, le nombre et l'importance des viscères qu'il avoisine, les causes multipliées de maladies auxquelles ces organes sont exposés, servent à expliquer la fréquence des hydropisies ascites, et l'énorme quantité de liquide qui est quelquefois épanché.

L'ascite est produite par toutes les causes communes des hydropisies ; elle en reconnaît aussi qui lui sont particulières. Camper l'a observée chez un enfant qui venait de naître : elle est assez fréquente chez les vieillards. L'hydropisie de la cavité du péritoine est plus commune chez les femmes que chez les filles ; elle est le résultat de la distension de cette membrane et des muscles abdominaux dans la grossesse, des efforts de l'accouchement, du froissement du bas-ventre, de sa constriction par des vêtemens étroits, des manœuvres imprudentes de l'accoucheur. Dans l'un et l'autre sexe, l'ascite aiguë est souvent la suite de la péritonite. Les causes qui rendent l'ascite si commune sont : le grand calibre des artères abdominales, l'absence des valvules dans le système de la veine-porte, le nombre et la faiblesse des parois des veines du bas-ventre, le volume et la multiplicité des ganglions lymphatiques de cette partie ; les nombreux agens morbifiques auxquels l'abdomen est exposé, tels que les erreurs de régime, l'abus des liqueurs alcoholiques, les boissons trop abondantes, les boissons froides quand on est échauffé, les vers, les flatuosités, les lésions externes, les émétiques, les drastiques, les poisons, l'action du froid, les engorgemens, les squirres, les obstructions des viscères abdominaux, les inflammations, les érysipèles, les spasmes dont ils sont le siége, ou qui occupent l'enceinte abdominale; les flux sanguins, les diarrhées, les dysenteries, et principalement la suppression ou la rétention de ces flux lorsqu'ils sont habituels; la rupture des kystes situés dans l'abdomen, les fièvres intermittentes trop long-temps abandonnées à elles-mêmes, ou inconsidérément supprimées plutôt que guéries par le quinquina et autres remèdes dont on fatigue les intestins déjà très-affaiblis.

L'ascite est, 1° idiopathique ; 2° symptomatique ; 3° métastatique; elle est aiguë ou chronique ; enfin, comme toutes les autres hydropisies, elle est active ou passive.

L'hydropisie ascite constitue, dans un petit nombre de cas, une affection primitive ou idiopathique, dépendant d'une lésion essentielle dans l'action des vaisseaux exhalans ou absorbans. Ch. Lepois et Morgagni rapportent plusieurs observations d'ascites très-considérables survenues après une boisson abondante d'eau froide pendant une fièvre ardente, ou dans la période de chaleur de l'accès d'une fièvre intermittente, et qui ont cédé à l'action de légers évacuans, ou qui se sont dissipées elles-mêmes après d'abondantes évacuations spontanées. C'est une ascite idiopathique que M. Py de Narbonne a vu survenir subitement et pour ainsi dire d'une manière spontanée, après un rêve effrayant que fit un enfant de 12 ans. (Voyez *Annales de Montpellier*, AN IX, page 132.) C'est encore une ascite idiopathique que celle rapportée par M. Noël (*Essai sur l'hydropisie*, *Paris*, AN IX), qui attaqua un enfant de 7 ans après des vomissemens, et qui céda à des boissons abondantes diurétiques. L'ascite idiopathique est souvent réunie à d'autres hydropisies, et surtout à l'anasarque, soit que celle-ci ait paru la première, soit qu'elle ait succédé à l'épanchement dans la cavité abdominale.

L'ascite symptomatique est celle que l'on rencontre le plus souvent. Elle vient se joindre à quelques maladies organiques des viscères du bas-ventre ou de la poitrine, dont elle est le résultat ; car les membranes séreuses, qui n'ont aucune connexion connue de fonctions avec les organes qu'elles enveloppent, sont cependant tellement influencées par les maladies organiques du cœur, du foie, de la rate, de l'estomac, de la matrice, etc., que ces affections, dans les derniers temps, s'accompagnent de diverses collections séreuses dans les grandes cavités.

Il est souvent difficile de distinguer l'ascite idiopathique de celle qui n'est que symptomatique, surtout lorsque la maladie s'est déclarée lentement, ou qu'elle est à une période si avancée, qu'on ne peut s'assurer de l'état des viscères. Il y aura moins de difficulté, si l'on peut s'aider des signes commémoratifs, si l'ascite a attaqué subitement un sujet bien portant après un refroidisemsent, un excès de boissons aqueuses, etc., si cette affection est survenue chez des malades déjà attaqués de lésions organiques des viscères de l'abdomen ou de la poitrine.

L'ascite métastatique se manifeste à la suite des exanthèmes fébriles, surtout de la scarlatine, de la milliaire, lorsque l'éruption n'a pas été complète ou a trop tôt disparu, ou lorsque le malade s'est refroidi durant la convalescence. On la voit encore survenir après le rhumatisme, la goutte et la rétrocession des dartres, de la gale. Cette espèce d'ascite n'offre ni les mêmes dangers, ni les mêmes indications.

L'ascite sthénique ou active attaque des personnes jeunes, robustes, vigoureuses, à la fleur de l'âge, et faisant usage d'une
nourriture succulente ; elle marche avec tous les phénomènes qui
caractérisent les affections phlogistiques : le pouls est dur, la
soif est vive, les urines rares, la peau plus ou moins colorée,
plus résistante à l'impression du doigt, qui s'efface alors rapidement, parce que, dans cette espèce d'hydropisie, le tissu cellulaire
jouit de presque toute sa tonicité. La suppression de quelque
évacuation sanguine habituelle, comme le flux hémorrhoïdal,
menstruel, y donne souvent lieu. L'absence des causes débilitantes, l'exacerbation des symptômes par l'administration des
diurétiques actifs, sa guérison par quelques hémorrhagies spontanées, ou par le moyen des saignées, ne laissent aucun doute
sur sa cause. On en trouve des exemples dans Bacher, Sa-
viard, etc.

L'ascite asthénique ou passive est produite par toutes les
causes qui tendent à débiliter, comme des chagrins prolongés,
une vie sédentaire, une mauvaise nourriture, l'habitation dans
un lieu bas et humide, avec privation de lumière, des évacuations et des hémorrhagies excessives, l'abus des saignées, des purgatifs dans le traitement de quelques maladies, des boissons
alcoholiques dont l'action tonique passagère est bientôt suivie
d'un effet débilitant, des boissons aqueuses, soit froides, soit
chaudes, prises en trop grande quantité. L'ascite asthénique s'observe plus fréquemment chez les personnes d'un tempérament
lymphatique, et chez les vieillards.

Il est ordinairement facile de reconnaître l'ascite à une tuméfaction du bas-ventre avec tension et fluctuation, égale et régulière quand le malade est debout ou couché horizontalement sur
le dos. Dans toute autre position, le liquide, obéissant à sa propre
pesanteur, distend particulièrement le côté sur lequel on est
couché. Le gonflement des membres inférieurs et des organes
génitaux arrive dans le progrès de la maladie ; l'urine est peu
abondante et rouge, la soif est augmentée ; il y a dyspnée, amaigrissement des parties qui ne sont pas tuméfiées.

Dans l'ascite aiguë, les symptômes se succèdent plus rapidement, le malade est plus souffrant ; il n'est pas rare que la fièvre
survienne. Dans l'ascite chronique, la maladie marche lentement,
quelquefois même elle dure plusieurs années ; ses symptômes sont
moins violens, on n'observe guère de mouvement fébrile que

vers la fin de la maladie. Souvent il se déclare un œdème qui commence par les pieds, et se propage aux genoux, aux cuisses, au scrotum et jusqu'à l'abdomen. Néanmoins l'ascite parvient fréquemment au plus haut degré sans ces symptômes, quoique l'enflure s'empare du visage, principalement des paupières, surtout dans la matinée, et qu'il survienne, ce qui arrive ordinairement plus tard, une tumeur œdémateuse sur le dos de l'une et l'autre main. Le commencement de l'épanchement est assez obscur : le malade s'aperçoit qu'il est serré dans ses vêtemens, que la quantité de l'urine diminue. Le liquide se ramasse d'abord dans le bassin où son poids l'entraîne ; il s'élève graduellement jusqu'à l'hypogastre, qui devient tendu et tuméfié. Dans le décubitus sur le dos, il se porte vers la partie supérieure de la cavité abdominale, la région hypogastrique se ramollit, et le malade se rassure sur la crainte de l'hydropisie. Mais l'observateur attentif voit, dans cette situation, la région abdominale s'élargir, et présenter une tumeur molle. La collection augmente peu à peu, et arrive jusqu'à l'ombilic. A cette époque, le malade étant debout, si on applique le plat d'une main sur un côté du bas-ventre, et qu'on exerce sur l'autre une percussion rapide avec le bout des doigts, on sent ordinairement le mouvement du liquide, c'est-à-dire la fluctuation. Au-dessus de l'ombilic, il paraît une tumeur d'un autre genre, plus élastique, sans fluctuation ; elle est formée par les gaz qui sont contenus dans les intestins et les font surnager. Les digestions sont longues et pénibles, le malade tombe dans un état de nonchalance, de tristesse, de défaut de nutrition; il y a sécheresse et aridité de la peau, amaigrissement de la face, des bras et du thorax, à moins que ces parties ne soient œdémateuses ; urines en petite quantité, colorées, quelquefois couvertes d'une légère pellicule irrisée, souvent brunes ou troubles, épaisses, fétides, déposant un sédiment presque couleur de rose. Les malades ne sont ordinairement tourmentés par la soif que vers la fin de la maladie, lorsque la fièvre s'est déclarée.

Cependant le volume de l'abdomen s'accroît de jour en jour, et l'eau parvient jusqu'à la voûte du diaphragme. Les veines sous-cutanées du bas-ventre se dilatent, et deviennent apparentes à travers la peau distendue et souvent douloureuse ; le tissu cellulaire sous-cutané s'infiltre vers les lombes ou du côté sur lequel le malade se couche ; l'abaissement du diaphragme et le

mouvement des muscles abdominaux étant impossibles, il survient une dyspnée qui augmente par l'introduction des alimens et des boissons dans l'estomac. Lorsque le ventricule est
étroitement comprimé, le malade vomit tout ce qu'il prend.
Néanmoins un grand nombre d'ascitiques respirent librement,
malgré le volume énorme de l'abdomen. On observe fréquemment des flatuosités et des borborygmes, surtout lorsque la compression des intestins produit la constipation. Il se forme une
pneumatose intestinale qui aggrave l'ascite. Quand l'hydropisie
est considérable, souvent les reins et les uretères se ressentent
de la compression. Les angoisses augmentent chaque jour ; le
malade, faible et accablé sous le poids de son corps, ne sait
de quel côté se tourner : cependant il conserve ordinairement
l'espérance ; il fait des projets, et ne se doute pas de sa fin prochaine. Il n'est pas rare, à une époque avancée, que les avant-
bras et les mains se couvrent de taches larges, inégales et livides : ce symptôme, joint au marasme, est mortel. Souvent
l'ascite amène l'hydrothorax et l'anasarque. La fin de la maladie
est signalée par les symptômes suivans : somnolence, sécheresse
de la langue, soif, voix aigre et glapissante, refroidissement
des extrémités, lipothymies, tranchées, coliques, avec un pouls
petit, vacillant, qui annonce l'imminence de la gangrène et les
approches de la mort.

L'ascite peut être confondue avec la tympanite, la grossese,
l'hydromètre, les hydropisies enkystées des ovaires, des trompes,
et des autres viscères du bas-ventre, et avec les hydropisies de
l'extérieur de l'abdomen, appelées par quelques auteurs ascites
sous-cutanées, vaginales, etc., et qui ont leur siége entre cette
membrane et les muscles, entre ces dernières et les tégumens,
dans la gaine des muscles droits : chacune de ces maladies présente cependant des signes distinctifs, dont nous n'exposerons
que les principaux. La tympanite fait entendre par la percussion
un son qui lui est particulier ; elle ne donne pas un sentiment
de pesanteur au malade, qui se trouve même léger ; elle commence par la partie moyenne ou supérieure de l'abdomen, dont
les côtés paraissent déprimés ; elle est sans œdématie des membres
inférieurs ; la peau du ventre est blanche et élastique sans œdématie. Outre les signes pathognomoniques de la grossesse fournis
par les mouvemens de l'enfant et par le toucher, la figure des
femmes enceintes conserve de la fraîcheur et une belle couleur,

tandis que celle des hydropiques est pâle, blafarde ou d'un blanc laiteux ; leurs mamelles sont tuméfiées et tendues, celles des hydropiques sont molles et flasques. Si l'hydromètre ou hydropisie de matrice commence dans le même lieu que l'ascite, et présente la même fluctuation, elle est plus difficile à sentir, et les progrès de la maladie sont plus lents et accompagnés de moins de symptômes généraux. Chez les femmes encore réglées, il y a lésion de la menstruation ; enfin il se manifeste dans l'hydromètre un sentiment de pesanteur sur le rectum et aux environs. Les hydropisies enkystées des ovaires et des trompes commencent par une douleur et une tumeur de la région iliaque ; cette tumeur prend insensiblement de l'accroissement, et occupe toute la cavité de l'abdomen. La fluctuation y est moins sensible que dans l'ascite, au moins dans les premières périodes. En général les hydropisies enkystées ne sont point précédées et accompagnées d'un état cachectique ; le gonflement du ventre s'opère plus lentement, la respiration est moins gênée dans les mouvemens ; l'appétit se soutient mieux, la soif est moindre, et l'œdème des jambes ne se manifeste que très tard.

L'ouverture des corps fait voir l'abdomen distendu par de la sérosité, et quelquefois par des gaz contenus dans la cavité du péritoine ou dans les intestins. Le liquide séreux varie en quantité, depuis une jusqu'à 15 et 20 pintes, et même beaucoup plus. Ses qualités physiques et chimiques ne présentent pas moins de différence ; on y voit flotter des flocons albumineux, des lambeaux de fausses membranes. Il est ordinairement de couleur jaunâtre, citrine, verdâtre, exhalant une odeur urineuse ou fétide. Lorsque l'épanchement reconnaît pour cause une lésion d'un viscère étranger à la membrane, cette sérosité est limpide, transparente. Au contraire lorsque l'hydropisie dépend d'une maladie du tissu des surfaces séreuses, d'une inflammation chronique, ou même d'une inflammation aiguë qui a dégénéré, presque toujours la sérosité est altérée. Elle est trouble et lactiforme, avec des flocons albumineux, s'il y a eu une péritonite ; brunâtre, noire, sanguinolente, si quelques vaisseaux ont laissé échapper du sang. Un seul foyer contient ordinairement l'épanchement séreux, et les intestins sont rétrécis et refoulés en arrière. Le péritoine est souvent enflammé, couvert d'une couche albumineuse, épaisse, analogue à celle que l'on trouve après les inflammations les plus vives, garni entièrement ou dans une grande étendue d'une multitude de petits tubercules, blanchâtres, granuleux. Des adhérences le divisent quelquefois en plusieurs cavités ; ce qui empêche, dans ces cas, la ponction de donner issue à tout le fluide : quelquefois enfin le péritoine présente, dans une plus ou moins grande étendue, des traces de modifications bien évidentes. Les viscères de l'abdomen offrent des lésions organiques variées.

Le pronostic de l'ascite est grave ; il varie cependant selon l'âge du malade, son tempérament, les espèces d'ascite, la durée de la maladie et l'intensité des symptômes. L'ascite idiopathique, qui survient après des boissons froides, trop abondantes, etc. l'ascite métastatique des exanthèmes aiguës, sont moins dangereuses que l'ascite symptomatique. L'enfance, la vieillesse, l'épuisement des forces, la fièvre lente, une chaleur brûlante, une soif qui rend la gorge enflammée, la sécheresse de la peau, l'amaigrissement progressif, surtout des bras, l'apparition de taches cutanées, livides, l'enflure des mains, la dyspnée, une toux opiniâtre, des urines peu abondantes, fétides, profondément colorées, déposant un sédiment épais ; les hémorrhagies du nez, de l'utérus, de l'anus, annoncent une situation fâcheuse. La diarrhée, l'assoupissement, le délire taciturne, les défaillances, les coliques, les vomissemens, le hoquet, le météorisme, le refroidissement des extrémités, la petitesse et l'intermittence du pouls, présagent une mort prochaine. Souvent elle survient subitement dans des circonstances d'un heureux augure : quelquefois l'évacuation spontanée du liquide en est l'avant-coureur. Cependant on voit des malades se tirer promptement des cas les plus périlleux, sans que l'art puisse revendiquer l'honneur de la guérison. L'ascite, entretenue par une obstruction ou un squirre de quelque viscère, surtout du foie, du pancréas, est la plus fâcheuse. Celle qui dépend de la phthisie, du scorbut, est presque toujours funeste. Quand il n'existe pas d'obstruction, que l'ascite ne provient pas de l'épuisement des forces par de grandes hémorrhagies, par une fièvre intermittente ou continue ; lorsqu'elle est le résultat de la suppression des menstrues, des hémorrhoïdes, et que le malade n'est pas très-faible, on peut concevoir l'espoir d'une terminaison heureuse. L'ascite des femmes enceintes disparaît souvent, mais pas toujours, après l'accouchement.

L'hydropisie de l'abdomen se termine ordinairement par des urines copieuses : mais on ne peut guère s'attendre à cette terminaison, avant que la peau s'assouplisse et s'humecte. On a vu quelques malades sauvés par un vomissement aqueux et abondant, un flux de ventre séreux. Les signes tirés de l'inspection de l'eau évacuée par la ponction ont peu de valeur. On a vu mourir des malades dont les eaux étaient claires et citrines. Cependant le pronostic est plus fâcheux, quand elles sont épaisses, gélatineuses, albumineuses, brunes, mêlées d'une grande quantité de sang ou très-infectes. Il est rare que la paracentèse soit alors suivie de succès : néanmoins un journal de Paris rapporte l'histoire d'un malade chez lequel cette opération réussit cinq fois, quoique le liquide fût sanguinolent, puriforme. Ce fait n'est pas unique. J'ai vu une fois, dit Camper, la sérosité purulente trouble, et de la consistance d'un sirop un peu délayé, et cependant la maladie a eu une terminaison heureuse.

On a conseillé de mesurer chaque jour la circonférence de l'abdomen, afin de voir s'il diminue, si les remèdes opèrent. On peut encore s'en assurer, en comparant la quantité des urines avec celle de la boisson : si l'excrétion urinaire est plus abondante, c'est un motif d'espérance.

Quelquefois le ventre, parvenu au dernier degré de développement, s'ouvre spontanément vers l'ombilic, et la plus grande partie des eaux s'écoule par la crevasse. Il est très-rare que cet accident guérisse la maladie sans retour : quelquefois cependant il produit cet heureux effet.

Le traitement de l'ascite se compose de deux objets; 1° la méthode générale propre à détruire l'hydropisie (*Voyez* ANASARQUE, HYDROPISIE), c'est-à-dire administrer les diurétiques combinés avec les médicamens que les indications spéciales déterminent à employer; rappeler un exanthème, si c'est à la suite de sa répercussion qu'est survenue l'ascite; exciter la transpiration, si c'est à son défaut qu'on doit attribuer la maladie; rétablir un ancien ulcère ou un flux habituel qui aurait été arrêté; combattre une inflammation chronique ou l'engorgement d'un viscère, si l'ascite est symptomatique de ces affections; 2° la paracentèse ou la ponction de l'abdomen, pour donner issue à la sérosité. (*Voyez* PARACENTÈSE.)

Les vomitifs ont quelquefois produit d'heureux effets dans l'ascite, et ils ont été conseillés pour augmenter l'action des vaisseaux absorbans ; mais les altérations que l'on peut soupçonner dans les viscères de l'abdomen doivent souvent détourner de l'usage de ce moyen. D'ailleurs on voit les diurétiques administrés à trop fortes doses, provoquer le vomissement sans aucune utilité pour le malade. Pour qu'ils soient employés avec succès, il faut que les forces soient bien conservées, que le ventre ne soit point douloureux, que les viscères soient en bon état, et qu'on n'ait point à craindre des récidives d'hémorrhagie, ou une congestion sanguine vers le cerveau.

Les drastiques, les cathartiques, les purgatifs doux, peuvent trouver leur application dans le traitement de l'ascite. Il faut y joindre des corroborans et des diurétiques, et même on doit toujours prescrire ces remèdes les jours d'intervalle entre la purgation. Les sels végétaux, la crême de tartre, la terre foliée de tartre (surtartrate et acétate de potasse), ont eu des succès marqués. Quelques praticiens recommandent les pilules de scille et de calomelas, et celles de scille et de gomme ammoniaque. Nous avons souvent fait prendre l'eau-de-vie allemande, étendue dans un véhicule, des pilules de Bacher, de Bontius. La plupart des circonstances qui s'opposent à l'emploi des vomitifs contr'indiquent souvent aussi les purgatifs, et particulièrement l'irritation des viscères du bas-ventre. Lorsque l'ascite est accompagnée de diarrhée, on ne peut alors recourir aussi librement aux purgatifs qu'on a coutume de le faire dans les cas d'anasarque ; il faut en conséquence la traiter presque entièrement par les diurétiques. (*Voyez*, pour le choix et le mode d'administration de ces derniers médicamens, le mot ANASARQUE.)

On fait peu d'usage des sudorifiques, parce qu'ils procurent souvent des sueurs qui affaiblissent, et qui n'évacuent point l'eau; cependant on peut en tirer avantage, si la maladie est déterminée par la suppression de la transpiration. Aux sudorifiques, pris à l'extérieur, il faut réunir les moyens appliqués sur la peau, tels que les bains de vapeurs, de sable, de marc de raisins, les frictions.

On n'emploie pas toujours seuls les différens évacuans ; on les associe avec beaucoup d'avantage avec les amers, lorsqu'il y a faiblesse. Comme les moyens que je viens d'indiquer ne produisent pas toujours les bons effets que l'on a droit d'en attendre, on les varie, dans l'espérance d'en rencontrer un qui produira l'effet désiré. Il est très-important de connaître les circonstances qui indiquent que ces excrétions sont favorables ou nuisibles; elles opèrent avantageusement, lorsque les urines sur-

passent la quantité des boissons, que la soif est moins vive, et
que le ventre diminue en proportion. Si le malade devient plus
faible, si les urines ne sont pas aussi abondantes que les boissons,
ou qu'étant plus abondantes, le ventre aille encore en augmentant,
c'est un mauvais signe.

L'ascite active ou sthénique est moins fréquente que celle qui
est asthénique, et elle exige que l'on suive le même traitement
antiphlogistique que pour l'anasarque sthénique. (*Voyez* HY-
DROPISIE, ANASARQUE.) C'est ainsi que nous avons traité, à
deux reprises, à l'hospice de la Salpétrière, pendant nos cours
de médecine clinique, une jeune épileptique, attaquée de péritonite et d'ascite reconnaissable par une fluctuation bien évidente. Des applications de sangsues, des bains, un long usage
de petit-lait nitré et d'autres boissons diurétiques rafraichissantes,
et sur la fin du traitement des vésicatoires aux cuisses, ont terminé heureusement ces deux maladies. Depuis plusieurs années, il
n'y a plus eu de rechute.

Les signes d'engorgemens, d'inflammations chroniques des
viscères abdominaux, engagent le plus souvent à unir les diurétiques avec les résolutifs, ou à préférer ceux qui réunissent ces
qualités, comme les sucs d'herbes, le petit-lait aiguisé avec les
sels neutres, etc. ; mais les diverses causes de l'ascite symptomatique n'étant elles-mêmes que des effets subséquens d'autres
maladies, il importe de remonter jusqu'à celles-ci pour avoir une
idée exacte de cet enchaînement d'affections morbifiques dont le
dernier résultat est l'hydropisie ascite. C'est ainsi qu'elle a souvent pour origine un virus scrofuleux, rachitique ou dartreux,
qui a frappé d'engorgement les glandes mésentériques, les fièvres
intermittentes de long cours, la stérilité suivie de l'engorgement
des ovaires, de grandes pertes utérines, des flux immodérés
d'hémorrhoïdes, de longues diarrhées, etc., toutes causes qui paraissent amener l'ascite, en jetant dans l'atonie tous les viscères
abdominaux.

L'ascite se rencontre quelquefois chez les individus qui sont
en même temps attaqués de fièvre intermittente, tierce ou quarte
opiniâtre, et chez lesquels le foie ou la rate sont plus ou moins
engorgés. Dans cette circonstance doit-on s'occuper principalement du traitement de l'hydropisie et de l'engorgement des
viscères ? ou bien est-il plus rationnel d'arrêter d'abord la fièvre
par l'usage du quinquina ? La solution de cette question impor-

tante ne doit pas être la même dans tous les cas ; elle exige des distinctions et des développemens assez longs , et elle appartient plus au traitement des fièvres intermittentes et des engorgemens dont elle n'est que l'effet, qu'à celui de l'ascite.

Souvent l'ascite s'accompagne de douleur, d'affection spasmodique des viscères. Si ces accidens se déclarent, et que l'hydropisie soit asthénique, sans fièvre et sans inflammation, c'est le cas où il convient le mieux d'administrer l'opium seul ou combiné avec les autres remèdes. (*Voyez* F*rank.*, *épît.*, *tom.* iv , trad. par M. Goudereau.) On avait pratiqué sans succès, dit cet auteur, la paracentèse sur deux femmes attaquées d'ascite , avec vives douleurs dans le bas-ventre ; l'opium réussit complétement. Dans beaucoup d'autres cas où l'hydropisie s'accompagnait d'une grande sensibilité , on a retiré de bons effets du laudanum liquide , mêlé avec les diurétiques ou les excitans. Les anciens connaissaient cette pratique, et Sydenham recommande de donner un calmant le soir , après avoir administré un purgatif, afin d'apaiser le trouble qu'il aura produit.

Les toniques propres à fortifier sont quelquefois bons dans l'ascite , et l'on peut voir dans les mélanges des curieux de la nature deux observations de guérison de l'ascite par une fomentation de plantes aromatiques , bouillies dans le vin, fréquemment appliquée sur le ventre.

On emploie d'ans l'ascite des frictions avec la teinture de cantharides, de scille et de digitale pourprée. On a conseillé de dissoudre ces dernières subtances dans le suc gastrique ou dans la salive. Les frictions douces , long-temps continuées sur tout l'abdomen, avec les doigts trempés dans l'huile , ont été utiles pour déterminer les urines à couler avec plus d'abondance.

L'ascite est quelquefois accompagnée d'un gonflement œdémateux des parties génitales , du scrotum et du prépuce , tel qu'il peut même empêcher la sortie des urines. Il est nécessaire de faire alors des mouchetures ; et dès que l'inflammation commence à s'établir dans les organes incisés , d'appliquer des fomentations émollientes et résolutives.

La paracentèse ou la ponction dans la cavité de l'abdomen, pour donner issue à la sérosité, doit être mise en usage , lorsque les médicamens internes ont été administrés sans succès. Ce moyen apporte toujours du soulagement, et il doit être réitéré , lorsque l'ascite est arivée à un volume qui incommode beaucoup, et menace de suffocation. Quelquefois même alors, quoique le malade et le médecin soient privés de toute espérance de guérison, et ne cherchent plus qu'à prolonger la vie de quelques jours au moyen de la paracentèse, l'hydropisie disparaît complétement après l'opération. Nous en avons vu un exemple, il y a six ans, sur une surveillante de l'hospice de la Salpétrière, âgée d'environ 55 ans, et à qui l'on avait fait précédemment la ponction plus de vingt fois. Une femme de Pavie, dit P. Frank, âgée de 3o ans, était consumée par la fièvre lente et le marasme, tourmentée par une grande difficulté de respirer et une anxiété pectorale considérable ; le ventre était très-distendu, et la malade accusait de violentes douleurs dans cette cavité ; elle demandait la ponction, menaçant de s'ouvrir le ventre avec un couteau. Nous consentîmes à la paracentèse pour la contenter, et lui donner encore quelques instans de vie. L'opération eut les suites les plus heureuses ; sans autres secours, l'hydropisie, qui avait résisté à tous les efforts de l'art, se dissipa par une abondante excrétion d'urines. La femme recouvra complétement la santé, et le corps reprit ses formes.

Quelquefois le flux urinaire, qui coulait en petite quantité avant la paracentèse, devient ensuite plus abondant ; d'autres fois elle n'exerce aucune influence sur la sécrétion de l'urine. Il faut cependant dire qu'il est rare qu'elle soit suivie d'une guérison radicale. Sur un grand nombre de ponctions que nous avons vu faire depuis vingt-cinq ans, nous ne pourrions citer que quelques exemples de guérison. P. Frank dit que, sur six cents personnes auxquelles il a fait pratiquer cette opération, cinq ou six seulement ont guéri.

Les anciens disaient que l'évacuation des eaux ne guérissait pas, mais faisait seulement place aux remèdes : (*Neque enim sanat emissus humor, sed medicinæ locum façit, quam intus inclusus humor impedit.* Celse, lib. 8, cap. 21.) Quand on fait entrer la paracentèse dans le plan de la méthode curative, il faut la pratiquer d'assez bonne heure. Elle doit être faite avec le trois-quart (*Voyez* paracentèse), ou par incision avec la lancette, dans le milieu de l'intervalle qui sépare la crête iliaque de l'ombilic, du côté gauche de préférence, lorsqu'on n'a pas senti des viscères engorgés de ce côté. Toute l'eau doit être retirée d'une seule fois, si l'extrême faiblesse du malade ne s'y oppose. On doit le soutenir par l'usage du vin et du bouillon de viande, et appliquer sur le ventre un bandage convenable qui supplée à ce que les parois abdominales ne reviennent pas assez sur elles-mêmes. On a quelquefois ouvert une issue au liquide par le vagin, chez les femmes, au moyen du trois-quart.

Mais ordinairement, de quelque manière qu'on pratique la ponction, à peine l'eau s'est-elle écoulée, qu'une nouvelle collection se forme avec d'autant plus de rapidité, que l'on a eu plus souvent recours à l'opération ; de sorte que, plus on a réitéré la paracentèse, plus on a besoin d'y revenir. Aussi les anciens rejetaient la paracentèse, et par ce motif, et parce qu'ils attribuaient presque toutes les ascites à une affection du foie. En effet, quand il existe une obstruction très-considérable, un squirre énorme, une ulcération de cet organe, ou de quelques autres, une péritonite intense, la paracentèse accélère la mort, au lieu de la retarder. Cependant il est des cas où la tension du ventre et l'oppression de poitrine sont portées à un si haut degré, que le malade, privé de toute espérance de guérison, veut a tout prix prolonger sa vie de quelques jours, au moyen de la paracentèse.

Après que l'on a fait écouler toutes les eaux du bas-ventre par la paracentèse, les intestins ordinairement se gonflent, et le malade est tourmenté de spasmes et de malaises. Toutes les fois que ces symptômes surviennent après la ponction, ou après l'action des émétiques ou des purgatifs, les meilleurs remèdes sont les anodins, qui, dans ce cas-là, font communément l'effet des meilleurs diurétiques. (LANDRÉ BEAUVAIS.)

ASCLÉPIADE, ou DOMPTE-VENIN ; racine de l'*asclepias vincetoxicum*, L., petite plante herbacée, vivace, qui appartient à la famille des Apocynées, à la pentandrie digynie. Les caractères du genre *asclepias* consistent en un calice quinquéparti; en une corolle à cinq divisions; en cinq appendices en forme de capuchon, offrant chacun une sorte de corne qui part de leur fond; les cinq étamines ont les anthères membraneuses, renfermant du pollen réuni en masses pendantes. Les fruits sont ovoïdes, allongés; les graines sont couronnées par une aigrette.

Le dompte-venin croît dans les bois un peu sablonneux. Il est commun aux environs de Paris. Sa racine est blanchâtre, composée d'un grand nombre de fibrilles qui partent d'un corps souterrain, qui est la prolongation de la tige. Son odeur est assez forte; sa saveur est d'abord presque nulle, puis âcre et nausécuse. Ce médicament est aujourd'hui fort peu employé par les praticiens modernes, tandis qu'autrefois on en faisait fréquemment usage. Le nom de *dompte-venin*, sous lequel il est généralement désigné, annonce la propriété que les anciens avaient cru lui reconnaître, de neutraliser l'action délétère du venin de certains animaux. Il paraît agir assez fortement sur les organes de la digestion pour déterminer tantôt de simples vomissemens, tantôt des déjections alvines plus ou moins abondantes, ou une sécrétion d'urine plus considérable. Stahl l'employait dans le traitement de l'hydropisie, et en faisait un des ingrédiens de sa poudre antihydropique. D'autres lui ont attribué la propriété de stimuler l'utérus, et de favoriser l'écoulement menstruel, lorsqu'une cause débilitante quelconque en interrompait le cours. Enfin il doit être compté parmi les médicamens sans nombre avec lesquels certains praticiens sont parvenus à arrêter des fièvres intermittentes, et même des fièvres pestilentielles, au rapport de Palmar et de Untzer.

Modes d'administration et doses. — On donne ordinairement la racine de dompte-venin en poudre, à la dose d'un demi-gros à un gros, que l'on suspend dans six à huit onces de véhicule. Cette racine fait partie de plusieurs préparations officinales, entre autres du vin diurétique amer de l'hôpital de la Charité; de la poudre de scille composée de Stahl, etc.　(A. RICHARD.)

ASPARAGINE, s. f. Principe immédiat des végétaux, découvert, en l'an x, par MM. Vauquelin et Robiquet, dans le suc d'asperge, et retrouvé depuis par le premier de ces deux chimistes, dans la pomme de terre. L'asparagine pure se présente en cristaux durs, lamelleux et transparens; leur forme, déterminée par M. Haüy, dérive du prisme rhomboïdal. Dans la plupart de ces cristaux le grand angle de la base du prisme est de 130 degrés. Les bords de cette base et les angles situés aux extrémités de la grande diagonale sont remplacés par des facettes. L'asparagine est formée d'oxygène, d'hydrogène et de carbone en proportions non encore déterminées : peut-être faut-il comprendre l'azote dans les élémens qui la composent; car, exposée à l'action du feu, l'asparagine, après avoir exhalé des vapeurs piquantes, en produit de sensiblement ammoniacales. L'asparagine doit être considérée comme une substance neutre, en ce sens qu'elle n'est ni acide, ni alcaline. Elle est peu soluble dans l'eau froide : l'eau chaude en dissout davantage; les solutions ne précipitent ni par les acides, ni par les alcalis : l'infusion de noix de galles n'y détermine aucun précipité; il en est de même de l'acétate de plomb.

L'acide nitrique agit avec assez d'énergie sur l'asparagine; le résultat de cette action fournit entre autres produits du nitrate d'ammoniaque. Le suc d'asperge, dépouillé par la chaleur et la filtration de ses parties albumineuses, et abandonné à lui-même, donne par évaporation spontanée des cristaux rhomboïdaux d'asparagine. Ces cristaux durs et cassans sont mêlés avec une autre substance cristallisée en aiguilles, peu consistante : cette seconde matière paraît être de la mannite. Pour purifier l'asparagine, après l'avoir séparée mécaniquemeut de la mannite, il suffit de la faire dissoudre et cristalliser de nouveau.

L'asparagine n'a pas encore été employée en médecine; il serait curieux d'expérimenter si les propriétés diurétiques de l'asperge sont dues à cette substance.　　　　　　(J. PELLETIER.)

ASPERGE, s. f., genre de plantes de la famille des Asparaginées; de l'hexandrie monogynie, offrant les caractères suivans : un calice tubuleux, subcampanulé, formé de six sépales soudées par leur base; six étamines courtes; une baie globuleuse à trois loges, dont chacune renferme deux graines.

L'asperge commune (*asparagus officinalis*, L.) est une plante vivace qui croît dans les lieux cultivés; sa racine est une souche rampante, d'où partent des fibres allongées, simples, charnues, cylindriques, de la grosseur d'une plume à écrire. C'est la racine que l'on emploie en médecine, tandis que ce sont les jeunes pousses, au moment où elles commencent à sortir de terre, dont on fait usage comme aliment. Ces jeunes pousses ou *turions*, pour parler le langage des botanistes, commencent à paraître après les premières pluies du printemps. On les mange après les avoir fait bouillir dans l'eau. C'est un aliment sain, et d'une digestion très-facile, en sorte que l'on peut en permettre l'usage aux convalescens. Les asperges communiquent rapidement à l'urine une odeur désagréable et presque fétide; ce qui indique l'action prompte qu'elles exercent sur les organes urinaires. Cette action se retrouve également dans la racine, qui est charnue, mucilagineuse et un peu amère. MM. Vauquelin et Robiquet, en analysant le suc de l'asperge, y ont découvert un principe immédiat nouveau, que ces habiles chimistes ont appelé *asparagine*. Voyez ce mot.

Propriétés médicales et usages de la racine d'asperge. — Malgré l'action directe et rapide exercée par la racine d'asperge sur les organes sécréteurs de l'urine, elle ne doit être considérée que comme un médicament très-faible, et que l'on emploie, comme dit Peyrilhe, plutôt par habitude que par conviction de ses bons effets. Cependant on s'en sert encore fréquemment dans plusieurs maladies, telle que l'hydropisie, par exemple. La plupart des auteurs la placent parmi les médicamens apéritifs et diurétiques. C'est une des cinq grandes *racines apéritives* des anciennes pharmacopées.

Modes d'administration. — C'est toujours en décoction, à la dose d'une à deux onces pour deux livres d'eau que cette racine s'administre. Pour augmenter son efficacité, on y ajoute fréquemment vingt à trente grains de sel de nitre.   (A. RICHARD.)

ASPÉRITÉ, s. f., *asperitas*; inégalité des os, donnant le plus souvent attache à des muscles.   (A. B.)

ASPERSION, s. f. *aspersio.* On désigne ainsi l'action de répandre sur une partie du corps une substance liquide ou pulvérulente. C'est ainsi qu'on saupoudre de quinquina un ulcère pour y exciter ou modifier l'inflammation; que, dans la syncope, dans des accès d'hystérie, on jette, sous forme de pluie, de l'eau froide au visage ou sur d'autres régions du corps. Le mot aspersion n'est guère employé maintenant que dans ce dernier sens. (R. DEL.)

ASPÉRULE, *asperula*, L. J.; genre de plantes de la famille des rubiacées; de la tétrandrie monogynie, qui diffère des caille-laits par sa corolle, qui est tubuleuse à sa base. Les espèces de ce genre sont peu intéressantes pour le médecin. Nous nous contenterons de mentionner les suivantes :

1° L'aspérule odorante (*asperula odorata*, L.), connue sous les noms de *muguet* ou *reine des bois.* C'est une petite plante vivace, dont la tige est dressée, et porte des feuilles lancéolées, verticulées par huit; des fleurs blanches en bouquet terminal. Lorsque la plante est desséchée, elle exhale une odeur extrêmement agréable, ambrée, ayant quelque analogie avec celle de la fève tonka; ce qui nous fait soupçonner en elle la présence de l'acide benzoïque. Son infusion aqueuse est d'une couleur rouge claire; sa saveur est agréable, et a quelque analogie avec celle du thé; elle est légèrement astringente et tonique. Les anciens la prescrivaient comme diurétique et diaphorétique. La dose est de deux à quatre gros en infusion dans deux livres d'eau bouillante. Elle est presque inusitée actuellement.

2° Herbe à l'esquinancie (*asperula cynanchica,* L.). Cette espèce, également vivace, a ses tiges étalées et diffuses; ses feuilles linéaires et étroites. On employait la plante entière. Son infusion, légèrement astringente, était employée à faire des gargarismes détersifs; d'où lui est venu le nom vulgaire d'*herbe à esquinancie.*

3°. Enfin la racine de l'aspérule des teinturiers (*asperula tinctoria,* L.) fournit une couleur analogue à celle de la garance, qui fait partie de la même famille naturelle des plantes.

(A. RICHARD.)

ASPHALTE , s. m. , *asphaltum,* bitume asphalte, poix minérale, scoriacée, de Werner. Variété de bitume que l'on trouve plus particulièrement à la surface du lac de Judée, connu sous le nom de lac *Asphaltique.* On le rencontre aussi en Tartarie, dans le Palatinat, au Hartz, en Suisse, etc. Il est solide, noir et opaque, à moins qu'il ne soit en tranches minces ; car alors il est rougeâtre et demi-transparent sur les bords. Il est friable au point de se laisser pulvériser avec l'ongle ; sa cassure est luisante et conchoïde ou raboteuse et terne; il répand une odeur bitumineuse, et s'électrise résineusement, lorsqu'il a été frotté ou échauffé. Sa pesanteur spécifique est de 1,104 environ. Lorsqu'on le chauffe avec le contact de l'air, il brûle fort bien, et laisse un résidu composé de silice et d'alumine. Distillé , il fournit beaucoup d'huile d'un blanc clair, que l'on a conseillée comme antispasmodique, et qui est encore employée à l'intérieur et à l'extérieur par les médecins allemands. Anciennement on faisait usage de l'asphalte dans l'embaumement des cadavres : on l'injectait à cet effet dans l'intérieur des cavités splanchniques.

(ORFILA.)

ASPHYXIE, s. f., *asphyxia,* ἀσφυξία, de ἀ privatif, et σφύξις, pouls, sans pouls. Ce mot, à juger par son étymologie et sa composition, devrait exprimer cet état de l'homme dans lequel le cœur a suspendu ses contractions, et où par suite cet être est sans pouls et dans un état de mort apparente. En ce sens, il serait synonyme du mot *syncope.* Mais il n'en est pas ainsi. D'abord on l'a appliqué long-temps à toute espèce de mort apparente, et celle-ci peut provenir, ou de la suspension d'action du cœur, ou de celle du cerveau, ou de celle du poumon. Ensuite, lorsque les progrès de la physiologie eurent fait distinguer chacune de ces trois espèces de mort apparente, on appela généralement *apoplexie* celle qui reconnaît pour cause la suspension d'action du

cerveau, *syncope* celle qui est produite par la suspension d'action
du cœur; et on restreignit le nom d'*asphyxie* à celle qui tient à la
suspension d'action du poumon ou de la respiration. A la vérité
ce mot pris dans ce sens a dès lors une composition vicieuse;
car il est faux, comme nous le verrons, que lorsque la respiration s'arrête, le pouls cesse aussitôt de battre; mais l'usage lui
a désormais assigné cette acception, et il n'est plus possible maintenant de lui en donner une autre.

Ainsi donc l'asphyxie est cet état de mort apparente et imminente, qui résulte primitivement et principalement de la suspension de la respiration. Nous disons d'abord primitivement, parce
qu'en toute asphyxie, à cette cause de mort, la suspension de la
respiration, s'en ajoutent bientôt d'autres, par suite de la connexion
obligée des trois organes centraux de la vie, la suspension de
l'innervation, par exemple. Nous ajoutons ensuite, principalement, parce que parmi les états divers que les médecins rapportent aux asphyxies, il en est plusieurs qui reconnaissent d'autres
causes de mort ; comme la strangulation, par exemple, dans
laquelle il y a stagnation du sang dans le cerveau; mais dans toutes,
la suspension ou diminution de la respiration au moins, est la
cause de mort principale, comme c'est elle qui a agi la première.

Les médecins en effet rattachent aux asphyxies un grand
nombre d'affections qui semblent aux yeux du monde devoir en
être distinguées, et qui, pour les gens de l'art eux-mêmes, ont
beaucoup de différences entre elles. Telles sont, par exemple,
la strangulation ou la mort des pendus, la submersion ou la mort
des noyés, l'empoisonnement par les gaz, ou l'asphyxie par les
gaz délétères, etc. Nous les indiquerons toutes dans la suite de
cet article, que nous partageons en deux parties; la première
dans laquelle nous exposerons la théorie générale de l'asphyxie,
et la seconde dans laquelle nous ferons l'histoire de toutes ses
espèces en particulier.

Ire PARTIE. *Théorie générale de l'asphyxie.* Lorsque la respiration est suspendue par une cause quelconque, et dans quel mode
que ce soit, voici la série des phénomènes qu'on observe, et les
altérations que présente le cadavre, si cette suspension est prolongée jusqu'à la mort. D'abord un sentiment d'angoisse bien
prononcé marque l'impossibilité où l'on est de satisfaire un des
besoins les plus impérieux de la vie, celui de respirer. Ce sentiment
est bientôt porté à l'extrême, et pendant tout le temps qu'il est

éprouvé, l'individu fait des soupirs, des bâillemens, en un mot, tous les efforts inspirateurs propres à appeler dans le poumon l'élément aérien nécessaire à la respiration. Ensuite, surtout si la respiration a continué de se faire un peu, et que l'asphyxie soit graduelle, à ce sentiment d'angoisse s'ajoutent des vertiges, des lourdeurs de tête; la face devient violette, bleue, ainsi que les lèvres, toutes les origines des membranes muqueuses, et souvent toute la surface de la peau. En troisième lieu, après une, deux ou trois minutes, toutes les fonctions sensoriales se suspendent; il y a perte des sens, des facultés intellectuelles et affectives, de tout sentiment. Presque en même temps les muscles de la locomotion cessent de pouvoir se contracter, et l'individu, ne pouvant plus se soutenir, tombe. C'est alors qu'il y a mort apparente, et il ne reste plus en effet de la vie que l'action de la circulation, et les fonctions nutritives qui en dérivent. Enfin, ces fonctions elles-mêmes s'arrêtent bientôt, la circulation d'abord, puis les sécrétions, nutritions et calorifications. Ces fonctions, en effet sont les dernières à finir, comme on le voit du reste en toute mort subite; et cela est surtout vrai des calorifications, car il est d'observation que le cadavre des asphyxiés conserve long-temps sa chaleur. Ce cadavre à l'examen offre les traits suivans : les tégumens sont livides; la face surtout, dont le système capillaire est plus libre et plus abondant, est toute bleue et gorgée de sang. Il en est de même des lèvres et des membranes muqueuses, qui souvent sont comme tuméfiées. Le parenchyme de tous les organes est également plein de ce fluide, le foie, la rate, le rein, le poumon surtout, et tout ce qu'on appelle le système capillaire général. Toutes les parties semblent regorger de sang, et d'un sang noir, fluide, jamais coagulé. Ce sang paraît en outre rassemblé tout entier dans ce qu'on appelle le système vasculaire à sang noir, c'est-à-dire le parenchyme du poumon, l'artère pulmonaire, les cavités droites du cœur et les veines du corps; et au contraire ce qu'on appelle le système vasculaire à sang rouge, c'est-à-dire les veines pulmonaires, les cavités gauches du cœur, et le système artériel, est tout vide, ou n'en contient qu'une petite quantité. Tout ce tableau de l'asphyxie, avant et après la mort, est du reste d'autant plus vrai, comme nous le dirons ci-après, que la respiration a été moins promptement et moins complétement suspendue; car si elle l'a été tout à coup et entièrement, d'abord la mort est plus prompte; ensuite on éprouve moins d'angoisses avant qu'elle arrive; et enfin, dans le cadavre, la face, la peau, les organes sont moins gorgés de sang, et ce sang est moins exclusivement concentré dans le système vasculaire à sang noir. Sous ce triple rapport, de la promptitude avec laquelle la mort arrive, des souffrances qu'a endurées l'asphyxié, et de l'état du cadavre, il y a mille degrés, selon que la respiration a été plus ou moins complétement arrêtée, et que l'asphyxie a été, comme on le dit, subite ou graduelle.

Or il s'agit maintenant de rendre compte de ces phénomènes, et d'expliquer surtout comment arrive la mort. Chacun l'a fait différemment, selon l'usage qu'il attribuait à la fonction de la respiration. Ainsi long-temps on crut que la respiration avait pour but de déplisser, par l'air qu'elle introduit dans le poumon, les vaisseaux de cet organe, et de permettre par-là le passage du sang des cavités droites du cœur aux cavités gauches de ce même viscère. Dès lors on dut penser, et on établit en effet, que la mort arrive dans l'asphyxie, parce que la circulation est interrompue, et que les organes cessent de recevoir le sang, sans lequel ils ne peuvent vivre. Alors on pouvait justifier le mot asphyxie donné à cet état; car la circulation étant arrêtée, le pouls devait manquer aussi. Mais d'abord il est connu aujourd'hui que la respiration a un office bien autrement important que celui d'étaler les vaisseaux du poumon, pour que le sang puisse les traverser; et cet office, comme nous allons le dire, est de faire le sang lui-même. En second lieu, il est sûr que le sang peut traverser et traverse le poumon, quoique cet organe soit affaissé, et dans ce qu'on appelle l'état d'expiration. Enfin, il est faux que la circulation s'arrête aussitôt dans les asphyxies. Qu'on ouvre, dans un animal qu'on asphyxie, un vaisseau sanguin quelconque, ou une artère, ou une veine, on voit le sang en jaillir de même, et cela pendant quelque temps encore. Qu'on touche dans cet animal la région du cœur, une artère quelconque, on reconnaît les battemens de l'un, le pouls de l'autre. Bichat, dans de belles expériences sur la respiration, et dont il sera parlé à ce mot, ayant mis à nu dans un animal vivant la trachée-artère et l'artère carotide, et ayant adapté à l'un et à l'autre de ces canaux un tube garni d'un robinet, a expérimenté à plusieurs reprises, que, lorsqu'en fermant le robinet de la trachée-artère, il avait suspendu la respiration, la circulation ne se faisait pas moins dans la carotide. D'ailleurs si la mort arrivait dans les asphyxies, parce que le cœur

cesse de se contracter et d'envoyer du sang aux organes, toutes
les fonctions devraient s'arrêter en même temps, comme dans la
syncope; et au contraire nous avons vu que ce n'était que graduellement, et dans un ordre qui est toujours le même, que les
fonctions se suspendaient; que les sensoriales s'arrêtaient d'abord,
puis les mouvemens volontaires; en troisième lieu, la circulation;
et enfin, en dernier lieu, les actions qui se passent dans la profondeur des parenchymes, comme les nutritions, sécrétions et calorifications. Enfin l'état du cadavre achève de démontrer que la
circulation ne s'est pas arrêtée aussitôt; et en effet peut-on méconnaître que du sang ait continué d'être envoyé aux parties,
lorsqu'on voit que celles-ci en sont toutes remplies, et en ont revêtu une teinte bleue; lorsqu'on voit les organes, au lieu d'être
pâles, être tout noirs et surchargés de ce fluide; lorsqu'on voit
tout le sang rassemblé dans le système capillaire général laisser
le système artériel et les cavités gauches du cœur vides, au lieu
d'être accumulé entre les cavités gauches et le poumon, et dans ces
cavités gauches elles-mêmes, comme cela devrait être dans le
système que nous combattons? Cette première théorie de l'asphyxie est donc défectueuse.

De nos jours, le véritable office de la respiration est connu;
on sait que cette fonction sert à faire, à l'aide du principe oxygène qu'elle puise dans l'atmosphère, le sang artériel, c'est-à-
dire le fluide, qui seul nourrit les organes, et est pour eux un
stimulus obligé. On sait qu'elle sert à rendre à chaque cercle
circulatoire, au sang veineux qui revient des organes, les qualités vivifiantes qu'il a perdues, et à le rétablir sang artériel. Cependant la découverte de la vérité, à cet égard n'entraîna pas
aussitôt, comme on aurait pu le croire, la découverte de la véritable théorie de l'asphyxie; et Goodwin en a proposé une qui
ne peut pas être moins erronée que la précédente, puisqu'elle
établit le même fait, l'arrêt subit de la circulation. Ce physiologiste dit que, lorsque la respiration ne se fait pas, le sang veineux
qui revient des parties, et qui, avant de retourner aux cavités
gauches du cœur, devait dans le poumon être changé en sang artériel, n'éprouve pas cette indispensable conversion, et arrive
veineux au cœur; que, n'étant pas en rapport avec la sensibilité
des cavités gauches de cet organe, il n'en provoque pas les contractions; que dès lors il n'est plus envoyé de sang aux organes,
et que c'est à cause de cela que ceux-ci meurent. Comme on le

voit, c'est la même base que dans la théorie précédente; et dans cette explication, le mot asphyxie, signifiant sans pouls, serait encore justifié. La mort, dans les asphyxies, arriverait comme dans les syncopes, comme lorsqu'il y a une interruption de l'action du cœur, ou une plaie de cet organe, ou une ligature de l'aorte, etc. Mais d'abord il est faux, comme nous venons de le dire, que la circulation s'arrête soudain dans les asphyxies, et pas plus dans les cavités gauches que dans les cavités droites; nous venons de donner de nombreuses preuves du contraire; par exemple, le cours continu du sang dans la carotide, bien que la respiration ait été suspendue, dans l'expérience de Bichat. Particulièrement, peut-on croire que les cavités gauches du cœur ont spécialemeut cessé de se contracter, de projeter du sang, lorsqu'on voit les systèmes divers qui en sont les aboutissans être tout pleins de ce liquide, et ces cavités elles-mêmes être au contraire toutes vides? Dans l'hypothèse de Goodwin, ne devrait-on pas trouver tous les organcs vides, et ces cavités pleines du sang, qui est dit les paralyser? Ensuite cette paralysie des cavités gauches du cœur, par le contact du sang veineux, et qui est la cause à laquelle Goodwin attribue l'arrêt de la circulation, est elle-même une hypothèse gratuite. On dit en effet que le sang veineux la produit par l'intermède des gaz hydrogène et acide carbonique qui existent en lui. Mais d'abord est-il sûr que le sang veineux contienne en nature des gaz hydrogène et acide carbonique? On ne l'admet que par supposition, et d'après la théorie chimique de la respiration; et cette théorie est aujourd'hui presque généralement abandonnée. Ensuite Bichat a réveillé les contractions depuis long-temps suspendues des cavités gauches du cœur, en y injectant des gaz hydrogène, acide carbonique, azote, et même du sang veineux. Cette seconde théorie est donc aussi inadmissible que la première.

C'est à Bichat qu'est due la véritable explication de la mort des asphyxiés. Selon ce physiologiste, cette mort arrive, non parcè que la circulation s'arrête, et que les organes cessent de recevoir du sang; mais parce que ces organes reçoivent, au lieu d'un sang vivifiant, un sang qui ne l'est pas, au lieu de sang artériel, qui est le stimulus de la vie, du sang veineux, qui n'a pas cette propriété, ou qui même en a une opposée, est stupéfiant. Il est sûr en effet d'abord, que, si la respiration ne se fait pas, c'est du sang veineux et non du sang artériel que le pou-

mon fournit aux cavités gauches du cœur. Il est sûr, en second
lieu, que c'est alors du sang veineux qui est projeté dans toutes
les parties, puisque, comme nous l'avons prouvé, la circulation
ne s'arrête pas soudain. Si donc la mort survient cependant, il faut
bien que ce soit parce que ce sang veineux qui arrive aux organes
n'est pas vivifiant, ou même a peut-être une qualité inverse, est
stupéfiant.

Tout ce que nous avons dit des symptômes des asphyxies, et
des phénomènes que présente le cadavre, s'explique en effet dans
cette théorie. Ainsi, si dans l'asphyxie, la mort ne frappe pas soudain toutes les parties, et si toujours certaines fonctions se suppriment les premières, c'est que le sang veineux ne parvient que successivement aux divers organes, et que ces organes en outre n'ont
pas tous le même degré de susceptibilité. Ainsi, quand on ouvre
une artère sur un animal qu'on asphyxie, c'est du sang veineux, et
non du sang artériel, qu'on en voit jaillir; et c'était de même du
sang veineux qui sortait de la carotide, dans l'expérience citée de
Bichat. En troisième lieu, nous avons dit que, dans le cadavre des
asphyxiés, tous les organes étaient gorgés d'un sang noir, fluide,
jamais coagulé; c'est que tels sont les caractères du sang veineux.
Nous avons dit que ce sang y était plus abondant qu'en aucun
autre cadavre; c'est qu'aucune autre partie de ce sang n'a été employée dans les parenchymes aux nutritions et sécrétions. Nous
avons fait remarquer que surtout le parenchyme du poumon en
était gorgé; c'est que l'embarras circulatoire commence à se faire
à cet organe, deux causes le paralysant alors, savoir, l'afflux du
sang veineux que versent dans son tissu les artères bronchiques,
et le défaut d'air, qui est pour lui un stimulus, sinon nécessaire,
au moins important. Nous avons dit enfin que ce sang était presque exclusivement concentré dans le système vasculaire à sang
noir, et manquait dans le système vasculaire à sang rouge; c'est
pour le premier fait, d'une part, que les cavités gauches du
cœur, qui ont continué leurs contractions, ont porté le sang dans
le système vasculaire a sang noir, et d'autre part, que le poumon,
qui termine ce système, à cause de son état de paralysie n'en a
rien versé dans les veines pulmonaires; et pour le second fait,
c'est que le poumon paralysé n'a presque rien versé dans le système capillaire à sang rouge.

On explique de même, avec une égale facilité, toutes les différences que présentent les symptômes et l'état du cadavre, selon

que la respiration a été tout à coup ou successivement interrompue, que l'asphyxie a été soudaine ou graduelle. Si la respiration
a été suspendue tout d'un coup et complétement, c'est du sang
entièrement veineux qui aussitôt est envoyé aux organes; ceux-ci
sont presque immédiatement saisis par la mort; bientôt tout sentiment est perdu, le cœur cesse ses contractions, la mort est plus
prompte, mais moins pénible; la peau est moins livide, la face
moins violette, tous les organes moins gorgés de sang, le cœur
ayant été promptement tué, et n'ayant pas eu le temps de projeter partout beaucoup de sang veineux. Si, au contraire, la respiration a continué de se faire un peu pendant quelque temps,
un peu de sang veineux aura été changé en sang artériel, le sang
envoyé aux organes aura été moins délétère, toutes les fonctions
n'auront pas été aussi promptement abolies; les fonctions cérébrales, par exemple, auront persisté assez pour faire apprécier à
l'asphyxié la pénible lutte qui est engagée; le cœur aura continué ses battemens long-temps encore, et aura par conséquent
gorgé de sang tous les organes. C'est alors que la peau, les systèmes capillaires, les veines, seront remplis de sang, et que le
système artériel en sera presque vide. Comme il peut y avoir
mille degrés dans l'asphyxie, il y aura mille intermédiaires entre
ces deux extrêmes, et mille variétés dans la rapidité de la mort,
les phénomènes qui la marquent, et l'état du cadavre. En général, qu'on me permette cette digression, l'état du poumon chez
un cadavre peut faire préjuger les circonstances de la mort; son
degré d'engorgement par le sang et son poids font connaître si,
parmi les trois organes centraux de la vie, il a été le premier à
fléchir, par conséquent à avoir sa circulation embarrassée, et si
après la lutte a été longue; le plus souvent, dans les maladies,
c'est lui ou le cerveau qui faiblissent les premiers; et, dans ce
dernier cas, les phénomènes sont les mêmes, car les premiers
effets de la suspension de l'innervation portent sur la respiration.
Aussi le tableau de l'agonie se rapproche-t-il beaucoup de celui
d'une asphyxie graduelle, et c'est le plus souvent par une asphyxie que la vie se termine.

 Ainsi donc, c'est parce que les parties reçoivent, au lieu de
sang artériel, du sang veineux, que la mort arrive dans les asphyxies. Mais alors on se demande comment agit ce sang veineux, si c'est directement et par une qualité stupéfiante qu'il
frappe de mort, ou si c'est négativement seulement, c'est-à-dire

parce qu'il n'a pas les qualités vivifiantes. Bichat penchait pour la première opinion. Il arguait de plusieurs faits qui lui semblaient devoir faire accorder une propriété vivifiante au sang artériel, et une propriété stupéfiante directe au sang veineux ; comme l'opposition qu'on remarque entre la rougeur de l'inflammation, la lividité de la gangrène et les taches scorbutiques ; celle qui existe entre la coloration de l'individu qui a l'appareil respiratoire ample et énergique, et la pâleur de celui qui a la poitrine étroite et faible ; le rapport qui existe dans les animaux entre le développement de leur appareil respiratoire et le degré de leur force musculaire ; la prédominance du système artériel dans la jeunesse, et celle du système veineux dans la vieillesse, etc. Il s'appuyait surtout sur une expérience dans laquelle il avait asphyxié un animal en lui injectant doucement du sang veineux dans le cerveau, tandis qu'il n'avait pu le faire par une injection de sang artériel, toutes choses étant égales d'ailleurs dans les conditions mécaniques de l'injection, et toutes précautions ayant été prises pour que rien dans les phénomènes mécaniques de la circulation cérébrale ne fût changé. Nous n'osons approuver ni infirmer cette partie de la théorie de Bichat ; mais dans tout le reste elle nous semble l'expression de la vérité, et nous concluons donc que loin que la mort, dans l'asphyxie, arrive par le cœur, et s'étende de là aux parties, comme on le voulait jadis, comme le voulait encore Goodwin, cette mort commence dans toutes les parties à la fois, dès que le sang veineux les pénètre ; et le cœur ne cesse son action qu'avec les autres organes, et, comme eux, lorsque son tissu est imprégné de ce sang. Loin que le cœur, dans l'asphyxie, suspende aussitôt son action, il la continue quelque temps encore ; et ce n'est même que par-là qu'il rend la mort complète, projetant ainsi partout le fluide qui, par son contact, la détermine.

Nous avons dit que si l'angoisse des diverses fonctions, et leur suspension complète, n'arrivaient dans les asphyxies que d'une manière graduelle, c'était parce que les organes n'avaient pas la même susceptibilité, et que les uns recevaient plus promptement que d'autres l'impression fatale que fait sur tous le sang veineux. Il est évident que c'est le cerveau qui le premier la décèle ; et en effet ce sont les fonctions sensoriales qui s'interrompent les premières ; c'est à cet organe qu'on rapporte le premier malaise ; c'est lui enfin qui conserve le plus long-temps l'impression du mal, comme le prouvent les affections cérébrales que laissent souvent à leur suite les asphyxies qui, quoique longues, n'ont pas été mortelles. Or, il résulte de là que, dans toute asphyxie, à une première cause de mort, le contact délétère du sang veineux, bientôt s'en ajoute forcément une autre, la cessation de l'influence cérébrale. Le cerveau en effet recevant, le premier de tous les organes du corps, l'impression funeste, doit cesser son action; et par conséquent doit aussitôt se trouver anéantie l'irradiation nécessaire à la vie, qu'il exerce sur tous les autres systèmes nerveux du corps. Dès lors tous les autres organes doivent mourir, non-seulement parce qu'ils reçoivent du sang veineux, mais encore parce qu'ils sont privés d'influence nerveuse. Seulement cette dernière cause de mort est subordonnée, pour son importance sur les divers individus et les divers organes, aux lois de l'innervation; c'est-à-dire qu'elle est d'autant plus marquée, d'abord sur un animal quelconque, que cet animal est plus âgé et plus élevé dans l'échelle des êtres, et ensuite sur un organe, que cet organe est chargé de l'accomplissement d'une fonction plus animale. Par exemple, relativement aux individus, son influence sera plus prompte et plus sensible sur l'homme que sur un reptile, sur l'homme adulte que sur l'homme fœtus; et relativement aux organes, elle se fera sentir plus tôt sur les muscles de la locomotion que sur le cœur et les agens des fonctions organiques. Ceci est une nouvelle raison pour que les fonctions s'arrêtent dans l'ordre que nous avons indiqué; et pour que le cœur, qui n'est pas aussi promptement paralysé que les autres muscles, continue quelque temps encore de projeter le sang veineux à toutes les parties.

A cause de ce dernier fait aussi, quelques physiologistes ont voulu borner au système nerveux l'impression léthifère exercée par le sang veineux, et n'ont fait mourir les autres organes que consécutivement à la mort de ce système nerveux. Etablissant que le système nerveux fonde à lui seul l'être vivant, imprime à tous les autres organes du corps leurs mouvemens propres, et que ceux-ci ne sont que des instrumens secondaires destinés à le faire vivre, et à exécuter ses opérations, ils ont dit que le sang lésait d'abord par son contact le système nerveux, et que si les autres parties mouraient ensuite, c'était moins parce que le sang veineux les attaquait directement, que parce qu'elles n'étaient plus vivifiées par le système nerveux, qu'on considère comme leur âme en quelque sorte. Ils se sont appuyés sur la promptitude avec laquelle certaines substances vénéneuses tuent sans produire de désordres apparens dans les organes, et quelle que soit la voie par laquelle elles pénètrent ; et, pour ne pas sortir de notre sujet, ils ont argué surtout de la rapidité avec laquelle certains gaz délétères asphyxient, rapidité qui est telle, que certainement la mort arrive avant que le sang veineux ait eu le temps d'imprégner les organes. Il est certain qu'il est des asphyxies dans lesquelles la mort arrive par suite d'une action directe sur le système nerveux ; mais nous n'oserions dire que cela soit dans toutes ; et la solution de cette question exigerait d'ailleurs que le mécanisme de la vie fût entièrement connu, et que le grand débat de la suprématie du système nerveux et du système artériel, dans l'économie de l'homme, fût décidé.

En somme donc, l'asphyxie est un phénomène non local, mais général, et où tous les organes meurent, non par le cerveau et le cœur, mais avec eux. Dans cette asphyxie, c'est le sang veineux qui, par son contact, tue toutes les parties ; et le cerveau et le cœur ne meurent qu'avec les autres, et par la même cause. Seulement ces deux viscères hâtent la mort du reste du corps ; le cerveau, parce que, mourant le premier, il prive l'économie de son influence spéciale, de l'innervation ; le cœur, parce que c'est lui qui, trop fidèle à son devoir, si l'on peut parler ainsi, distribue partout le sang fatal.

Telle est la théorie générale de l'asphyxie ; arrivons à l'étude particulière de ses diverses espèces.

2ᵉ partie. *Des asphyxies en particulier.* — Les médecins admettent beaucoup d'espèces d'asphyxie, et ils les désignent tantôt par la cause qui a amené la suspension de la respiration, tantôt par ceux des phénomènes respiratoires qui sont arrêtés les premiers. Ainsi, que le défaut de respiration tienne à la submersion dans l'eau, au séjour dans le vide, ou à l'inspiration d'un gaz non respirable, l'asphyxie est dite par *submersion*, par *le vide*, par *les gaz*. De même, selon que ce sont les phénomènes improprement appelés *mécaniques* ou *chimiques* de la respiration qui sont interrompus les premiers, l'asphyxie est dite par *interruption des phénomènes mécaniques*, ou par *interruption des phénomènes chimiques*. Il est certain que le nombre des asphyxies est en raison des modes divers selon lesquels la respiration peut se suspendre ; et ceux-ci se rapportent à quatre, qui sont eux-mêmes multiples : ou bien l'air, qui est l'aliment de la respiration, manque ; ou bien cet air est de mauvaise qualité, et n'est pas respirable ; ou bien il n'est pas introduit dans le poumon, où il doit être mis en œuvre ; ou bien enfin ce poumon, quoique recevant de l'air, et un air de bonne qualité, ne l'élabore pas, et n'accomplit pas la respiration. On va voir qu'il est facile de rattacher à chacun de ces quatre chefs tous les cas d'asphyxie indiqués par les auteurs. Mais on verra en même temps que souvent ces cas diffèrent, en ce que dans les uns il n'y a de cause mortelle que la cessation de l'office de la respiration, la non-conversion du sang veineux en sang artériel, tandis que dans les autres, à cette première cause de mort, qui existe en toute asphyxie, s'en ajoutent d'autres plus ou moins graves.

§ 1. *Asphyxie par défaut d'air.* — C'est à l'aide de l'air atmosphérique que la respiration remplit son important office, la sanguification ; et l'on conçoit que si cet air vient à manquer, la respiration ne se fera plus, et il y aura asphyxie. Deux circonstances seules peuvent amener cet état pour l'homme, savoir, son immersion entière et prolongée dans l'eau, et sa respiration dans ce qu'on appelle le vide.

La première constitue cette espèce d'asphyxie à laquelle succombent les noyés, et qui est dite *asphyxie par submersion.* La personne qui se noie ne périt en effet que parce qu'elle ne respire pas ; et elle ne respire pas, parce que, plongée en entier dans l'eau, elle est privée de l'air que réclame la fonction. L'histoire particulière de cette espèce d'asphyxie est trop importante pour ne pas lui consacrer un article à part ; nous la renvoyons au mot NOYÉ. Seulement nous dirons qu'ici évidemment il n'y a pour cause de mort que celle qui est commune à toute asphyxie, c'est-à-dire la non-conversion du sang veineux en sang artériel. On pourrait croire que le contact d'un milieu plus dense et plus froid, et qui doit conséquemment soutirer continuellement plus de calorique, a ici quelque influence ; mais la mort arrive trop promptement pour que cet effet, qui serait réel à la longue, ait pu influer sur elle. Il est bien vrai encore que les noyés présentent généralement un état apoplectique ; mais cela tient à la lutte qui a précédé la mort, le cœur, d'une part, continuant de projeter du sang par les artères dans le cerveau, et l'embarras qui s'établit dans le poumon s'opposant, d'autre part, au retour du sang de ce viscère. *Voyez* du reste les mots NOYÉ et SUBMERSION.

La seconde circonstance constitue ce qu'on appelle l'*asphyxie par le vide*. A la rigueur, elle ne peut atteindre l'homme, car l'atmosphère enveloppe de tous côtés notre terre, et il n'est aucun lieu où l'air ne pénètre. On ne l'observe que sur les animaux, et par expérience, quand on les place sous le récipient de la machine pneumatique. A mesure que, par le jeu de la machine, on retire l'air, on les voit manifester par leurs souffrances les effets de la privation de ce gaz ; ils soupirent d'abord, font des bâillemens, leur respiration devient précipitée; bientôt ils tombent immobiles, et si on ne leur rend pas promptement l'air, ils sont morts. La cause de cette mort est celle que nous avons dit être commune à toutes les asphyxies. Y a-t-il de plus une influence dépendante de la différence de pression qu'éprouve alors le corps? Sans doute cette influence existe, mais elle est trop faible, et surtout la mort trop prompte, pour qu'elle puisse y avoir eu part. Ainsi que nous l'avons dit, cela n'est pas applicable à l'homme. Cependant il est une circonstance qui peut-être s'en rapproche un peu ; c'est celle où l'homme s'élève sur une haute montagne, ou dans un aérostat, à un point de l'atmosphère, où l'air est très-raréfié, et ne contient plus la quantité d'oxygène nécessaire à la vie. Le vide en effet obtenu par la machine pneumatique n'est jamais entier, on ne fait qu'y rendre l'air de plus en plus rare; et de plus, les hommes qui ont tenté ces ascensions ont éprouvé les mêmes angoisses que les animaux placés sous le récipient de la machine pneumatique. Toutefois les remèdes à cet accident sont de rendre à l'animal l'air dense dont il est privé; de chercher à rétablir aussitôt la respiration en soufflant artificiellement cet air dans le poumon, si le retour de cet air ne suffit pas pour cela; et enfin de s'efforcer, par divers excitans appliqués aux diverses parties de la surface du corps, de rappeler la vie, si la distribution du sang veineux a été portée au point de stupéfier profondément tous les organes. Ces remèdes seront les mêmes dans toutes les asphyxies qui ne reconnaissent pas de causes de mort autres que la non-conversion du sang veineux en sang artériel. Il est d'observation, dans l'expérience de l'animal soumis au vide sous le récipient de la machine pneumatique, que si on a fait ce vide tout d'un coup, l'animal meurt lorsqu'il y a encore beaucoup d'air, assez d'air, par exemple, pour soutenir une colonne de mesure de douze pouces; et qu'au contraire, si on a fait le vide peu à peu, l'animal ne meurt que lorsque le baromètre est tombé à cinq pouces.

§. 2. *Asphyxie par mauvaises qualités de l'air respiré.*—Ce n'est pas comme simple fluide élastique que l'air atmosphérique sert dans la respiration, mais parce que, par l'un de ses principes constituans, l'oxygène, il concourt prochainement à la conversion du sang veineux en sang artériel. Pour qu'il puisse accomplir son office, il faut donc qu'il contienne de l'oxygène, et qu'il puisse le céder avec facilité. Aussi, cet air atmosphérique, qui se présente de lui-même à notre respiration, est-il un mélange, sur 100 parties de 79 d'azote, et de 21 d'oxygène. Mais il est beaucoup de gaz qui n'ont pas cette composition ; l'air atmosphérique lui-même peut être altéré au point de ne plus l'avoir ; et si des gaz de cette sorte sont respirés, la sanguification n'est plus effectuée, et conséquemment il y a asphyxie. Cette espèce est appelée *asphyxie par les gaz*, et elle est multiple elle-même, parce qu'il y a un grand nombre de gaz non respirables.

En effet, d'abord, dans l'état actuel de la chimie, on connaît 25 gaz ou fluides élastiques permanens, et de ces 25 gaz, il n'en est qu'un seul qui puisse servir à la respiration, l'oxygène. Encore cet oxygène a-t-il besoin d'être tempéré par un mélange d'azote, comme cela est dans l'air atmosphérique. Or si, au lieu d'oxygène ou d'air atmosphérique, on respire l'un ou l'autre des 24 gaz non respirables, il en résulte déjà autant d'espèces d'asphyxies gazeuses. Il n'est pas même nécessaire qu'on respire ces gaz seuls ; il suffit qu'ils soient mêlés à l'air atmosphérique en quantité assez grande pour qu'à chaque inspiration il n'entre plus assez d'oxygène dans le poumon. Ensuite, beaucoup de vapeurs peuvent accidentellement se répandre dans l'atmosphére, de manière aussi à ce que l'oxygène ne se trouve plus dans le volume d'air inspiré en quantité suffisante, et il en résulte encore des asphyxies. La matière est donc ici des plus vastes, et nous avons besoin de la ramener à des généralités pour pouvoir l'exposer en peu de mots.

Soit que l'on respire isolément l'un des 24 gaz que nous avons dit n'être pas respirables, soit que l'on respire de l'air atmosphérique altéré par son mélange avec quelques-uns de ces gaz ou par des vapeurs, on peut, dans l'asphyxie qui en sera la suite, signaler cette importante différence. Ou bien ces gaz ne font périr que parce qu'ils sont impropres à entretenir la respiration ; ou bien ils tuent par une action délétère directe, qu'ils exercent sur l'économie, sur le système nerveux, et avant que le

contact du sang veineux ait stupéfié toutes les parties. Le premier cas constitue ce qu'on appelle l'*asphyxie gazeuse néga-*
tive, et le second ce qu'on nomme l'*asphyxie gazeuse positive*.
C'est d'après cet ordre que nous allons traiter de toutes les asphyxies gazeuses.

1° *Asphyxies gazeuses négatives*. Ce sont celles qui tiennent
à la respiration d'un gaz non respirable, mais qui, n'exerçant
sur l'économie aucune action délétère directe, ou en exerçant
seulement une qui n'est pas prochainement mortelle, ne fait
périr par conséquent que par la cessation de la respiration, la
non-conversion du sang veineux en sang artériel. Cette épithète de *négatives*, qu'on leur donne, est donc impropre, puisqu'elles sont en toute rigueur des asphyxies; et qu'au contraire les
cas qu'on leur oppose sous le nom d'*asphyxies gazeuses positives*,
ne sont pas des asphyxies, mais bien de veritables empoisonnemens. Toutefois six gaz déterminent ce genre d'asphyxie, savoir : le gaz azote, le gaz acide carbonique, le gaz hydrogène,
le gaz protoxyde d'azote, le gaz hydrogène carboné et le gaz
oxyde de carbone. Ce n'est pas que, parmi ces gaz, quelques-uns
n'exercent aussi une action pernicieuse directe sur l'économie; les
derniers, par exemple, sont dans ce cas, comme nous le
verrons; mais, encore une fois, cette action n'est pas celle qui
amène la mort, et celle-ci tient toujours à la cause commune à
toutes les asphyxies, le défaut de conversion du sang veineux en
sang artériel.

Asphyxie par le gaz azote. Si, dans un appartement clos de
toutes parts, on suppose l'oxygène de l'air enlevé par une opération chimique quelconque, il ne restera que l'azote; et si un
animal respire cet azote, il tombe, après deux ou trois minutes,
asphyxié, et avec les mêmes phénomènes que lorsqu'il était
placé dans le vide. On peut d'ailleurs préparer ce gaz azote, et
le faire respirer exprès, comme on l'a fait dans de nombreuses
expériences. Il est sûr que ce gaz n'exerce aucune action délétère
directe sur le système nerveux, car on n'observe aucune lesion
dans les fonctions de ce système. Nysten, en l'injectant dans
les veines, croit cependant avoir remarqué qu'il a une action
sédative sur le cœur. M. Dupuytren a reconnu que quelquefois
il compose, en grande partie, le gaz qui se dégage des fosses
d'aisance, et qui détermine l'asphyxie connue sous le nom vulgaire
de plomb.

Asphyxie par le gaz acide carbonique. Celle-ci s'observe plus fréquemment que la précédente, parce qu'il est certains lieux de la terre où se dégage naturellement le gaz qui la cause, comme la Grotte du Chien près de Naples, et surtout parce que plusieurs de nos usages sociaux déterminent la formation de ce même gaz. Il est en effet dégagé spontanément dans les brasseries, les celliers, au-dessus des cuves en fermentation, etc. Son action est absolument la même que celle du gaz azote, et les phénomènes de l'asphyxie qu'il détermine sont conséquemment semblables. Nysten, en l'injectant dans le sang, a reconnu seulement qu'il produisait de plus une légère faiblesse musculaire.

Asphyxie par l'air atmosphérique non renouvelé. Elle rentre dans les deux précédentes. En effet l'air atmosphérique, qui continue de servir à la respiration, sans être renouvelé, finit par ne plus contenir d'oxygène, et par n'être plus qu'un mélange d'azote et d'acide carbonique. Or, si ces deux gaz sont asphyxians isolément, leur mélange doit l'être aussi. Seulement l'asphyxie ne se fait ici qu'avec lenteur, et par conséquent tout ce que nous avons dit des symptômes avant la mort, et des phénomènes cadavériques est aussi prononcé que possible. Nous croyons inutile de retracer ici un tableau que contiennent tous les livres, de 146 personnes qui furent renfermées dans une chambre de vingt pieds carrés, et n'ayant que deux petites fenêtres. Après six heures, 96 étaient déjà mortes; et après douze, quand la prison fut ouverte, il n'en restait plus que 23 de vivantes, qui encore portaient peinte sur tous leurs traits l'impression de la lutte pénible qu'elles avaient supportée. Une remarque à faire, est que l'asphyxie arrive avant que tout l'oxygène soit épuisé; ce qui tient; ou à une action délétère directe exercée par le gaz acide carbonique, que dégage la respiration, ou à ce que l'oxygène ne se trouve plus en suffisante quantité pour l'entretien de cette fonction.

Asphyxie par le gaz hydrogène. Ce gaz se dégage quelquefois de la terre spontanément; par exemple, aux environs de Barigazzo, près Modène, ainsi que l'a dit Spallanzani; comme encore des matières animales et végétales en putréfaction. Cependant l'asphyxie dont il est la cause n'a jamais été produite qu'artificiellement. Du reste, elle est du même ordre et a les mêmes traits que les précédentes; elle imprime seulement au sang et à toutes les parties une teinte bleue.

III.   6

Asphyxie par le gaz protoxyde d'azote. Ce gaz est composé, selon M. Gay-Lussac, de 2 parties d'azote, et de 1 d'oxygène en volume : conséquemment il est plus riche en principe respirable que l'air atmosphérique lui-même ; cependant il asphyxie, parce que la combinaison qui unit ici l'oxygène à l'azote est forte, et que cet oxygène n'est pas cédé. Ce gaz, de plus, exerce une action spéciale sur le système nerveux. Mais les auteurs ne sont pas d'accord sur le caractère de cette action. M. Davy, qui le premier l'a respiré, dit qu'il éprouva d'abord des vertiges, puis des picotemens à l'estomac, un surcroît d'énergie dans les sens de la vue et de l'ouïe, dans la force musculaire, un penchant irrésistible à agir et à se mouvoir, et enfin une espèce de délire caractérisé par une vivacité et une gaîeté extraordinaires. Il l'appela, à cause de cela, *gaz hilariant.* M. Mittchill, aux États-Unis, et M. Psaff à Kiel, ont observé les mêmes effets. MM. Proust, Wurzer, Berzelius, au contraire, n'ont ressenti que des étourdissemens et un assez grand malaise. D'autres enfin n'ont rien éprouvé. Au milieu de ces dissidences, il paraît d'abord que la diversité des effets observés tient au mode de préparation du gaz oxydule d'azote, et ensuite que ce gaz exerce réellement une action sur le système nerveux, dont le rire irrésistible qui s'établit est un effet. On y reviendra à l'article *Empoisonnement par les gaz.*

Asphyxies par les gaz hydrogène carboné et oxyde de carbone. Le premier de ces gaz se dégage souvent de la vase des marais ; les chimistes en reconnaissent de trois espèces, le gaz hydrogène carboné, le gaz hydrogène percarboné ou gaz oléïfiant, et le gaz hydrogène proto-carboné ; mais ils ne diffèrent que par les proportions de carbone, qui vont toujours en diminuant dans chacun d'eux ; et leur action sur l'économie est à peu près la même. Le gaz oxyde de carbone, au contraire, ne se rencontre pas spontanément dans la nature ; mais la chimie peut le faire, et il est un de ceux qui composent la vapeur qui se dégage du charbon qui brûle. Bien que contenant 57 parties d'oxygène en poids sur 100 parties, cependant il n'est pas respirable, parce qu'en lui l'oxygène est trop fortement uni au carbone. Nous réunissons ces deux asphyxies, parce qu'elles se ressemblent en tous points, et que, dans l'asphyxie par la vapeur du charbon, on ne sait pas auquel de ces deux gaz sont dus les effets pernicieux qu'on observe. Il est sûr qu'indépendamment de ce que la sanguification ne se fait plus, il y a ici une action directe de la part des gaz sur le système nerveux. L'asphyxié en effet éprouve d'abord de la pesanteur de tête, une vive céphalalgie, un sentiment de compression à la région des tempes, des vertiges, un état de stupeur et d'ivresse, du trouble dans la vue, un bourdonnement des oreilles. D'ailleurs Nysten, en injectant ces gaz, surtout le gaz oxyde de carbone, dans le système veineux, même en quantité assez petite, les a vus produire de l'abattement général, du tremblement; et rendre le sang artériel plus brun. Toutefois cette action n'est pas la cause principale de la mort; et celle-ci tient toujours au défaut de sanguification. Aussi le reste des symptômes et l'état du cadavre sont-ils comme dans les autres asphyxies.

Telles sont les asphyxies gazeuses négatives; toutes sont susceptibles de mille degrés, selon que les gaz qui les causent sont respirés purs ou mêlés à l'air atmosphérique, et par conséquent en quantité plus ou moins grande. Toutes sont mortelles d'autant plus promptement qu'elles frappent un individu chez lequel la respiration est plus nécessaire; par exemple, un oiseau y succombe plus tôt qu'un mammifère, un mammifère qu'un reptile, et un vieux animal qu'un jeune. L'homme y est des plus sensibles entre les animaux. Dans toutes celles où il n'y a que la suspension de la sanguification, les moyens à employer sont les mêmes : substituer un air respirable à celui qui ne l'est pas; introduire artificiellement cet air dans le poumon, si la stupéfaction a été portée assez loin pour que la respiration hésite à se rétablir : enfin réveiller par des excitans divers, appliqués sur les surfaces externe et interne du corps, la vitalité engourdie, et qui menace de s'éteindre. Quant à celles de ces asphyxies dans lesquelles il y a de plus une action sur le système nerveux, et particulièrement sur le cerveau, par exemple dans l'asphyxie par la vapeur de charbon, à ces moyens généraux on peut en ajouter d'autres relatifs à l'état du cerveau. S'il y a, par exemple, congestion de sang sur ce viscère, ce qu'indiqueront la rougeur de la face et des yeux, le gonflement des lèvres, on recourra à la saignée du pied ou du cou, aux sangsues appliquées à ce lieu, etc.

2° *Asphyxies gazeuses positives.* — Nous n'avons pas besoin de répéter qu'on appelle ainsi celles qui sont dues à la respiration d'un gaz qui non-seulement n'est pas respirable, mais encore est délétère au point d'anéantir la vie par son seul contact. Ici, si les gaz qui les causent sont respirés purs et en assez grande quantité, la mort arrive, non par le fait de la non-conversion du sang veineux en sang artériel, mais par l'action délétère directe du gaz respiré. Il ne peut donc plus y avoir alors rien de commun, et les phénomènes nécessairement varieront autant que les gaz eux-mêmes. Tous les gaz autres que ceux que nous avons mentionnés sont dans ce cas, savoir : les gaz hydrogène phosphoré, hydrogène arséniqué, hydrogène telluré, hydrogène potassié, l'azote carboné ou le cyanogène, l'acide muriatique oxygéné ou le chlore, l'acide muriatique suroxygéné ou acide chloreux, oxyde de chlore, le gaz acide nitreux, le deutoxyde d'azote ou gaz nitreux, les acides chloroxy-carbonique, sulfureux, fluoborique, fluorique silicé, hydrochlorique ou muriatique, hydriodique, hydrosulfurique, enfin l'ammoniaque. Nous donnerons sur ces diverses asphyxies peu de détails ; d'abord parce que plusieurs d'entre elles ne sont que possibles, n'ont jamais été observées, les gaz qui les causent n'étant que des produits compliqués de l'art ; ensuite, parce que ces asphyxies sont moins de véritables asphyxies que des empoisonnemens, et seront par conséquent exposées à ce mot.

Ainsi, on n'a pas d'exemple d'asphyxie par le gaz hydrogène phosphoré ; à coup sûr la respiration de ce gaz serait directement et promptement mortelle, en déterminant une irritation vive du poumon : tel est en effet le désordre que ce gaz excite sur toutes les surfaces sur lesquelles il est appliqué. Ce gaz d'ailleurs existe sous deux états ; et dans l'un, où il est appelé *hydrogène perphosphoré*, il s'enflamme par le seul contact de l'air ; on conçoit dès lors quelle altération un pareil phénomène produirait dans le poumon. L'autre variété, appelée *hydrogène protophosphoré*, à la vérité ne s'enflamme pas ainsi, mais elle n'en a pas moins une qualité irritante très-manifeste.

On n'a pas d'exemple non plus d'asphyxies par les gaz hydrogènes arséniqué, telluré, potassié ; par le gaz acide muriatique suroxygéné, ou acide chloreux, ou oxyde de chlore ; par les gaz chloroxy-carbonique, fluorique silicé, fluo-borique, acide hydriodique, etc. Mais la connaissance qu'on a des qualités corrosives et délétères de ces gaz les rend certaines. Le premier, en effet, est une préparation arsénicale, et doit en avoir les funestes propriétés ; le second a une odeur presque semblable à celle du gaz hydrogène sulfuré, et probablement agirait de même ; le troisième s'enflamme par le seul contact de l'air, et produirait conséquemment une brûlure du poumon. L'oxyde de chlore, quoique composé de 40 parties d'oxygène et de 80 de chlore, aurait très-probablement une action analogue à celle du chlore. Le gaz acide chloroxy-carbonique est formé de gaz oxyde de carbone et de chlore ; et composé ainsi de deux élémens asphyxians, il ne peut que l'être lui-même ; probablement son action est la même que celle du gaz acide hydrochlorique. Le gaz acide fluorique silicé est corrosif, détermine promptement la désorganisation des parties vivantes qu'il touche ; pourrait-il dès lors être impunément respiré ? Il en est de même du gaz acide fluo-borique, composé d'acide fluorique et d'acide borique en proportions qui ne sont pas encore connues ; du gaz acide hydriodique. Nous en dirons autant du cyanogène ou azote carboné, dont l'odeur est des plus pénétrantes, qui est composé d'azote et de carbone, deux corps non respirables, et qui est le radical d'un acide qui est un des poisons les plus actifs que l'on connaisse, l'acide hydrocyanique.

On a au contraire déterminé, par expérience au moins, et sur des animaux, les asphyxies par les gaz acide muriatique oxygéné ou chlore, acide sulfureux, acide muriatique ou hydro-chlorique, et par l'ammoniaque. M. Hallé a vu périr en deux minutes et demie, et Nysten plus promptement encore, des animaux plongés dans le chlore ; l'action de ce gaz est des plus irritantes, comme le prouvent les douleurs atroces et l'inflammation vive que leur injection dans la plèvre détermine. Il en est de même du gaz acide sulfureux ; on sait combien est irritante la vapeur du soufre qui brûle, combien elle excite la toux, et cette vapeur n'est que le gaz acide sulfureux ; M. Hallé a vu ce gaz, lorsqu'il est respiré pur, faire périr en une minute un quart. Cette asphyxie pourrait naturellement survenir au cratère des volcans, lesquels sont le siége d'un dégagement continuel de ce gaz. Le gaz acide hydrochlorique est composé de parties égales en volume de gaz hydrogène et de chlore ; et si le premier de ces élémens n'asphyxie que négativement, il n'en est pas de même du second. Il n'est pas étonnant dès-lors que ce gaz, qui d'ailleurs irrite fortement tous les tissus qu'il touche, tue promptement les animaux qui le respirent, et avant le temps nécessaire pour produire l'asphyxie simple. Enfin, qui ne connaît l'action très-irritante du gaz

ammoniaque ? Il enflamme très-promptement toutes les parties
vivantes avec lesquelles il est mis en contact; et respiré pur par
un animal, il le tue en quelques secondes. Il entre dans la composition du gaz qui se dégage des fosses d'aisance, et qu'on
appelle la *mite*, et c'est lui qui détermine l'espèce d'ophthalmie
qu'éprouvent souvent les vidangeurs.

Enfin, parmi les asphyxies gazeuses positives, il en est deux
qui sont des plus funestes, et qu'on a observées assez souvent;
ce sont celles qui sont produites par le gaz nitreux ou deutoxyde
d'azote, et par le gaz hydrogène sulfuré ou acide hydrosulfurique. Le premier de ces gaz nous offre encore un exemple d'un
gaz qui, quoique contenant plus d'oxygène que l'air atmosphérique, cependant n'est pas respirable, parce qu'il ne le cède pas
au poumon; il est formé en effet de parties égales en volume
d'azote et d'oxygène. Il y a plus, il est très-fortement délétère,
et tue sur-le-champ les animaux qui le respirent. Le Journal de
Médecine continué, tom. 8, pag. 487, contient un exemple de
ce genre d'asphyxie, communiqué par M. Desgranges, mais dans
lequel le gaz n'avait pas été respiré pur, de sorte que le malade
ne mourut qu'au bout de vingt-quatre heures. Une grande faiblesse, une chaleur âcre et sèche au gosier, une irritation dans
l'estomac et la poitrine, un sentiment de constriction à l'épigastre,
avec difficulté de respirer et menace de suffocation au moment
même de l'accident, furent les symptômes qu'on observa d'abord.
Après douze heures, la figure du malade devint bleue, la poitrine s'embarrassa; il survint du râlement, des hoquets, de
grandes douleurs à la région du diaphragme, du délire, quelques
mouvemens convulsifs; et enfin l'anxiété augmenta jusqu'à la
mort, qui arriva au milieu d'angoisses inexprimables. L'ouverture du corps ne fut pas faite. Nysten, pour pénétrer comment
agit ce gaz, l'a injecté dans le sang veineux ou sur une surface
absorbante, et a vu que, produisant ainsi des effets aussi funestes que lorsqu'il est respiré, il rendait le sang tout brun : il
en a conclu que ce gaz asphyxiait en décomposant le sang veineux. Ainsi il a pu expliquer la faiblesse et la petitesse du pouls,
l'atonie des muscles locomoteurs, et le refroidissement remarquable qu'on observe dans cette espèce d'asphyxie. En général,
l'injection des gaz dans le sang a paru à ce physiologiste un
moyen très-propre pour faire distinguer parmi ces gaz ceux qui
asphyxient négativement et ceux qui asphyxient positivement,

les premiers pouvant être injectés impunément en petite quantité dans les veines, les seconds, au contraire, déterminant toujours par cette injection quelques fâcheux effets.

Quant à l'asphyxie par le gaz hydrogène sulfuré ou gaz acide hydrosulfurique, on l'observe assez souvent, parce que ce gaz est dégagé naturellement par la décomposition des substances végétales et animales, et surtout par les fosses d'aisance, et dans certaines usines. Des expériences de M. Chaussier et de M. Dupuytren ont prouvé que, respiré pur, ce gaz asphyxie en quelques secondes; un mélange d'une partie de gaz et de 299 d'air atmosphérique suffisait pour tuer un animal; à peine le gaz était-il respiré, que l'animal poussait des cris plaintifs, et tombait sans mouvement, rendant involontairement son urine; dans le cadavre, les muscles se montraient tout-à-fait dépouillés de leur propriété contractile, et toutes les parties molles se déchiraient avec une extrême facilité et se putréfiaient très-promptement. Les effets étaient les mêmes, seulement un peu plus tardifs, lorsque le gaz, au lieu d'être respiré, était introduit dans le tissu cellulaire, l'estomac, l'intestin, dans la plèvre, et même appliqué à la surface de la peau. Nysten a répété ces expériences, et de plus, en injectant ce gaz dans le système veineux, a vu que réellement il agissait en frappant d'adynamie tous les organes, et d'abord le cerveau, d'où résultent les convulsions qu'on observe d'ordinaire dans ce genre d'asphyxie.

C'est à cette espèce d'asphyxie, avons-nous dit, que se rapporte celle qui est due au gaz qui se dégage des fosses d'aisance, et qu'on appelle généralement *plomb*; ce gaz, en effet, est le plus souvent formé d'air atmosphérique et d'hydro-sulfate d'ammoniaque. Quelquefois cependant il n'est qu'un mélange d'azote, 94 parties, d'oxygène, 2, et acide carbonique ou carbonate d'ammoniaque, 4 parties : alors il est moins délétère. Toutefois, dans le premier cas, et si la mort n'arrive pas soudain, l'individu présente successivement des maux de tête, des nausées, des défaillances, des douleurs vives dans l'estomac et les articulations, un resserrement au gosier, des cris involontaires, quelquefois modulés, et le plus souvent semblables aux mugissemens d'un taureau, le délire, le rire sardonique, des contractions violentes de peu de durée, et des mouvemens convulsifs avec courbure du tronc en arrière. La face est pâle, la pupille dilatée et immobile, la bouche remplie d'écume blanche ou sanglante, la respiration convulsive, les mouvemens du cœur désordonnés, la peau froide; enfin l'asphyxie et la mort terminent cette scène de douleur. Souvent, si l'individu ne meurt pas, il conserve après l'accident des traces de l'impression qu'il a reçue, comme une gêne de la respiration, des douleurs d'estomac, une perte de la mémoire, etc. Nous sommes d'autant plus courts sur l'histoire de cette asphyxie, qu'on y reviendra à l'article des empoisonnemens.

Telles sont les asphyxies gazeuzes positives. Nous n'avons pas besoin de dire qu'elles sont plus ou moins complètes et susceptibles de divers degrés, selon que les gaz qui les produisent sont respirés purs ou plus ou moins mêlés d'air atmosphérique. Les remèdes qu'elles réclament sont d'abord ceux qui sont communs à toutes les asphyxies, ensuite quelques-uns qui leur sont propres. Les premiers consistent à substituer un air salubre à celui qui ne l'est pas, à souffler artificiellement cet air dans le poumon pour rétablir la respiration, et à provoquer par des excitans divers le retour de l'action des organes. Quant aux seconds, ils doivent tendre à remédier aux effets délétères produits directement par les gaz, et peut-être à neutraliser par quelques moyens chimiques ces mêmes gaz. C'est ainsi que, s'il y a congestion cérébrale, on y remédiera par la saignée, et que quelquefois des antispasmodiques pourront convenir pour apaiser le trouble du système nerveux. C'est encore ainsi que M. Dupuytren a proposé de faire, dans l'asphyxie par le plomb, respirer au malade du gaz muriatique oxygéné, dans la vue de neutraliser le gaz hydrogène sulfuré. Mais malheureusement ces asphyxies sont si promptes, qu'on a rarement le temps de recourir à de pareils moyens, et on n'a pas aussitôt sous la main ceux que peut fournir la chimie. M. Dupuytren a remarqué qu'il fallait plus de gaz acide muriatique oxygéné pour neutraliser le gaz des fosses d'aisance, qui est un mélange d'hydrogène sulfuré et d'ammoniaque, que pour annihiler le gaz hydrogène sulfuré pur.

A raison de la promptitude avec laquelle la mort survient dans les asphyxies, il s'est élevé à leur égard une question : celle de savoir si les gaz qui les causent agissent par voie d'absorption, ayant pénétré dans le sang et ayant été portés par ce liquide à tous les organes; ou seulement s'ils exercent sur les nerfs du poumon une action délétère, qui ensuite est propagée aux centres nerveux. Il est difficile de répondre à cette question d'une manière absolue. D'un côté, la promptitude avec laquelle un excitant appliqué sur la membrane pituitaire retentit dans le reste du système nerveux, comme lorsque de l'ammoniaque inspiré réveille les contractions suspendues du cœur dans une syncope, prouve avec quelle facilité les diverses parties nerveuses se transmettent les impressions qu'elles reçoivent. D'autre part, on sait que la surface interne du poumon jouit d'une grande action d'absorption, et souvent on a retrouvé en nature dans le sang les gaz asphyxians, le gaz hydrogène sulfuré, par exemple. Il est donc possible que le gaz agisse par une de ces voies ou par l'autre, et Bichat croit qu'il agit par les deux à la fois. Du reste, puisque la mort arrive d'ordinaire avant que le sang veineux ait pu stupéfier les organes, on conçoit que le cadavre pourra souvent offrir des traits autres que ceux que nous avons dit être distinctifs des asphyxies en général et des asphyxies gazeuzes négatives en particulier.

§ III. *Asphyxies par non-introduction de l'air dans le poumon.* — Il ne suffit pas que l'air existe, et que cet air soit de bonne qualité, c'est-à-dire contienne de l'oxygène, et le cède avec facilité, il faut encore qu'il soit introduit dans l'intérieur du poumon, où se fait l'acte de la sanguification. Or, cette introduction est l'effet de l'action du thorax, qui, mû par des muscles volontaires, se dilate et se resserre alternativement, afin que tour à tour l'air extérieur se précipite dans l'organe comme dans un soufflet dont on écarte les branches, et ensuite en soit expulsé. Pour cela, le poumon se termine en haut par un canal, la trachée-artère, qui communique lui-même librement au dehors et par la bouche et par les fosses nasales. Que, par une cause quelconque, l'appareil de muscles qui meut le thorax ne puisse plus agir, ou qu'un obstacle mécanique s'oppose au jeu du thorax et au passage de l'air par la bouche, le nez et la trachée-artère, la respiration est suspendue, et il y a asphyxie. A ce nouveau genre d'asphyxies se rattachent beaucoup d'affections diverses.

D'abord il est possible que ce soit un obstacle mécanique qui s'oppose à l'entrée de l'air dans le poumon. Par exemple, que dans une violence exercée sur un individu dans des vues coupables, la bouche et le nez soient tenus exactement fermés, l'air ne peut plus pénétrer dans le poumon, et la mort arrive avec tous les traits que nous avons décrits dans l'histoire de l'asphyxie en général. C'est ce qu'on appelle l'*asphyxie par suffocation.* Il en est de même si un corps étranger, introduit accidentellement dans la trachée-artère, oblitère exactement le canal et la glotte ; ou si cette oblitération de la trachée-artère provient de la pression de quelques corps voisins, comme la présence d'un corps étranger dans l'œsophage, une tumeur de la thyroïde, une excroissance de la glotte ou de quelques parties voisines. C'est à ce genre qu'il faut rapporter la suffocation que produit dans le croup la fausse membrane, qui, dans cette maladie, remplit et oblitère le calibre de la trachée-artère. C'est par un obstacle mécanique aussi que de larges plaies pénétrantes des parties externes du thorax arrêtent la respiration, l'air extérieur qui pénètre par ces plaies affaissant le poumon, et empêchant la dilatation de cet organe, et par conséquent la précipitation de l'air dans son intérieur. On conçoit que de nombreuses circonstances, et qui sont trop diverses pour qu'on puisse les énumérer toutes, peuvent amener ce mode d'asphyxie. Enfin, c'est à lui que doit être rapportée l'*asphyxie des pendus*. Cependant, comme les pendus ne meurent pas toujours par asphyxie ; que toujours, au moins, à cette cause de mort, quand elle existe, s'en ajoute une autre, la stagnation du sang dans les vaisseaux du cerveau ; que la mort du pendu n'est pas la même, selon qu'il y a luxation de la première vertèbre du cou, ou seulement interruption de la respiration et de la circulation veineuse cérébrale, nous croyons devoir consacrer un article à part à l'histoire de cette asphyxie, et nous la renvoyons au mot PENDU.

Ensuite l'asphyxie qui nous occupe ici peut survenir par une lésion directe de l'appareil musculaire, chargé d'effectuer l'inspiration et l'expiration. Que le diaphragme, par exemple, qui est un des agens les plus puissans de l'inspiration, se rompe dans un effort, comme on l'a vu quelquefois, ou qu'il soit grandement coupé dans une plaie, il y a asphyxie. Seulement, dans ces cas, l'asphyxie est rarement soudaine, une très-petite partie de ce muscle suffisant pour entretenir encore un peu la respiration, comme l'ont prouvé les expériences de M. Maingault, sur le vomissement, et les muscles intercostaux agissant encore. De même, que ce muscle soit paralysé par la section ou la ligature des deux nerfs phréniques, les effets sont semblables. La section de la moelle épinière entre la dernière vertèbre cervicale et la première dorsale a le même résultat ; mais alors, parce que les muscles intercostaux sont paralysés, et que la respiration n'est plus effectuée que par le diaphragme. A plus forte raison, cette asphyxie a-t-elle lieu par la lésion de la moelle épinière au-dessus du cou, au-dessous de l'occipital, puisqu'alors tous les muscles inspirateurs, diaphragme et intercostaux, sont paralysés. Il est même bon de dire, qu'à cause de cela, l'asphyxie est, dans la décapitation, la cause de mort qui agit le plus prochainement, les effets de la suspension de l'innervation et de l'hémorrhagie étant plus tardifs. Les expériences de Legallois, dans lesquelles on a vu vivre, pendant quelques heures, des lapins décapités, ont confirmé, par des faits directs, ce que la théorie seule aurait pu faire établir à cet égard. Enfin il suffit de la section des nerfs laryngés supérieurs et inférieurs, pour amener le genre d'asphyxie dont nous traitons; car cette lésion entraîne la paralysie des muscles intrinsèques du *larynx*; et il est sûr que ces muscles ouvrent la glotte à chaque inspiration, pour que cette ouverture puisse fournir passage à l'air qui se précipite dans le poumon. Des observations chirurgicales, et des expériences sur les animaux, ont mis à même de reconnaître toutes ces espèces d'asphyxies. C'est à ce genre que se rapporte encore ce qu'on appelle *l'asphyxie des nouveaux nés*, c'est-à-dire, cet état de mort apparente et imminente, dans lequel est un enfant qui vient de naître, et qui, par faiblesse, ne peut commencer la respiration, qui est désormais nécessaire au nouveau mode de vie, dans lequel il entre; mais à l'article *nouveau-né*, un de nos plus dignes collaborateurs traitera de cette affection.

Enfin les auteurs reconnaissent deux espèces d'asphyxies, qui, si elles étaient réelles, devraient être rapportées au genre dont nous traitons ici; ce sont les *asphyxies par la foudre* et *par le froid*. Mais quand un animal tombe mort, frappé de la foudre, est-ce bien à une asphyxie qu'il succombe? n'est-ce pas plutôt à une suspension soudaine de toute innervation, consécutivement à la commotion forte qu'a éprouvée le système nerveux? et dans ce cas, le cœur n'a-t-il pas arrêté son service aussitôt que le poumon, et n'y a t-il pas syncope en même temps qu'asphyxie? de même quand le froid est porté au point d'anéantir les mouvemens vitaux, et par conséquent d'amener la mort, n'est-ce pas le système nerveux qui reçoit la première atteinte? et voit-on la respiration se suspendre plutôt que les autres fonctions? Ces cas sont évidemment autres que des asphyxies, et ce qui le prouve, c'est que, ni les symptômes qu'éprouve le malade avant la mort, ni les désordres que présente l'ouverture du cadavre, ne sont ceux que nous avons dit être propres aux asphyxies. *Voyez* les mots ÉLECTRICITÉ, FOUDRE et FROID.

§ 4. *Asphyxie par paralysie du poumon.* — Enfin, ce n'est pas assez qu'un air respirable soit introduit dans le poumon, pour que la respiration ait lieu ; il faut encore que le poumon élabore cet air, en saisisse l'oxygène, et fasse servir ce principe à la conversion du sang veineux en sang artériel. Ce n'est pas en effet l'oxygène qui, en vertu de son affinité propre, se porte sur le sang ; c'est le poumon qui, par son action spéciale, l'absorbe et l'emploie. Or, on conçoit que si le poumon a perdu sa vitalité, est paralysé, c'est comme si l'une ou l'autre des trois conditions précédentes manquait, et il y a encore asphyxie. Il est sans doute difficile de prononcer si cette espèce d'asphyxie survient spontanément ; peut-être est-ce à celle-là que succombent les agonisans dans la plupart des maladies ; car, très-probablement, ce n'est que consécutivement à l'embarras circulatoire qu'éprouve le poumon que les phénomènes inspirateurs et expirateurs deviennent difficultueux. Mais on a cherché à la produire dans des expériences, par la ligature ou section des nerfs du poumon lui-même, de la huitième paire. Cependant les auteurs sont dissidens sur les résultats de cette expérience. Bichat, par exemple, dit avoir vainement coupé sur un animal vivant, les nerfs vagues et grands sympathiques, pour priver le poumon de toute influence nerveuse ; la mort fut trop tardive, selon lui, pour qu'on pût l'attribuer à une asphyxie. M. Dupuytren, au contraire, assure avoir vu dans de semblables expériences, qu'aussitôt que cette section était faite, le sang veineux cessait d'être changé dans le poumon en sang artériel, et sortait veineux de toutes les artères du corps. M. Legallois fut de ce dernier avis, et ajouta à l'expérience de M. Dupuytren une précaution bien importante, pour la question que nous agitons, celle de pratiquer la trachéotomie sur l'animal soumis à l'expérience, afin que tout le mal observé fut dû à la paralysie du poumon. La huitième paire, en effet, en même temps qu'elle se distribue au parenchyme du poumon, se ramifie aux muscles intrinsèques de la glotte, et par conséquent la section doit paralyser ces muscles comme le poumon lui-même.

Les effets observés pouvaient donc être rapportés à la gêne de l'inspiration, autant qu'à la paralysie du poumon lui-même ; mais la trachéotomie remédiant à la première, alors on ne peut plus accuser que le défaut d'action du poumon. Enfin, Brodie, en Angleterre, et d'autres expérimentateurs disent avoir vérifié que, lorsque sur un animal décapité on entretient la vie quelque temps encore par l'insufflation pulmonaire, c'est du sang artériel qui est projeté dans les artères; et ils concluent que, puisque la sanguification continue alors de se faire, le poumon n'a pas été paralysé. Il nous semble facile d'expliquer toutes ces divergences. D'abord, on n'a pas le moyen d'anéantir directement les nerfs du poumon; on ne les attaque que par l'intermède des systèmes nerveux supérieurs, du cerveau, par exemple, ou des nerfs qui sont intermédiaires à eux et au cerveau. Or on sait que l'influence des systèmes nerveux supérieurs, du cerveau, par exemple, sur les systèmes nerveux inférieurs, est en raison de l'animalité de la fonction à laquelle ces derniers président; et, comme la respiration n'est pas au premier rang parmi ces fonctions, qu'au contraire elle en est assez éloignée, vu qu'il s'agit de l'action du parenchyme du poumon lui-même, on conçoit que le travail de cet organe sur l'air, doit continuer encore un peu, malgré la lésion du cerveau ou la ligature de la 8e paire. Dès lors ce n'est qu'après quelques heures que l'asphyxie doit survenir, et cette asphyxie en outre devra être graduelle. C'est ce qui est en effet; toujours, après quelques heures, la mort arrive chez les animaux auxquels on a coupé les nerfs du poumon, quoiqu'on pratique chez eux l'insufflation pulmonaire. Les phénomènes qui la marquent sont ceux d'une asphyxie graduelle; et après la mort, le cadavre offre les mêmes désordres. Si Brodie avait examiné pendant toute la durée de l'expérience, et non pas seulement dans son commencement, la nature du sang qui coule dans les artères, il l'aurait vu devenir graduellement purement veineux. Qu'opposer d'ailleurs aux faits positifs de M. Dupuytren? On ne peut répondre à des faits directs qu'en les récusant; et l'autorité de cet habile expérimentateur est trop bien établie, pour qu'on puisse employer ici ce mode commode d'argumentation. Enfin ces expériences n'ont présenté des résultats différens, que parce qu'elles ont été pratiquées sur des animaux de diverses espèces et de divers âges, chez lesquels conséquemment la respiration n'est pas d'une égale nécessité, et l'innervation cérébrale d'une égale importance. Nous admettons donc cette espèce d'asphyxie, mais qui, comme on voit, n'est pas de celles qui frappent spontanément l'homme. La théorie seule en fait concevoir la possibilité, et indique en même temps tout ce qui doit la caractériser. (ADELON.)

ASPIC, s. m., *aspis* On donne ce nom à un serpent à jamais célèbre, parce que sa morsure occasiona la mort de Cléopâtre, cette ancienne reine d'Égypte, dont la beauté, la gloire et la fin déplorable ont occupé les historiens et les poëtes de tous les temps. Personne n'ignore que cette illustre princesse s'était fait apporter un de ces reptiles caché parmi des fleurs et des figues, et qu'elle se fit piquer par lui afin de périr sans souffrir. Selon les anciens, en effet, le venin de l'aspic faisait perdre les forces par degrés, et causait un sommeil léthargique et profond, qui se terminait par une mort douce. Après la chute de l'empire romain, quoique l'Égypte conservât encore des traces de la haute renommée de Cléopâtre, et que le nom de l'aspic ne fût prononcé qu'avec une sorte d'effroi par tous les peuples de l'Europe, on ne sut, pendant une longue suite de siècles, quel était, au juste, ce serpent si redoutable. On a pris pour lui le céraste, la vipère d'Égypte, qu'on a si long temps transportée à Venise pour la fabrication de la thériaque, l'ammodyte et la lébétine ; il existe un nombre considérable d'opinions sur cet objet ; mais, depuis l'expédition des Français en Égypte seulement, on connaît la vérité. On trouve dans le Delta une espèce d'ophidien, regardé comme innocent par Linnæus et par la plupart des erpétologistes, mais signalé ensuite comme très-venimeux par Forskaël : c'est l'haje, *vipera haje*, dont le cou est élargi et susceptible de se gonfler, comme celui du naja de Coromandel : c'est ce serpent qui est incontestablement reconnu, d'après les travaux les plus récens, pour l'aspic des anciens. Les jongleurs, bouffons ou magiciens ambulans du Caire, après lui avoir arraché ses crochets à venin, le montrent en public pour de l'argent, et savent, en lui pressant la nuque avec le doigt, le mettre dans une espèce de catalepsie, qui le rend roid et immobile. Quant au prétendu aspic, qui, dans ces dernières années, infestait la forêt de Fontainebleau, et avait répandu l'alarme dans une grande étendue de pays, ce n'était véritablement qu'une simple variété de la vipère commune. Jamais l'aspic des anciens n'a habité l'Europe, et celui des Suédois n'est que la vipère rouge. *Voyez* NAJA, SERPENT et VIPÈRE. (HIP. CLOQUET.)

ASPIC. On désigne sous ce nom, en Provence, une espèce de lavande, *lavendula spica*, L., dont on fait *l'huile d'aspic*. *Voyez* LAVANDE.   (A. R.)

ASPIRATION, s. f., *aspiratio*. Action d'attirer l'air, de l'introduire dans la poitrine. Ce mot est synonyme de celui d'inspiration, qui est plus usité. (*Voyez* INSPIRATION, RESPIRATION.)   (R. DEL.)

ASSAISONNEMENT, s. m., *condimentum*. On donne ce nom à diverses substances, en général peu nourrissantes par elles-mêmes, destinées à servir d'accompagnement aux alimens et à relever leur saveur. La sensualité, à laquelle conduit infailliblement une civilisation trop avancée, a rendu nécessaires les assaisonne-mens, inconnus dans l'enfance des sociétés. Sans remonter à ces époques fabuleuses si vantées par les poëtes et par quelques philosophes, où les hommes, ou pasteurs, ou chasseurs, ou guerriers, menaient une vie sobre et frugale, et se livraient à des exercices qui leur procuraient un appétit qui pouvait se passer d'art culinaire, ne voit-on pas dans nos campagnes l'heureux cultivateur ignorer toutes les recherches de nos voluptueuses cités? Une vie longue et exempte d'infirmités est en général le prix de ce régime simple et sans art. Le vigoureux paysan brave l'intempérie des saisons, soutient des travaux pénibles, et conserve jusqu'à une vieillesse très-avancée, ses organes sains et robustes, et ses fonctions libres et intactes. A quoi doit-il cet heureux privilège? n'est-ce pas à la simplicité de son régime habituel? L'appétit, chez lui, est naturel : il est provoqué par les pertes qu'occasionnent l'exercice, la respiration d'un air pur; les alimens qu'il prend pour se réparer sont nécessaires, et n'ayant que leur saveur naturelle, ne l'obligent point à manger outre mesure, en faisant naître chez lui un appétit factice. Il fait des pertes proportionnées à ses forces; il les répare de la manière la plus convenable. Chez ces individus la vie doit nécessairement s'écouler exempte de maladies. S'ils en sont souvent frappés, ne sont-ce pas alors des causes étrangères qui leur donnent naissance? Comparez à ce genre de vie celui de l'habitant efféminé des villes. La respiration d'un air épais, le défaut d'exercice, l'ennui, les soucis de toute espèce, sont peu propres à développer chez lui de l'appétit, appétit qui lui serait d'autant plus nécessaire, qu'il s'abandonne ordinairement sans frein aux plaisirs énervans de l'amour. Dès lors la nécessité de faire naître le désir de manger pour réparer les forces, a dû faire inventer une foule de moyens pour stimuler l'organe du goût. L'appétit artificiel qui résulte de l'emploi de ces moyens oblige à ingérer dans l'estomac un surcroît d'alimens qu'il ne parvient à digérer qu'avec la plus grande difficulté. Le désir des alimens étant ordinairement proportionné au besoin de l'estomac, il s'ensuit que, si par artifice on parvient à augmenter ce désir, on introduira dans le ventricule plus de substances alimentaires qu'il ne lui en faut réellement, et qu'on lui fournira ainsi un travail au-dessus de ses forces. Une digestion mal élaborée en sera le premier résultat, et l'on imagine sans peine les conséquences d'une pareille digestion sur tous les organes de l'économie animale. Que sera-ce si ces mauvaises digestions se répètent tous les jours? Les viscères et toutes les parties du corps ne seront plus entretenues que par un sang peu réparateur, s'altéreront dans leurs tissus, et conséquemment dans leurs fonctions. Mais ces digestions auront pour effet plus particulier de détériorer l'organe principal dans lequel elles s'opèrent: l'estomac et les intestins se fatigueront, et de nouveaux excitans deviendront de jour en jour plus nécessaires. De là les embarras gastriques, les irritations, les inflammations aiguës et chroniques, les squirrhes, les cancers, etc. etc., et toutes les maladies si fréquentes de ces viscères. Mais ces assaisonnemens n'agissent pas seulement en forçant à manger davantage, et en procurant ainsi de mauvaises digestions: presque tous doués de vertus très-irritantes, ils ont une action locale directe sur la membrane intestinale, qu'ils irritent continuellement; cette irritation se transmet au cerveau par l'intermédiaire des nerfs. Celui-ci réagit sur le cœur, qui à son tour bat avec plus de violence; la circulation s'accélère; le pouls devient fort et fréquent; et, comme la circulation ne peut pas s'accélérer sans que les organes que le sang traverse, c'est-à-dire tous les organes, ne soient sur-excités, et sans que leur action n'augmente, il en résulte que la perspiration cutanée, la sécrétion urinaire, spermatique, etc., etc., se trouvent en même temps augmentées; plusieurs de ces substances ont d'ailleurs une action sur quelques organes; avec quelle rapidité la vie, ou plutôt l'organisme qui la produit, ne doit-il pas se détruire par toutes ces causes, la réparation étant d'ailleurs, dans ces circonstances, si imparfaite? Aussi une santé faible et délicate, des maladies chroniques de toute espèce, sont-elles le déplorable partage du voluptueux habitant des villes.

Si l'on jette un coup d'œil sur les substances qui, dans nos climats, servent d'assaisonnemens, l'on s'assurera qu'elles sont presque toutes d'une nature très-excitante, non nutritive, ou d'une digestion très-pénible.

Elles sont tirées des trois règnes : le règne minéral fournit le sel marin; le règne végétal est sans contredit le plus riche en productions de ce genre; les substances qu'il nous offre sont pour la plupart abondamment pourvues d'huiles essentielles, ou d'un principe âcre et excitant; ce sont des racines, des tiges, des feuilles, des écorces, des fleurs ou parties de fleurs, des semences. Il serait facile de les ranger dans cet ordre, ou bien encore par ordre de propriétés ou de principes constituans; nous préférons les exposer par lettres alphabétiques; le règne animal en fournit un petit nombre, encore cette propriété est-elle due à la manière dont on les apprête :

L'ail; les bulbes de l'*allium*.

Les anchois; *encrasicholi, engraules*.

Le beurre de vache : dans le Midi, celui de chèvre.

La cannelle; seconde écorce du *laurus cinnamomum*.

Les câpres; boutons de fleurs du câprier confits dans le vinaigre.

Les capucines; fleurs et graines du *tropæolum*.

Le cerfeuil; plante entière du *chærophyllum sativum*, et *odoratum*.

Les champignons; plusieurs espèces de la famille des *fungi*.

Les ciboules; *allium fistulosum*.

Le citron; fruit du *citrus*.

La civette; *allium schœnoprasum*.

Les cornichons; jeune fruit du *cucumis sativus*.

La crême, *cremor;* partie onctueuse du lait.

L'eau distillée de fleurs d'oranger.

L'échalotte; *allium ascalonicum*.

L'estragon; plante de l'*artemisia dracunculus*.

Le girofle; fleur non épanouie du *caryophyllus*.

Le gingembre; racine de l'*amomum zingiber*.

Les huiles, produit immédiat de plusieurs végétaux; la meilleure est celle d'olives.

Les huîtres marinées; *ostrea* de la classe des mollusques.

Le laurier-sauce; feuilles du *laurus nobilis*.

Le miel.

La moutarde; graines du *sinapis nigra*.

La muscade ; amande du fruit du *myristica moschata*.

Les oignons ; bulbe de l'*allium cepa*.

Les olives ; fruits de l'*olea*.

Le persil ; plante de l'*apium petroselinum*.

Le piment ; fruit du *capsicum*, non-mûr et confit dans le vinaigre.

Le poireau ; bulbe et tige de l'*allium porrum*.

Le poivre ; baies du *piper nigrum*.

Le raifort ; racine du *cochlearia armoracia*.

Le romarin ; feuilles du *rosmarinus officinalis*,

Le safran ; stigmates du pistil des fleurs du *crocus sativus*.

Les sardines marinées.

La sauge ; feuilles du *salvia officinalis*.

Le sel marin.

Le serpolet ; plante du *thymus serpillum*.

Le sucre ; produit immédiat de la canne à sucre, de la bette-rave, etc.

Le thon mariné.

Le thym ; branches du *thymus vulgaris*.

Les truffes ; espèce de champignons.

La vanille ; fruit de l'*epidendrum vanilla*.

Le verjus.

Les viandes fumées.

Le vinaigre, etc. *Voyez* ces mots.

Il est pourtant juste d'ajouter que plusieurs de ces substances, unies aux matières alimentaires, augmentent leur digestibilité. Par leur secours ces dernières séjournent moins dans l'estomac, fatiguent moins ce viscère, et annullent leurs propriétés délétères. Le sucre, par exemple, uni aux substances acides ou mucilagineuses, les rend plus digestibles et plus nutritives. Plusieurs assaisonnemens jouissent aussi de certaines qualités nourrissantes ; ils sont en même temps alimens et assaisonnemens. Quelques-uns de ces derniers sont relâchans, au lieu d'être excitans, comme nous l'avons dit d'une manière générale ; telles sont les substances grasses, et quelques substances âcres, lorsqu'elles ont subi une coction préalable. Ainsi tout n'est pas également à rejeter comme dangereux dans les assaisonnemens.   (ROSTAN.)

ASSIMILATION, s. f. *assimilatio*, action d'assimiler ou de rendre semblable. Les physiologistes modernes nomment en effet assimilation le résultat définitif des diverses élaborations imprimées par les corps vivans aux substances étrangères dont ils se nourrissent, jusqu'à ce que ces mêmes substances, devenues semblables à eux-mêmes, leur soient immédiatement appliquées pour en faire partie.

L'assimilation, phénomène commun à l'ensemble ou à l'universalité des corps organisés, se complique en raison de la composition de ces derniers. C'est ainsi que, dans les végétaux, elle change, à l'aide d'un travail plus ou moins simple d'absorption tout extérieure et de sécrétion, quelques principes venus du dehors, tels que la lumière, l'acide carbonique, l'eau, l'air, etc., en ces diverses substances dont la réunion forme l'organisation végétale ; tandis qu'à l'égard de l'homme et de la plupart des animaux, cette action, qui n'admet d'abord que des substances *alibiles*, c'est-à-dire des produits composés, fermentescibles, et qui ont au moins passé par la filière de la végétation, suppose de plus la série d'altérations successives qui constituent l'insalivation, la digestion stomachale, la chylification, l'absorption, la respiration, l'hématose et les sécrétions. Ce n'est qu'alors en effet que ces divers organes puisent, dans le sang qu'ils reçoivent, les matériaux *assimilables* qu'ils s'approprient par l'acte de la nutrition. On voit ainsi, d'après ce simple aperçu, que l'assimilation, résultat collectif d'un concours d'élaborations successives, rentre, à proprement parler, dans la la nutrition, et que ce phénomène n'est pas réellement distinct du mouvement *afférent* ou de composition, qui appartient à cette fonction. Aussi, sans entrer dans plus de détails touchant le mouvement d'assimilation, ou l'*assimilation nutritive*, ainsi qu'on la nomme le plus communément, nous contenterons - nous de renvoyer, à son sujet, au mot nutrition. (*Voyez* NUTRITION.) Nous devrons cependant faire remarquer encore que quelques physiologistes, et notamment Dumas, frappés de l'importance du phénomène qui nous occupe, et qui se montre en effet capable d'organiser dans la *végétation* les élémens bruts des corps inertes, d'*animaliser* (*Voyez* ce mot), dans la seconde classe d'êtres vivans, les produits de l'organisation végétale, et de retirer enfin, dans tous les cas, des produits identiques d'élémens les plus différens, ont pensé, disons-nous, le devoir élever au rang d'une force parculière, qu'ils ont nommée force *assimilatrice* ou d'*assimilation vitale*. Mais, quelque remarquable que soit dans l'économie vivante le fait de l'assimilation nutritive, cette sorte d'élaboration rentre, comme toutes les actions du même ordre, qu'on ne saurait évidemment rattacher aux forces sensitives et motrices de l'économie, dans celles qui dérivent de ce grand principe d'action que nous avons nommé force d'affinité vitale. *Voyez* AFFINITÉ VITALE et FORCE. (PRULLIER.)

ASSODE ou ASODE, adj., *asodes*, de ἀσώδης, qui éprouve du dégoût. Sauvages a donné ce nom à une fièvre désignée par Baillou sous la dénomination de tierce continue assode, et marquée par l'anorexie, un dégoût très-prononcé, des anxiétés, des angoisses précordiales, allant même jusqu'à la lipothymie. Il en a fait la cinquième espèce de son genre tritéophie. Dans la description qu'il en donne, il a pris pour modèle une fièvre des marais décrite par Lancisi, et dont la nature se rapproche beaucoup de celle des véritables pernicieuses, mais sans apyrexie complète. Cet observateur suppose qu'elle était causée par des saburres et par l'usage des eaux dans lesquelles on avait fait rouir du chanvre : c'était une sorte de fièvre cardialgique. (*Voyez* FIÈVRES INTERMITTENTES PERNICIEUSES.) L'anorexie et le dégoût pour les alimens étant des symptômes communs à toutes les maladies aiguës, on peut juger combien le nom spécifique d'assode est peu applicable à l'une d'elles. Toutes les fièvres sont assodes à leur début. (COUTANCEAU.)

ASSOUPISSANT, adj., *soporifer*. On donne quelquefois ce nom aux médicamens qui provoquent le sommeil. *Voyez* HYPNOTIQUE, NARCOTIQUE.

ASSOUPISSEMENT, s. m., *sopor*, état intermédiaire entre le sommeil et la veille. Dans l'état de santé, c'est le premier degré du sommeil (*voyez* ce mot); dans l'état de maladie, il constitue un symptôme commun à beaucoup d'affections, et est désigné plus particulièrement alors par le nom de *somnolence*. On emploie quelquefois le mot assoupissement dans un sens plus étendu que celui qui vient d'être donné ; on s'en sert comme terme générique, pour exprimer les divers degrés de l'état qui est caractérisé par la suspension d'action des organes de la vie relative. *Voyez* CARUS, CATAPHORA, COMA, etc. (RAIGE DELORME.)

ASTERNALES (côtes). Ce sont celles qui ne s'articulent point avec le sternum, et que l'on appelle ordinairement *fausses côtes*.

ASTHÉNIE, s. f., *asthenia*, de ἀ privatif, et de σθένος, force, puissance ; privation de force, débilité, faiblesse. Ce nom a été employé dans ce sens par Galien. Sauvages fait de l'asthénie un

genre de maladies , et la distingue en autant d'espèces qu'il y a
de causes qui peuvent la produire. On observe dans l'asthénie,
telle que cet auteur la concevait, une faiblesse des membres beaucoup plus considérable que ne devrait le faire supposer l'état du
pouls. Elle affecte ainsi les organes du mouvement volontaire de
préférence aux organes de la vie intérieure. L'asthénie s'observe
beaucoup moins fréquemment dans les maladies aiguës que dans
les maladies chroniques : elle peut même exister comme disposition native et constitutionnelle. Mais c'est dans les écrits de
Brown qu'il faut chercher ce qui a été dit de plus remarquable
sur l'asthénie. On sait que le système de ce célèbre Écossais était
uniquement fondé sur l'exaltation et la diminution de la force
vitale considérée en général. De là deux états opposés dans l'é-
conomie, l'état sthénique et l'état asthénique. Ce dernier est le
plus commun des deux, et produit lui seul la plupart des maladies. Les idées de Brown sur l'asthénie, et le rôle prépondérant
qu'il lui attribue dans les phénomènes morbides, seront développées dans l'exposition de sa doctrine. (*Voyez* les mots
ADYNAMIE, BROWNISME, STHÉNIE.) (COUTANCEAU.)

ASTHME, s. m. *asthma*, ἄσθμα, de ἄω , ἀσθμαίνειν, haleter, respirer difficilement. Asthme périodique , nerveux, spasmodique
ou convulsif. L'asthme a été confondu par Hoffmann , Floyer,
et plusieurs autres auteurs, avec la dyspnée, dont le nom signifie la même chose. Mais en général on est convenu avec Cullen,
Barthez et les professeurs Pinel et Corvisart, d'appeler asthme
une affection dans laquelle la respiration est difficile , fréquente,
haletante, comme dans la dyspnée, et qui offre cependant des
phénomènes particuliers.

Description. — Cette dyspnée singulière n'est presque jamais
accompagnée de fièvre , et s'il existe un changement dans l'état
de la circulation, il consiste en une légère accélération du pouls.
Les retours de cette affection sont périodiques; ce sont de véri-
bles accès qui laissent parfois entre eux de longs intervalles
d'une santé parfaite. Pendant ces accès il se manifeste des spasmes , des mouvemens convulsifs dans les muscles dilatateurs des
parois thoraciques, dans ceux de l'abdomen, et dans le diaphragme. Ces organes des phénomènes mécaniques de la respiration, comme les nomme Bichat, sont quelquefois contractés,
d'autres fois relâchés et tremblans ; d'autres fois encore ils sont

presque tous immobiles. Le diaphragme seul agit, et la dilatation de la poitrine ne s'opère que de haut en bas.

Les accès surviennent en général de dix heures du soir à deux heures du matin, ou aux approches de la nuit. Il n'est pas sans exemple qu'ils arrivent le jour (J. Frank). Ils commencent presque tout à coup par un sentiment de compression et de resserrement de la poitrine. Si le malade est dans une position horizontale, il est sur-le-champ obligé de la quitter pour en prendre une verticale (Orthopnée). Les muscles de la partie postérieure du tronc ramènent les bras en arrière, pour faciliter l'inspiration. Ceux de la partie postérieure du cou se contractent aussi, élèvent les épaules, et, dans quelques circonstances, redressent violemment la tête. Le malade éprouve un besoin impérieux de respirer un air libre et frais. La difficulté de l'acte respiratoire augmente progressivement. L'inspiration est beaucoup plus pénible que l'expiration ; celle-ci est lente, tardive, et le plus souvent ronflante ou sifflante (Floyer, Sauvages). Ces derniers phénomènes paraissent tenir au spasme des muscles du larynx.

La parole est embarrassée ; la toux, ordinairement fréquente, n'est jamais accompagnée d'expectoration au commencement de l'accès. Le malade est dans une extrême agitation, dans un état d'anxiété inexprimable. La suffocation paraît imminente, et l'on a peine à concevoir que des accidens aussi effrayans puissent cesser en quelques heures, sans laisser de traces après eux.

« La face est tantôt pâle, tantôt colorée ; souvent elle se pré-
« sente alternativement sous ces deux aspects dans le même accès.
« Les yeux sont saillans, et cette saillie, qu'on remarque même
« pendant l'intervalle des accès, chez les individus asthmatiques
« depuis long-temps, devient, lorsqu'elle n'est pas congéniale,
« un signe qui, avec l'état variqueux des veines labiales, peut
« servir à caractériser l'asthme (J. Frank). » Les pieds, les mains, le nez, les oreilles sont refroidis ; la face et la poitrine sont souvent couvertes de sueur.

Au bout de deux, trois ou quatre heures, ces symptômes diminuent d'intensité, et vers le matin leur rémission est presque complète. Le malade parle et tousse avec plus de facilité ; l'expectoration muqueuse devient abondante, et annonce la détente générale et le calme qui doit la suivre. Ce calme permet au

malade de se coucher, et de prendre quelque repos. Ordinairement l'asthmatique préfère s'appuyer sur les coudes , la tête entre les mains, et dormir dans cette position. Le pouls , sans
avoir éprouvé d'altération remarquable dans le commencement
de l'accès, acquiert à la fin plus de développement. La face revient presque à son état naturel ; seulement elle reste légèrement bouffie. L'urine , d'abord abondante et aqueuse , devient rare, foncée, et quelquefois dépose un sédiment copieux
et rougeâtre.

Quand l'accès doit revenir la nuit suivante, le malade conserve ordinairement, pendant la journée, un sentiment de resserrement à la poitrine ; une difficulté de respirer , qu'augmente
le décubitus sur un plan horizontal, ou un exercice un peu violent. Il éprouve, après avoir mangé, un gonflement à l'épigastre,
de la disposition à l'assoupissement. Ces symptômes ne se rencontrent pas toujours dans l'intervalle des accès, et quelquefois
ils annoncent le premier.

Les retours de cette affection ne sont subordonnés à aucune
règle générale. Chez quelques individus, ils n'ont lieu qu'au
bout d'un an, ou même de plusieurs années. Chez d'autres, et
c'est le plus grand nombre, ils arrivent à la fin de chaque mois
ou de chaque révolution lunaire , avec la même régularité qu'affecte l'apparition des règles chez les femmes. Enfin on les a vus
reparaître chaque jour; mais ce n'est ordinairement que chez
les malades atteints d'une altération organique. Ces retours se
composent de plusieurs accès quotidiens, cinq , six , plus ou
moins, analogues en tout à celui que nous venons de décrire,
mais qui diminuent de jour en jour d'intensité.

Faisons ressortir les principaux traits de cette description ;
voyons quels sont ceux qui peuvent être considérés comme caractéristiques de l'asthme, et déduisons de cet examen les conséquences qui doivent nous guider dans la classification de cette
maladie , et dans la manière de l'envisager.

Les spasmes des muscles de la respiration ont paru à quelques
auteurs, à la tête desquels il faut placer Th. Willis et Darwin,
le signe essentiel de l'asthme. Le docteur Georget, qui s'occupe spécialement des maladies du système nerveux, pense que la
gène et l'oppression de la respiration, le resserrement du thorax et du larynx , sont produits par la convulsion des muscles
de ces parties, et il place, pour cette raison, l'asthme dans la

famille des maladies convulsives, dans le même genre que la coqueluche et les affections prétendues hystériques. Robert Brée considère les spasmes comme des efforts de la nature pour expulser le principe de l'irritation ; il dit que cette réaction nerveuse est la seule différence qui existe entre l'asthme et le catarrhe suffoquant. Les convulsions des muscles soumis à la volonté sont en effet un des signes les plus positifs, les plus tranchés, des affections du système nerveux ; et nous ferons observer que les spasmes des muscles de la respiration dans l'asthme sont, à des degrés différens, semblables à ceux des mêmes muscles, chez les individus atteints de tétanos ; ou bien aux convulsions des muscles inspirateurs, chez les animaux auxquels on a donné de la strychnine, dont l'action paraît porter spécialement sur la moelle épinière,

L'absence de la fièvre, ou du moins le peu de trouble que la circulation éprouve ; le désordre extrême de la respiration, poussé quelquefois si loin que l'on peut compter jusqu'à quarante ou cinquante inspirations par minute ; toutes les apparences d'un danger imminent qui se dissipe en peu de temps ; le défaut de proportion entre la gravité de la cause et l'intensité des accidens qu'elle produit, sont encore des caractères très-remarquables de l'asthme : ils ont paru suffisamment tranchés pour constituer une affection à part, pour faire considérer l'asthme comme une maladie idiopathique ; et ces caractères, qui pour la plupart sont aussi ceux de toutes les affections nerveuses, suffiraient seuls pour nous faire classer, à l'exemple de Th. Willis, Cullen, Sauvages, Frank, Pinel, etc., l'asthme dans les névroses de la respiration. L'examen des causes de cette maladie donnera un nouveau poids à cette opinion, et l'on sera, je crois, pleinement convaincu, si l'on remarque que la plupart du temps ces causes agissent directement sur le cerveau, ou du moins sur le système nerveux. Mais si l'intervention des nerfs paraît indispensable pour rendre raison des signes qui sont caractéristiques dans cette maladie, il nous restera toujours à déterminer, 1° si la perversion des phénomènes nerveux est symptomatique ou idiopathique ; 2° quelle peut être la fonction primitivement lésée au milieu du désordre général ; 3° quelles espèces de lésions organiques peuvent occasioner ces désordres.

Sans vouloir entreprendre d'éclaircir cette question si long-temps débattue, de la nature de l'asthme, et sans prononcer d'avance s'il est une maladie *essentielle*, dans l'acception générale de ce mot, s'il est une simple altération du *fluide nerveux, du principe vital, le besoin d'une oxygénation du sang plus forte que celle qui suffit à un homme sain* (M. Laennec), enfin une maladie *sans matière*, cherchons à reconnaître et à décrire ses différentes espèces, à indiquer son siége dans les cas où il peut être apprécié ; et d'abord disons quelques mots des circonstances de la vie dans lesquelles il se montre le plus fréquemment. Si l'on nous reproche de ne nous être pas bornés à traiter exclusivement dans cet article de l'asthme essentiel, nous répondrons qu'il était nécessaire avant tout de s'occuper de son existence ; que l'on ne peut parvenir à une abstraction que par la comparaison des faits dont la cause est connue, et que cette maladie, comme les fièvres, exige une description, quelles que soient les idées que l'on puisse avoir sur sa nature.

Causes prédisposantes. — L'asthme paraît être souvent une maladie héréditaire. Tous les âges y sont exposés ; mais il tient à des causes différentes, et prend des caractères divers, suivant qu'il affecte les enfans, les adultes ou les vieillards. Les hommes y sont plus sujets que les femmes, excepté dans la vieillesse, où les conditions deviennent égales.

Les individus d'un tempérament nerveux y paraissent plus spécialement disposés ; mais l'influence de certaines habitudes vicieuses, telles que la masturbation, l'abus des plaisirs vénériens, les excès de la table, etc. ; l'influence des passions en général, et surtout les peines morales vives, concourent, plus encore que les prédispositions individuelles, à la production de cette maladie.

Toutes les professions qui obligent à faire des efforts violens et fréquemment répétés ; celles dont l'exercice exige une compression de la poitrine, ou dans lesquelles le poumon est irrité mécaniquement par des molécules de poussière, prédisposent singulièrement aux affections asthmatiques. Dans ces derniers cas, l'impression de ces molécules peut être plus ou moins vive et plus ou moins fâcheuse, suivant leur composition chimique et suivant l'irritabilité de l'individu.

La pléthore, la suppression des hémorrhagies, ou bien celle d'un exanthème quelconque, la cessation prématurée d'un accès de goutte, des évacuations abondantes, de longues suppura-

tions , et plusieurs autres causes générales de maladies, ont souvent occasioné celle qui nous occupe.

On remarque surtout l'asthme dans les climats froids et humides , et dans ceux qui sont très-froids ou très-chauds. .

Causes déterminantes. Les causes déterminantes les plus ordinaires des paroxysmes sont les grandes variations de l'atmosphère.
Aussi, l'hiver et l'été sont-ils les saisons pendant lesquelles cette
maladie se montre le plus fréquemment. Nous croyons pouvoir
établir, d'après des observations multipliées , et contre l'opinion
de quelques auteurs , de Robert Brée entre autres, que les accès
d'asthme sont généralement plus fréquens et plus intenses en
hiver. Notre collègue, le docteur Rostan , à l'article *Air* de ce
Dictionnaire, a donné des raisons suffisantes de cette différence.
Il a dit que , lorsque le froid est dans un état plus voisin de
la sécheresse que de l'humidité , il resserre les solides , modère
et même suspend la perspiration cutanée ; que le réseau capillaire de la périphérie du corps se laisse moins facilement traverser par le sang, qui s'accumule alors dans les vaisseaux intérieurs et surtout dans le poumon. Il n'est donc point éton[1]
nant que les difficultés de respirer soient si communes en hiver,
surtout chez les vieillards , dans lesquels il existe presque toujours quelque obstacle à la circulation, et qui sont remarquables
par leur défaut de réaction. Le professeur Richerand (*Physiologie*) observe que l'atmosphère surchargée d'électricité à
l'approche des orages rend très-pénible la respiration de certains asthmatiques : ceci ne détruit point les observations précédentes, les orages n'arrivant que de temps à autre en été ,
tandis que l'impression du froid est en hiver une cause sans
cesse agissante. Floyer rapporte que les accès de l'asthme dont
il était tourmenté, étaient plus fréquens en hiver, tandis qu'en
été ils étaient plus longs et plus intenses.

Mais si l'air froid parait la cause déterminante la plus ordinaire de cette maladie, elle peut être aussi suscitée par la chaleur externe, par une température très-élevée de l'atmosphère,
par le séjour dans un appartement trop échauffé , ou dans une
salle de spectacle, et particulièrement par l'emploi des bains
chauds. L'inspiration des gaz qui se dégagent des matières en
fermentation ou en putréfaction, celle de la fumée du tabac,
de la poussière, et quelques autres causes qui paraissent porter
spécialement leur action sur le système nerveux, telles que les

peines morales, les passions violentes, l'impression de certaines odeurs, déterminent fréquemment aussi des accès d'asthme.

Espèces. Les auteurs ont admis plusieurs espèces d'asthmes ; les uns les déduisant des idées qu'ils avaient sur sa nature ; les autres les formant avec les caractères prédominans dans les cas qu'ils avaient observés. Ainsi Willis en décrit trois espèces, l'asthme pneumonique, l'asthme convulsif et l'asthme mixte. Floyer, après avoir divisé l'asthme en continuel et en périodique, reconnaît douze espèces d'asthme continuel et six d'asthme périodique. Il est vrai qu'il ne considère l'asthme continu ou habituel que comme le symptôme de plusieurs autres maladies.

Sauvages, Cullen et un grand nombre d'autres auteurs ont partagé ces opinions. Nous ne pouvons point imiter leur exemple, et il serait bien peu sévère maintenant d'admettre un asthme *flatulent*, ou bien de distinguer encore l'asthme en *sec* et en *humide*, lorsque dans tous les accès, comme nous l'avons vu, il y a d'abord impossibilité d'expectorer, puis expectoration abondante, et lorsque la flatulence, qui se présente comme un symptôme tout-à-fait secondaire, est commune à presque toutes les affections nerveuses, à l'hypocondrie, à l'hystérie, etc. etc.

La seule distinction qui nous paraisse admissible est celle fondée sur la possibilité d'assigner un siége à cette maladie, ou sur l'impossibilité de rien établir de précis à cet égard. Dans le premier cas, le trouble nerveux auquel tiennent évidemment les spasmes musculaires, la vivacité des accidens, et probablement leur périodicité, sera considéré comme consécutif, et constituera l'asthme symptomatique ; dans le second cas, les phénomènes nerveux seront observés et décrits, abstraction faite d'une cause matérielle évidente, et constitueront l'asthme idiopathique ou essentiel.

Les progrès de l'anatomie pathologique ont rendu fort longue la série des maladies qui peuvent occasioner l'asthme. Nous ne pouvons en faire que l'énumération, pour ne pas dépasser les bornes qui nous sont prescrites, et nous renvoyons, pour les caractères distinctifs de chacune d'elles, aux articles de ce Dictionnaire qui leur sont consacrés.

Millar, Albers, Cookson, Wickmann, Dreyssig, le professeur Royer-Collard, ont écrit sur l'asthme des enfans. Les discussions auxquelles il a donné lieu, ce que nous savons des maladies de cet âge, et les détails qu'a bien voulu nous communiquer, à ce sujet, notre confrère le docteur Guersent, qui s'est spécialement occupé des maladies de l'enfance, nous portent à croire que les troubles nerveux de la respiration sont presque toujours consécutifs à cet âge. Les vices de conformation du cœur et des gros vaisseaux, et les affections aiguës des voies aériennes telles que les diverses espèces d'angines, qui, soit par l'*étroitesse* des canaux, soit par le défaut d'action des muscles qui procurent l'expectoration, sont si fréquemment accompagnées de la formation de fausses membranes, me semblent en être les causes les plus communes.

Nous n'insisterons pas plus long-temps sur ce point, qui doit faire l'objet d'un article séparé dans ce Dictionnaire.

Le *catarrhe pulmonaire*, ses suites, l'épaississement de la membrane muqueuse, le rétrécissement des canaux qu'elle tapisse, déterminent souvent et paraissent constituer ce qu'on a particulièrement appelé l'asthme *humide*, dont les caractères principaux étaient le soulagement remarquable qu'éprouvait le malade, dès que l'expectoration s'établissait, l'extrême abondance et la *viscosité* des matières expectorées; l'*obstruction des bronches*, par des ganglions ou des loupes *coriaces, innombrables* et très-dures (Lieutaud). Bonet dit avoir rencontré les divisions bronchiques de plusieurs tailleurs de pierre sujets à l'asthme, remplies de poussière. Sennert rapporte qu'on a vu des concrétions métalliques obstruer les bronches de plusieurs ouvriers travaillant aux métaux. Des *tumeurs* développées dans les poumons ou aux environs; des *calculs* dans les poumons (Plater, Lieutaud, Bonet, etc.); des *tubercules pulmonaires* (Salmuth, Bayle, etc.); des *vomiques* (Morgagni, Bartholin, etc.); des *tumeurs graisseuses* développées dans le médiastin (Boerhaave, Bonet, etc.); l'*œdème*, du poumon (Albertini, Barrère, Laennec); l'*emphysème*, du poumon (Claris-Stork, Baillie, Breschet, Magendie, Laennec.) Ce dernier regarde le catarrhe chronique comme la cause la plus ordinaire de l'asthme. On a remarqué, au sujet de cette double assertion, que dans les observations de l'emphysème du poumon, publiées par M. Laennec, il existait toujours en même temps des altérations organiques du cœur.

Les diverses affections du diaphragme, son ossification (Rostan); la *péricardite* (Claris-Stork, Bonet, etc.); l'*hydropéricarde*, les *anévrysmes* de l'aorte, son *rétrécissement*, ses *ossifications*

(Lieutaud, Morgagni, Wepfer, Corvisart, etc.); l'*ossification* de l'artère pulmonaire (Sandifort); l'*ossification* des valvules du cœur, celle des artères coronaires (Morgagni, Leroux, Portal, Corvisart, etc.); celle des veines pulmonaires (Bonet); les altérations organiques du cœur, qui, chez les vieillards, paraissent dépendre de ces diverses ossifications, ses dilatations anévrysmatiques (Baillou, Marchetti, Corvisart, etc.); ses *ulcérations*; l'*ossification du péricarde et de la partie gauche du cœur*, comme Bonet en cite un exemple; la *pleurésie chronique*, la *péripneumonie chronique* (Baillie, Portal, etc.); les *adhérences* de la plèvre costale à la plèvre pulmonaire (Rivière, Lancisi); l'*hydrothorax* (Haller, Boerhaave, Morgagni, etc.); le *rachitisme*, les vices de conformation du thorax (Dehaen, Riedlin); les lésions organiques des viscères abdominaux; la gastrite chronique, les fièvres intermittentes; quelques altérations dans l'organisation des nerfs : la compression des nerfs de la huitième paire.

J'ai rencontré au centre du plexus pulmonaire, chez une asthmatique, une ossification assez étendue qui comprimait une partie des nerfs de ce plexus.

Willis, ayant trouvé une certaine quantité de sérosité épanchée dans le crâne d'un asthmatique, s'en sert pour expliquer l'impossibilté où était celui-ci de respirer dans une position horizontale.

Toutes les observations que je viens dé citer sont puisées dans les auteurs les plus recommandables, et aucune n'a été admise qu'appuyée de l'autorité la plus incontestable, je veux dire l'ouverture des cadavres. Mais j'avoue que je n'ai pu vérifier moi-même la réalité de toutes ces causes d'asthme, et qu'excepté les altérations des organes immédiats de la respiration, de la circulation ou de l'innervation, je n'en ai jamais vu d'autres produire cette maladie.

Il faut les admettre cependant, car il serait malheureux de ne pouvoir profiter de l'expérience de nos devanciers, et on conçoit fort bien que l'état maladif d'un organe important, d'un organe dont la sphère d'activité est étendue, puisse porter le trouble dans les fonctions d'un autre organe sans altérer son tissu. L'expérience d'ailleurs est ici en rapport avec le raisonnement.

Nous ferons toutefois remarquer que ce n'est guère que depuis les travaux du professeur Corvisart, de ses élèves MM. Horeau,

Bayle, Laennec et de quelques autres disciples de ce grand maître, que nous possédons, sur les altérations diverses de la circulation et de la respiration, des connaissances positives, et qu'il est possible qu'à défaut de *lésions aperçues* dans le poumon, le cœur ou les gros vaisseaux, on ait pris pour causes de l'asthme des affections qui n'étaient que concomittantes.

D'après la multiplicité des lésions organiques que nous venons de citer comme pouvant produire consécutivement le trouble nerveux appelé asthme, on concevra facilement combien sont rares les cas dans lesquels cette affection ne peut pas être rapportée à une cause connue. Dans la vieillesse, les maladies organiques du cœur, et surtout celles qui dépendent de l'ossification ou du rétrécissement des gros vaisseaux, sont si communes, qu'il est pour nous sans exemple qu'à l'ouverture du corps d'un vieillard qui a éprouvé même une dyspnée remarquable, on ait trouvé le cœur et les gros vaisseaux dans leur état naturel. Le docteur Rostan avait fait depuis long-temps les mêmes observations. H avait été frappé de cette vérité, que s'il existe chez les individus atteints de maladies organiques du cœur une gêne habituelle de la respiration, cette gêne est quelquefois si légère, qu'elle ne peut pas être regardée comme une dyspnée continue. Il avait remarqué que les malades, par un régime sévère et des soins assidus, obtiennent de longues intermittences dans les accidens de leur affection, et qu'ils éprouvent dans certaines circonstances, et particulièrement en hiver, de véritables accès d'asthme. De ses différentes observations, il en a conclu que l'asthme chez les vieillards est toujours un symptôme : et dans un Mémoire lu le 29 mai 1817 à la Société de la Faculté de Médecine, le docteur Rostan développe cette proposition et combat l'opinion des auteurs qui s'obstinent à ne voir que des lésions de vitalités dans les cas où il existe constamment des causes matérielles aux désordres des fonctions.

Mais il se présente naturellement ici une difficulté qu'il ne faut pas craindre d'aborder. Les lésions de la vitalité, le trouble des fonctions ne précèdent-ils pas les altérions organiques que l'on découvre en ouvrant les cadavres des individus qui ont long-temps souffert de l'asthme? et les altérations diverses que nous venons de citer comme les causes, pour ainsi dire, mécaniques de l'affection convulsive de la respiration, ne pourraient-elles pas être l'effet nécessaire d'un dérangement de fonctions dans les organes? Il n'est pas toujours possible dé répondre précisément à cette question; et si l'on prend en considération que la plupart des maladies du cœur paraissent déterminées chez les jeunes sujets par des affections morales, on sera encore plus embarrassé pour se former une opinion. On peut dire cependant que les peines morales sont des causes générales de débilité et de désordre; que le cerveau qui en est d'abord affecté réagit à la vérité sur les autres organes, et peut être regardé comme le point de départ; mais que l'impression fâcheuse qui résulte de cette réaction est toujours en raison directe de la faiblesse originaire, de la prédisposition maladive des organes. On peut dire aussi que le cœur, cet organe principal et toujours agissant d'une des fonctions les plus importantes de l'économie, ce mobile le plus compliqué dans son organisation, doit se trouver le plus fréquemment exposé à l'influence pernicieuse des réactions cérébrales. Une considération qui est plus forte encore en faveur de l'influence primitive des maladies organiques sur la production de l'asthme, c'est que la majeure partie de celles dont nous avons fait mention plus haut ne peuvent nullement avoir une origine nerveuse. Les diverses ossifications du cœur ou des gros vaisseaux qui produisent presque constamment l'asthme des vieillards ne doivent être considérées que comme des altérations de tissu inhérentes aux progrès de l'âge. Les catarrhes chroniques, les tumeurs, les tubercules, les calculs du poumon, les vomiques, l'hydrothorax, les affections de la plèvre, etc., sont des maladies pour la plupart produites par des causes directes, faciles à apprécier, et tout-à-fait etrangères aux influences morales.

On pourra remarquer, dans ce que nous avons dit des maladies qui peuvent produire l'asthme, que les phlegmasies aiguës en sont, excepté chez les enfans, fort rarement la cause. Ce n'est que lorsqu'elles sont passées à l'état chronique, que lorsqu'elles ont déterminé des adhérences contre nature, des désorganisations quelconques, qu'elles ont sur la respiration la même influence que les maladies avec lesquelles nous les avons classées. En effet, l'engorgement aigu le plus étendu dans le tissu du poumon, la péripneumonie aiguë la plus intense, ne produisent jamais l'asthme. Cette observation explique pourquoi un des caractères les plus constans de l'asthme est l'absence de la fièvre qui accompagne presque toujours les phlegmasies récentes.

On peut remarquer encore que les altérations organiques qui

produisent l'asthme symptomatique sont plus spécialement celles de l'enfance et de la vieillesse. Aussi, à ces deux époques de la vie, l'existence de l'asthme essentiel paraît on ne peut pas plus hypothétique. J'observerai de plus, à cet égard, que chez l'enfant l'irritabilité, quoique très-vive, laisse des traces peu profondes, que chez le vieillard elle est fort obtuse, que la contractilité est beaucoup moins développée à ces deux extrêmes de la vie que dans l'âge moyen, et que dans les vieillards comme dans les enfans l'influence tumultueuse des passions est beaucoup moins sentie et le plus souvent nulle.

Les animaux, qui sont exempts des passions que la perfectibilité de l'état social a développées parmi nous, et qui par conséquent ne sont point soumis à l'influence de ce que nous appelons les peines morales, sont sujets cependant à des troubles remarquables de la respiration, et à des dyspnées qui prennent dans quelques circonstances les caractères de l'asthme. Mais chez eux on trouve toujours une altération matérielle.

La *pousse* et le *cornage*, qui affectent si communément les chevaux, ne sont pas, à proprement parler, des asthmes; mais ces maladies ont de si grands traits de ressemblance avec celle dont nous faisons l'histoire, que les gens du peuple disent indistinctement qu'ils sont poussifs ou asthmatiques; dans les classes élevées de la société, si on n'emploie pas les mêmes expressions, les malades ne manquent jamais de vous faire remarquer la similitude de leur état avec celui de leurs chevaux *poussifs* ou *corneurs*. Nous tenons de M. Damoiseau, vétérinaire distingué, des détails qui sont fort en rapport avec ce qu'on enseigne sur ces deux maladies à l'École d'Alfort, et nous pensons qu'ils seront lus ici avec quelque intérêt.

La *pousse* est considérée par les médecins vétérinaires comme une affection spasmodique. Elle est héréditaire; son caractère distinctif est l'irrégularité des mouvemens de la respiration. L'inspiration est naturelle; mais l'expiration, commencée tumultueusement et opérée en deux temps, se termine d'une manière pénible et incomplète. Les côtes se tordent d'une manière remarquable; les muscles abdominaux se contractent convulsivement; le diaphragme paraît se contracter de la même manière; le flanc est *retroussé* et comme tiraillé. Dans les temps humides, la respiration est plus laborieuse; on entend un sifflement dans l'expiration, et alors il y a presque toujours flux par les naseaux, comme dans les affections catarrhales : pourtant l'animal ne paraît pas souffrir davantage. Dans les temps secs, la pousse est plus forte, les membranes muqueuses sont moins humectées, plus gorgées de sang, et l'animal paraît plus tourmenté.

Les chevaux poussifs meurent fort rarement des suites de leur maladie; on les tue *jeunes encore*, et dès qu'ils ne sont plus en état de travailler. A l'ouverture de leur corps, on trouve des lésions du cœur, des gros vaisseaux, des poumons. Les lésions du cœur sont la plupart du temps des dilatations des cavités droites; plus rarement des ossifications de l'aorte, avec épaississement du ventricule gauche.

M. Magendie, en ouvrant des chevaux poussifs, a souvent fait remarquer aux médecins vétérinaires l'emphysème du poumon. Nous l'avons vu bien manifestement, MM. Magendie, Breschet, Ribes et moi, en ouvrant il y a quelques jours le corps d'un cheval atteint de la même maladie.

La *pousse* diminue et disparaît même lorsque les chevaux sont au vert et dans une prairie. La nourriture sèche, et surtout le séjour à l'écurie, la fait reparaître presque instantanément.

Le *cornage* est une difficulté de respirer caractérisée par la gêne de l'inspiration, qui rend un son rauque, pareil à celui d'un cornet à bouquin. Cette dyspnée est remarquable dans ses rapports avec notre sujet : 1° parce qu'elle n'est pas continue, et n'affecte les chevaux que pendant l'exercice; 2° parce qu'elle peut reconnaître pour causes l'angine laryngée, l'épaississement de la membrane muqueuse du larynx, l'œdème de la glotte, le ramollissement et l'aplatissement des cartilages de la trachée-artère, leur ossification, des polypes laryngés, etc.; 3° relativement à son hérédité, qui a rendu cette maladie fort commune dans certains cantons de la Normandie depuis l'introduction des chevaux danois. Dans ce cas, le cornage tient évidemment à un vice de conformation. La tête est ce qu'on appelle *busquée*; les branches de la mâchoire postérieure sont trop peu distantes l'une de l'autre, et compriment la trachée-artère lorsque l'animal rapproche la tête de l'encolure. Dans cette conformation aussi, l'ouverture des naseaux est ordinairement fort étroite.

Une dernière considération sur l'étiologie de l'asthme symptomatique doit, ce me semble, nous occuper quelques instans. Cette maladie est beaucoup plus fréquente chez les vieillards. A cet âge, les maladies du cœur sont aussi plus communes, et celles

qu'on voit le plus souvent sont les ossifications de l'aorte, l'épaississement, avec ou sans dilatation, du ventricule gauche, et la
dilatation passive des cavités droites. Ces altérations, comme nous
l'avons déjà dit, paraissent tout-à-fait indépendantes de l'action
nerveuse, et même de l'engorgement du poumon ou d'un obstacle à la circulation pulmonaire, qui détermineraient plus directement la dilatation isolée des cavités droites. Le cerveau paraît
donc affecté consécutivement dans ces cas nombreux, et s'il était
permis de hasarder quelques conjectures, on pourrait dire que
l'obstacle qui ralentit la circulation cérébrale dans les artères
doit aussi causer la stase du sang dans les sinus de la dure-mère,
la coloration de la face, la compression de l'encéphale et les
mouvemens convulsifs des organes de la respiration, comme
cette compression occasionne la dyspnée et les vomissemens dans
les congestions cérébrales, sans maladie du cœur. On pourrait
ajouter que les affections qui, après celles du cœur, produisent le
plus souvent l'asthme, sont le catarrhe chronique et l'épaississement de la membrane muqueuse pulmonaire, l'obstruction des
bronches, l'emphysème, l'œdème du poumon et tous les obstacles
qui, en s'opposant à la sanguification, affectent secondairement
le cerveau, comme il l'est dans les cas où, suivant les expériences
de Bichat, on injecte du sang veineux dans l'artère carotide, et
où l'on détermine, avant de produire l'asphyxie, des étouffemens, l'accélération des mouvemens de la respiration, et une
grande agitation de l'animal soumis à l'expérience.

Asthme idiopathique ou essentiel. — Après avoir établi que
l'asthme pouvait être le symptôme d'un grand nombre de maladies, il nous resterait à prouver que, dans les cas où on ne peut
pas le rapporter à une cause déterminée, il ne laisse aucune trace
après lui. Ce ne serait pas trop exiger dans l'état actuel de la
science; et ce n'est que depuis qu'on a adopté cette manière de
procéder que la médecine a fait de véritables progrès vers la certitude. Mais ici les difficultés sont presque insurmontables; car il
faudrait, pour acquérir la conviction entière qu'on a observé un
asthme essentiel, comme quelques médecins le conçoivent, un
asthme sans lésion organique, avoir suivi un malade depuis le
début de sa maladie jusqu'à sa terminaison; il faudrait, puisque
l'asthme essentiel n'est pas mortel, que le malade succombât à
une affection étrangère aux organes de la circulation, de la respiration ou de l'innervation; il faudrait que la cause de mort fût

brusque et instantanée; il faudrait enfin, que le sujet fût mort
assez jeune pour n'avoir pu acquérir, par les progrès de l'âge,
les altérations organiques qui produisent l'asthme ou au moins
la dyspnée chez le plus grand nombre des vieillards.

Je ne craindrai pas d'avouer que quinze années d'exercice,
presque entièrement passées dans les hôpitaux, n'ont pu me fournir une seule observation de ce genre. Comme mon expérience
pourrait paraître insuffisante, j'ajouterai que MM. Corvisart,
Leroux, Lerminier, etc., n'en ont jamais rencontré. Dans tous
les auteurs que j'ai consultés, dans les cahiers d'observations des
hôpitaux et hospices civils de Paris, je n'en ai pas trouvé un seul
exemple. Dans la riche collection d'observations recueillies à la
clinique de la Charité, on trouve une seule description complète
d'une maladie intitulée *asthme essentiel, soupçon de maladie
du cœur* (4 nivose an IX). On avait noté avant la mort que la
poitrine résonnait comme un tambour. A l'ouverture du cadavre,
on s'assura qu'elle résonnait dans tous ses points, même dans la
région du cœur. Néanmoins les poumons étaient adhérens aux
parois de la poitrine; ils étaient remplis d'air, présentaient *un
état de dépérissement singulier*, et la moindre pression suffisait
pour rompre les cellules aériennes. La partie antérieure du cœur
était cachée sous le poumon gauche.

Les adhérences des poumons, leur état de dépérissement, et
surtout *l'état des cellules aériennes*, prouvent que cet asthme
était symptomatique; et malgré que M. Corvisart eût attribué les
accidens à une *faiblesse du poumon* et soupçonné *une maladie
du cœur*, il avait pourtant laissé à cette observation le titre
d'asthme essentiel. Imitons son exemple; que cette dénomination soit, comme celle de *fièvre essentielle*, l'expression d'un inconnu; réservons-la pour les cas où les observations les plus rigoureuses ne peuvent nous fournir rien de positif sur le siége de
cette maladie; mais ne négligeons aucun moyen d'assurer notre
diagnostic, et gardons-nous de la facilité avec laquelle on explique les phénomènes des maladies, en admettant trop légèrement
des aberrations du principe vital ou du fluide nerveux.

Deux fois l'asthme idiopathique ou essentiel, tel que nous venons de le définir, s'est présenté à mon observation.

Un jeune officier, plein de talens et d'honneur, blessé griève-
ment dans les dernières campagnes, mais alors se portant fort
bien, revenait en 1814 avec sa famille à Paris, encore occupé

par les troupes alliées. Il éprouva une impression si pénible en apercevant des soldats étrangers aux portes de la capitale, qu'il ressentit sur-le-champ beaucoup de malaise, et sa respiration devint fort difficile. Cet état ne fit qu'empirer, et il eut la nuit même un violent accès d'asthme. Les nuits suivantes furent aussi mauvaises, et ce ne fut que plus de quinze jours après que les accidens diminuèrent d'intensité. M. Corvisart fut consulté, et n'aperçut aucun signe certain de lésion organique. Les conseils les plus éclairés, les soins les plus affectueux changèrent peu l'état du malade. Il alla passer l'hiver dans le midi de la France, et se rétablit entièrement.

En 1815, après de nouveaux chagrins, les accès d'asthme revinrent à des intervalles plus éloignés, pendant lesquels la santé était fort bonne. En 1820, le malade éprouva une fièvre intermittente intense et rebelle. Dans sa convalescence, pendant un voyage, après un bain tiède et un séjour de quelques heures dans une salle de spectacle, il fut pris d'un nouvel accès d'asthme. L'expectoration, qui ne s'établit que le lendemain au matin, était une exhalation sanguine abondante. On ne remarquait aucun changement dans l'état de la circulation. Le malade continua sa route, eut des accès quatre ou cinq nuits de suite, et se rétablit, même sans suivre un régime sévère. Depuis dix mois environ, il se porte fort bien, se livre à de nombreux exercices, et n'éprouve de gêne dans la respiration que lorsqu'il monte un escalier trop rapidement.

M. A. B***, âgé de 35 ans, d'un tempérament bilieux et nerveux très-prononcé, éprouva, il y a quelques années, un grand dérangement de fortune, et en ressentit un chagrin très-vif. Il avait eu long-temps auparavant quelques accès d'asthme, qui ne tardèrent pas à se renouveler avec beaucoup plus d'intensité que les précédens.

Deux ans de suite, M. B*** fut tourmenté par des attaques assez rapprochées ; enfin elles s'éloignèrent en même temps qu'elles perdaient de leur violence, et depuis près d'un an elles sont rares, très-légères, et la santé générale est fort améliorée.

Pendant que les accidens paraissaient menaçans, plusieurs médecins habiles ont exploré l'état de tous les organes. Aucun n'a prononcé sur la nature et le siége de la maladie. Le seul phénomène qui frappât l'attention était un son *fort clair* de toute la poitrine, obtenu par la percussion.

Le 7 juin 1821, après une rémission presque complète de quelques mois, nous avons procédé à un nouvel examen. Le thorax était bien conformé et point infiltré ; la percussion pratiquée avec le plus grand soin, l'application de l'oreille nue et du cylindre, n'ont pu nous apprendre rien de remarquable sur la manière dont la respiration s'opérait, ne nous ont fait apercevoir aucun changement dans la régularité, ni dans l'étendue des battemens du cœur, ne nous ont fourni aucun signe certain de l'existence de quelque lésion organique. Le ventre était souple et libre, les digestions régulières, l'urine abondante et de couleur naturelle. M. B*** vaque à ses affaires, et quoiqu'il soit exposé tous les jours à respirer un air chaud et chargé de poussière, il en est rarement incommodé.

Quelques personnes pourront attribuer la maladie de M. B*** à une affection commençante du cœur ou des gros vaisseaux, et cette opinion ne manquera pas de vraisemblance, si l'on pense que les altérations organiques, à leur début, ne produisent pas des accidens constans, qu'elles peuvent s'arrêter dans leurs progrès, et même guérir. Quelques autres croiront y reconnaître un emphysème du poumon. Mais aucun de ces signes ne nous paraît assez caractéristique, et nous conserverons, faute de mieux, à cet asthme, le titre d'idiopathique. La discussion de quelques-uns des phénomènes que nous avons observés pendant sa durée serait sans doute intéressante ; nous sommes obligés de nous en abstenir, comme nous avons été obligés de supprimer un grand nombre de détails dans les deux observations que nous venons de rapporter. Nous dirons seulement ici quelques mots du traitement employé pour M. B***. Il nous conduira à des considérations qui doivent terminer cet article.

Un grand nombre de moyens ont été mis en usage pour diminuer l'intensité des accidens. Une saignée au bras et des pédiluves avec addition d'acide hydrochlorique, continués pendant plusieurs jours, ont seuls produit un soulagement marqué. Ces deux moyens sont aussi les plus propres à diminuer la congestion pulmonaire : cette congestion, la stase du sang dans le poumon, m'a paru le phénomène le plus constant et le plus saillant chez tous les asthmatiques que j'ai pu observer. La plupart des auteurs qui ont écrit sur l'asthme ont fait la même observation. Ceux qui n'ont point été frappés de cette vérité, Robert Brée entre autres, ont pensé que les poumons étaient gor-

gés de sérosité. Mais l'effet le plus constant, l'effet nécessaire,
inévitable de tout obstacle à la circulation et à la respiration,
doit être de ralentir la circulation pulmonaire, de faire séjourner
le sang dans les poumons, et, à ce sujet, nous ne pouvons nous
empêcher de faire remarquer quels points de contact existent entre l'asphyxie et l'asthme. Lorsqu'un malade, atteint d'une affection organique et d'un asthme symptomatique, succombe, il
meurt comme asphyxié. La face est livide, injectée; les cavités
droites du cœur, les poumons, leurs vaisseaux sont remplis
d'une énorme quantité de sang noir, comme dans l'asphyxie. Dans
celle-ci, de quelque manière qu'on la produise, si on agit d'abord
sur le système nerveux, de violentes convulsions des muscles
de la poitrine précèdent la mort. Que l'on empoisonne un animal
avec de la strychnine, avec de l'acide prussique, ou bien que
l'on pratique la ligature des nerfs qui se rendent aux poumons,
il mourra toujours asphyxié, et toujours l'appareil des muscles
inspirateurs aura développé beaucoup d'activité et d'energie.
C'est surtout par la ligature ou la compression de ces mêmes
nerfs qu'on peut produire ces effets. Ils sont frappans dans le
récit des expériences que M. Dupuytren a faites pour prouver
que la section de tous les nerfs qui se rendent aux poumons est
nécessaire pour faire périr promptement un animal, en suspendant l'hématose dans ce viscère. Il fait remarquer que les effets
de la compression sont toujours plus rapides et plus dangereux
que ceux de la section, et il provoquait ou modérait les spasmes
de la respiration, en augmentant ou en diminuant la compression des nerfs pneumo-gastriques. Les expériences de M. Dupuy
confirment celles de M. Dupuytren. La ligature ou la compression des nerfs de la huitième paire produit toujours la convulsion
des muscles de la respiration, la coloration du sang en noir dans
les artères, et l'engorgement pulmonaire sanguin. Seulement
M. Dupuy, comme M. Magendie, attribue cette asphyxie à la
paralysie des muscles du larynx et à l'impossibilité du passage de
l'air par la glotte. Mais peu importe relativement au cerveau.
Il suffit, pour pervertir son action, qu'il ne reçoive plus son
excitant naturel.

Toutes les difficultés seraient bientôt levées, et l'étiologie de
l'asthme serait facile à saisir, si on pouvait supposer que la fluxion
ou l'engorgement pulmonaire produisent la compression des
nerfs. Mais l'hépatisation du poumon la plus étendue ne pro-

duit que la difficulté de respirer, et non les convulsions du thorax. Serait-ce que, dans ce dernier cas, la maladie soit pour ainsi dire locale, que la respiration pouvant s'effectuer par les points sains des poumons, l'hématose ne soit que peu altérée, et que le cœur, pouvant encore pousser le sang dans les poumons, ne fasse qu'augmenter d'activité ? Serait-ce que le cerveau ne prend qu'une part fort secondaire à ces désordres, tandis que, dans l'engorgement pulmonaire général, il est plus spécialement affecté ?

Th. Willis, Cullen, etc., ont admis comme cause de l'asthme une constriction, un resserrement des bronches, et tout récemment on a renouvelé cette idée. Les expériences de Varnier sur l'irritabilité des poumons doivent rendre circonspect dans la solution de cette question; et si elles ne sont pas toutes concluantes, du moins paraît-il difficile de nier, après avoir lu attentivement le Mémoire dans lequel elles sont exposées, que les bronches ne soient douées d'une contractilité, d'une astriction que l'influence d'un excitant ou l'état pathologique peuvent augmenter. Mais cette astriction est un effet de l'irritabilité ; il ne laisse aucune trace, et, s'il en laissait, comment les distinguer de celles qui sont produites par l'inflammation de la membrane muqueuse qui tapisse ces conduits ?

Cullen admet une espèce d'asthme causée par un trop grand degré de plénitude des vaisseaux du poumon, et croit que cette espèce est celle dont les accès sont ordinairement déterminés par les variations de l'atmosphère. Cette assertion ne nous paraît pas sans fondement. Et pourquoi le poumon, l'organe le plus perméable au sang, ne serait-il pas, dans quelques cas, le siége d'un mouvement fluxionnaire sanguin, qui ne serait ni ce qu'on appelle l'*apoplexie pulmonaire*, ni l'*engorgement hémoptysique*, ni l'*hépatisation* ? Ne voit-on pas tous les jours le cerveau être le siége d'une congestion qui n'est point inflammatoire, et qui disparaît sans avoir altéré sa contexture ? L'érection du mamelon, du clitoris, de la verge, etc., sont des exemples de congestions sanguines passagères. L'âge moyen de la vie, qui est celui où les congestions sanguines sont les plus intenses et les plus communes, est aussi celui dans lequel on observe le plus souvent ces accès d'asthme dont l'état matériel est difficile à saisir. Les hommes replets, adonnés aux plaisirs de l'amour et de la table, y sont le plus sujets. Les femmes dont les menstrues sont régulières en sont rarement atteintes. Enfin la suppression des hémorrhoïdes, d'un accès de goutte , de rhumatisme intense , n'a-t-elle pas souvent été suivie d'une dyspnée périodique et convulsive ?

L'asthme a parfois compliqué l'hystérie , l'hypocondrie, l'épilepsie , d'où l'on a fait l'asthme *hystérique*, etc. Dans ces cas, heureusement fort rares , l'étiologie et le siége de la maladie sont difficiles à déterminer. Nous sommes encore fort peu avancés sur les maladies du système nerveux ; nous ne connaissons que l'irrégularité et le désordre de leur marche. Déjà on s'est livré à d'utiles travaux , et on continue d'importantes recherches sur les fonctions et les altérations du mystérieux appareil de la sensibilité et de l'irritabilité. Espérons qu'à l'aide du lumineux flambeau qui éclaire les investigations des observateurs modernes , on jettera quelque jour sur cette matière. En attendant , observons les phénomènes, cherchons à les rapporter à des causes connues , et ne méconnaissons pas leur existence , lorsqu'il nous sera impossible de les expliquer.

Le traitement de l'asthme a été aussi vague et aussi peu rationnel que celui de toutes les maladies dont la nature est indéterminée. La seule considération qui puisse servir de base sur ce point est celle que nous avons prise pour guide dans la classification de cette maladie : Le système nerveux est-il primitivement ou consécutivement affecté?

Il faut, pour résoudre cette question, procéder par voie d'exclusion. Ce n'est qu'après avoir examiné attentivement l'état de toutes les fonctions et de tous les organes , qu'on devra porter un jugement , et alors encore pourra-t-il rester quelques doutes. Quels signes certains nous feront reconnaître si la fluxion pulmonaire, qui est manifeste dans la plupart des cas, est la cause ou l'effet du trouble nerveux. Ici l'étude des causes et de leur manière d'agir peut seule nous éclairer, et l'état général du malade, ses dispositions habituelles , les affections auxquelles il est sujet , motiver nos déterminations. Si l'examen le plus scrupuleux n'apprend rien sur le siége de la maladie, si l'habitude de l'individu n'est pas pléthorique, s'il est affaibli et surtout si les souffrances sont déjà anciennes, enfin si l'état nerveux est prononcé , il ne faut pas craindre d'employer avec quelque activité le traitement dit antispasmodique. Le musc , les diverses préparations éthérées , l'opium ou mieux encore la morphine, l'acide prussique médicinal , peuvent être donnés avec avantage. Ces moyens, dont l'action sur l'économie est si énergique, ne deviennent insuffisans dans un grand nombre de cas, que parce que leur emploi n'a pas été précédé d'un examen assez rigoureux de l'état des organes, et qu'ils sont administrés alors avec la timidité que doit inspirer le défaut de connaissances positives. Si la faiblesse devient plus grande, si la périodicité est toujours marquée, si l'attaque se prolonge au delà du terme ordinaire, et si rien dans l'état des voies digestives ne contr'indique l'emploi des amers et même du quinquina pris intérieurement, on devra en essayer l'usage, en suivant, pour l'administration de ce dernier médicament, les règles établies pour le traitement des fièvres intermittentes.

Les succès que Wilson prétend avoir obtenus de l'application du galvanisme, dans ce qu'il appelle *dyspepsie compliquée d'asthme*, pourraient être espérés dans le cas dont nous venons de parler.

Lorsque l'individu est jeune et fort, qu'il paraît menacé de suffocation pendant les accès, que la maladie est récente, et la fluxion pulmonaire évidente, la saignée est le moyen le plus ordinairement certain d'obtenir une diminution sensible des accidens, non dans l'accès pendant lequel on la pratique, mais dans les suivans. La faiblesse du pouls ne doit pas arrêter dans ce cas ; souvent il se développe, dès qu'on a tiré une certaine quantité de sang (Bosquillon). Le même auteur recommande une grande réserve sur les évacuations sanguines, lorsque la maladie est ancienne.

Haller conseille la saignée de la veine jugulaire pendant l'accès. Le docteur Castel dit que l'on voit chez beaucoup de malades l'accès céder aux pédiluves chauds et à l'usage de l'eau très-froide pour boisson. Il recommande, si le paroxysme est très-violent, d'avoir recours sur-le-champ à la saignée.

Les boissons froides et légèrement acidulées, prises modérément dans le commencement de l'accès, la précaution de placer le malade dans un air frais, de lui faire prendre une position verticale, d'enlever tous les vêtemens qui étreignent un peu fortement quelque partie du corps, d'éloigner tous les assistans inutiles, produisent du soulagement, ainsi que tous les moyens qui peuvent, vers la fin de l'accès, favoriser l'expectoration, tels que l'oxymel scillitique, les préparations antimoniales, le sulfure de potasse, etc. Mais la diminution des accidens ne guérit

pas la maladie, et c'est pendant l'invervalle des accès qu'il faut
agir pour en prévenir les retours. La saignée, les pédiluves, les
vomitifs, le quinquina, les vésicatoires ont été préconisés tour à
tour pour arriver à ce but; mais, nous le répétons, l'étude la
plus attentive des causes doit toujours précéder, et l'on conçoit
facilement, en précisant les cas, que la saignée ait prévenu les
retours d'une fluxion pulmonaire sanguine; qu'un vomitif,
donné opportunément, ait imprimé une secousse favorable;
que le quinquina ait suspendu un trouble nerveux et périodique,
et que les rubéfians, qui déterminent une irritation, un mouvement fluxionnaire éloigné, et souvent rappellent quelque éruption cutanée devenue nécessaire par l'habitude, aient été ici les
moyens les plus efficaces de la thérapeutique, comme ils le sont
partout ailleurs, lorsqu'on les administre à propos.

Dans l'intervalle souvent assez grand des attaques, les secours
journaliers et presque de tous les instans, que peut fournir l'hygiène, sont encore plus utiles. Une promenade lente, des exercices modérés sont fort avantageux. On doit prescrire, et surtout aux jeunes gens et aux pléthoriques, un régime simple et
léger, composé de viandes blanches, de végétaux dont la digestion soit facile et point accompagnée d'un dégagement considérable de gaz. Cependant lorsque la maladie a duré des années,
les asthmatiques supportent ordinairement et même exigent un
régime suffisamment nourrissant; mais une nourriture fort abondante est, dans tous les cas, très-nuisible. L'eau ou les liqueurs
aqueuses, rafraichissantes, sont l'unique boisson qui leur convienne. On doit leur interdire toutes les liqueurs fermentées. Le
thé et le café doivent aussi être sévèrement proscrits. (Cullen.)

Le choix du climat, de l'air, de la température qui conviennent à l'*individu*, puisqu'on ne peut rien établir de général
à cet égard, et que parmi les asthmatiques les uns ne peuvent respirer que dans l'air libre de la campagne, tandis que l'habitation
au milieu d'une grande ville soulage quelques autres (Cullen),
sont des objets tout aussi importans.

L'expérience de tous les jours signale l'exercice du cheval,
pris avec modération, le mouvement communiqué par une voiture douce, la navigation et l'usage des eaux minérales appro-
priées, comme des moyens efficaces d'exciter la contractilité
organique, et de diminuer les congestions locales, en activant
la circulation capillaire. Les voyages sont encore éminemment

utiles : rien n'est plus propre à calmer le trouble nerveux que
de rompre les habitudes du malade ; et présenter sans cesse des
objets nouveaux à sa vue est la diversion la plus puissante que
l'on puisse faire à une préoccupation qui augmente constamment
l'intensité de ses maux.

Nous ne nous occuperons pas du traitement de l'asthme symptomatique : chacune des maladies qui peut le produire fournit
des indications curatives particulières ; et dans les articles de ce
Dictionnaire, où ces maladies sont décrites, on trouvera toutes les
modifications dont le traitement de cet asthme est susceptible.

(G. FERRUS.)

ASTHME AIGU, ASTHME SPASMODIQUE, CATARRHE NERVEUX
SUFFOQUANT DES ENFANS. Millar a décrit le premier, en 1769,
sous le nom d'asthme aigu, une espèce de dyspnée rémittente
ou intermittente, qu'il dit être assez commune et particulière aux
jeunes enfans jusqu'à l'époque de la puberté. Cette maladie dé-
bute plus ou moins brusquement, souvent au milieu de la nuit,
comme le croup, et se distingue surtout par des accès de suffocation, accompagnés d'une espèce de croassement analogue à
celui qu'on remarque dans quelques attaques d'hystérie. Ces caractères, que Millar regarde comme essentiels, paraissent néanmoins convenir soit au croup, soit à quelques phlegmasies du
larynx ou de la trachée. La description de Millar est accompagnée de trois observations particulières ; l'une d'elles est absolument insignifiante. Il arrive au moment de l'agonie d'un enfant
de quatre ans qui meurt dans les convulsions après avoir éprouvé
deux accès de dyspnée, pour lesquels on lui avait tiré quatorze
onces de sang : l'ouverture du cadavre n'est point faite. Dans les
deux autres histoires, tout aussi incomplètes, les malades guérissent après plusieurs accès de toux et de suffocation. Millar rend
compte seulement de deux ouvertures de cadavre. Dans la première, les poumons étaient parfaitement sains ; mais il ne dit
rien de l'état du larynx, de la trachée-artère et des bronches ;
dans la seconde, dont il ne parle que sur le rapport des autres,
car il n'avait pas assisté à l'ouverture, la plèvre, les poumons
étaient malades, et les bronches remplies d'une matière blanche
et gélatineuse. Enfin dans un autre chapitre l'auteur prétend que
les poumons sont toujours gangrénés chez ceux qui meurent au
second degré de l'asthme aigu, et que tout ce que Home dit dans
son ouvrage sur les altérations qu'on trouve à la suite du croup,

convient également à la dernière période de l'asthme aigu ; de sorte qu'après avoir regardé ces deux affections comme très-distinctes dans leur origine , il semble les confondre dans leur dernière période. Il est sans doute impossible de tirer quelques lumières d'indications aussi vagues, et d'autopsies cadavériques qui sont contradictoires, parce qu'elles appartiennent à des maladies différentes. Néanmoins il paraît que Millar avait en vue, dans sa description, une maladie particulière, différente en effet du croup, avec lequel on la confond souvent, et que nous ferons connaître à l'article CROUP FAUX ; mais il ne l'avait pas suffisamment caractérisée et distinguée de plusieurs autres maladies voisines. Le peu de précision qui règne en général dans l'ouvrage de Millar a jeté ceux qui lui ont succédé dans une grande incertitude, et a été cause de beaucoup de discussions sur la nature de la maladie dont il avait voulu parler. Comme il avait réuni sous le nom impropre d'asthme aigu plusieurs maladies différentes, chacun a pu trouver dans son ouvrage quelque chose de ce qu'il voulait y voir.

Underwood et Cullen ont considéré cette maladie comme étant la même que le croup. Albers, l'oncle et le neveu, ont adopté dans ces derniers temps cette même opinion. Rush, qui d'abord avait été de cet avis, s'est ensuite rétracté, et a établi dans une dissertation particulière la distinction entre l'asthme aigu et le croup , mais sans appuyer son opinion sur des faits positifs. Wichmann et Dreysig, dans leur ouvrage sur le diagnostic, Michaelis, Royer-Collard et plusieurs autres , se sont également attachés à bien distinguer l'asthme aigu du croup, d'après la description qu'en avait donnée Millar, ou d'après ce qu'ils avaient cru observer d'analogue à ce qu'avait écrit cet auteur ; mais ils n'ont pas fondé leur distinction sur des observations particulières. Wichmann dit seulement qu'il a eu occasion de voir un exemple d'asthme aigu qui s'est terminé par la mort, et qu'il n'a remarqué, à l'ouverture du cadavre, aucune altération ni dans la trachée-artère, ni dans les poumons. On trouve dans l'ouvrage sur le croup, du docteur Double, deux observations qu'il rapporte à l'asthme aigu de Millar ; dans l'une, la toux et la suffocation intermittente ont cédé dans l'espace de très-peu de jours ; dans l'autre, l'enfant a succombé après plusieurs accès de dyspnée, accompagnée d'une toux peu fréquente ; l'examen du cadavre n'a malheureusement été faite que d'une manière incomplète et superficielle. M. Double a pu reconnaître seulement que les poumons étaient sains, mais affaissés sur eux-mêmes, et que la membrane muqueuse de la trachée-artère était sèche et sans aucune trace d'inflammation.

Jurine a donné dans son mémoire sur le croup une observation très-détaillée d'une affection catarrhale avec accès de suffocation qui s'est terminé par des vomissemens abondans d'une matière d'apparence albumineuse, provoqués par l'émétique. Il paraît penser que cette matière provient des bronches, et regarde la maladie comme appartenante à l'asthme aigu, qu'il désigne sous le nom de catarrhe nerveux suffoquant, dénomination déjà employée par Lieutaud, Gardien et plusieurs autres écrivains.

Il résulte de tout ce que nous venons de rapporter que trois ou quatre maladies différentes ont été comprises sous le nom d'asthme aigu des enfans, d'abord par Millar lui-même, et ensuite par ses successeurs. En laissant de côté la description de Millar, et ne s'attachant qu'aux faits qu'il cite, on voit qu'il a appliqué la dénomination d'asthme aigu à plusieurs dyspnées symptomatiques de différentes phlegmasies du larynx, de la trachée-artère, et probablement même des poumons. Underwod, Cullen et les docteurs Albers ont regardé l'asthme aigu comme n'étant pas différent du croup. Jurine en a fait un catarrhe suffoquant; enfin Wichmann et le docteur Double ont désigné sous ce nom une dyspnée particulière qui paraît ne dépendre d'aucune altération organique visible, et qu'il faudra peut-être rapprocher de certaines histoires de prétendus croups dans lesquels l'autopsie cadavérique n'a fait voir aucune espèce de fausse membrane. Sans rien préjuger toutefois sur ce rapprochement, qui sera discuté ailleurs, il faut donc admettre sous la dénomination d'asthme aigu plusieurs dyspnées symptomatiques, et une autre qu'on pourrait appeler essentielle ou idiopatique.

Un grand nombre d'observations prouve que des dyspnées rémittentes ou intermittentes, accompagnées d'accès de suffocation imminente, ne sont le plus souvent, chez les enfans comme dans les autres âges, qu'un des effets symptomatiques de différentes phlegmasies des organes de la respiration, de l'œdème ou de l'emphysème des poumons, ou des effets symptomatiques de quelque lésion des organes de la digestion. Celles qui dépendent des maladies du cœur ou des gros vaisseaux sont aussi rares chez eux qu'elles sont communes chez les vieillards; mais les plus légères phlegmasies du larynx ou des poumons déterminent beaucoup plus rarement dans l'enfance des dyspnées symptomatiques que chez les adultes et les vieillards. Il est difficile d'assigner la véritable cause de cette différence. Peut-être dépend-elle de la fréquence plus grande des contractions du cœur chez les enfans, et de l'accélération qu'elle imprime à leur circulation, ou de ce que les puissances motrices dans lesquelles résident essentiellement les mouvemens d'inspiration et d'expiration sont plus susceptibles d'être excitées à cet âge. Quoi qu'il en soit, la dyspnée rémittente aiguë s'observe très-fréquemment, surtout chez les enfans rachitiques, dont le thorax est mal conformé ; ils succombent même quelquefois rapidement dans un accès de suffocation, sans qu'on puisse, à l'ouverture du cadavre, reconnaître aucune cause apparente de mort.

Indépendamment de cette dyspnée aiguë particulière aux enfans rachitiques, j'ai quelques exemples de dyspnée essentielle devenue promptement mortelle chez des enfans d'ailleurs bien conformés. J'ai vu particulièrement deux enfans succomber à une dyspnée rémittente aiguë, accompagnée d'une fréquence extrême du pouls, d'anxiété précordiale, et d'une toux sèche. Après avoir examiné avec le plus grand soin l'état de tous les différens organes, je n'ai pu reconnaître aucune lésion organique qui pût faire soupçonner que la dyspnée n'avait été que symptomatique ; mais je n'ai jamais observé chez les enfans de dyspnée essentielle avec intermittence aussi complète que l'ont vue les docteurs Wichmann et Double ; je n'ose donc pas affirmer que la maladie indiquée par ces auteurs soit la même que celle que j'ai rencontrée dans ma pratique. Toutes les dyspnées intermittentes, chez les enfans, m'ont toujours paru symptomatiques de phlegmasies des organes pulmonaires. En admettant donc chez les enfans une dyspnée essentielle continue, aiguë et souvent mortelle, mais aussi rare que la dyspnée symptomatique rémittente ou intermittente est commune, je n'ai rien vu jusqu'ici ressemblant précisément à l'asthme convulsif périodique des adultes. Au reste, l'histoire des maladies qu'on pourrait appeler les névroses des organes de la respiration, chez les enfans, est encore un point très-obscur de la pathologie ; il réclame beaucoup de recherches, d'observations, et le petit nombre de faits que j'ai pu recueillir jusqu'ici ne me paraît pas suffisant pour assigner leurs caractères, et surtout pour les distinguer des dyspnées purement symptomatiques de différentes

affections des organes de la circulation et de la respiration, ou de
ceux de la digestion. ·   (GUERSENT.)

ASTRAGALE, s. m. Genre de plantes de la famille des légumineuses, de la diadelphie décandrie, qui a pour caractère distinctif, avec une corolle papilionacée, une gousse un peu
renflée, partagée en deux loges par une cloison longitudinale.

C'est sur quelques espèces de ce genre que l'on recueille la
gomme adragant. (*Voyez* ADRAGANT.) Une autre espèce a été employée en médecine, c'est l'astragale sans tige, *astragalus exsta-
pus*, L. Petite espèce herbacée qui croît dans nos Alpes, et que
l'on reconnaît à des feuilles pinnées, velues, dont les folioles
sont obtuses, à un épi de fleurs jaunes, sortant immédiatement
de la racine.

C'est de la racine que l'on doit faire usage; elle est brunâtre,
divisée en plusieurs branches presque dès sa partie supérieure; elle
est mucilagineuse, un peu amère. C'est au docteur Girtainer, de
Gœttingueque l'on doit quelques renseignemens sur les propriétés
médicales de cette racine. D'après quelques observations qu'il
rapporte, il paraîtrait que l'astragale sans tige doit être placé parmi
les médicamens éminemment sudorifiques, puisque avec ce seul
médicament on a guéri à Vienne des syphilis invétérées et constitutionnelles, et même la gale. Cependant, malgré les éloges
donnés à cette racine par le docteur allemand, je ne sache pas
qu'on ait fait en France l'essai de ses propriétés.

Son mode d'administration est fort simple; il consiste à faire
bouillir une demi-once de la racine dans une livre d'eau, que
l'on fait réduire d'un tiers. On prend cette boisson par verrées
dans la journée.   (A. RICHARD.)

ASTRAGALE, s. m., *astragalus*, de ἀστράγαλος, le talon; os
court situé à la partie postérieure et supérieure du pied, faisant
partie du tarse. Sa forme est celle d'un cube irrégulier : il est un
peu allongé d'avant en arrière, et légèrement aplati de haut en
bas. La majeure partie de sa surface est articulaire et encroûtée de
cartilage dans l'état frais : le reste est raboteux, inégal, percé de
larges ouvertures pour le passage des vaisseaux, et donne attache
à des ligamens. La partie articulaire est composée de trois facettes.
La plus large occupe presque toute la face supérieure de l'os, d'où
elle se prolonge sur ses faces interne et externe, et s'articule avec
les os de la jambe : on peut la diviser en trois portions, une

moyenne, une interne et une externe; la portion moyenne, qui représente une sorte de poulie plus large en devant qu'en arrière, inclinée dans ce dernier sens, et dont la gorge, peu profonde, est plus rapprochée du bord interne, moins saillant que l'externe, correspond à l'extrémité inférieure du tibia; la portion interne, étroite et plane, terminée en pointe en arrière, s'articule avec la malléole interne du même os; la portion externe, plus large, triangulaire, concave de haut en bas, s'articule avec le péroné. Une seconde facette se remarque à la face antérieure de l'astragale, et s'étend à la face inférieure de cet os : elle est arrondie, divisée en deux par une ligne qui indique le point d'union de ces deux faces, et forme ce qu'on appelle la *tête* de l'astragale; un col droit en haut, où il présente un enfoncement rempli par des ligamens et du tissu graisseux, oblique en bas, où il forme une sorte de rainure plus étroite en dedans qu'en dehors, et dans laquelle s'insèrent des ligamens qui vont au calcanéum, supporte cette tête, dont la partie tournée en devant s'articule avec le scaphoïde, et celle qui regarde en bas avec le calcanéum. La troisième facette de l'astragale est située derrière la précédente, et appartient tout entière à la face inférieure : concave, oblique d'arrière en avant et de dedans en dehors, elle s'articule avec le calcanéum. La partie postérieure de l'astragale, qui est très-étroite, présente une coulisse dans laquelle passe le tendon du muscle long fléchisseur propre du gros orteil : le bord externe de cette coulisse forme une saillie qui donne attache à un des ligamens de l'articulation du pied.

L'astragale renferme beaucoup de substance spongieuse; une lame mince de substance compacte le revêt seulement à l'extérieur. Comme les autres os du tarse, il est entièrement cartilagineux dans le premier âge : plus tard deux points osseux s'y développent, un pour la tête, et un pour le reste de l'os; ils se confondent ensuite.

Cet os joue un rôle important dans le mécanisme du pied; il joint cette partie avec la jambe, et concourt en outre à sa mobilité par ses articulations avec le calcanéum et le scaphoïde. *Voyez*, pour ses articulations, PIED et TARSE.

(A. BÉCLARD.)

ASTRICTION, s. f., *astrictio*, resserrement. Action des substances astringentes sur les organes avec lesquels elles sont en contact. *Voyez* ASTRINGENT.

ASTRINGENT, s. m. et adj., *astringens*. On a donné ce nom à une classe particulière de médicamens et de moyens thérapeutiques remarquables par l'espèce de resserrement fibrillaire plus ou moins visible et prompt qu'ils excitent sur tous les tissus vivans. Les astringens, considérés d'une manière générale, sont ou des agens physiques ou chimiques. On peut ranger parmi les premiers l'eau très-froide, la glace et la neige. L'impression première que produisent ces substances sur les différentes parties du corps se rapporte d'abord à une véritable astriction. Mais cet effet local, qui se communique bientôt à tout le système, ne peut être prolongé quelque temps sur une surface un peu étendue sans provoquer une réaction générale qui n'appartient point à la médication astringente. (*Voyez* AFFUSION, BAINS FROIDS, GLACE.) Les agens chimiques qui se rapportent aux astringens proprement dits sont ou des substances acides ou salines, ou des substances tannantes. Les astringens chimiques prennent le nom de styptiques quand ils sont employés seulement à l'extérieur.

Astringens acides ou salins avec excès d'acide. — On trouve dans cette division la plupart des acides, et particulièrement les acides acétique, hydrochlorique, sulfurique, nitrique, affaiblis au moyen d'une quantité d'eau assez considérable, suivant chaque acide, pour réduire leur propriété caustique différente à une simple astringence. La combinaison de l'éther avec les acides sulfurique et nitrique, dans l'eau de rabel et l'esprit de nitre dulcifié, réduit aussi les propriétés caustiques de ces acides à une simple astriction; et les acides sulfurique et nitrique éthérés, presque purs, doivent être comptés parmi les astringens. Lorsque les acides affaiblis sont dissous dans un véhicule abondant, ils cessent alors d'être astringens, et rentrent, par leurs effets généraux, dans la classe des acidules. On remarque particulièrement, parmi les sels astringens, les sulfates acides de potasse et d'alumine, de zinc, de cuivre, de fer : le tartrate acidule de potasse, les tartrates de potasse et de fer, l'acétate de plomb. Toutes ces substances, pulvérisées et appliquées immédiatement sur nos organes, ou dissoutes dans une petite quantité de liquide, agissent à peu près de la même manière que les acides qui ont perdu leur causticité. Tous ces agens causent d'abord une impression plus ou moins vive et douloureuse sur les surfaces ulcérées et sur les membranes muqueuses sur lesquelles on les applique, et cette première impression est suivie d'une sorte d'engourdissement analogue à celui que produit l'impression de la glace. Pendant que cet effet a lieu, les parties soumises à l'action de l'acide se resserrent; elles se décolorent; les membranes muqueuses mêmes deviennent blanches; les vaisseaux capillaires se contractent; ce n'est que par degrés qu'ils se remplissent de nouveau, et alors le sang y afflue même en plus grande quantité qu'avant l'application des astringens; la circulation y paraît plus large, et le réseau capillaire plus développé. Il est facile de suivre ces effets locaux des astringens acides ou salins sur les conjonctives, les membranes muqueuses de la bouche, et les ulcères atoniques.

Astringens tannans. — L'acide gallique et le tannin, qui, suivant les chimistes modernes, n'est, à ce qu'il paraît, lui-même qu'une combinaison de l'acide gallique avec différentes substances extractives colorantes, n'ont point encore, jusqu'à ce jour, été employés en médecine dans leur état de pureté; mais un grand nombre de substances astringentes ne doivent leurs propriétés qu'à la réunion de ces principes : tels sont particulièrement la noix de galle, le cachou, les différentes espèces de sucs végétaux connus sous le nom impropre de gomme-kino, ceux qui ont reçu le nom de sang-dragon; les sucs d'acacia, d'hypociste; les racines de tormentille, de fraisier, de quintefeuille; les feuilles de ronce, de busserole; les écorces de saule, de marronnier d'Inde, de cerisier, de chêne, les cupules et les glands de ce même arbre; le parenchyme du drupe du noyer, connu sous le nom de brou de noix; les feuilles et les fruits du sumac; les pétales des roses et leurs fruits, employés ordinairement sous le nom de cynorrhodon; les sucs acerbes de la plupart des fruits verts, et en particulier ceux du cognassier; enfin l'extrait de rathania. Cette substance, quoique composée en partie, d'après M. Peschier de Genève, d'un acide particulier bien distinct de l'acide gallique, se rapproche néanmoins beaucoup des astringens tannans, à cause de la grande quantité de matière extractive colorante et amère qu'elle contient. Les astringens tannans, soit en nature et à l'état pulvérulent, soit en décoction, déterminent un degré d'astriction moins vif et moins douloureux, mais peut-être plus durable que celui que présentent les acides.

Les solutions plus ou moins rapprochées de toutes les substances qui contiennent l'acide gallique et le tannin, se combinent facilement avec les sucs gélatineux si abondans dans les tissus dermoïde et sous-muqueux, et leur communique une sorte de densité. Cet effet, très-remarquable après la mort, est presque nul pendant la vie, qui s'oppose à cette espèce de combinaison. Cependant lorsque des décoctions de tan ont été long-temps en contact avec la peau des extrémités affectées d'œdème, de varices ou d'ulcères atoniques, ou avec les membranes muqueuses, comme dans les prolapsus du vagin et du rectum, on voit le derme et le tissu muqueux perdre leur souplesse, leur sensibilité et leur couleur naturelle, pour prendre une sorte de consistance qui les rapproche jusqu'à un certain point des tissus tannés.

Des caractères de la médication astringente. — Malgré les nuances assez tranchées qui existent entre les propriétés des différens astringens, tous cependant, soit physiques, soit chimiques, se réunissent par des caractères communs dans leur manière d'agir localement ou sur le système général. Tous resserrent plus ou moins promptement les surfaces cutanées ou muqueuses avec lesquelles on les met en contact, augmentent la tonicité de ces tissus, et excitent momentanément leurs propriétés vitales; mais cette excitation est purement locale et passagère. Lorsque leur usage est continué long-temps, ils finissent même par émousser la sensibilité des organes sur lesquels on les applique, et diminuer leurs propriétés contractiles en augmentant leur densité. Les astringens administrés à l'intérieur agissent sur les organes de la digestion à peu près de la même manière que nous l'avons remarqué sur les membranes muqueuses. S'ils sont employés à assez forte dose, surtout chez les individus irritables, ils causent une astriction douloureuse sur l'estomac, laquelle se communique assez rapidement aux organes voisins qui sympathisent principalement avec lui comme les poumons; et une certaine gastrodynie accompagnée de douleur de poitrine, se manifeste presque toujours plus ou moins promptement. Lorsque leur usage est continué quelque temps, il imprime un certain resserrement dans tout le trajet du canal intestinal, et diminue sensiblement la sécrétion muqueuse, qui le lubréfie. Sous ce rapport, les astringens viennent se confondre avec les toniques, de même que tous les toniques qui contiennent plus ou moins de tannin se rapprochent de la manière d'agir des astringens, quand leur emploi n'est pas de longue durée. Il est à remarquer toutefois que l'effet tonique des astringens est toujours plus ou moins borné, et circonscrit aux organes sur lesquels on les applique, et qu'ils ne provoquent pas de réaction générale sur tous les autres organes, comme les vrais toniques. Leurs effets sont plutôt dus à une simple astriction de tissu qu'à une augmentation réelle des propriétés de la vie. Aussi la médication astringente doit-elle nécessairement être de peu de durée; elle devient presque toujours nuisible lorsqu'elle est long-temps continuée. Les véritables toniques contiennent toujours un principe amer ou aromatique, ou alcalin, ou du fer. Les astringens ne sont point ordinairement amers, jamais aromatiques, et quoique deux ou trois d'entre eux soient formés par la combinaison du fer avec un acide, l'excès d'acide masque beaucoup les propriétés de ce métal; et en dernière analyse les astringens doivent principalement leurs propriétés à un principe acide ou tannant, qui n'est, comme nous l'avons vu, que de l'acide gallique lui-même combiné avec une matière extractive colorante. Les astringens proprement dits diffèrent donc autant des toniques par leurs propriétés chimiques que par leurs propriétés médicales. Quant aux astringens aromatiques, comme le thé, la camomille, ou amers et astringens comme le quinquina, ce sont des médicamens mixtes qui participent des propriétés de deux classes différentes, et qui font le passage naturel de l'une à l'autre. Nous renverrons leur histoire à celle des toniques.

Les astringens purs, en resserrant le système capillaire et émoussant la sensibilité de cet appareil vasculaire, diminuent progressivement les mouvemens sécréteurs et excréteurs nonseulement des organes avec lesquels ils sont directement en contact, mais encore de ceux qui sympathisent plus ou moins avec le canal intestinal. C'est ainsi que l'acétate de plomb, le sulfate de potasse et d'alumine, et plusieurs autres astringens, diminuent la sueur, en même temps que la diarrhée. Les astringens purs, en s'opposant aux émanations excrémentitielles de la peau, et à celles des membranes muqueuses intestinales, tendent par conséquent, en refoulant les liquides qui abreuvent ces surfaces vers les organes intérieurs et parenchymateux, à produire une sorte d'effet répercussif assez général et étendu. C'est sans doute à cette propriété immédiate des astringens qu'il faut attribuer les effets secondaires diurétiques de la plupart d'entre eux, mais qu'on a remarqué plus particulièrement dans les solutions des sels acidules, et dans les décoctions de racine de fraisier, de quintefeuille, de tormentille, de busserole et de plusieurs autres.

De l'emploi de la médication astringente. — D'après tout ce que nous avons exposé sur les caractères de la médication astringente en général, il est facile de distinguer quand cette médication peut être mise en usage avec succès, et lorsqu'elle est au contraire nuisible. Il est évident qu'elle ne produira que de mauvais effets dans toutes les phlegmasies récentes, et même dans les phlegmasies chroniques avec altération profonde des tissus, ou dans celles qui sont accompagnées de fièvre et de douleur; c'est ainsi que les astringens sont presque constamment nuisibles dans les gastrites, même chroniques, et dans tous les temps de la dysenterie, comme l'a très-bien observé Cullen. Si quelques praticiens les ont conseillés dans cette maladie, et en ont obtenu de bons effets, c'est qu'ils confondaient sans doute la diarrhée avec la dysenterie, dans laquelle il y a toujours altération plus ou moins profonde du tissu sous-muqueux. Les toniques très-peu astringens sont néanmoins quelquefois utiles dans la dernière période de la dysenterie; mais les astringens purs sont constamment dangereux; ce qui confirme encore la différence qui existe entre la médication astringente et celle qui est simplement tonique. (*Voyez* ce mot.) Ce n'est même que dans la dernière période des diarrhées qui dépendent d'une phlegmasie du gros intestin qu'on peut tenter avec beaucoup de précaution l'emploi des astringens. C'est, principalement dans les flux diarrhéiques qui ne sont accompagnés d'aucune irritation du cœco-colon, et qui ne sont pointcritiques, qu'on obtient un avantage très-marqué de l'emploi de ces médicamens. Mais il est certaines diarrhées utiles dans les engorgemens chroniques du foie et de la rate, ou dans quelques phlegmasies latentes des organes abdominaux, qu'il faut bien se garder d'arrêter, et par conséquent de traiter à l'aide de la médication astringente. On administre les astringens dans la diarrhée, soit à l'état solide, soit à l'état liquide. Tantôt on emploie les différens astringens séparément, comme l'extrait de rathania, la conserve de rose; tantôt on en réunit plusieurs ensemble, comme dans les pilules d'Helvétius, qui sont composées de deux parties d'alun et d'une de sang-dragon. Dans certains cas on associe les astringens aux mucilagineux, dans d'autres aux opiacés. C'est à cette dernière combinaison que sont dus les bons effets du diascordium, dont l'antique réputation est presque égale à celle de la thériaque. Les boissons astringentes pures ou mitigées sont aussi fréquemment employées dans la diarrhée. Les injections et les lavemens sont préférables aux boissons, lorsque la cause de la maladie réside dans le gros intestin; ce qui se rencontre le plus fréquemment. Si le relâchement du rectum est considérable, on ajoute même à l'action des astringens, en les administrant sous forme de douche ascendante. J'ai vu ainsi des solutions de noix de galle et d'acétate de plomb, données de cette manière, guérir complètement un prolapsus du rectum qui avait résisté aux moyens ordinaires.

L'action secondaire antidiaphorétique des astringens a été mise à profit pour remédier aux sueurs excessives de phthisiques, et M. Fouquet a prouvé que l'acétate de plomb seul pouvait, avec avantage, servir à combattre ce symptôme funeste, sans que d'ailleurs, comme on l'avait prétendu, ce médicament puisse être d'aucune utilité pour la maladie principale.

Les astringens les plus énergiques, tels que l'alun et la noix de galle, ont été mis en usage avec succès pour ramener à leur rhythme naturel la contractilité et la sensibilité du tube intestinal, complétement perverties dans la colique dite des peintres. Ces médicamens doivent être alors portés à assez forte dose. Il est nécessaire de donner quelquefois jusqu'à plusieurs gros d'alun par jour. Un astringent tout aussi actif, le sulfate de fer, administré à la dose d'un scrupule à un demi-gros, comme l'a conseillé M. Marc, paraît aussi fortement modifier les propriétés du tube intestinal, et s'opposer aux mouvemens fébriles périodiques qui dépendent de l'état de ces organes. J'ai plusieurs fois employé avec avantage ce fébrifuge; mais les autres astringens, comme la noix de galle et les écorces de marronnier d'Inde et de saule, n'ont qu'une action antipériodique beaucoup plus faible.

C'est principalement dans les hémorrhagies passives que les praticiens ont mis à contribution les astringens. On les a tour à tour vantés dans les hémoptysies, les hématémèses, le mœlèna, l'hématurie, les ménorrhagies; mais la distinction entre les hémorrhagies actives et passives est plus spécieuse que réellement fondée sur des différences positives. Une foule d'hémorrhagies, passives en apparence, sont souvent le seul symptôme ostensible de quelques irritations cachées, de phlegmasies latentes, ou même de dégénérescences organiques; et certes dans tous ces cas la médication astringente n'est pas celle qu'on puisse tenter même comme simplement palliative: tous les astringens deviennent alors plus ou moins irritans et répercussifs; combien les injections astringentes ne sont-elles pas nuisibles dans les hémorrhagies dépendantes des affections organiques de l'utérus! J'ai vu plusieurs fois l'extrait de rathania, qui est maintenant l'astringent le plus en vogue, causer des douleurs aiguës dans les hémoptysies symptomatiques de la phthisie pulmonaire, et accélérer la marche des tubercules, en augmentant la fièvre. L'emploi de la médication astringente dans les hémorrhagies symptomatiques de lésion organique est donc presque toujours dangereux, et ce n'est qu'avec une très-grande précaution qu'on peut même la mettre en pratique dans les hémorrhagies primitives ou essentielles. Il est encore prudent, dans ce cas, de commencer par les astringens les moins irritans, comme les acides simples ou éthérés, à petites doses dans des solutions gommées ou mucilagineuses. L'acide sulfurique éthéré ou eau de rabel, l'acide nitrique éthéré, occupent alors le premier rang; on pourra ensuite essayer les infusions et les conserves de rose et de cynorrhodon, avant d'en venir aux astringens plus actifs, comme l'alun et l'extrait de rathania. C'est surtout dans les hémoptysies et dans les hématémèses qu'il faut être beaucoup plus circonspect, parce qu'ils agissent alors beaucoup plus directement, et sur des organes naturellement très-irritables. Les astringens énergiques ont toujours été beaucoup plus utiles dans les ménorrhagies et les hématuries passives que dans toutes les autres hémorrhagies.

Les astringens, tantôt sous forme d'injections, de gargarismes ou de collyre, tantôt sous forme pulvérulente, sont souvent employés pour agir sur les membranes muqueuses qui sont en communication directe avec la peau; quelquefois même ces moyens topiques sont les seuls à l'aide desquels on puisse combattre certaines ophthalmies et les catarrhes de l'oreille, des fosses nasales, du vagin et de l'urètre. La médication astringente est presque toujours nuisible au début des phlegmasies catarrhales de ces différens organes, tandis qu'on en obtient les effets les plus salutaires dans la dernière période, et surtout quand elles dégénèrent à l'état chronique, ce qui est le cas le plus ordinaire. Certains praticiens ont néanmoins recommandé les injections astringentes dès le début de quelques phlegmasies catarrhales, et particulièrement dans la blennorrhagie. Quoique cette méthode ait réussi, on ne peut se dissimuler qu'elle ne soit purement empirique, et souvent téméraire, quand elle est indistinctement appliquée à tous les cas, parce qu'elle peut donner lieu à des rétrécissemens et des indurations du canal, et quelquefois même à des maladies générales, par suite de la résorption du virus dans les blennorrhagies syphilitiques. On emploie particulièrement, pour les injections et les collyres, les sulfates de zinc, de cuivre, et l'acétate de plomb, à la dose de

six, huit, dix grains et plus pour quatre onces environ de véhicule, suivant le degré de sensibilité de la partie malade, et l'ancienneté de l'affection. (GUERSENT.)

ASTROLOGIE, s. f., *astrologia*; de ἄσρον, astre, et de λόγος,
discours. Ce mot, d'après son étymologie, désigna d'abord la
science qui a pour but la connaissance des corps célestes. Mais
lorsque l'observation du cours des astres eut porté à rapprocher
des diverses circonstances de leur marche les phénomènes qui se
passaient dans l'atmosphère terrestre, ou les événemens qui faisaient les destinées des hommes, l'astrologie devint la science qui
instruisait à prédire ces phénomènes ou ces événemens; de là na-
quit la division de l'astrologie en naturelle et en judiciaire. La
première est une branche de la physique, et doit être rapportée
à la météorologie. (*Voyez* ce mot.) Quant à l'astrologie judiciaire,
ou astrologie proprement dite, elle est une de ces superstitions qui
ont pris leur source dans l'ignorance et la vanité humaines, et qui
se sont en quelque sorte propagées en raison de leur absurdité.
Quelle liaison, en effet, peut-on concevoir entre des événemens
qui dépendent de la volonté et des actions de l'homme, et des
corps auxquels leur distance immense de notre globe ôte même
presque entièrement leur influence physique.

L'idée d'un rapport occulte entre le ciel et les destinées des
hommes prit, dit-on, naissance dans la Chaldée avec l'astronomie. Cette erreur se répandit chez les autres peuples de l'antiquité. Mais elle ne fut accueillie nulle part avec plus d'ardeur que
chez les Orientaux, qui la transmirent aux siècles du moyen âge
avec toute leur philosophie mystique. La religion chrétienne,
malgré ses dogmes, qui excluent un aveugle fatalisme, chercha
vainement à repousser l'astrologie; on la vit, dans les 15e et 16e
siècles, régner despotiquement dans les cours des souverains et
sur les peuples. Les progrès de l'astronomie et de la philosophie
parvinrent seuls à détruire son empire.

La médecine, dont le sort fut de participer aux erreurs des
sciences qui l'entourent, paya son tribut à la commune folie. Du
temps de Pline, un médecin marseillais, pratiquant à Rome, in-
troduisit l'astrologie dans la médecine, et voulut assujétir le régime au cours des astres. Plus tard, grâce aux rêveries des médecins arabes et de leurs partisans, ainsi que de Paracelse, l'art de
guérir fut en partie basé sur les principes de l'astrologie. On sup-
posa une harmonie mystérieuse entre chaque constellation et les

divers organes du corps humain. Les mouvemens des humeurs furent soumis à l'influence des astres. Les épidémies étaient produites par la conjonction des planètes. Enfin le médecin ne devait employer aucun moyen thérapeutique sans avoir consulté le ciel.

Le temps et la raison ont fait justice de ces hypothèses absurdes. Cependant quelques médecins, sans admettre l'influence des astres telle qu'on la concevait jadis, pensent que le corps humain est soumis à l'action de ceux qui avoisinent la terre, de même que l'atmosphère qui entoure notre globe. Sans parler de la succession des saisons, qui souvent imprime à l'économie animale des secousses favorables ou funestes suivant l'état où elle se trouve, la présence ou l'absence du soleil sur l'horizon, son élévation ou son abaissement paraissent correspondre à divers changemens dans le cours de beaucoup de maladies. Les phases de la lune, particulièrement dans les régions équatoriales, ont paru à quelques auteurs avoir une influence constante sur les symptômes de certaines affections. Mais quand on considère que plusieurs phénomènes physiologiques et morbides observent une périodicité qu'on ne peut rapprocher d'aucune cause physique connue, et que les circonstances régulières de la marche d'une maladie peuvent correspondre aux phases de la lune, parce que la fréquence des changemens qu'amène la révolution peu étendue de cette planète présente beaucoup de chances d'une telle rencontre, on attendra peut-être un plus grand nombre de faits observés pour se décider en faveur de cette dernière opinion.

(RAIGE DELORME.)

ATAXIE, *ataxia*, de α privatif, et ταξις, ordre, signifie défaut d'ordre, désordre, irrégularité. D'après sa valeur étymologique, ce mot pourrait exprimer tout désordre de l'organisme, tout état morbide; car dès qu'un organe est malade, ses actions et ses fonctions sont désordonnées, irrégulières, perverties. Mais les auteurs s'en servent dans un sens moins étendu : Sydenham attribue l'hystérie et l'hypocondrie au désordre, à l'irrégularité, à l'*ataxie* des esprits animaux, *ataxia spirituum*. Ce terme est employé par les auteurs modernes pour désigner d'une manière générale et abstraite un ensemble de phénomènes remarquables sous le rapport de la gravité des affections organiques auxquelles ils sont liés, et de l'irrégularité de la marche de ces affections. Les phénomènes caractéristiques de l'ataxie sont à peu près exclusivement *sensoriaux*, *musculaires*, *intellectuels* et *moraux*; tels sont l'affaiblissement, la perversion, l'abolition des fonctions des organes des sens; une altération profonde et subite de la physionomie, une mobilité extrême et convulsive, ou une fixité paralytique des muscles des yeux et de la face, l'affaiblissement de la puissance musculaire, au point que le malade est obligé de garder le lit, en même temps qu'il se manifeste des spasmes partiels, des crampes, des soubresauts des tendons, de la carphologie, ou bien une grande agitation musculaire, un état convulsif général, une roideur tétanique, des accès épileptiques, et quelquefois une exaltation instantanée de la force musculaire, suivie d'un prompt affaissement; l'altération de la voix, l'aphonie, la paralysie de la vessie, du pharynx et de l'œsophage, des sphyncters du rectum; une insomnie opiniâtre ou un sommeil agité, troublé par des rêves pénibles, des réveils en sursaut, des accès de cauchemar, des agitations de l'esprit, un état de somnolence de stupeur, ou un délire furieux, un état épileptique, cataleptique, apoplectique, hydrophobique, des syncopes, etc., etc. Si, guidé par des principes d'une saine physiologie, et conduit au flambeau de l'analyse, l'on veut remonter à la source de désordres de cette nature, à la cause organique directe et immédiate de ces phénomènes, on reconnaîtra sans peine que leur siége est dans le cerveau, centre des sensations et des mouvemens volontaires, instrument de la pensée et des sentimens. Ainsi l'ataxie, qu'elle soit idiopathique ou sympathique, primitive ou secondaire, est donc toujours un mode d'affection cérébrale très-grave. En effet, quelles que soient l'intensité et l'irrégularité d'une pneumonie ou d'une gastrite, d'une hépatite ou de toute autre phlegmasie, on ne les dit jamais ataxiques tant que leurs phénomènes locaux sont les seuls qui méritent de fixer particulièrement l'attention de l'observateur; et on dit que ces maladies se compliquent d'ataxie, ou revêtent le caractère ataxique, lorsqu'à leurs phénomènes propres et essentiels se joignent ceux que nous venons d'indiquer; ce qui signifie, en langage physiologique, que le poumon, l'estomac, le foie, ou tout autre organe, vivement irrités ou enflammés, excitent sympathiquement le cerveau au point de l'avertir de leurs souffrances, et de les lui faire partager, de l'irriter ou de l'enflammer à son tour, de lui faire manifester enfin, par lui-même ou par ses agens immédiats, les nerfs sensoriaux et les muscles, les désordres dont l'ensemble est appelé ataxie.

L'ataxie est toujours précédée, lorsqu'elle est sympathique, accompagnée ou suivie, lorsqu'elle est idiopathique, de désordres, d'affections graves dans les autres systèmes. Un organe aussi important et aussi influent que le cerveau ne saurait être affecté de la sorte sans mettre promptement en jeu les élémens des relations sympathiques, et communiquer à toute l'économie, également ou plus souvent inégalement, et selon les dispositions organiques individuelles, l'état morbide auquel il est en proie.

Cette dénomination, de même que toutes celles qui, au lieu d'emporter avec soi l'idée du siége et de la nature, de la cause organique des maladies, n'expriment que quelques symptômes, signes extérieurs, effets, quelques circonstances qui ne sont nullement caractéristiques, est vague, ne présente à l'esprit rien qui appartienne en propre à l'objet qu'elle désigne, ou même qui ait aucun rapport avec le cerveau. En réformant et perfectionnant leurs sciences, les chimistes, les physiciens, les naturalistes ont aussi réformé et perfectionné leurs nomenclatures. Espérons que, par suite des progrès que fait tous les jours la science médicale, les médecins adopteront aussi un langage plus convenable, remplaceront une foule de termes vagues et abstraits par des expressions plus claires, plus précises, plus en rapport avec les objets qu'elles sont destinées à représenter à l'esprit; et qu'ainsi, par exemple, au lieu d'appeler ataxie l'état morbide que nous venons d'indiquer, l'on dira *irritation*, *inflammation*, ou simplement *affection* du cerveau de telle et telle nature, de tel et tel caractère, à tel ou tel degré, ou bien encore *cérébrite* ou *encéphalite* de telle et telle nature, etc., idiopathique ou sympathique, primitive ou secondaire, simple ou compliquée, etc., etc.

Pour de plus amples renseignemens sur ce sujet, consultez les articles ENCÉPHALITE, DÉLIRE, FIÈVRE ATAXIQUE, FOLIE, MENYNGITE. J'ajouterai seulement ici, que si les affections du cerveau peuvent présenter en général plus d'irrégularité et de gravité que celles des autres organes, et par-là mériter d'être qualifiées ataxiques, cela provient principalement, 1° de ce que les fonctions du cerveau et de ses agens immédiats, les nerfs sensoriaux et les muscles, sont très-composées, variées, étendues, extérieures en partie; 2° de ce que ces fonctions sont très-importantes, nécessaires et, pour ainsi dire, présentes à l'exercice de celles de la plupart des autres organes; 3° enfin de ce que le cerveau étant renfermé dans une cavité dont les parois sont osseuses et ne peuvent aucunement céder, toute congestion sanguine, exsudation séreuse ou purulente, augmentation de volume de cet organe ou de ses annexes, phénomènes constans des irritations et des inflammations à des degrés divers, occasionnent promptement un état de compression, nouvelle circonstance extrêmement aggravante, surtout eu égard à la position et à l'organisation très-délicate du cerveau. (GEORGET.)

ATAXIQUE (état ou fièvre), adj. M. Pinel a adopté cette expression pour désigner la fièvre *maligne, nerveuse, cérébrale, de mauvais caractère, pernicieuse, des prisons,* etc., *certains typhus,* des auteurs. Le siége de cette maladie s'est toujours manifesté jusqu'ici, suivant ce professeur célèbre, dans la cavité encéphalique, avec toutes les apparences d'une sorte de gêne et de compression dans l'origine des nerfs. (*Nosog. Philos.,* 5ᵉ *édit.*) Il lui assigne d'ailleurs pour caractères principaux et essentiels des désordres cérébraux, tant sensoriaux et musculaires qu'intellectuels et moraux, qui viennent à l'appui de cette opinion. Nous n'examinerons pas ici la question de savoir si une maladie dont on fixe le siége doit encore conserver le nom de *fièvre, fièvre essentielle,* et rester comprise dans une classe d'affections que l'on prétend considérer comme primitivement générales ou sans siége spécial; nous ne nous occuperons pas non plus de toutes les autres circonstances relatives à l'histoire de la fièvre ataxique. *Voyez* ATAXIE, FIÈVRES. (GEORGET.)

ATELIER, s. m., lieu où travaillent certains artistes, comme les peintres, les sculpteurs, et plusieurs espèces d'ouvriers employés à la fabrication de produits chimiques ou mécaniques. Les ateliers de ces derniers intéressent l'hygiène publique; mais comme les considérations dont ils pourraient être l'objet se confondent avec celles qui concernent les fabriques et les manufactures, c'est à ce dernier mot que nous indiquerons les moyens et les réglemens dirigés contre l'insalubrité ou l'incommodité de ces sortes d'établissemens. (RAIGE-DELORME.)

ATHÉROME, s. m., *atheroma,* αθηρωμα, de αθήρα, bouillie. On a donné ce nom aux tumeurs enkystées qui renferment une matière épaisse semblable à de la bouillie. *Voyez* les mots LOUPE et KYSTE. (J. CLOQUET.)

ATHLÈTE, s. m., αθλητής, de αέλος, combat. *V.* GYMNASTIQUE.

ATHLÉTIQUE, s. f. Métier d'athlète.

ATHLÉTIQUE, adj., qui appartient aux athlètes. *Tempéra-*

ment athlétique, régime athlétique, etc. *Voyez* TEMPÉRAMENT, RÉGIME.

ATLAS, s. m., de ἄτλας, atlas; la première vertèbre du cou a reçu ce nom, parce qu'elle supporte la tête, à peu près comme l'Atlas de la fable était supposé supporter le ciel. Quelques auteurs anciens nomment aussi atlas la septième vertèbre du cou. *Voyez* VERTÈBRE.

ATLOIDE, s. m., de ἄτλας, atlas, et de εἶδος, ressemblance. Nom donné par M. Chaussier à l'atlas.

ATLOIDO-AXOIDIEN, adj., qui appartient à l'atlas et à l'axis. [Nom de deux ligamens qui maintiennent l'union de ces deux vertèbres. *Voyez* VERTÈBRES.

ATLOIDO-OCCIPITAL (muscle). C'est le petit droit postérieur de la tête. *Voyez* DROIT.

ALTOIDO-OCCIPITALE (articulation), articulation de l'atlas avec l'os occipital. *Voyez* VERTÈBRE.

ATLOIDO-SOUS-MASTOIDIEN (muscle). *Voyez* OBLIQUE SUPÉRIEUR DE LA TÊTE.

ATLOIDO-SOUS-OCCIPITAL (muscle). *Voyez* DROIT LATÉRAL DE LA TÊTE.

ATMOSPHÈRE, s. f. *Voyez* AIR.

ATOCIE, s. f., *atocia, atecnia*, de α privatif, et de τόκος, enfantement, accouchement. Cette expression, très-peu usitée, est regardée comme synonyme de stérilité. Hippocrate et Galien, cependant, par un terme correspondant (ἄτοκος), désignent la femme, non pas inapte à concevoir, mais celle qui, par son veuvage, se trouve privée des plaisirs vénériens, et qui par conséquent ne peut ni concevoir ni accoucher.　　　(R. DEL.)

ATONIE, s. f., *atonia*; de α privatif, et de τόνος, tension, ton; défaut de ton, faiblesse, relâchement. Ce mot s'applique particulièrement aux molécules, aux fibres, aux vaisseaux et aux tissus qui composent le solide vivant; il exprime la diminution de cette propriété qu'on a nommée tonicité, contractilité organique, et qu'on suppose présider à tous les phénomènes qui se passent dans l'intérieur des parties organisées. Quoique l'atonie se confonde sous quelques rapports avec l'asthénie et l'adynamie, elle ne peut pas en être regardée comme synonyme. Ces dernières expressions, d'après les auteurs, désignent en effet un état général de l'économie animale, qui se manifeste surtout par la faiblesse musculaire. L'atonie, au contraire, est une *faiblesse* locale. Quoiqu'elle existe quelquefois réellement dans tout l'organisme, elle est plutôt considérée dans une partie, dans un organe isolé. Il est souvent très-difficile de déterminer les symptômes qui indiquent l'atonie, de les distinguer, dans les organes soustraits à la vue, de ceux que produisent les états qui lui sont opposés, l'irritation, l'inflammation. Comme, depuis les anciens méthodistes jusqu'à nos jours, la plupart des systèmes et des théories, en médecine, ont été basés sur ces deux modifications des forces vitales, nous renvoyons aux articles qui exposeront ces diverses doctrines, et aux mots FORCE VITALE, IRRITATION, TON, TONICITÉ, pour connaître ce qui a été dit des causes, des effets de l'atonie, et pour prendre l'idée qu'on doit s'en former maintenant.

(RAIGE DELORME.)

ATONIQUE, adj., *atonicus*, qui tient, qui a rapport à l'atonie. On donne ce nom aux maladies qu'on suppose produites ou entretenues par l'atonie. On donne aussi cette épithète à la médication qui a pour but de diminuer d'une manière directe les propriétés vitales organiques d'une partie, ou l'état d'excitation dans lequel se trouve un organe.   (R. DEL.)

ATRABILAIRE, adj., *atrabilarius*, qui a rapport à l'atrabile. On a donné ce nom aux personnes mélancoliques ou hypocondriaques, parce que les anciens croyaient que la cause de cet état était une prédominance de l'atrabile. D'après les mêmes idées, on a formé un tempérament atrabilaire. *Voyez* HYPOCONDRIE, MÉLANCOLIE, TEMPÉRAMENT.

On a aussi nommé atrabilaires les capsules, les artères et les veines surrénales, organes auxquels on attribuait la formation de l'atrabile. *Voyez* SURRÉNAL.   (R. DEL.)

ATRABILE, s. f., *atrabilis*, χολη μέλαινα, de *atra*, noire, et de *bilis*, bile; bile noire. Les anciens désignaient ainsi une humeur épaisse, noire, âcre, qui dépendait, suivant eux, d'une partie limoneuse du sang ou de la bile, et qui était sécrétée par le pancréas, selon les uns, et par les capsules atrabilaires, selon d'autres. Ils ont attribué à l'influence de cette humeur un grand nombre de maladies, particulièrement la mélancolie, l'hypocondrie et la folie. L'existence de l'atrabile est entièrement imaginaire. Cette supposition fut probablement suggérée par l'observation d'un liquide foncé que l'on rencontre quelquefois dans le conduit intestinal, particulièrement chez les personnes dont l'organe biliaire est très-développé, et qui provient de la stagnation de la bile. Cette humeur, devenue irritante, peut sans doute exercer une action sur les organes avec lesquels elle est en contact, et par suite sur toute l'économie animale. Mais les humoristes ont exagéré son influence. Ils ont pris dans ce cas, comme dans la plupart des autres, un effet des maladies pour leur cause. *Voyez* HUMORISME, HYPOCONDRIE, etc.   (RAIGE DELORME.)

ATRABILIEUX, adj. *Voyez* ATRABILAIRE.

ATRÉSIE, s. f., *atresia*, ἀτρησία, de α privatif, et de τράω, je perce. Absence d'ouverture, imperforation. *Voyez* ce mot.

ATRÉTISME, s. m. Même étymologie, même signification que celles d'atrésie.   (R. DEL.)

ATROPHIE, s. f., *atrophia*; de α privatif et de τροφη, nourriture, défaut de nutrition. Ce mot serait, d'après son étymologie, synonyme d'amaigrissement, dessèchement, aridure, marasme, puisqu'il rappelle à l'esprit le même phénomène, c'est-à-dire la diminution de volume du corps ou de quelqu'une de ses parties, par suite d'un vice dans la nutrition. Il serait à désirer cependant que chacun de ces termes, employés indifféremment par quelques auteurs, reçût une acception déterminée, et il nous semble que le mot *atrophie*, dans le langage médical, a déjà pris une acception particulière. On ne dit guère de tout un individu qu'il est atrophié, à moins que ce ne soit dans le cas où une disposition presque toujours congéniale a empêché le développement de son corps, qui est ordinairement alors réduit, par le défaut d'exercice autant que par le vice de la nutrition, à une masse difforme et privée de l'influence de la volonté, soit pour les mouvemens, soit pour les facultés morales. On ne dit guère non plus qu'un organe est atrophié, sans qu'il ait perdu l'exercice de ses fonctions, en même temps qu'une partie de son volume. Le mot atrophie enfin ne s'applique rigoureusement en chirurgie, et surtout dans le cas où il s'agit de prononcer pour les retraites accordées aux militaires invalides, si une infirmité de cette nature équivaut à la perte d'un membre, que lorsque les articulations sont ankylosées, et que tout mouvement est perdu.

L'hospice de la Salpêtrière renferme un assez grand nombre de ces êtres malheureux, dépourvus des facultés distinctives de l'espèce à laquelle ils appartiennent, et qui, incapables de vouloir avec connaissance de cause, et d'agir en conséquence, ne conservent pas même toujours assez de mouvement pour satisfaire aux plus impérieux besoins. Parmi ces êtres dégradés, confondus sous les noms d'idiots ou d'imbécilles, et dont la plupart périraient dans leurs excrémens sans les secours étrangers qu'ils reçoivent, un grand nombre est frappé de paralysie, et nulle part l'atrophie complète des membres paralysés n'est plus commune. Quelques ouvertures de cadavres, faites sous les yeux de mon collègue le docteur Esquirol, par M. Amussat, puis par M. Pinel fils, ont prouvé que presque constamment quelque vice d'organisation ou quelque altération manifeste dans les divers appareils du système nerveux, avait causé ces atrophies dites congéniales ou essentielles. On a presque toujours trouvé dans ces cas le cerveau *peu développé;* les circonvolutions semblaient effacées; il avait plus de consistance que dans l'état ordinaire. Quelquefois un noyau très-dur était entouré d'une masse altérée et diffluente. La substance blanche paraissait prédominante, et dans les cas d'atrophie partielle, le lobe du cerveau du côté opposé aux membres atrophiés, devenu sensiblement plus petit, était réduit presque à un tiers de son volume ordinaire.

Chez des femmes épileptiques et hystériques, dont la maladie avait duré de longues années, et chez lesquelles l'atrophie des membres avait été très-prononcée, le docteur Georget a vu les mêmes altérations du cerveau. Dans les atrophies congéniales, mon collègue le docteur Rostan a vu fréquemment une portion du lobe du cerveau opposée au membre atrophié, détruite et remplacée par une cavité tapissée par une membrane séreuse et contenant une sérosité limpide. Cette altération lui a paru être le résultat d'une maladie survenue dans le fœtus, laquelle aurait été suivie de l'absorption de la partie malade, ainsi qu'on l'a dit pour quelques acéphales.

Ces dissections, quoique faites avec zèle et avec soin, n'ont pas été poussées assez loin, et l'anatomie fine, l'anatomie scrupuleuse des organes frappés par l'atrophie, peut seule nous conduire à des connaissances précises sur cette maladie, jusqu'à présent mal connue, et la plupart du temps incurable.

« On appelle atrophie essentielle l'amaigrissement qui ne dé-
« pend d'aucune maladie connue, et qui est beaucoup plus rare.
« La jalousie chez les enfans, le chagrin, l'amour et autres
« passions violentes y donnent lieu. Il survient encore après les
« travaux excessifs, les longues abstinences, l'abus des liqueurs
« spiritueuses, etc. » (Landré-Beauvais, article AMAIGRISSEMENT de ce dictionnaire.)

Le professeur Alibert, dans sa *Nosologie*, émet la même opinion. Il rapporte une observation publiée par M. Hallé, sous le

titre d'*Atrophie idiopathique*, dans laquelle on voit une jeune fille
s'éteindre progressivement sans cause connue, sans dérangemens
sensibles dans les fonctions organiques, mais avec un affaiblissement remarquable des mouvemens volontaires, des sens qui
étaient engourdis, et de la langue, qui était muette. « La section
« du cadavre ne fit voir que des viscères singulièrement rapetissés
« et absolument dépourvus de la graisse qui les environne. On
« n'aperçut aucune trace de vaisseaux lactés dans les intestins. On
« distingua seulement dans le pli des aines quelques rameaux des-
« séchés de vaisseaux lymphatiques, dont la cavité était totale-
« ment oblitérée. » Le docteur Alibert ajoute : « L'atrophie idio-
« pathique est presque toujours le résultat d'une cause morale.
« C'est communément la jalousie qui la produit. J'ai vu un enfant,
« à l'hôpital Saint-Louis, qui s'est progressivement desséché,
« parce qu'il enviait tous les soins que les religieuses prodiguaient
« en même temps aux autres enfans de son âge. Je me souviens
« pareillement d'avoir été consulté pour un petit enfant de huit
« ans qui était tombé dans le marasme, parce qu'il voyait jour-
« nellement un essaim de jeunes gens faire une cour assidue à sa
« mère, qui était d'une grande beauté. » Le mot marasme, que le
docteur Alibert vient d'employer comme synonyme d'atrophie
idiopathique, me paraît plus convenable dans les cas dont il
s'agit.

La cause la plus commune et la plus évidente de l'atrophie est
le trouble ou la cessation de l'influence nerveuse sur les organes,
ou leur défaut d'exercice, ce qui revient au même. C'est pourquoi
elle est si ordinairement la suite des peines morales, des irritations prolongées de l'encéphale, de la paralysie, des fractures et
des luxations mal réduites qui obligent à tenir fort long-temps
les membres immobiles. L'inaction complète dans laquelle quelques hommes laissaient, par des idées religieuses, les organes de
la génération, a produit les mêmes effets. Les auteurs en rapportent un grand nombre d'exemples. L'art produit quelquefois
l'atrophie des testicules par la ligature des cordons spermatiques.
La compression quelque temps continuée de la glande parotide
détermine aussi le même résultat. Une atrophie très-commune
chez les enfans et chez les sujets dont le corps n'a pas atteint tout
le développement dont il est susceptible, est celle qui dépend de
la suspension de l'accroissement d'une partie long-temps comprimée ou immobile, tandis que les autres, continuant leur exer-

cice, acquièrent une augmentation progressive de volume. L'atrophie ou même la disparition des capsules surrénales, du thymus, des vaisseaux ombilicaux et du canal artériel, s'expliquent également par le défaut d'action et d'usages manifestes.

L'atrophie partielle est moins fréquente chez les vieillards qu'on ne le croit généralement. J'ai examiné ou fait examiner avec beaucoup d'attention les membres paralysés ou inhabiles aux mouvemens chez la plupart des femmes dites *grandes infirmes*, que contient l'hospice de la Salpêtrière, et j'ai trouvé l'atrophie des membres dans une proportion bien moins considérable qu'on ne la rencontre chez les sujets dans la force de l'âge, qui ont des membres paralysés, ou qui ont reçu des blessures. Le peu d'activité des mouvemens de composition et de décomposition en est sans doute chez elles la cause. Ce qu'on a appelé l'atrophie *sénile*, atrophie générale, c'est-à-dire l'amaigrissement de toutes les parties du corps, et la difficulté toujours croissante de leurs mouvemens, est inhérente aux progrès de l'âge, et nous ferons seulement remarquer ici quel rôle le système nerveux joue dans la production de la maladie qui nous occupe, puisqu'il est manifeste que la diminution de l'influence nerveuse est un des effets les plus constans de la vieillesse, et que les fonctions du cerveau sont celles sur lesquelles le poids des ans porte le trouble et l'affaiblissement le plus remarquable.

Tout ce qui a été écrit sur l'atrophie des organes en particulier est aussi vague que ce qui a été avancé sur l'atrophie en général. On a dit souvent que le cerveau, les poumons, le cœur, le foie, les reins, avaient été trouvés *singulièrement rapetissés, dans un état de dépérissement remarquable;* mais cet état a été peu étudié, et l'on n'a presque jamais relaté les phénomènes auxquels il avait pu donner lieu.

L'atrophie *mésentérique* est celle sur laquelle on s'est le plus étendu, celle qui a été le plus généralement admise. Mais cette dénomination, déjà abandonnée par un grand nombre de médecins, nous paraît tout-à-fait inexacte. L'amaigrissement et le marasme qui succèdent à l'engorgement des glandes du mésentère ne nous paraissent pas devoir être considérés avec plus de fondement comme une atrophie que le marasme produit par la phthisie pulmonaire ou par le cancer de l'estomac.

Nous ne décrirons pas ici la marche et les progrès de l'atrophie. Nous ne parlerons pas non plus de l'ordre dans lequel les diffé-

rens systèmes paraissent frappés de cette maladie. Il faudrait répéter ce qui a été dit à l'article AMAIGRISSEMENT. Nous ajouterons
seulement que dans les membres atrophiés, la peau participe ordinairement à la déperdition du tissu cellulaire, et annonce, par
la desquammation de l'épiderme et la chute des poils qui le couvrent, une altération de son tissu. M. le docteur Cloquet assure
que les atrophies qui surviennent à la suite des tumeurs scrofuleuses des articulations, font exception à cette remarque générale
sur la chute des poils. Nous ajouterons encore que l'atrophie des
membres est loin d'être constamment une maladie sans influence
sur la santé générale; souvent elle est accompagnée de douleurs
extrêmement vives : les muscles, quoique fort émaciés, sont contractés comme dans les affections convulsives, et ces douleurs sont
comparables à celles qu'éprouvent les malades atteints d'affections
aiguës du cerveau. Alors le danger est beaucoup plus grand, et la
fièvre hectique ne tarde pas à s'établir.

La goutte, les rhumatismes articulaires, toutes les maladies des
articulations, les tumeurs de toute espèce, peuvent, en exerçant
des compressions sur le trajet des vaisseaux et des nerfs qui se
rendent dans les membres, causer leur atrophie. Il serait important de déterminer, par des expériences sur les animaux vivans,
par des injections fines et des dissections attentives, si les obstacles
à l'innervation ou à la nutrition, agissant avec la même activité,
exercent une égale influence dans la production d'une infirmité
aussi affligeante.

En résumant ce que nous venons de dire, on peut conclure, je
crois, 1° que l'atrophie générale ou essentielle a été trop souvent
confondue avec l'amaigrissement et le marasme; 2° que la diminution ou l'altération de l'influence nerveuse paraît la cause la
plus ordinaire de cette maladie; 3° que l'atrophie partielle est
généralement la suite des maladies qui affectent le cerveau ou le
système nerveux, et peut tenir soit à la suspension d'accroissement par le défaut d'exercice; soit à un vice de la nutrition re-
connaissant la même cause; 4° enfin que le caractère essentiel de
l'atrophie est de joindre à l'amaigrissement ou au marasme la
perte ou une diminution très-notable des mouvemens volontaires.

Le pronostic de cette maladie est presque toujours fâcheux :
Lorsqu'elle est générale et compliquée de douleurs très-vives,
elle peut devenir mortelle en fort peu de temps; lorsqu'elle est
sans douleur, ses progrès, pour être lents, n'en sont pas moins

constans. La guérison de l'atrophie partielle et incomplète est trop rare, même dans la jeunesse, pour qu'on ne doive pas, jusqu'à présent, regarder l'atrophie complète comme au-dessus des ressources de l'art.

Traitement. — S'il importe par-dessus tout, dans le traitement de l'amaigrissement et du marasme, de déterminer les cas dans lesquels ils sont symptomatiques de quelques phlegmasies chroniques ou de l'altération profonde de quelque organe, il n'importe pas moins de baser le traitement de l'atrophie sur les mêmes considérations, et d'apporter une attention particulière à l'état du système nerveux.

Dans l'atrophie partielle, suite de causes locales, on a conseillé les lotions, les douches, les bains généraux et locaux de toutes les espèces, l'immersion des membres dans des liquides animaux, le sang de bœuf, par exemple, au moment où on vient de saigner l'animal. Les fumigations avec tous les corps qu'on a pu soumettre à l'évaporation n'ont pas été épargnées. Les frictions excitantes, dans les cas où il n'y avait pas de douleurs; les linimens, les embrocations calmantes et sédatives lorsque des douleurs se faisaient sentir, ont été employés avec autant d'inutilité. L'usage des eaux minérales, dans les cas où l'atrophie dépend de la suspension d'accroissement d'une partie pendant l'accroissement général, et surtout lorsque la partie atrophiée n'est pas douloureuse, a produit de meilleurs effets. Le cautère actuel a été conseillé dans le traitement de quelques atrophies dites nerveuses (de la Bissière, *Mémoires de l'Académie de chirurgie*). L'électricité et le galvanisme peuvent être essayés.

Enfin un régime sain et nourrissant, un exercice proportionné aux forces générales, surtout celui dont la partie malade est susceptible; tous les moyens qui excitent l'action nerveuse, augmentent l'activité de la circulation et de la nutrition, peuvent, s'il a été possible d'établir un diagnostic positif, si on a pris en considération, dans leur emploi, l'état des organes sur lesquels on veut agir, et saisi avec discernement les rapports de la maladie avec la constitution générale du sujet, arrêter les progrès de l'atrophie *incomplète*, et même la guérir. (C. FERRUS.)

ATROPHIE MÉSENTÉRIQUE, *atrophia, tabes mesenterica. Voyez* CARREAU.

ATROPINE, s. f., *atropium*. Selon Brande, la belladone, *atropa belladona*, doit ses propriétés médicales et vénéneuses à une substance particulière de la nature des bases salifiables organiques. On l'obtient par un procédé peu différent de celui qui fournit la morphine. L'atropium, selon M. Brande, est blanc, presque insoluble dans l'eau, soluble dans l'alcohol beaucoup plus à chaud qu'à froid, insoluble dans l'éther et les huiles. Cet alcali forme avec les acides des sels neutres cristallisables. Lorsqu'on se livre à des recherches sur cette substance, il faut, selon M. Brande, prendre beaucoup de précautions, car cet alcali est susceptible de porter des atteintes funestes à la santé.

Personne n'a jusqu'ici répété les expériences de M. Brande sur l'atropium. (J. PELLETIER.)

ATTACHE, s. f., *insertio*. Ce mot est employé en anatomie, dans un sens figuré, pour désigner le mode d'union des parties molles avec les os, dans les endroits où les premières semblent se fixer, s'attacher aux seconds : ainsi on dit l'*attache d'un muscle*, *d'un tendon*, *d'un ligament*, etc. (A. B.)

ATTAQUE, s. f., *insultus*. Ce mot est spécialement employé pour exprimer l'apparition soudaine des symptômes propres à certaines maladies périodiques, et particulièrement à l'épilepsie, à l'hystérie, au rhumatisme, à la goutte. On l'emploie encore pour désigner l'invasion première d'une affection qui, sans être périodique, peut se reproduire une ou plusieurs fois, telle que l'apoplexie. On ne l'applique point aux accès de fièvres ni aux hémorrhagies autres que celle du cerveau. *Voyez* ACCÈS.

ATTAQUES DE NERFS. Nom vulgaire sous lequel on désigne généralement les attaques d'hystérie. (CHOMEL.)

ATTELLE ou ÉCLISSE, s. f., *assula*, *ferula*, de *assula*, une planche, un copeau. On a donné ce nom à une lame résistante et flexible, longue et étroite, que l'on emploie dans le traitement des fractures pour maintenir les fragmens en contact et prévenir leur déplacement. Le plus ordinairement les attelles sont faites en bois; on a quelquefois employé à leur confection des écorces d'arbres, du cuir, du fer-blanc, du carton, etc. : suivant qu'elles doivent offrir plus ou moins de force, on leur donne une épaisseur variable, et on les fait avec un bois très-compacte, comme le chêne, ou bien léger et tendre, comme le bois blanc. On donne aux attelles la longueur de l'os fracturé, et souvent même celle de tout le membre, comme dans les fractures des membres inférieurs, et celle de la cuisse en particulier. Dans certaines fractures, on ne met qu'une ou deux attelles; dans d'autres on en place trois et même quatre. Les attelles doivent en général être plus fortes, plus longues et plus larges pour les membres inférieurs que pour les membres supérieurs; l'âge, la force, les proportions des membres du malade, nécessitent, ainsi que chaque espèce de fracture, des différences dans la forme et la grandeur des attelles.

Dans le traitement des fractures, il faut éviter que les attelles ne portent immédiatement sur le membre affecté, et n'y occasionnent une pression douloureuse, qui serait bientôt suivie d'inflammation et d'escarre gangréneuse; c'est pourquoi il convient, dans le plus grand nombre des cas, de les envelopper de linge épais, et de placer entre elles et le membre déjà entouré d'un bandage approprié, des remplissages ou des coussins qui adoucissent et rendent uniforme leur force de pression. On doit aussi faire attention, quand on place des attelles en sens opposé, pour un membre qui n'a qu'un seul os, de les mettre vis-à-vis l'une de l'autre, et aux deux extrémités d'une ligne fictive qui passerait à travers l'os fracturé. Si on plaçait les attelles en avant ou en arrière de cette ligne, les fragmens seraient mal contenus, et la consolidation de l'os fracturé pourrait se faire d'une manière difforme. On fixe les attelles tantôt avec des tours de bandes qu'on passe au-dessus, comme on le fait pour les fractures des membres supérieurs, et tantôt avec des liens ou laqs de fil, comme on doit le pratiquer dans celles des membres inférieurs.

Les attelles de carton sont employées avec avantages dans quelques fractures dont la consolidation ne s'est point opérée dans le laps de temps ordinaire. On les fait avec du carton fort épais; on les mouille avant de les appliquer, ce qui les ramollit, et leur permet de se mouler exactement sur le membre dont elles suivent tous les contours. On les recouvre ensuite d'un bandage roulé. Lorsque l'appareil est sec, les attelles ont repris beaucoup de solidité, et maintiennent dans la plus parfaite immobilité les parties sur lesquelles on les a placées. Nous avons observé les bons effets d'un semblable procédé sur plusieurs malades de l'hôpital Saint-Louis. On se sert rarement des attelles faites avec des écorces d'arbres, le cuir, le fer-blanc, parce qu'elles offrent plusieurs inconvéniens que n'ont point les attelles en bois.

Dans quelques cas les attelles doivent être coudées, articulées, percées de trous ou de mortaises, échancrées à leurs extrémités, etc.

Nous aurons occasion de parler des modifications qu'on fait subir à ces pièces d'appareil, en traitant de chacune des fractures qui les réclament.   (J. CLOQUET.)

ATTÉNUANT, s. m. et adj., *attenuans*, de *attenuare*. Quelques auteurs ont donné ce nom à certains médicamens auxquels ils attribuaient la propriété de diviser les humeurs, et ils ont admis en conséquence une médication atténuante. Ils supposaient que les atténuans agissaient soit en diminuant de volume les molécules des humeurs, soit en détruisant leur force de cohésion. Ces hypothèses, fondées sur la théorie mécanique appliquée aux humeurs, n'auraient jamais dû souiller la matière médicale, et ne méritent pas la peine d'être réfutées maintenant. Cullen, qui le premier a cherché à dégager la thérapeutique de ce langage des écoles, avait prédit depuis long-temps qu'on renoncerait à cette considération purement hypothétique des atténuans ; cependant, malgré son opinion, et cédant sans doute encore à l'usage, il a conservé dans son ouvrage un chapitre pour les atténuans, dans lequel il réunit, comme le faisaient plusieurs de ses prédécesseurs, l'eau, les sels neutres, les alcalis, les savons, le miel et les corps sucrés. Ce rapprochement bizarre suffirait seul pour faire la critique des prétendus atténuans, s'il en était encore besoin. Il est évident en effet que des moyens thérapeutiques aussi différens, et qui n'ont aucune espèce de rapport dans leurs propriétés immédiates, ne peuvent avoir aucun effet commun, semblable, comme celui de diviser les humeurs. L'eau seule, administrée de différentes manières, et en grande quantité, peut sans doute contribuer à diminuer quelquefois l'épaississement des humeurs ; mais alors elle n'agit que comme un simple délayant. (*Voyez* ce mot.) Les alcalis, en se combinant avec certaines substances solides contenues dans nos liquides, comme l'acide urique par exemple, et en les rendant plus solubles, peuvent bien, par leurs propriétés chimiques, être considérés comme divisant certains produits de nos humeurs ; mais quels rapports ces moyens peuvent-ils avoir avec les sels neutres, le miel et les corps muqueux sucrés ? Toutes ces substances, qui ont des propriétés si différentes, devant donc être considérées dans des articles séparés et distincts, il est inutile de les réunir sous un nom commun, qui doit être maintenant entièrement retranché du langage thérapeutique.   (GUERSENT.)

ATTITUDE, s. f., *situs, corporis*, situation, position du corps. Les différentes attitudes que prennent les malades pendant la veille et même durant le sommeil, la situation dans laquelle on observe alors tout le corps, ou même seulement quelques-uns des membres, font reconnaître la manière dont s'exécutent plusieurs des fonctions : elles instruisent particulièrement de l'état de la respiration et des forces motrices ; elles fournissent, dans beaucoup de maladies, des signes très-importans ; elles suffisent même pour en faire reconnaître quelques-unes, telles que la danse de Saint-Guy, les mouvemens convulsifs, la paralysie, certaines fractures et luxations. Les diverses attitudes dans lesquelles on place le corps sont au nombre des moyens les plus importans du traitement de certaines maladies, et, dans beaucoup d'autres circonstances encore, elles concourent avec les autres moyens qu'emploie la médecine pour explorer, prévenir et traiter les maladies.

Le sommeil favorise beaucoup l'observation de l'attitude : alors la vie perd une partie de ses droits; la maladie et ses symptômes ne sont plus obscurcis, souvent même effacés par une action dont la veille développe l'énergie. Dans le sommeil de l'homme sain, les membres sont à demi fléchis ; le corps repose ordinairement sur le côte droit, la respiration est douce, égale, un peu rare ; enfin tout le corps paraît posé mollement. Dans la veille et dans le sommeil, il faut bien distinguer la position molle et facile que doit avoir tout le corps, de cet abandon de tous les membres, de cet affaissement qui fait connaître la perte ou l'oppression des forces, et qui indique la violence ou le danger de la maladie.

Dans les maladies inflammatoires, dans la plupart des inflammations et des éruptions commençantes, les malades sont tourmentés d'une chaleur et d'une anxiété si violentes, qu'ils sont obligés de changer continuellement d'attitude.

Dans les affections adynamiques et ataxiques les plus graves, les malades restent constamment couchés sur le dos. Cette attitude, que l'on désigne souvent par le mot de supination, est le signe et l'effet d'une grande faiblesse. Dans ces maladies, lorsque l'abattement des forces est à son plus haut degré, le malade ne conserve aucune attitude; n'étant plus retenu et fixé dans son lit par l'action musculaire, il tend par son propre poids vers la terre. C'est en vain qu'on le hausse sur l'oreiller; il l'abandonne bientôt, parce qu'il est plus élevé, et il descend vers le pied du lit, qui est plus bas.

Si le malade couché en supination a les jambes écartées ainsi que les bras ; si, dans cette position, il a les mains, les pieds, le cou, la poitrine découverts, quoique ces parties soient sensiblement refroidies, ces signes annoncent un grand danger.

Quand les malades, couchés en supination, sont dans la nécessité de porter la tête en arrière, et qu'avec cela, la bouche restant entr'ouverte, les lèvres ne recouvrent pas convenablement les dents, il est rare qu'il ne s'ensuive pas une terminaison fâcheuse.

Le décubitus sur le bas-ventre est mauvais ; cette attitude est le prélude du délire, ou indique de violentes douleurs dans l'abdomen.

C'est la marque d'une inquiétude dangereuse que de se courber la tête vers les pieds dans les maladies aiguës. Je n'ai point trouvé cela dangereux, dit Zimmermann (*Traité de l'Expérience*) dans la goutte, dans les maladies accompagnées de très-grandes douleurs, non plus que chez les enfans et chez les malades taciturnes, mélancoliques.

Il est avantageux que le malade conserve l'attitude qu'il prend ordinairement dans la santé. Quelques personnes ont l'habitude de se coucher sur le dos ou sur un des côtés, avec la tête très-haute ou très-basse : il est bon que ces habitudes restent les mêmes pendant les maladies.

C'est, en général, un très-bon signe que le malade puisse se lever pour satisfaire à ses besoins, qu'il puisse se tourner, et chercher la position la plus commode et la meilleure, qu'il puisse même demeurer long-temps assis sans se trouver mal ; qu'au moins, s'il garde le lit, il y soit assis ou posé sur l'un ou l'autre côté, les bras, les jambes et les cuisses légèrement fléchis, attitude qui suppose de la force. (*Prenot. coaq.*)

Une position tranquille du malade est en général un bon signe dans le sommeil et dans la veille : elle indique de la facilité et de l'uniformité dans l'exercice des différentes fonctions. Mais il y a une position tranquille du malade, qui est au nombre des plus mauvais signes ; elle est jointe à une impossibilité de se lever, de se retourner et de faire d'autres mouvemens. Dans ces circonstances, le malade conserve quelquefois une parfaite connaissance ; seulement ses sens agissant faiblement, ses facultés intellectuelles paraissent frappées de la même débilité, qui, en portant sur les organes des mouvemens volontaires, le force de

rester dans ce calme perfide : c'est toujours l'effet de l'extrême
faiblesse. Les fièvres adynamiques et ataxiques, la fièvre jaune,
la peste, présentent souvent ces symptômes.

Les malades attaqués de péritonite sont ordinairement couchés
sur le dos. Lorsqu'un des viscères du bas ventre est affecté, ce
n'est le plus souvent que du côté où il est situé que le malade
peut se coucher, parce que la tension qui naît de la position du
malade sur l'autre côté cause une douleur insupportable. Il y a
cependant beaucoup d'exceptions, et bien des malades ne peuvent
se coucher que sur le côté sain.

Dans les pleurésies, les malades se couchent ordinairement du
côté opposé à celui qui est affecté : d'autres fois cependant ils se
couchent de ce côté, et ils se courbent même vers le point qui
est le siége de la douleur. Si les pleurésies se terminent par
épanchement, ces empyèmes sont accompagnées constamment du
décubitus sur le côté où s'est formée la collection puriforme

Les malades attaqués d'inflammation du poumon se couchent
le plus souvent sur le côté affecté. Lorsque la péripneumonie attaque les deux poumons, le décubitus a lieu sur le dos.

Ceux qui ont un abcès au poumon ne peuvent ordinairement
se tenir au lit que sur le côté où est l'abcès. Il est impossible à
celui qui a des abcès des deux côtés de se tenir sur l'un ou sur
l'autre côté ; il se couche sur le dos.

Le malade attaqué d'une péripneumonie est dans un grand
danger, lorsque la respiration est si difficile, qu'il est obligé de
s'asseoir sur son lit.

C'est un très-mauvais signe que d'avoir les jambes pendantes ;
car on remarque ordinairement cette position vers la fin des
inflammations de poitrine mortelles, ou du moins dans le délire
qui précède la mort. L'envie de sortir du lit, et d'être levé et assis,
est également un signe très-dangereux.

La difficulté de respirer est souvent si grande dans l'asthme
convulsif, que le malade est obligé de rester assis sur son séant,
et le corps en partie soulevé sur les poignets. Cette orthopnée
est plus douloureuse et plus effrayante qu'elle n'est dangereuse.

On remarque chez quelques mélancoliques, et particulièrement chez les frénétiques, un penchant à être sur leur séant, lorsqu'ils ne peuvent être debout. L'horreur qu'ils ont pour une position horizontale dépendrait-elle de la gêne qu'éprouve alors
le cerveau par le sang qui s'y porte avec trop d'abondance ?

On observe plus d'assurance et de force dans l'attitude des maniaques.

Dans la phthisie pulmonaire, le décubitus du malade ne présente rien de fixe. Le plus souvent il se couche sur le côté affecté; mais quelquefois on a trouvé les poumons ulcérés du côté sur lequel les malades ne pouvaient se coucher, et ils se couchaient sur le côté sain, même sans qu'il y eût d'adhérence du poumon malade avec la plèvre. Fréquemment les phthisiques se couchent librement, indistinctement de chaque côté, quoique les deux poumons soient pleins de foyers purulens ou de tubercules.

Dans le commencement de l'hydrothorax ou de l'hydropéricarde, le malade ne peut rester aisément couché, surtout s'il a la tête basse. Quand l'épanchement est considérable et occupe les deux côtés de la poitrine, le malade est également incommodé d'être couché sur l'un ou l'autre côté : ordinairement il est obligé d'être couché sur son séant, et de porter l'épine du dos en avant. Lorsque l'épanchement n'occupe qu'une des plèvres, assez souvent il peut se coucher du côté où est le liquide séreux.

Il est des attitudes dans lesquelles doivent se placer les sujets qu'il est utile de palper, de percuter ou d'examiner avec le stéthoscope. Les situations les plus commodes pour la percussion et l'auscultation sont de faire asseoir ou coucher les malades, en écartant les bras, ou en les portant en avant, pour découvrir les aisselles, et la partie du dos recouverte par les angles inférieurs des omoplattes. Pour explorer exactement le bas-ventre, il est nécessaire de faire prendre au malade la position où les muscles de l'abdomen se trouvent dans le plus grand relâchement. Ainsi, le malade étant couché sur un plan horizontal, la tête un peu élevée, les cuisses seront fléchies sur le bassin et les jambes sur les cuisses; les talons se toucheront et les genoux seront éloignés. Quand il faudra porter ses recherches dans un des hypocondres ou un des flancs, le corps sera légèrement fléchi de ce côté. Lorsqu'on soupçonnera un épanchement avec fluctuation dans le bas-ventre, les muscles étant mis dans le plus grand relâchement, on placera les doigts sur un côté, et, frappant doucement sur le côté opposé avec l'autre main, on distinguera si une colonne de liquide vient heurter contré les doigts. Quelques personnes préfèrent cependant, pour ce genre d'exploration de l'abdomen, que les parois abdominales ne soient pas dans un trop grand état de relâchement; ils pensent qu'un certain degré de tension rend la fluctuation plus sensible. Ainsi, pour mieux reconnaître l'existence d'un fluide dans la capacité de l'abdomen et la quantité de ce fluide, ils font tenir le malade debout, ou bien ils cherchent à donner à tout le corps une situation à peu près horizontale. Quelquefois aussi les malades soupçonnés d'avoir des engorgemens au foie doivent être palpés debout, le corps un peu porté en avant. Il arrive encore quelquefois que l'on sent beaucoup mieux les engorgemens de l'abdomen, lorsque les malades sont dans le bain, et placés dans la première des positions indiquées ci-dessus.

L'attitude fournit des moyens de traitement à la médecine prophylactique et à la thérapeutique.

Dans la disposition à l'hémoptysie et à la phthisie pulmonaire, les attitudes qui tendent à rapprocher les épaules en devant, ou à donner un mouvement forcé aux bras, sont nuisibles. Il faut en conséquence mettre les sujets menacés de ces maladies dans une position qui favorise le développement de la poitrine et l'écartement des côtes, tel est particulièrement l'exercice militaire, l'exercice du cheval, si recommandé par Sydenham contre ces maladies commençantes, et qui produit les meilleurs effets lorsqu'il est employé avec les précautions convenables.

Durant les hémoptysies violentes, les malades doivent garder un repos complet, et être assis sur leurs lits, la tête et le corps appuyés par derrière. On voit souvent les hémoptysies se renouveler ou augmenter après des efforts, ou même d'assez légers mouvemens faits avec les bras.

Les femmes qui ont des règles trop abondantes ou des pertes doivent éviter de se tenir debout; il est même nécessaire dans beaucoup de cas qu'elles restent couchées. On augmente beaucoup, on détermine même la disposition qu'ont certains enfans, les rachitiques particulièrement, à avoir les jambes cambrées, en les faisant trop tôt se tenir debout. On doit laisser les enfans jouer ou se rouler sur la terre ou sur un tapis, jusqu'à ce qu'ils aient assez de force pour se lever et marcher.

Dans le rachitisme avec tendance à la courbure de l'épine ou à la prédominance d'une épaule, ou de quelque point du thorax, qui se manifeste particulièrement vers l'époque de la puberté, il est essentiel de ne pas laisser prendre aux enfans, durant les occupations auxquelles ils se livrent, des positions qui augmentent ou qui favorisent le développement de ces déviations. On doit faire exercer de préférence le côté le plus faible, en les occupant, à des jeux de volans et autres jeux, de la main qui répond à ce côté faible, ou même en faisant tourner une manivelle de cette main.

Les malades qui ont des anévrysmes du cœur, de l'aorte, des sous-clavières, doivent se coucher dans une position oblique et presque verticale.

Les sujets menacés ou attaqués de congestions ou d'autres affections cérébrales doivent être mis dans une situation presque verticale, et avoir la tête appuyée sur des oreillers de crin, que l'on carde chaque jour. Au contraire le coucher sur un plan horizontal est un moyen direct et puissant de guérison dans la syncope.

On range parmi les signes de certaines fractures, telles que celles du col du fémur, de la clavicule, etc., la position dans laquelle se tient le malade. La situation à donner aux membres fracturés ou luxés est souvent une des parties les plus importantes du traitement des fractures et des luxations.

Il est des positions particulières dans lesquelles on doit placer les malades durant et après les opérations chirurgicales, et qui varient selon ces opérations, telles que celles de la pierre, de l'empyème, des hernies, etc. Lorsqu'il existe dans une cavité une plaie pénétrante qui doit donner issue à une certaine quantité de liquide, on doit coucher les malades sur le côté de cette plaie, afin de rendre l'écoulement plus facile.

Quand des excoriations cutanées ou des ulcérations surviennent aux parties sur lesquelles reposent ordinairement les malades, telles que les régions qui répondent au coccyx, au grand trochanter, etc., il faut les mettre dans des positions qui empêchent le poids du corps de porter sur ces parties.

Les lits mécaniques de M. Daujon sont utiles pour placer dans des positions convenables les malades très-faibles, ceux qui ont de l'obésité et que l'on remue difficilement, de même que ceux qui sont attaqués de fractures ou de luxations.

(LANDRÉ-BEAUVAIS.)

ATTRACTIF, s. m. et adj., *attrahens*, de *attrahere*. Agent thérapeutique propre à attirer les liquides d'un lieu dans un autre. En s'attachant à la définition rigoureuse de ce mot, et en le considérant dans son acception la plus générale, on devrait réunir sous le nom d'attractifs tous les moyens que la médecine peut mettre en usage pour déplacer les liquides et les porter vers un point ou vers une surface quelconque. Nous aurions alors des attractifs intérieurs et extérieurs. Dans les premiers seraient placés les purgatifs, les diurétiques, les expectorans, etc.; dans les seconds, les ventouses, les sangsues, les rubéfians, les vésicans, les escarrotiques, les cautères, et enfin les suppuratifs, qui jusqu'à ce jour ont été plus particulièrement considérés comme les véritables attractifs. Dans le sens le plus général, on désigne ordinairement les attractifs sous le nom de dérivatifs. *Voyez* ce mot.

(GUERSENT.)

ATTRITION, s. f., *attritio*, de *terere*, broyer. On a désigné ainsi une écorchure superficielle de la peau, déterminée par la compression ou le frottement. Le mot attrition exprime aussi une contusion au plus haut degré, l'écrasement d'une partie quelconque.

(R. DEL.)

AUDITIF, adj., *auditivus*, de *auditus*, ouie; qui appartient à l'ouïe.

AUDITIF (nerf), plus anciennement connu sous le nom de *portion molle de la septième paire*. C'est un des nerfs du cerveau, qui se distribue aux différentes parties de l'oreille interne, et sert par-là à l'audition. Il se détache du cerveau au point d'union de la protubérance annulaire avec la queue de la moelle allongée, auprès des corps restiformes, placé à une ligne en arrière du nerf facial; mais il ne naît pas de cet endroit : ses filets proviennent en partie du plancher du quatrième ventricule, où ils sont unis par une sorte de commissure à ceux du côté opposé, et en partie d'un ruban de substance grise qui les recouvre sur le corps restiforme. De là ce nerf se dirige vers le conduit auditif interne, accolé au nerf facial, que loge un sillon qu'il présente en dedans, et s'engage dans ce conduit, où il se divise en deux branches. L'une gagne la base du limaçon, et se partage en un grand nombre de filamens qui traversent cette base, et se ramifient sur la lame spirale intermédiaire entre les deux rampes. L'autre, située plus en arrière et en dehors que la précédente, offre une sorte de renflement grisâtre, duquel partent, 1° un rameau postérieur, assez volumineux, qui pénètre dans le vestibule par plusieurs porosités, s'y épanouit en partie, et se perd en partie à l'origine des canaux demi-circulaires supérieur et externe; 2° un rameau antérieur, plus petit, qui donne deux filets pour la membrane du vestibule;

3° un rameau inférieur, plus délié encore, exclusivement destiné au canal demi-circulaire postérieur, et qui entre dans le vestibule par une ouverture unique.

Le nerf auditif est plus mou que la plupart des autres nerfs, quoiqu'il le soit moins que l'olfactif. Sa structure est analogue à celle des autres nerfs : les filets médullaires forment, par leurs anastomoses, une sorte de plexus dans son intérieur, excepté en arrière, où ils sont peu distincts, et où existe un cordon blanc, pulpeux, qui plus loin forme la branche du limaçon.

Ce nerf a pour usages de recevoir l'impression des sons, et de la transmettre au cerveau : il appartient aux nerfs des sens.

AUDITIFS (conduits). Il y en a deux, un externe, et l'autre interne. Le premier est en partie osseux, et en partie cartilagineux; le second est entièrement osseux. *Voyez* OREILLE, TEMPORAL.

AUDITIFS (trous). Ce sont les orifices des conduits auditifs.

AUDITIVE (artère). Nom donné à un rameau de l'artère basilaire qui entre avec le nerf auditif dans le conduit auditif interne, et forme l'artère auditive interne, et à un rameau de la styloïdienne fournie par l'auriculaire postérieure, qui pénètre dans le conduit auditif externe, et prend le nom d'*artère auditive externe.*

AUDITIVES (veines). Veines correspondantes à ces artères.

(A. BÉCLARD.)

AUDITION, s. f., *auditio*, de *audire*, entendre. L'audition signifie en effet, dans le langage scientifique, l'action d'entendre, celle d'écouter; mais, excepté pour les physiologistes, l'*audition* prenant pour tout le monde le nom d'*ouïe*, ou de sensation de l'*ouïe*, c'est à ce dernier mot que nous croyons devoir en traiter. *Voyez* OUÏE. (RULLIER.)

AUGMENT, s. m., *augmentum*. Première période des maladies. *Voyez* ACCROISSEMENT.

AUNÉE ou ENULA CAMPANA, s. f. C'est la racine de l'*inula helenium*, L.; plante vivace de la famille des Corymbifères, de la syngénésie polygamie superflue, qui croît en France, aux environs de Paris, dans les prés humides, sur le bord des étangs. La racine d'aunée est grosse, irrégulièrement conique, charnue, rougeâtre à l'extérieur, blanchâtre en dedans; d'une odeur aromatique et forte; d'une saveur un peu âcre et amère, également aromatique et camphrée.

Analyse chimique. — Plusieurs chimistes se sont occupés de

l'analyse de cette racine ; voici les principes qu'ils y ont trouvés :
1° une huile volatile concrète, analogue au camphre ; 2° de l'albumine ; 3° une fécule particulière, différente de l'amidon, en ce
qu'elle ne se prend pas en gelée, quand on la fait bouillir dans
l'eau, et qu'elle se dépose sous forme pulvérulente par le refroidissement. Cette substance, qui forme un principe immédiat nouveau, a été nommée *inuline* par M. Thomson.

Propriétés médicales et usages. — La saveur amère et aromatique de l'aunée, le sentiment de picotement qu'elle occasionne
dans la bouche lorsqu'on en mâche une petite quantité, l'excitation, la chaleur qu'elle communique à l'estomac, lorsqu'une de
ses préparations y a été introduite, sont autant de signes qui
servent à caractériser les propriétés de l'aunée, et qui la placent
parmi les médicamens stimulans. En effet elle détermine dans
l'économie les mêmes phénomènes que les médicamens de cet
ordre, c'est-à-dire qu'outre les symptômes locaux qu'elle fait
naître dans les organes avec lesquels elle est mise en contact, elle
en développe d'autres qui appartiennent à toute l'économie :
ainsi elle accélère le cours du sang, rend le pouls plus vif et plus
développé ; elle augmente la chaleur animale, et, par suite de ces
effets, les sécrétions deviennent plus abondantes. C'est en considérant la série de ces phénomènes que l'on peut se rendre compte
des propriétés curatives dont jouit la racine d'aunée. Ainsi on
l'emploie fréquemment comme diurétique, comme emménagogue, lorsque la rétention de l'urine ou la cessation de l'écoulement menstruel se montrent chez des individus faibles ou dont
les organes ont besoin d'être excités. De même que tous les autres
médicamens aromatiques, elle augmente la transpiration cutanée,
et doit être considérée comme diaphorétique. C'est d'après cette
propriété que son usage a été recommandé dans les maladies cutanées chroniques.

On emploie fréquemment les préparations d'aunée à la fin des catarrhes, lorsque l'inflammation a tout-à-fait cessé, que la membrane
muqueuse est restée dans un état de faiblesse et d'atonie. Ainsi dans
le catarrhe de la vessie, des bronches, etc., ce médicament a souvent
produit des effets très-avantageux. Plusieurs praticiens ont administré l'aunée avec succès dans le traitement de l'asthme humide.
Mais remarquons qu'il est essentiel de s'abstenir de ce médicament
toutes les fois qu'il y a fièvre, chaleur, ou qu'une inflammation
vive occupe une partie quelconque du corps, tandis qu'au contraire

la pâleur, la faiblesse locale ou générale, l'inertie des fonctions d'un organe, etc., sont les circonstances qui en indiquent l'usage.

On a aussi employé la racine d'aunée à l'extérieur, et plusieurs médecins paraissent s'en être servi avantageusement dans le traitement de la gale, soit en employant sa décoction rapprochée, soit en incorporant sa poudre dans une pommade où un onguent. Quant à sa vertu vermifuge, elle n'est point aussi généralement appréciée.

Modes d'administration, doses et préparations. — On peut administrer l'aunée sous plusieurs formes différentes, 1° en poudre, à la dose de quinze à vingt-cinq grains; 2° infusée dans l'eau, une demi-once pour une livre d'eau; 3° on prépare un extrait d'aunée dont la dose est de six à douze grains; 4° la teinture alcoholique est très-rarement employée seule; elle sert à préparer extemporanément le vin d'aunée, qui est la forme sous laquelle on administre le plus fréquemment cette substance. On peut également le préparer directement, en faisant macérer deux onces de cette racine dans deux livres de vin. La dose est de deux cuillerées à bouche, répétées plusieurs fois dans la journée.

(A. RICHARD.)

AURA, vapeur. Nom latin introduit dans notre langue pour désigner la sensation d'une vapeur légère qui s'élève de quelques parties du corps vers la tête, et qui précède chez quelques malades les attaques d'épilepsie et d'hystérie. *Voyez* ces mots.   (R. DEL.)

AURÉOLE, s. f., *aureola*, de *aura*, lumière; mot que M. Chaussier substitue à celui d'*aréole*, quand ce dernier désigne un cercle coloré, comme le cercle qui entoure le mamelon, les boutons de vaccine, etc. *Voyez* ARÉOLE.   (A. B.)

AURICULAIRE, adj., et ORICULAIRE, *auricularis*, de *auricula*, auricule; qui a quelque rapport avec l'oreille externe ou l'auricule.

AURICULAIRE (conduit). C'est le conduit auditif externe.

AURICULAIRE (doigt). Nom donné au petit doigt, à cause de ses dimensions, en rapport avec celles du conduit auditif externe.

AURICULAIRES (artères). Artères qui se portent au pavillon de l'oreille. Les unes sont antérieures, en nombre indéterminé, et viennent de l'artère temporale. Une autre est postérieure, et est une des branches de l'artère carotide externe. *Voyez* TEMPORALE, CAROTIDE (artères).

III.   II

AURICULAIRES (muscles). Ce sont les muscles du pavillon de l'oreille. Il y en a trois, un supérieur, un antérieur, et un postérieur. *Voyez* OREILLE.

AURICULAIRES (nerfs). Différens rameaux qui se portent à l'oreille sont ainsi appelés : les principaux viennent du plexus cervical et du nerf facial. *Voyez* CERVICAL, FACIAL.

AURICULAIRES (veines). Elles sont fournies par les veines temporale et jugulaire externe. *Voyez* ces mots.   (A. B.)

AURICULE, s. f., et ORICULE, *auricula*, diminutif de *auris*, oreille ; proprement petite oreille. On donne ce nom au pavillon de l'oreille, ou oreille externe. *Voyez* OREILLE.   (A. B.)

AURICULO-VENTRICULAIRE , adj.., qui est commun à l'oreillette et au ventricule du cœur : *ouverture auriculo-ventriculaire*. *Voyez* COEUR.   (A. B.)

AURIGINEUX, adj., *auriginosus*, qui est de la couleur d'or, jaune. Nom donné par Vogel à une fièvre accompagnée d'ictère.

AURIGO, ou AURUGO, nom latin donné à l'ictère. *Voyez* ce mot.   (R. DEL.)

AURONE, s. f. C'est le nom que l'on donne à quelques espèces d'armoise, entre autres à l'*artemisia abrotanum* ou aurone mâle, et à l'*artemisia campestris* ou aurone femelle. La première de ces deux plantes se fait remarquer par une odeur agréable de citron, ce qui lui a fait donner le nom de *citronelle*. Toutes deux croissent en France. Elles jouissent des mêmes propriétés que l'absinthe et l'armoise ; mais elles sont moins énergiques. *Voyez* ABSINTHE et ARMOISE.   (A. RICHARD.)

AUSCULTATION, s. f., mot dérivé du latin, *auscultare*, écouter, entendre, etc. *Auscultatio* signifie soumission, déférence, curiosité, et non action d'écouter, comme on pourrait le croire : par *auscultation*, on désigne cependant l'action d'appliquer l'ouïe à l'exploration des maladies ; par *auscultation médiate*, l'application de l'ouïe par l'intermédiaire d'un corps particulier. On a restreint ce mode d'exploration aux maladies du thorax. Le corps dont on se sert est un cylindre en bois, d'un pied de longueur, de dix-huit à vingt lignes de diamètre, percé dans toute sa longueur, et dans son centre, d'un tube de neuf lignes de circonférence ; cylindre qui peut se diviser en deux, au moyen d'une vis placée dans son milieu, et, à l'aide d'un embout mobile, offrir une espèce d'entonnoir à l'une de ses extrémités ; cet instrument sert à explorer la *voix*, la *respira-*

tion, le *râle*, la *circulation*, et porte le nom de stéthoscope.

§ 1. *Exploration de la voix.* — L'homme sain, qui parle ou qui chante, fait entendre par le cylindre une sorte de frémissement; lorsqu'il existe une *cavité*, cet effet cesse, et la voix se fait entendre par le tube, et ne frappe plus l'oreille libre : c'est la *pectoriloquie*. Elle peut être *parfaite*, *imparfaite*, *douteuse*; offrir diverses modifications, se changer en *égophonie* ou *vectoriloquie chevrotante*, et en *tintement métallique*.

La pectoriloquie est *parfaite*, lorsque la voix monte directement par le tube ; comme si le stéthoscope était appliqué sur la trachée-artère, elle indique une cavité dans le poumon. Elle est *imparfaite*, lorsque dans un point de la poitrine la voix est bien plus forte qu'à l'oreille nue. Elle est *douteuse*, lorsque la voix du malade paraît un peu plus aiguë; qu'elle retentit sous le cylindre, sans passer évidemment par le tube. Elle est une présomption de l'existence d'une excavation profonde. La pectoriloquie parfaite peut être *continue* ou *intermittente*. L'intermittence est due à l'obstruction des canaux bronchiques qui communiquent avec les cavités.

Lorsque la pectoriloquie semble traverser un tube d'airain avec un chevrottement remarquable, c'est l'*égophonie*. Il arrive quelquefois qu'à chaque mot que prononce le malade, un tintement analogue à celui d'une petite cloche, ou d'un verre qui finit de résonner, retentit dans le tube, et vient y mourir à une hauteur variable : c'est le *tintement métallique*.

L'*égophonie* indique une pleurésie aiguë ou chronique, avec un médiocre épanchement dans la plèvre ; elle varie selon l'abondance de l'épanchement; elle cesse lorsqu'il est trop considérable; elle s'entend là où le liquide a moins d'épaisseur.

La respiration devient sensible dans les lieux que l'égophonie abandonne, à mesure que le liquide descend. L'égophonie peut être suspendue pendant quelque temps, elle reparaît quand le malade a craché. Si elle existe avec la pectoriloquie, elle indique un épanchement et une cavité ulcéreuse. Nous reviendrons sur le tintement métallique.

Pour faire commodément l'exploration de la voix ; il faut, si le malade est au lit, le faire coucher sur le dos, et explorer dans cette position les parties antérieures de la poitrine, en se plaçant successivement sur les deux côtés du lit. Pour les côtés, on fait coucher le malade à droite et à gauche alternativement; pour le dos, on le met à son séant, penché en avant, les bras croisés et le dos tourné vers l'observateur. La tête du malade doit être tourné du côté opposé à celui qu'on examine.

§ 2. *Exploration de la respiration.* — Le cylindre évasé à son extrémité, en forme d'entonnoir, est celui dont on doit se servir pour l'exploration de la respiration. Appliqué sur la poitrine d'un homme sain, il fait entendre un murmure léger très-distinct, qui indique l'introduction de l'air dans les cellules du poumon, et son expulsion. La respiration est plus sonore à la division des bronches, et lorsqu'elle est fréquente. Chez les enfans, elle est très-sonore, et présente un bruit particulier; c'est la respiration *puérile.* Elle prend ce caractère dans quelques cas pathologiques, et dans certaines idiosyncrasies; chez les femmes, chez des personnes nerveuses, et lorsqu'une partie du poumon n'est plus perméable à l'air. Le bruit de la respiration ayant ordinairement son siége dans les fosses nazales et l'arrière-bouche, la respiration la plus bruyante n'est pas toujours celle qu'on entend le mieux par le sthétoscope. Si la respiration cesse de se faire entendre dans un point quelconque du poumon, ce point est imperméable à l'air. Le son mat coïncide avec ce signe. On reconnaît par le cylindre les trois degrés de la *péripneumonie* : 1° lorsque le tissu n'est qu'*engoué*, et qu'il est encore perméable, on entend une espèce de *crépitation*, c'est le râle crépitant ; 2° les deuxième et troisième degrés, l'hépatisation rouge et grise se reconnaissent à l'absence complète de la respiration, et quelquefois au *râle muqueux.* Dans la résolution on en reconnaît les progrès par ceux que fait la respiration. Du côté droit, la respiration est sensible malgré le foie. Il suffit qu'une portion fort mince du poumon soit interposée entre les côtes et le diaphragme refoulé par le foie. Du côté gauche, lorque l'estomac distendu par des gaz permet à la percussion de donner un son clair, le cylindre rectifie le jugement par l'absence de la respiration.

Lorsque la *gangrène* du poumon a produit des excavations, on les reconnaît par la pectoriloquie. Quand ces excavations communiquent en même temps avec la plèvre et les bronches, et qu'elles ont déterminé une pleurésie avec pneumothorax, elles donnent lieu au *tintement métallique.*

L'*emphysème du poumon* se reconnaît à l'absence de la respiration, et au son très-clair rendu par la percussion. Les productions accidentelles du poumon; les tubercules, les hydatides, les dégénérations cartilagineuses, osseuses, pétrées, crétacées ne peuvent être présumées par l'auscultation, que lorsqu'elles sont volumineuses, non plus que les mélanoses et les encéphaloïdes.

La diminution et l'absence totale de respiration, la disparition et le retour de l'égophonie caractérisent la *pleurésie*. L'*hydrothorax idiopathique*, maladie très-rare donne les mêmes signes; on ne peut la reconnaître que par la marche qui lui est propre. L'*hydrothorax symptomatique* offre les mêmes phénomènes. Les *productions accidentelles* de la plèvre ne peuvent être reconnues. Les *hernies intestinales diaphragmatiques* se reconnaissent à l'absence de la respiration, au son clair, par la percussion, au bruit des borborygmes. Le bruit de la respiration décelerait les hernies pulmonaires.

Le *pneumothorax* présente les mêmes caractères que l'*emphysème du poumon*, seulement la respiration se fait toujours entendre à la racine du poumon, dans le pneumothorax. La respiration ne cesse jamais complétement dans l'emphysème; elle varie de place, et s'accompagne d'un râle léger. L'épanchement d'air est promptement mortel; l'enphysème est fort lent.

§ 3. *Exploration du râle.* — On doit entendre par râle tous les bruits produits par le passage de l'air, à travers les liquides contenus dans les bronches ou le tissu pulmonaire. On peut en distinguer quatre espèces; 1° le râle humide ou crépitation; 2° le râle *muqueux* ou *gargouillement*; 3° le râle sec, sonore ou *ronflement*. 4° Le râle *sibilant* ou *sifflement*. Le premier s'observe dans la péripneumonie, l'œdème du poumon, et quelquefois dans l'hémoptysie. Le second est le râle des mourans. Le troisième, qui ressemble au ronflement d'une corde de basse, ou au roucoulement d'une tourterelle, est circonscrit, et caractérise les fistules pulmonaires et la dilatation des bronches. Le quatrième (le sifflement), prolongé, aigu, grave, sourd, sonore, ou de courte durée, ressemble au cri des oiseaux, au cliquetis d'une petite soupape, est dû à une mucosité peu abondante, mais très-visqueuse. Le râle est abondant ou rare, très-gros, gros, moyen, petit, menu, relativement à la quantité et à la grosseur des bulles qui traversent les liquides. Le râle est muqueux dans l'*apoplexie pulmonaire*; il y a en même temps absence de respiration dans l'endroit malade. On distingue cette hémoptysie de celles des bronches, en ce que dans cette dernière, bien que le même râle existe, on entend la respiration partout. Dans la phthisie, quand il existe une cavité à moitié remplie de pus, communiquant avec les bronches, le râle est muqueux. On peut aussi entendre une espèce de fluctuation, même une espèce de tintement, et même un véritable *glouglou*. Dans le catarrhe, le râle est muqueux après avoir été sonore, grave ou sibilant; la respiration est suspendue dans le lieu affecté, lequel est cependant sonore; ce qui différencie ce cas d'avec la péripneumonie. L'emphysème pourrait être confondu avec lui, n'était que c'est une maladie peu grave, sans fièvre, essentiellement chronique : le râle est alors sibilant, la suspension de la respiration beaucoup plus longue. Le *catarrhe chronique* se distingue de la phthisie lorsque, après un certain temps, il n'existe ni pectoriloquie, ni gargouillement, ni absence constante de respiration, ni respiration trachéale. Le râle est différent dans les diverses espèces de catarrhe. Il est muqueux dans le catarrhe muqueux, sibilant ou sonore dans le pituiteux, et offre les signes de l'emphysème dans le catarrhe sec. Le *tintement métallique*, dont nous avons déjà parlé, qui dépend de la résonnance de l'air agité par la respiration, la toux ou la voix, à la surface d'un liquide qui partage avec lui la capacité d'une cavité contre nature, ne peut exister que dans deux cas, dans l'épanchement séreux avec pneumo-thorax, ou dans une vaste excavation à moitié remplie de liquide.

§ 4. *Exploration de la circulation*. — Dans l'état naturel, le cœur paraît, par ses mouvemens, ne correspondre qu'à une petite étendue de la poitrine; quelquefois il paraît être situé profondément; dans quelques cas il ne produit aucun ébranlement; d'autres fois il semble s'étendre dans tout le thorax; ce qui semble indiquer un cœur plus ou moins volumineux. Dans l'état sain, les battemens ne se font entendre que dans la région précordiale. Les mouvemens des cavités gauches se font sentir sous les cartilages des 6e et 7e côtes gauches; ceux des cavités droites, sous le sternum; lorsque cet os est court, dans l'épigastre. Chez les sujets gras, les battemens s'entendent moins loin que chez les sujets maigres. L'étendue de ces pulsations est en raison directe de la faiblesse et du peu d'épaisseur des parois du cœur. Si les battemens sont bornés et très-forts à la région précordiale, c'est une hypertrophie des ventricules. Les pulsations du cœur font éprouver à l'oreille une sensation de choc plus ou moins forte. La force du choc est en raison directe de l'épaisseur, et inverse de l'étendue des ventricules. Il est le résultat de la systole du ventricule, quel-

quefois de la contraction des oreillettes; mais alors il est plus
sourd et plus profond. Le choc n'est sensible qu'à la région précordiale, à moins qu'à l'hypertrophie se joigne la dilatation. La
contraction des ventricules est isochrone aux battemens du pouls;
immédiatement après, un bruit plus éclatant annonce la contraction des oreillettes; il est plus court que celui des ventricules.
Après la systole des oreillettes, il y a un repos fort court. Dans
l'hypertrophie des ventricules, leur contraction est moins sonore, mais plus longue, plus facile à distinguer que celle des
oreillettes. Le rhythme est bien différent lorsque les parois sont
amincies; la contraction des ventricules est plus sonore, plus
brève, et se distingue difficilement de celle des oreillettes; la
force du choc est moindre, et son étendue plus grande; les palpitations, les intermittences, les irrégularités du pouls pourront
être appréciées par le cylindre. On voit, par ce que nous venons
de dire, que le choc, l'impulsion du cœur appartient à la contraction du ventricule; qu'il est plus fort et plus lent dans l'hypertrophie de cette partie du cœur; que le son clair, brusque caractérise la systole des oreillettes, et la dilatation des ventricules.
De la combinaison de ces sensations on peut donc déduire les
divers états du cœur, qui peuvent en outre se manifester par
divers sons ou frémissemens particuliers. Mais tous ces signes,
d'après l'aveu de l'auteur, sont très-incertains. On pourrait à
peine soupçonner l'endurcissement, le ramollissement, l'atrophie, la dégénérescence graisseuse, cartilagineuse, osseuse, les
productions accidentelles, les communications contre nature des
cavités du cœur, etc. ; les anévrysmes de l'aorte pourraient être
soupçonnés à des battemens simples, isochrones à ceux du
pouls, à une impression forte ailleurs qu'à la région du cœur, au
son clair et sonore, à la dilatation apparente des parois artérielles.

Tels sont les signes qu'on dit avoir obtenus par le nouveau
moyen d'auscultation. Nous devons dire que la plupart sont infidèles, même pour les personnes les plus exercées; que la pectoriloquie a été trouvée évidente là où il n'y avait aucune altération
dans le poumon, quelquefois dans le cas où il était compacte;
qu'elle n'a pas existé dans des cas où des cavités vides communi-
quaient avec les bronches. L'égophonie ne peut pas être un signe
de pleurésie aiguë, car dans cette maladie il n'existe aucun
épanchement.

L'absence de la respiration est un signe plus incertain encore.

L'œdème du poumon et son emphysème ne sont que des phénomènes consécutifs peu importans.

Les signes donnés par le râle sont plus illusoires encore. Une
foule de bruits divers se font entendre chez le même malade.
On rencontre non-seulement ceux décrits par l'auteur, mais une
foule d'autres chez le même individu, sans qu'il soit possible de
déterminer autre chose que la présence d'un fluide dans les voies
aériennes. D'après la confession de l'auteur, les maladies du cœur
ne peuvent être appréciées. Nous croyons donc pouvoir conclure
que le sthétoscope, indépendamment de l'application, qui en est
difficile, fatigante, fournit des signes trop souvent infidèles
pour être la base du diagnostic, et qu'il est bien éloigné de présenter tous les avantages que quelques médecins semblent y attacher. Tel est le résultat de l'exploration d'un grand nombre de
malades.   (ROSTAN.)

AUSTÈRE, adj., *austerus*. On a caractérisé ainsi la saveur
de certains corps, et désigné le plus haut degré de l'acerbité.
Voyez ACERBE.   (R. DEL.)

AUTOCRATIE, s. f., *autocratia*, de ἀυτός, soi-même, et de
κράτος, force, puissance, autorité, signifie puissance indépendante, qui tire toute sa force, tout son pouvoir d'elle-même. *Autocratia naturæ;* tel est le titre d'une thèse de l'école de Stahl.
Ce médecin célèbre entendait par cette expression l'action con-
servatrice de la nature pour la guérison des maladies, et principalement des maladies aiguës. Cette guérison s'opère dans un
temps déterminé et à la suite d'une succession régulière de phénomènes qui accusent, selon lui, un plan raisonné. Cette manière
de considérer la marche des maladies était la conséquence nécessaire du système de Stahl. L'âme étant la seule force active, la
seule puissance régulatrice des mouvemens vitaux, et agissant
toujours avec connaissance de cause et intelligence, ne pouvait
avoir d'autre but que la conservation du corps qu'elle anime,
et devait mettre en usage les moyens les plus propres à atteindre
ce but. Ce qu'il y avait de mieux à faire, lorsque la santé était
violemment troublée, était donc de laisser à l'âme le soin de la
rétablir. Le médecin devait en général s'en tenir au rôle de sur-
veillant attentif des opérations de la nature, et se borner presque toujours à l'emploi de quelques remèdes doux, pris surtout
parmi les évacuans. Cependant Stahl lui-même faisait un fréquent
usage des émissions sanguines, regardant la pléthore comme

l'ennemi le plus constant et le plus dangereux que nous ayons à redouter. Mais si l'on fait attention à l'importance des émissions de sang dans le traitement des maladies aiguës, on ne trouvera pas sa médecine expectante si méprisable. On pourra même juger qu'en se bornant à remplir l'indication la plus générale et la plus sûre, Stahl devait avoir une pratique beaucoup plus heureuse que celle des médecins polypharmaques de son temps, avec leurs remèdes incendiaires; et l'on aurait droit de s'étonner qu'une pratique, si simple et si sage pour le temps où il a vécu, n'ait pas fait plus de partisans à son système, si l'on ne connaissait les préjugés des médecins et la puissance de l'amour des drogues sur le cœur de l'homme malade. Quoi qu'il en soit, les idées de Stahl sur l'autocratie de la nature, sur la réaction systématique du principe de vie contre les causes morbifiques, et sur les mouvemens raisonnés dont il lui attribue la direction dans les maladies, sont autant d'erreurs capitales que l'étude plus approfondie des organes et du mécanisme de leurs fonctions a fait depuis long-temps abandonner. *Voyez* ANIMISTE.   (COUTANCEAU.)

AUTOMATIQUE, adj., *automaticus*, *αὐτόματος*, spontané. On a désigné ainsi les mouvemens qui s'exécutent sans que la volonté paraisse les déterminer. Tels sont les mouvemens occasionés par l'instinct ou les besoins que commande l'organisation : tels sont encore ceux qui ont été répétés un grand nombre de fois. L'habitude peut rendre automatiques les mouvemens dont l'exécution exigeait dans le principe tous les efforts de l'attention. En pathologie, on donne le nom de mouvemens automatiques à ceux qui ont lieu sans but déterminé, comme dans quelques espèces de délire et de manie. Ils diffèrent des mouvemens convulsifs, en ce qu'ils ne sont ni violens, ni irréguliers.

(RAIGE DELORME.)

AUTOMNAL, adj., *automnalis*, qui vient en automne. Beaucoup de pathologistes, à l'exemple d'Hippocrate, ont distingué les maladies en vernales et en automnales; ils avaient remarqué que les premières ont en général un caractère plus inflammatoire, une marche plus franche, une terminaison plus rapide, et qu'elles semblent se rapprocher de celles de la jeunesse. Les maladies qui paraissent en automne présentent au contraire des dispositions beaucoup moins favorables : elles sont lentes, leur marche est embarrassée et leur terminaison incertaine; mais cette distinction a été particulièrement appliquée aux fièvres intermittentes. Tous les observateurs ont en effet reconnu que celles de ces fièvres qui viennent au printemps se terminent souvent d'elles-mêmes et avec la plus grande facilité, tandis que les tierces d'automne, et particulièrement les quartes, sont constamment opiniâtres, sujettes aux récidives, et se prolongent souvent pendant tout l'hiver. Cette observation ne peut manquer d'influer sur le traitement qui convient à ces fièvres, à ces deux époques de l'année. *Voyez* les mots SAISONS et FIÈVRES INTERMITTENTES.   (COUTANCEÀU.)

AUTOMNE, s. f. *Voyez* SAISONS.

AUTOPSIE, s. f., *autopsia*, contemplation, de αὐτός, soi-même, et de ὄψις, vision, action de voir par soi même, d'observer par ses propres sens. La secte des empiriques avait adopté cette expression pour désigner le moyen par lequel ils parvenaient à la connaissance de leur art. L'empirisme ou l'autopsie consistait à conserver le souvenir des cas qu'on avait observés plusieurs fois et dans les mêmes circonstances, pour les appliquer à ceux qui se présentaient. Le mot *autopsie* n'est plus employé aujourd'hui dans cette acception. Joint à l'épithète *cadavérique*, il exprime maintenant l'examen, les recherches que l'on fait sur les cadavres pour découvrir l'altération des organes. L'autopsie cadavérique n'est pas, comme on l'a dit, synonyme d'ouverture de cadavres, qui n'est que le procédé employé pour faire l'examen qu'on se propose. L'introduction de cette locution dans le langage médical est assez récente. Castelli fait cependant remarquer que, de son temps, l'on désigna par autopsie l'examen anatomique des organes, source de connaissances qui portent tant de lumières dans la médecine, et dont étaient privés les anciens. L'on a critiqué cette expression néologique. Mais, modifiée par l'épithète que nous avons indiquée, elle ne paraît pas plus vicieuse que celle d'*examen*, qu'elle remplace. Elle était inutile, puisque la langue fournissait cette dernière. Toutefois l'usage l'a consacrée. Nous exposerons les règles de l'autopsie cadavérique au mot CADAVRE.   (RAIGE DELORME).

AUXILIAIRE, adj., *auxiliaris*, qui aide. En anatomie, on donne quelquefois ce nom aux muscles qui concourent aux mêmes mouvemens. En thérapeutique, ce mot est synonyme d'adjuvant.   (R. DEL.)

AVANT-BRAS, s. m., *cubitus*, *anti-brachium*; partie des membres supérieurs située entre le bras et la main. Sa forme est celle d'un cône renversé, à sommet tronqué, et aplati d'avant en arrière, surtout inférieurement. Elle varie suivant les mouvemens de pronation et de supination de la main, ainsi que suivant ceux de flexion et d'extension de l'avant-bras sur le bras. Le côté qui est postérieur dans l'extrême supination devient antérieur dans la pronation, et se tourne en dehors dans la situation intermédiaire à celles-ci. Ces changemens sont d'autant plus marqués, qu'on se rapproche davantage de la partie inférieure du membre, parce que c'est là que le croisement des deux os est le plus considérable. Pour décrire l'avant-bras, on le suppose placé dans l'extrême supination, et en même temps dans l'extension complète sur le bras, quoique cette position soit forcée et beaucoup moins naturelle que celle intermédiaire à la pronation et à la supination.

On peut considérer à l'avant-bras quatre côtés ou régions, et deux extrémités. Les premiers ont cela de commun, que, vu la forme générale du membre, ils sont plus larges en haut qu'en bas : les côtés antérieur et postérieur, plus larges que les deux autres, sont désignés sous les noms de *faces palmaire et dorsale* de l'avant-bras; les côtés externe et interne sont les bords radial et cubital. Des deux extrémités, l'une est supérieure ou brachiale, l'autre inférieure ou carpienne.

La face antérieure de l'avant-bras présente en haut deux saillies musculaires d'un volume à peu près égal, situées l'une en dedans, l'autre en dehors, et formées par des muscles qui s'attachent aux tubérosités interne et externe de l'humérus. Un enfoncement superficiel sépare les saillies; cet enfoncement, qui occupe la partie moyenne de l'avant-bras, se termine supérieurement au pli du coude : la veine médiane soulève les tégumens à son point de jonction avec ce pli. En bas, la face antérieure de l'avant-bras est plus ou moins arrondie : elle offre de dehors en dedans, 1° une partie osseuse que forment la face antérieure du radius et le bord antérieur de son apophyse styloïde, et sur laquelle on ne sent, à travers les tégumens, qu'une des branches du nerf radial; 2° l'artère radiale, dont les battemens soulèvent la peau, et qui, chez les sujets maigres, se dessine même au-dessus de cette membrane; 3° des saillies que constituent les tendons des muscles radial antérieur et palmaire grêle ; 4° une autre moins prononcée, qui appartient au fléchisseur superficiel des doigts; 5° l'artère cubitale, dont les battemens sont assez apparens, quoique moins sensibles que ceux de la radiale ; 6° une saillie qui correspond au tendon du muscle cubital antérieur. Un réseau veineux très-manifeste s'observe dans toute l'étendue de cette face. On remarque, à la face postérieure, des saillies musculaires moins prononcées qu'en avant, et qui sont formées par les muscles superficiels de cette région; les tendons situés inférieurement sont moins apparens qu'à la face antérieure. Moins de veines parcourent aussi cette face, dont les limites ne sont pas bien précises, et qui se confond avec le côté ou bord externe, dans le mouvement de pronation, et avec le bord interne, dans le mouvement de supination. Quand ce dernier est porté aussi loin que possible, le bord saillant du cubitus fait partie de la face postérieure, sur laquelle il représente une ligne remontant obliquement du bord interne, dont elle part inférieurement, jusqu'au coude, où elle se termine : au delà de cette ligne se voit la partie postérieure des muscles qui composent en devant la saillie interne. Le bord externe de l'avant-bras est saillant et charnu dans sa moitié supérieure, qui se confond avec la saillie musculaire externe de la face antérieure, déprimé dans sa moitié inférieure, formée par le radius presqu'à nu sous les tégumens. Le bord interne présente une disposition analogue dans la supination : sa partie supérieure correspond à la saillie musculaire interne, et l'inférieure seule au cubitus; mais dans la pronation, il repose sur cet os dans toute sa longueur, et forme ainsi un contraste frappant avec les autres points de l'avant-bras, que des muscles entourent. Une veine côtoie ordinairement ce bord. L'extrémité supérieure de l'avant-bras est représentée en arrière par l'olécrâne, qui, dans l'extension de ce membre, est situé sur le même plan que la tubérosité interne de l'humérus, dont elle n'est séparée que par le nerf cubital, que l'on sent très-bien à travers les tégumens. Dans le reste de son étendue, cette extrémité fait partie de l'articulation du coude. (*Voyez* COUDE). L'extrémité inférieure présente de chaque côté la saillie des apophyses styloïdes, plus marquée pour l'externe que pour l'interne, et se confond avec le poignet dans le reste de son étendue.

L'avant-bras est composé de deux os, d'un grand nombre de muscles particulièrement destinés aux mouvemens de la main et des doigts, de vaisseaux sanguins et lymphatiques, et de nerfs. Outre les tégumens et le tissu cellulaire communs, une aponévrose spéciale entoure ces parties.

Les os de l'avant-bras sont le radius et le cubitus. Placés l'un à côté de l'autre, de telle manière pourtant que le radius, situé en dehors, soit en même temps sur un plan un peu plus antérieur que le cubitus; ces os se touchent par leurs extrémités, qui sont unies par de forts ligamens (*Voyez* RADIO-CUBITALE (articulation), et laissent entre eux, dans leur partie moyenne, un espace nommé *interosseux*, que remplit une sorte de membrane fibreuse. Leur forme est celle des os longs; ils sont légèrement courbés en devant. Leur épaisseur, inégalement répartie, se compense mutuellement, le cubitus étant plus volumineux en haut qu'en bas, et l'inverse ayant lieu pour le radius, en sorte que, dans le squelette, l'avant-bras a à peu près la même largeur partout. Leur longueur n'est pas la même : le cubitus dépasse par en haut le radius d'un douzième environ. Le premier de ces os est celui qui concourt spécialement à l'articulation de l'avant-bras avec le bras, tandis que c'est principalement le second qui supporte la main. Tous deux sont arrondis du côté où ils s'éloignent l'un de l'autre, et terminés par un bord tranchant du côté par lequel ils se rapprochent : ils fournissent des insertions nombreuses aux muscles. (*Voyez* RADIUS, CUBITUS).

Les muscles de l'avant-bras, au nombre de vingt, forment plusieurs couches superposées, dont les unes occupent la partie antérieure du membre, les autres parties postérieure et externe. 1° *Muscles de la région antérieure.* Les plus superficiels sont le rond pronateur, le radial antérieur, le palmaire grêle et le cubital antérieur. Situés, de dehors en dedans, dans l'ordre suivant lequel ils viennent d'être nommés, ils constituent un premier plan, que la peau et l'aponévrose seules recouvrent, si ce n'est en dehors et en bas, où les muscles rond pronateur et radial antérieur sont un peu cachés par le long supinateur et les radiaux externes. Sur un second plan se trouve le fléchisseur sublime, recouvert par les trois premiers des muscles précédens, et les dépassant seulement dans quelques points où il touche immédiatement à l'aponévrose. Plus profondément encore on rencontre le fléchisseur profond des doigts et le fléchisseur propre du pouce : celui-ci est placé en dehors, derrière les muscles sublime, radial antérieur et long supinateur, tandis que le profond, situé en dedans, correspond au sublime et au cubital antérieur. Cette dernière couche est immédiatement accolée aux os, dont elle est pourtant séparée inférieurement par le carré pronateur, que l'on peut regarder comme formant un quatrième plan. (*Voyez* ces muscles.) 2° *Muscles de la région postérieure.* Ils représentent deux couches. L'extenseur commun des doigts, l'extenseur propre du petit doigt, le cubital postérieur, composent de dehors en dedans la couche superficielle ; il faut y joindre l'anconé, placé au-dessus de ces muscles, et subjacent comme eux à l'aponévrose. La couche profonde est formée par les muscles grand abducteur, court et long extenseurs du pouce, et extenseur propre de l'indicateur. Les trois premiers muscles que nous avons nommés recouvrent ceux-ci, dont les rapports de situation sont les suivans : le grand abducteur du pouce est en dehors, l'extenseur propre de l'indicateur en dedans, le long extenseur du pouce dans leur intervalle ; le grand abducteur est en partie caché par le long extenseur, qui l'est à son tour par l'extenseur de l'index ; le petit extenseur du pouce fait suite au grand abducteur, au-dessus duquel il est situé. Ces muscles reposent sur les faces postérieures du radius et du cubitus, et sur le ligament interosseux, si ce n'est inférieurement, où les grand abducteur, petit et long extenseurs du pouce, deviennent superficiels, et sont appliqués sur les radiaux externes. 3° *Muscles de la région externe.* Le premier qui se présente sous la peau et l'aponévrose est le long supinateur. Au-dessous de lui on trouve le premier radial externe, puis le second, et enfin le court supinateur, qui n'occupe que la partie supérieure de cette région. Ces quatre muscles forment autant de plans différens et superposés les uns aux autres : seulement les profonds, étant plus larges, dépassent ceux qui les recouvrent, et ont des rapports superficiels dans une partie de leur étendue. Ces muscles s'étendent en outre aux régions antérieure et postérieure, et y ont des connexions avec les muscles qui s'y rencontrent. Le second radial et le court supinateur seuls correspondent aux os. Les muscles de l'avant-bras laissent entre eux divers espaces qu'occupent des vaisseaux et des nerfs entourés d'un tissu cellulaire et adipeux. Le plus remarquable existe en haut et en avant, entre le rond pronateur et le long supinateur ; sa forme est triangulaire ; il contient le tendon du muscle biceps brachial, l'artère brachiale et l'origine des radiale et cubitale, le nerf médian, et une assez grande quantité de tissu cellulaire graisseux. L'extrémité inférieure du muscle brachial antérieur est logée au fond de cet espace.

Les vaisseaux et nerfs de l'avant-bras proviennent de troncs situés pour la plupart à la partie antérieure de ce membre. Ces troncs sont les artères radiale et cubitale, les veines qui leur correspondent, les nerfs du même nom, et le nerf médian. Des rameaux nerveux superficiels sont fournis par les nerfs musculocutané et cutané interne. Les veines superficielles de l'avant-bras sont des branches de la céphalique, de la basilique, et de la médiane qui résulte de leur réunion. *Voyez* RADIALE, CUBITALE (artères et veines), BRACHIAL (plexus), CÉPHALIQUE, BASILIQUE (veines.)

On retrouve, dans l'aponévrose de l'avant-bras, la disposition générale des aponévroses d'enveloppe. (*Voy.* APONÉVROSE.) Celle-ci se continue, en haut, avec celle du bras, avec une expansion qui se détache du tendon du muscle biceps, et avec un prolongement provenant de celui du triceps, et se fixe en même temps aux tubérosités externe et interne de l'humérus. En bas, elle se confond avec les ligamens annulaires antérieur et postérieur du carpe, qu'elle forme en grande partie, surtout le postérieur. (*Voyez* CARPE.) Cette aponévrose envoie des prolongemens entre presque tous les muscles superficiels de l'avant-bras, dont plusieurs prennent en outre des points d'insertion à sa face interne. Elle s'attache elle-même à toute la longueur du bord interne du cubitus. Ses fibres sont plus prononcées en arrière qu'en devant. Elle est percée de diverses ouvertures par lesquelles passent des vaisseaux, et traversée inférieurement par les tendons des muscles palmaire grêle et cubital antérieur.

La peau de l'avant-bras est plus molle, plus blanche et moins épaisse à la face antérieure de ce membre qu'à la postérieure : elle présente des poils sur cette dernière chez l'homme adulte. Le tissu cellulaire sous-cutané contient peu de vésicules graisseuses, si ce n'est chez les enfans et les femmes, où la présence de ces vésicules concourt à la rondeur de cette partie.

L'avant-bras représente un levier très-utile dans le mécanisme du membre supérieur, et dont le principal avantage consiste dans son double mouvement en charnière et de rotation sur lui-même, mouvement qui augmente beaucoup l'étendue que la main peut parcourir.

Les maladies les plus fréquentes de l'avant-bras sont des abcès, des plaies, des anévrysmes, des fractures, des luxations.

(A. BÉCLARD.)

AVEUGLE, adj., *cœcus*. Cette épithète est appliquée, en anatomie, à des trous ou des cavités qui n'ont qu'un orifice, et se terminent en cul-de-sac : tels sont le trou aveugle de l'os frontal, le *foramen cæcum linguæ*, l'intestin *cæcum*. Ce mot est beaucoup moins usité que le mot latin qui lui correspond.　　　(A. B.)

AVEUGLEMENT, s. m., *cœcitas. Voyez* CÉCITÉ.

AVOINE, s. f. Ce sont les fruits de l'*avena sativa*, plante annuelle qui appartient à la famille des graminées, à la triandrie digynie, et que l'on cultive abondamment dans toutes les provinces de la France, particulièrement dans l'ouest. MM. Davy et Vogel ont analysé avec soin la farine d'avoine. Les résultats obtenus par ces deux chimistes sont assez différens. En effet le premier y a trouvé six parties pour cent de gluten, substance que M. Vogel ne signale point dans son analyse. Indépendamment de la fécule, du sucre et du mucilage que l'on trouve dans l'avoine comme dans toutes les autres graminées, les graines de cette céréale renferment une huile grasse et un principe amer que M. Vogel n'a pu isoler du sucre. Quant au péricarpe ou au tégument qui recouvre la graine, il contient un principe aromatique qui rappelle un peu l'odeur de la vanille.

Propriétés et usages. — L'avoine est non-seulement l'aliment par excellence de nos chevaux, mais encore, dans plusieurs contrées, et surtout dans les provinces de l'ouest de la France, telles que la Bretagne, la Vendée, etc., il forme la nourriture principale de l'habitant des campagnes. On n'emploie l'avoine en médecine qu'après l'avoir privée de son enveloppe, et grossièrement concassée ; elle forme alors le *gruau d'avoine*, préparation très-fréquemment employée. En effet elle jouit des mêmes propriétés que toutes les autres substances qui contiennent une grande quantité de fécule ; c'est-à-dire qu'elle est adoucissante, rafraîchissante et nutritive. La décoction de gruau, que l'on prépare en faisant bouillir pendant une heure une once de gruau dans deux livres d'eau, s'emploie dans toutes les inflammations, particulièrement dans les catarrhes pulmonaires, et les cas d'affections organiques de la poitrine, dans l'hémoptysie, etc. On s'en sert également avec succès dans les dysenteries très-inflammatoires. On prépare encore avec le gruau d'avoine des crèmes, des potages fort agréables, en le faisant cuire dans du lait ou du bouillon gras. Ces alimens d'une facile digestion sont particulièrement utiles aux malades ou aux convalescens, pour lesquels l'usage de la viande pourrait être désavantageux.

(A. RICHARD.)

AVORTEMENT, s. m. *abortus, aborsus*; διαφθοραὶ, ἔκτρωμα, ἐξάμβλωσις, expulsion du fœtus avant qu'il soit *viable*, c'est-à-dire qu'il ait acquis le développement nécessaire pour vivre hors de l'utérus. Aristote, suivi par Bonaccioli et la plupart des auteurs jusqu'au dernier siècle, appelle *effluxion*, ἔκρυσις, l'expulsion du produit de la conception avant le septième jour; et avortement, ἐκτρωσμος, cette expulsion, lorsqu'elle a lieu depuis cette époque jusqu'au quarantième jour. Il ajoute que la plupart des avortemens ont lieu avant cette époque. Cette distinction est abandonnée avec raison, et l'on est actuellement généralement d'accord sur la signification du mot *avortement*. On appelle *accouchement prématuré* l'expulsion du fœtus viable, lorqu'elle se fait avant que la grossesse ait achevé son cours. Je ne m'occuperai que de l'avortement dans cet article. L'accouchement prématuré ne demande pas d'explication particulière. L'avortement, que l'on nomme aussi *fausse-couche, blessure*, peut avoir lieu à toutes les époques de la grossesse; cependant il est beaucoup plus fréquent pendant les deux premiers mois, soit que cela dépende, comme on l'a généralement pensé, de ce qu'alors les adhérences de l'œuf à la matrice sont moins fortes, soit que l'afflux plus abondant du sang vers l'utérus et l'effort hémorrhagique plus marqué aux périodes menstruelles en soient la cause la plus ordinaire. L'observation prouve aussi que le nombre des fœtus abortifs du sexe féminin est plus grand que celui des fœtus mâles. Le vulgaire pense cependant le contraire; mais Morgagni a très-bien montré quelle est la cause de cette erreur. Elle dépend de la conformation des organes sexuels chez les fœtus femelles et du développement du clitoris, que l'on peut facilement prendre pour un pénis, si l'on n'apporte à examiner ces parties une attention suffisante.

Les *causes* de l'avortement doivent, comme celles de l'accouchement, être distinguées en *efficiente* et *déterminantes*. La cause efficiente est également la contraction de l'utérus aidée de celle des muscles qui forment les parois mobiles de l'abdomen. Les causes déterminantes diffèrent essentiellement, dans la plupart des cas, de celles de l'accouchement, quoiqu'elles n'agissent comme celles-ci, qu'en disposant ou excitant l'utérus à se contracter. Sous ce point de vue, elles doivent être divisées en *pré-*

disposantes et *occasionelles*, dont le concours n'est pas toujours nécessaire pour qu'elles produisent leur effet. Ainsi on voit souvent exister une prédisposition si grande à l'avortement, qu'il survient sans cause occasionelle, et alors on l'appelle *spontané*. Dans certains cas, l'action de la cause occasionelle la plus légère, telle que l'odeur d'une chandelle éteinte, une émotion de l'âme à peine remarquable, ou un mouvement peu étendu des bras, a suffi pour le déterminer, tandis que, dans des circonstances opposées, il n'a pas eu lieu, malgré l'action des causes occasionelles les plus marquées. Mauriceau (Obs. 242) raconte qu'une femme enceinte de sept mois, voulant échapper à l'incendie de son appartement, se laissait glisser le long de draps attachés les uns aux autres ; la frayeur lui fit lâcher prise, et elle tomba d'un troisième étage sur des pierres. Elle se fractura l'avant-bras ; mais ni cette frayeur excessive, ni cette chute si grave ne produisirent l'avortement. Cependant les causes occasionelles seules ont aussi, dans beaucoup de cas, déterminé l'expulsion du fœtus.

Des causes prédisposantes, les unes sont propres à la mère, les autres au fœtus. Les premières se rapportent à un état particulier de l'utérus, ou à une certaine manière d'être de toute la constitution, dont l'influence se porte, soit sur l'utérus, soit sur le produit de la conception lui-même. Ainsi on range au nombre de ces causes la trop grande rigidité des fibres du corps de l'utérus et la résistance qu'elles opposent à se laisser dilater ; la contractilité et la sensiblité trop grande de cet organe ; la faiblesse et la laxité du col utérin, laxité que j'ai pu constater d'une manière très-remarquable chez un dame qui me consultait en raison de plusieurs fausses-couches successives qu'elle avait faites ; l'atonie de l'utérus, soit innée, soit produite par une leucorrhée abondante et ancienne, ou par un mauvais accouchement précédent, cause qui pourrait bien se confondre avec la précédente ; ces causes produisent souvent des avortemens qui se renouvellent à peu près à la même époque de la grossesse, et que pour cela quelques auteurs ont appelés *périodiques*. On doit aussi comprendre sous ce chef ce que Peu appelle la chaleur immodérée de l'utérus, c'est-à-dire la métrite chronique ; les squirrhés, les carcinômes, les tumeurs fibreuses et stéatomateuses, les polypes, l'hydropisie de matrice, la présence de plusieurs fœtus et la distension trop grande qui en résulte.

Hauenschild (*Diss. de muscul. ut. struct. apud* Schlegel, t. 1,) admet
aussi l'excessive rigidité du péritoine et des vaisseaux de l'utérus;
mais cette cause me semble hypothétique, ou se rapporte à quelques-unes de celles que je viens d'énoncer. Parmi celles qui
tiennent à la constitution en général, il faut compter une certaine altération produite par l'action de la constitution atmosphérique, unique cause à laquelle on puisse attribuer ces avortemens épidémiques, dont parlent plusieurs auteurs depuis Hippocrate, et que j'ai eu aussi occasion d'observer; le tempérament
sanguin, la pléthore, et une disposition aux hémorrhagies souvent
indépendante de ces deux états; une menstruation abondante,
irrégulière; une grande faiblesse; une sensibilité excessive; un
état cachectique; la syphilis, le scorbut, l'hystérie, les douleurs
néphrétiques, et d'autres maladies chroniques; la conformation
vicieuse du rachis et du bassin; une disposition héréditaire;
enfin l'habitude amenée par des avortemens antérieurs même
dus à des causes purement accidentelles. Les veilles, le manque
de nourriture, l'étroitesse des vêtemens et surtout de ceux qui
serrent l'abdomen, sont encore des causes prédisposantes, dont
la manière d'agir est facile à apprécier.

Les causes prédisposantes qui dépendent du fœtus ont rapport
ou au fœtus lui-même ou à ses annexes; elles agissent, soit en
causant la mort du fœtus, qui devient alors un corps étranger,
dont la matrice se débarrasse plus ou moins promptement, soit
en s'opposant à son développement, de sorte qu'il ne con-
somme plus une suffisante quantité de sang, et que ce fluide,
s'accumulant dans les vaisseaux de l'utérus, y forme une congestion, soit en interceptant ou rendant difficile le passage du
sang, ce qui amène le même résultat. Ainsi, d'après des observations, on admet que l'avortement peut succéder à des causes
telles que la faiblesse du fœtus, sa conformation monstrueuse et
ses maladies; la faible adhérence du placenta à la surface de
l'utérus, son implantation sur le col de cet organe, sa dégénérescence squirrheuse, hydatique, anévrysmatique, variqueuse,
son défaut de proportion avec le volume du fœtus, son atrophie; le manque de cordon ombilical, selon l'opinion évidemment erronée de quelques auteurs; sa trop grande brièveté, ou
son excessive longueur, en même temps qu'il serait contourné
autour du col ou d'un membre; son extrême ténuité, son desséchement, l'augmentation de son volume due à des hydatides

ou à d'autres tumeurs ; les nœuds ou les adhérences qui s'opposent au cours du sang ; la ténuité des membranes de l'œuf, une collection de sérosité entre le chorion et l'amnios, la trop petite ou la trop grande abondance d'eau de l'amnios.

Les causes occasionelles sont très-nombreuses, et on ne peut guère se flatter d'en présenter une énumération complète. En effet il est à peine quelque circonstance dans la vie que l'on n'ait vue être suivie de l'avortement. Ces causes sont : les maladies aiguës, telles que les fièvres, les inflammations et surtout celle de l'utérus; la diarrhée, la dysenterie, le tenesme, les coliques, la constipation, la strangurie, les convulsions, effets de l'hystérie, de l'épilepsie; une douleur vive, le chagrin, la colère, la frayeur, et même l'excès de la joie; l'impression des odeurs, l'asphyxie; le coït, les mouvemens violens, les efforts, les secousses, telles que celles que l'on éprouve dans une voiture, à cheval ou en dansant, et celles qui résultent des ris, des cris immodérés, de la toux et du vomissement; les chutes, les coups sur les lombes ou l'abdomen; l'usage des forts purgatifs, des emménagogues, des pédiluves; les saignées abondantes, surtout celle du pied; les mouvemens convulsifs du fœtus; la rupture du cordon ombilical, celle des membranes. On a généralement dit que la plupart de ces causes agissent en déterminant le décollement du placenta; mais ce décollement ne peut avoir lieu immédiatement que bien rarement, et seulement quand le placenta offre une masse suffisante pour acquérir, par l'effet d'une chute ou d'une secousse, un mouvement plus grand que celui qui est imprimé à l'utérus. Ce décollement immédiat se ferait reconnaître à ce que l'hémorrhagie utérine suivrait instantanément la cause de l'avortement. Une secousse ou compression de l'utérus peuvent encore produire immédiatement la rupture du cordon ombilical ou des membranes de l'œuf. Le plus souvent les causes occasionelles produisent une congestion dans les vaisseaux de l'utérus, laquelle est bientôt suivie d'hémorrhagie, et par cela même du décollement du placenta, ou détermine les contractions de l'utérus par le sentiment incommode qu'elle fait naître. Aussi Klein (*Interp. clin.*) remarque-t-il que l'avortement ne succède jamais avec plus de facilité aux causes accidentelles que vers les époques de la menstruation. D'autres de ces causes excitent dans les fibres des contractions spasmodiques, qui se communiquent sympathiquement à l'utérus. Enfin d'autres portent leur action sur le fœtus lui-même. Ainsi très-souvent une vive affection de l'âme chez la mère est suivie immédiatement de mouvemens convulsifs du fœtus et de sa mort. Ce que je viens de dire sur les causes occasionelles peut s'appliquer à l'emploi des moyens *abortifs*, et servir à expliquer leur manière d'agir. Ces moyens, qu'il importe au médecin de connaître pour juger des cas où ils ont été mis en usage, apprécier les désordres qu'ils peuvent produire, et savoir y remédier, sont la saignée du pied, les pédiluves, les vomitifs, les purgatifs drastiques, les emménagogues les plus actifs, et certaines manœuvres pour rompre les membranes de l'œuf. Il s'en faut de beaucoup que ces moyens aient constamment l'effet qu'on en attend. Les auteurs sont remplis d'observations qui prouvent l'innocuité des pédiluves et de la saignée du pied, et ils n'ont pas hésité à les recommander comme des moyens thérapeutiques que l'état de grossesse ne contre-indique que dans les cas de prédispositions à l'avortement. Pour me borner à un seul exemple, Mauriceau rapporte (*Observ.* 644) qu'une femme enceinte fut saignée dix fois du pied sans avorter, et qu'une autre (*Observ.* 258) également n'avorta pas, malgré des saignées abondantes du bras et du pied, et l'usage de vomitifs prescrits pour remédier à une apoplexie. De la Motte et d'autres observateurs ont été témoins que des purgatifs drastiques, pris dans l'intention criminelle de procurer l'avortement, ont causé de graves superpurgations, des péritonites, des entérites, des convulsions et souvent la mort, sans déterminer l'expulsion du fœtus. Les emménagogues et autres moyens destinés à provoquer, soit une congestion dans les vaisseaux de l'utérus, soit les contractions des fibres de cet organe, sont tous des substances éminemment âcres, et leur usage a eu souvent des résultats semblables, ou a développé des métrites ou des inflammations de l'ovaire et d'autres viscères. Il est plus qu'inutile d'en donner ici la liste : les médecins les connaissent bien, et il serait dangereux de les indiquer aux autres. Enfin les manœuvres employées pour rompre les membranes ne sont pas, à l'époque de la grossesse où on a dessein de faire périr le fœtus, d'une exécution aussi facile qu'on pourrait le croire, et il arrive souvent qu'elles portent sur la matrice, et y font des lésions dont les suites deviennent funestes. J'ai plusieurs fois été consulté pour des métrites aiguës ou chroniques, des métrorrhagies graves, des carcinômes de l'utérus, qui n'avaient pas d'autre origine que de semblables pratiques, soit qu'elles eussent amené l'avortement, soit qu'elles n'aient pas eu ce résultat. Il n'est sûrement pas de praticien qui ne puisse citer des cas analogues.

Les phénomènes de l'avortement varient suivant l'époque de la grossesse où il survient, et la nature des causes qui le produisent. Dans les deux premiers mois de la grossesse, il arrive quelquefois que l'œuf, qui est encore d'un petit volume, est expulsé entier et sans douleur, sans hémorrhagie remarquables. Le plus souvent cependant il y a des douleurs et une hémorrhagie accompagnée de caillots dans lesquels l'ovule peut se trouver enveloppé, et échapper à un examen peu attentif. C'est ce qui a surtout lieu lorsque, les membranes étant rompues, l'embryon sort isolé du placenta. Aussi les femmes croient assez fréquemment n'avoir eu qu'un retard, suivi d'un retour douloureux et abondant des menstrues, tandis qu'elles ont réellement fait un avortement. A mesure que la gestation avance, et que le volume du fœtus augmente, les douleurs et l'hémorrhagie qui accompagnent l'avortement deviennent de plus en plus considérables, et il est à remarquer que cette hémorrhagie est en général plus forte que celle qui accompagne l'accouchement au terme naturel. L'avortement qui est produit par des maladies chroniques ou des causes qui ont agi lentement, offre ordinairement les symptômes suivans : horripilations et frissons suivis de chaleur ; inappétence, nausées, soif, douleurs dans les lombes, lassitudes, lipothymies, palpitations, refroidissement des extrémités, abattement, tristesse, pâleur, tuméfaction et lividité des paupières, perte de l'éclat des yeux, fétidité de l'haleine, sentiment de faiblesse dans l'abdomen, de froid vers les pubis, de pesanteur vers l'anus et la vulve, affaissement et flaccidité des mamelles qui laissent échapper de la sérosité écoulement par le vagin d'une humeur sanieuse, puis sanguinolente et ensuite d'un sang liquide ou grumeux ; décroissement des mouvemens du fœtus qui cessent bientôt, détumescence de l'hypogastre, douleurs utérines de plus en plus vives et fréquentes, dilatation progressive de l'orifice utérin et proéminence des membranes ; enfin expulsion de l'eau de l'amnios et du fœtus, puis, après un temps plus ou moins long, sortie du placenta. Le plus souvent ce n'est qu'alors que cesse l'écoulement du sang. Celui qui a lieu par

l'effet de causes occasionelles puissantes , est précédé quelquefois de douleurs et de pesanteur dans les lombes, de sentiment
d'un poids insolite sur la partie inférieure du vagin, de malaise,
de cardialgie, de frisson. Dès le commencement on voit souvent paraître un peu de sang, suivi d'un écoulement de sérosité
sanguinolente qui, quelque temps avant l'avortement, dégénère
en une grave hémorrhagie. D'autres fois l'action de la cause est
immédiatement suivie d'une large effusion de sang, qui continue
jusqu'après l'expulsion du fœtus et du délivre. Des douleurs
fréquentes, lancinantes, se développent dans l'abdomen, et suivent la direction de l'ombilic à la vulve; l'utérus devient le
siége d'efforts expulsifs, et le fœtus est rejeté au dehors. En
général les symptômes de l'avortement se rapprochent d'autant
plus de ceux de l'accouchement, que le terme de la grossesse est
plus avancé. Il en est de même pour ses suites, telles que l'écoulement des lochies, la sécrétion du lait et la fièvre laiteuse.

Il arrive quelquefois, et même jusque vers le milieu de la grossesse, que le fœtus sort enveloppé de ses membranes restées entières.
On voit aussi, dans les premiers mois après la rupture des membranes, le fœtus et le placenta se décomposer, et sortir sous la
forme d'une sanie brunâtre et fétide. D'autres fois le placenta demeure attaché aux parois de l'utérus, continue de se nourrir et
de s'accroître, et prend l'apparence d'une masse charnue, dans
laquelle on rencontre quelquefois des kystes hydatiques ; cela
arrive, soit que le fœtus ait été expulsé , soit qu'étant encore
très-petit et presque gélatineux à l'époque de sa mort, il se
soit dissous dans l'eau de l'amnios, ou qu'étant plus développé,
il se soit conservé dans ce liquide comme dans une saumure.
Cette dégénérescence du placenta forme ce que l'on a appelé
mole de génération, dont le caractère est d'offrir une cavité
tapissée par une membrane lisse, reste de l'amnios. Souvent le
fœtus naît vivant ; mais ses organes imparfaits ne lui permettent
pas de poursuivre une existence qu'il ébauche à peine. Il meurt
plus ou moins promptement, suivant le degré auquel son développement est parvenu , et la fatigue qu'il a éprouvée pendant
le travail de son expulsion. Souvent aussi il cesse d'exister plus
ou moins long-temps avant son expulsion. Il peut même arriver
que la mort du fœtus ne soit pas suivie de l'avortement. Dans
certains cas, il est conservé dans l'utérus jusqu'au terme de la
grossesse, et il est alors expulsé dans un état de ramollissement

et de macération tout particulier, mais sans putréfaction, à moins que les membranes ne se soient déchirées, et que l'air n'ait eu accès dans leur intérieur. Dans d'autres, il se convertit en une substance analogue au *gras des cadavres*, se durcit, acquiert une consistance presque pierreuse, et se conserve dans l'utérus jusqu'à l'époque de la mort naturelle de la mère. D'autres fois, après plusieurs mois et même plusieurs années, l'utérus s'enflamme, suppure. Il se forme des abcès qui s'ouvrent à la surface de l'abdomen, dans l'intérieur du conduit intestinal ou dans le vagin, et donnent issue au pus mêlé à la sanie résultant de la décomposition des chairs, et aux os séparés par la putréfaction. Mais ces deux dernières suites de la mort du fœtus se remarquent surtout dans les cas de *grossesse extra-utérine* et de *rupture de matrice. Voyez* ces mots.

Le diagnostic de l'avortement doit porter sur trois objets : sa cause, son imminence, et le développement du travail qui le produit. La plupart des causes de l'avortement se font facilement reconnaître par elles-mêmes, ou se manifestent par des signes dont l'exposition se fera aux divers articles qui traitent de ces différens états de l'économie. Il en est deux seulement dont le diagnostic doit trouver ici sa place ; je veux parler de la rigidité des fibres du fond de l'utérus, et de la laxité, de la flaccidité de son col. Le premier de ces états est ordinairement lié à une disposition semblable de toute l'économie ; la menstruation est peu abondante, souvent douloureuse. Dans les premières grossesses, l'avortement a lieu de bonne heure ; mais l'époque où il se fait dans les grossesses suivantes se rapproche successivement du terme naturel, et ces femmes finissent souvent par amener des enfans jusqu'à leur entier développement, le tissu de l'utérus se ramollissant, s'assouplissant de plus en plus à chaque grossesse. On observe le contraire, lorsque la prédisposition à l'avortement reconnaît pour cause la laxité du col de l'utérus ; les époques où survient l'avortement se rapprochent d'autant plus du temps de la conception, que les grossesses ont été plus fréquentes et plus rapprochées. Le toucher fait distinguer le peu de consistance du col utérin, qui laisse échapper le produit de la conception avec une grande facilité et presque sans douleurs. La préexistence de quelqu'une des causes que j'ai rapportées, et l'existence de quelques-uns ou de la plupart des symptômes que j'ai exposés, font craindre un avortement prochain.

On doit le regarder comme commencé, quand on voit paraître les phénomènes du travail de l'enfautement, tels que des
douleurs qui se succèdent régulièrement, en se rapprochant de
plus en plus les unes des autres, et se dirigent de l'ombilic vers
le coccyx; le ramollissement et la dilatation graduelle de l'orifice utérin; la proéminence des membranes pendant la douleur,
et surtout l'issue de l'eau de l'amnios. J'ai cependant vu une
fois ces phénomènes, qui s'étaient manifestés après une chute
assez grave, n'être pas suivis de l'avortement, et l'accouchement,
qui se fit six semaines après, amener à la lumière un enfant
bien portant. Chez une autre dame, il y eut, vers le deuxième
mois de la grossesse, affaissement du bas-ventre et des mamelles, perte d'appétit, mauvaise odeur de l'haleine, état saburral de la langue, rapports nidoreux, malaise général, issue
par le vagin d'une sérosité brunâtre et putride. L'usage d'infusion de chicorée sauvage, de quelques prises de rhubarbe, et
une diète un peu sévère rétablirent la santé. La grossesse continua son cours jusqu'à l'époque de six mois et demi, où une
hémorrhagie foudroyante, occasionée par l'insertion du placenta
sur le col de l'utérus, et accompagnée de contractions utérines,
me força d'amener l'enfant, qui vint au monde vivant, mais
mourut au bout de quelques heures. Ces exemples, et d'autres
que je pourrais puiser dans les observateurs, doivent rendre
très - circonspect, quand il s'agit de prononcer si une femme
avortera. Ajoutez à cela que dans des cas de grossesse de plusieurs enfans, surtout quand l'utérus est double ou partagé en
deux cavités par une cloison, un des fœtus peut être expulsé
dans le cours de la grossesse, et l'autre être conservé sain
dans l'utérus. J'ai vu un cas de cette espèce extrêmement remarquable. Une dame, enceinte pour la première fois à l'âge de
quarante ans, fit une fausse-couche à deux mois et demi; bientôt
après, les symptômes de la grossesse reparurent; des mouvemens d'enfant se firent sentir à l'époque ordinaire; à sept mois,
une frayeur vive est suivie des phénomènes qui annoncent la
mort de l'enfant; cependant il existait toujours des mouvemens
dans l'utérus. Enfin, après deux mois, cette dame accoucha
d'un enfant mort, et d'un autre qui était vivant et bien portant. Rousset, dans son *Traité de l'Hystérotokie*, a rapporté un
exemple analogue.

Le prognostic de l'avortement est plus grave que celui de

l'accouchement, selon l'opinion d'Hippocrate, de Mauriceau et
de beaucoup d'autres médecins ; mais il s'en faut de beaucoup
que cette règle soit générale. Ætius pense que les femmes saines,
qui ont le ventre libre et l'utérus humide, qui ont mis au
monde, sans de très-grandes douleurs, des enfans volumineux,
qui sont dans la force de l'âge, et ne sont ni trop sanguines,
ni trop corpulentes, supportent mieux que les autres l'avortement et ses suites. Dans la détermination du prognostic
à porter de l'avortement, il faut faire attention à l'époque
où il se fait, aux causes qui le produisent, et aux symptômes qui l'accompagnent. Le danger est d'autant plus grand
pour la femme, qu'elle est plus près du terme de la grossesse : en effet l'hémorrhagie est plus abondante, l'expulsion du
fœtus plus difficile, la fièvre de lait plus forte. Cependant
quelques médecins pensent que l'avortement est plus pénible
dans les trois premiers mois ; mais l'expérience prouve le contraire. Celui qui est produit par des causes accidentelles est en
général plus dangereux que celui qui succède à des causes prédisposantes ; et il l'est d'autant plus, que la cause a agi avec
plus de violence et de promptitude, et chez une femme qui n'y était
pas prédisposée. Celui qui fait courir le plus de danger est celui qui est provoqué à dessein par des médicamens pris à l'intérieur ou des manœuvres. Quand il se fait spontanément et sans
cause évidente, il a le plus souvent lieu presque sans douleur et
sans difficulté, et ne laisse après lui aucune suite fâcheuse ; mais
il est sujet à récidives, et des récidives multipliées entraînent
à leur suite une foule de maladies, telles que l'irrégularité de la
menstruation, la métrite chronique, les lésions organiques de
l'utérus, l'hystérie, la cachexie, affections qui peuvent aussi être
la suite d'un seul avortement. L'avortement est surtout dangereux, à cause de l'hémorrhagie qui l'accompagne. Aussi le danger est-il proportionné à l'intensité de ce symptôme. L'avortement qui est accompagné de convulsions, de diarrhée, de
dysenterie, qui survient dans le cours d'une inflammation, d'une
fièvre, d'une maladie éruptive, est toujours d'un fâcheux augure. Une inflammation de l'utérus, qui met les jours de la
femme dans un grand danger, et peut causer la stérilité par
des adhérences contre nature des parois du col utérin ou de la
trompe, est souvent la suite de l'avortement. Il peut pourtant
être suivi de quelques avantages ; ainsi, s'il survenait soixante

jours après la conception chez une femme dont la menstruation aurait éprouvé des dérangemens, il pourrait, suivant l'observation d'Hippocrate, confirmée par James, rétablir la régularité de ce flux. Mauriceau assure que des femmes qui étaient stériles depuis plusieurs années par suite de la suppression des règles, sont devenues fécondes après un avortement. Ici il ne peut être regardé comme la cause, mais bien comme le signe du retour de la fécondité.

Tous les soins du médecin doivent tendre à prévenir l'avortement ; mais lorsqu'une fois il est reconnu qu'on ne peut atteindre ce but, il faut combattre les symptômes fâcheux qui l'accompagnent, et remédier aux accidens qui peuvent en être la suite. Le traitement préservatif présente deux indications : éloigner les causes prédisposantes, réprimer l'action et corriger les effets des causes occasionelles. Des causes prédisposantes, les unes, comme les erreurs contre les règles de l'hygiène, indiquent d'elles-mêmes ce qu'il convient de faire ; d'autres, qui tiennent au tempérament, à la pléthore sanguine, à une disposition aux hémorrhagies, à l'exubérance de la menstruation, seront examinées en leur lieu. (*Voyez* GROSSESSE, MÉNORRHAGIE.) D'autres, comme une disposition héréditaire admise par les auteurs, les maladies organiques de l'utérus, l'implantation du placenta sur le col de l'utérus, ne peuvent en aucune manière être corrigées. Enfin il en est dont on ne peut soupçonner l'existence pendant le cours de la grossesse ; telles sont surtout celles qui tiennent aux maladies du fœtus et de ses annexes. Cependant la faiblesse de ses mouvemens peut bien indiquer la faiblesse même du fœtus, quoique souvent il n'y ait pas de relation entre ces deux objets, et engager à prescrire à la mère un régime plus nourrissant, plus fortifiant que celui qu'elle suit. Ses mouvemens convulsifs se font bien sentir, mais ne se distinguent pas toujours facilement des mouvemens vifs et énergiques d'un fœtus vigoureux ; il convient dans ce cas d'employer de petites saignées, des bains tièdes, des antispasmodiques. En traitant du diagnostic de la cause, j'ai parlé spécialement de deux états dont le traitement demande aussi une explication particulière. L'excès de rigidité des fibres du corps de l'utérus, de même que celui de la contractilité et de la sensibilité de tout l'organe, et la résistance du péritoine et des vaisseaux utérins, états qui ne sont guère distincts du premier, exigent l'usage

de boissons délayantes, tempérantes, de la saignée, des bains
tièdes, des fomentations et injections émollientes et anodines.
La faiblesse et la laxité des fibres du col, et l'atonie de l'utérus
doivent être combattues par un régime tonique et fortifiant, les
médicamens toniques, les martiaux, s'il n'y a pas de disposition
aux hémorrhagies, les bains froids, les bains d'eaux minérales,
les injections, les fomentations, les fumigations aromatiques,
toniques et légèrement astringentes. Mais ce n'est pas seulement
pendant la grossesse qu'il faut combattre ces causes; c'est surtout dans l'intervalle des grossesses qu'il faut s'attacher à corriger les intempéries de l'utérus, d'où elles dépendent, si je
puis encore me servir de cette expression des anciens : alors,
outre les moyens indiqués ci-dessus; il faut, dans le second
cas, recommander l'exercice, les purgatifs toniques, et des pes-
saires toniques et légèrement astringens. Zacutus propose aussi
l'emploi des cautères.

Si la cause occasionelle existe encore et continue d'agir, il est
évident que la première chose à faire est de l'éloigner ou de la
combattre; il serait trop long et superflu d'entrer dans des détails à ce sujet. Il me suffit d'examiner comment on peut corriger
les effets qu'elle a produits, soit sur l'utérus, soit sur le fœtus et
ses annexes. La congestion imminente ou déjà existante dans les
vaisseaux de l'utérus, se fait reconnaître aux signes suivans : sentiment de gêne, de plénitude et de chaleur dans les régions sacrée et hypogastrique, accompagné quelquefois de pulsations;
pesanteur dans l'utérus, et se portant aussi vers le bas du bassin;
pouls plein, fort et fréquent; ordinairement diminution des mouvemens de l'enfant, qui paraissent lourds et embarrassés. Cet état
de congestion, et le décollement du placenta, si déjà il a commencé à se faire, exigent le repos le plus absolu dans une
position horizontale, la plus grande tranquillité d'esprit, une
diète sévère, des boissons tempérantes, adoucissantes, de petites
saignées du bras, suffisamment réitérées. Quand la cause occasionelle produit des mouvemens spasmodiques qui peuvent entraîner l'utérus à se contracter, il faut à ces moyens joindre les
antispasmodiques proprement dits, et les narcotiques. Les bains
tièdes seraient bien indiqués aussi, mais leur emploi exige la plus
grande circonspection. Celui de la saignée demande aussi, dans
tous les cas d'avortement, quelques précautions de la part du
médecin, mais seulement par rapport à l'opinion du public, qui,

en général prévenu contre ce moyen, ne manquerait pas de lui attribuer un avortement qu'il n'aurait pas réussi à empêcher. Quant aux effets que les causes occasionelles peuvent produire sur le fœtus et ses annexes, on ne peut leur opposer une curation directe; il faut se borner aux moyens généraux déjà indiqués. On ne peut pas se flatter d'obtenir le recollement de la portion de placenta déjà détachée de l'utérus; mais on peut espérer qu'en dissipant la congestion, on fera cesser l'hémorrhagie, on arrêtera le décollement du placenta, et que la grossesse pourra poursuivre son cours. Les exemples que j'ai déjà eu occasion de citer prouvent qu'il faut persister dans l'emploi de ces moyens, et ne pas se décourager, quoique les signes d'un avortement prochain et déjà commencé semblent ôter toute espèce d'espoir.

Lorsqu'enfin il n'est plus possible de douter que l'avortement est inévitable, il faut le favoriser; et ici s'applique ce qui a été dit des soins à donner à la femme pendant le travail de l'accouchement. Les anciens médecins employaient beaucoup, dans ces cas, les emménagogues et les aristolochiques pour hâter l'expulsion du fœtus. Mais l'usage de ces médicamens âcres et irritans est justement abandonné aujourd'hui, à cause des graves inconvéniens qu'il peut avoir.

Les considérations particulières que présentent l'hémorrhagie et les autres complications de l'avortement, seront exposées aux articles particuliers où l'on traitera de ce smaladies. Il en sera de même de celles que nous avons dit en être quelquefois les suites.

(DESORMEAUX.)

AVORTEMENT (Médecine lég.). L'avortement, considéré sous le rapport de la médecine légale, est l'expulsion du fœtus, produite à dessein, avant le terme voulu par la nature. Bien que dans le sens moral le crime d'avortement consiste moins dans l'expulsion prématurée du fœtus considérée en elle-même, que dans l'intention qui suggère les manœuvres employées à cet effet, nos lois actuelles exigent que l'avortement ait eu lieu, qu'il ait été consommé, pour qu'on en puisse poursuivre les auteurs. (Code pénal, art. 317.) C'est encore pour être d'accord avec l'état de notre législation que nous définissons ici l'avortement, l'expulsion du fœtus produite à dessein *avant le terme voulu par la nature,* sans indiquer quel est ce terme. Il suffit en effet que l'embryon soit développé au point qu'on en distingue les formes, qu'on sache qu'il y a eu conception, pour que le crime d'avortement puisse être établi, lorsque d'ailleurs les autres circonstances prouvent que l'expulsion du fruit est due à des manœuvres criminelles. En cela nous nous éloignons des médecins et des légistes qui, suivant le code de Charles-Quint, adoptent un terme préfixe, celui de vingt semaines après la conception, avant lequel le crime d'avortement ne pourrait être judiciairement qualifié.

L'avortement prémédité est de tous les crimes le plus difficile à constater, et cette difficulté résulte naturellement de celle d'établir le corps du délit. Dans beaucoup de cas, en effet, le fœtus expulsé est aussitôt soustrait, et cette soustraction est d'autant plus facile, que la grossesse était peu avancée. Le corps du délit manquant alors, toute investigation ultérieure doit nécessairement cesser. Mais alors que l'on reconnaît chez une femme l'existence des divers signes de l'avortement, et que l'on trouve le fœtus expulsé, il ne s'ensuit pas encore que l'avortement ait été le résultat du crime, puisqu'il est une infinité de causes innocentes qui peuvent faire avorter une femme. C'est donc principalement par la preuve testimoniale, plutôt que par la preuve médico-légale, qu'on parvient dans la règle à établir qu'un avortement *prémédité* a été commis. Nous en exceptons néanmoins le seul cas où la mort de la femme permettrait de faire sur son corps des recherches desquelles il résulterait qu'un moyen mécanique de faire avorter aurait été employé. Cette difficulté d'établir matériellement l'existence du crime d'avortement a été, selon toute apparence, le motif d'une disposition du Code pénal qui a précédé celui de 1810, disposition d'après laquelle la femme qui se faisait avorter n'encourait aucune peine afflictive ni infamante, tandis que la rigueur des lois frappait ses complices. Cette disposition peut paraître paradoxale au premier abord, mais elle avait son utilité; car aujourd'hui que la femme, qui se fait avorter est punie de la réclusion, on ne peut plus espérer ni exiger d'elle des renseignemens qui ne tendraient qu'à la compromettre, et il en résulte que le crime d'avortement parvient aujourd'hui bien plus rarement qu'autrefois à la connaissance des tribunaux.

Utilité et moyens d'évaluer approximativement l'époque de la grossesse à laquelle un fœtus a été expulsé. — Quelque faibles et incertaines que soient les ressources du médecin chargé de constater le crime d'avortement, elles peuvent néanmoins, étant bien appliquées, conduire dans quelques cas à la découverte de la vérité. En conséquence, il dirigera avant tout ses recherches vers le corps du délit, c'est-à-dire vers ce qui a été expulsé de la matrice. Quoique nous ayons dit plus haut que nos lois ne prescrivent pas de terme de la grossesse, avant lequel l'avortement ne peut être supposé, il n'en est pas moins nécessaire, lorsqu'on examine un fœtus expulsé prématurement, d'en déterminer l'âge d'une manière approximative. Outre que cette détermination peut, dans certains cas, être d'un grand secours pour éclaircir la valeur des charges qui s'élèvent contre les prévenus, elle peut encore devenir importante sous le rapport de la question de savoir si le fœtus était viable. On pourra voir, à l'article FOETUS, les caractères qui lui sont propres à chaque époque de la grossesse.

En groupant les principaux signes extérieurs qui, en général, font distinguer l'avorton, à une époque assez avancée de la grossesse, du fœtus à terme, ils se réduisent aux suivans : 1° Maigreur, sécheresse, flaccidité, mobilité de la peau, couleur rouge et même pourpre aux endroits où elle est plus mince, tels que la paume des mains et la plante des pieds ; 2° absence plus ou moins complète des petits poils qui couvrent la peau du fœtus à terme ; adhérence moindre de l'enduit sébacé qui, semblable à un duvet floconeux, occupe surtout les parties latérales de la face, le dos, les épaules et les lombes ; 3° ouverture des fontanelles ; généralement beaucoup plus considérable chez l'avorton que chez le fœtus à terme ; mobilité plus grande des os du crâne ; 4° traits de la face peu développés, aspect de vieillesse, de laideur et de tristesse, lèvres et oreilles pourprés, langue très-rouge ; 5° cheveux rares, courts, blancs ou de couleur argentine ; absence ou développement encore très incomplet des ongles ; 6° absence presque complète des sourcils et des cils, paupières collées, pupilles couvertes d'une membrane ; 7° scrotum très-ridé, pourpre et presque toujours vide, lèvres de la vulve bouffies, mamelons à peine perceptibles et sans aréole.

8°. Malgré les variations extrêmes des dimensions et du poids des fœtus, nous devons rapporter ici les résultats obtenus d'observations faites par M. Chaussier, parce qu'ils pourront être utilement appliqués toutes les fois qu'on les mettra en rapport avec les autres signes de la maturité ou de l'état contraire. Or, sui-

vant ces observations, un enfant bien conformé et venu au terme
de neuf mois pèse le plus ordinairement 3000 grammes, c'est-à-
dire 6 liv. ¼. Quant à la grandeur du fœtus, son terme moyen et
le plus ordinaire est :

A 5 mois 255 millimètres ou   9 pouces de longueur.

    6   325   12

    7   380   14

    8   440   16

    9   488   18

En appliquant avec quelque attention aux cas qui pourront se
présenter la description de l'état extérieur du fœtus, depuis le
premier jusqu'au dernier mois de la grossesse, on pourra déterminer assez exactement l'âge du fœtus expulsé ; mais il en résulte
aussi qu'il est impossible de prononcer sur la réalité d'un avortement avant l'époque où les formes de l'embryon sont assez distinctes pour qu'on puisse déclarer avec certitude qu'il y a eu
expulsion du produit d'une conception.

*Précautions à employer dans les recherches sur le produit
expulsé.* — La nécessité de juger avec certitude que l'objet expulsé est véritablement un embryon, résulte surtout du danger
qu'il y aurait à se tromper en pareille matière, et à prendre pour
le produit d'une conception ce qui ne serait que l'effet d'un retard de menstruation ou d'une production pathologique quelconque dans l'utérus. Lorsque le fœtus est tellement développé
que l'on peut distinctement reconnaître les formes de l'espèce
humaine, l'examen est facile ; mais lorsque les recherches ont
lieu à une époque plus voisine de la conception, elles exigent de
grandes précautions. Pour exécuter convenablement ces recherches, il ne faut pas suivre une manière de procéder assez ordinaire, et qui consiste à remuer avec le doigt ou avec un morceau
de bois, avec la pointe d'un couteau, etc., le corps expulsé, et
surtout à détacher les caillots de sang par une pression exercée
sur eux entre les doigts ; on s'expose ainsi à dénaturer les objets
sur lesquels doit porter l'examen. Si au contraire on place le
produit de l'expulsion dans un vase suffisamment spacieux et
rempli d'eau, on parvient à dissoudre, ainsi qu'à détacher en
peu de temps les caillots de sang, et l'on peut accélérer et compléter cette opération en projetant à plusieurs reprises de l'eau,
au moyen d'une petite seringue, sur les objets qui doivent être
examinés. Dans sa Médecine légale, relative à l'art des accouche-

mens, le docteur Capuron dit que les experts sont quelquefois
obligés d'avoir égard à l'âge de la femme, pour décider si elle a
rendu un embryon ou une concrétion pathologique. Nous ne
partageons pas l'avis de ceux qui adoptent ce précepte; car, outre
que la fécondité, ainsi que l'observe lui-même le docteur Capuron, ne cesse pas toujours chez les femmes après la menstruation, il suffit de se rappeler que la réalité d'un avortement ne
peut être établie qu'autant qu'on a distinctement reconnu qu'un
embryon a été expulsé.

Recherches sur la femme.—Fidèles au principe que nous avons
établi, et qui est la conséquence des dispositions de l'article 317
du Code pénal, selon lesquelles l'avortement ne peut être pour-
suivi que lorsqu'il a eu lieu, nous nous sommes occupés d'abord
de ce qui est relatif à l'examen du corps du délit. Mais il ne
suffit pas d'avoir prouvé qu'un fœtus a été expulsé avant terme,
il faut encore établir pour quoi; c'est-à-dire qu'il faut examiner
si la femme prévenue de s'être fait avorter présente les signes
d'un avortement récent. Ici les difficultés redoublent; car s'il est
presque impossible de reconnaître avec certitude les signes d'un
accouchement à terme après le septième ou huitième jour de l'accouchement, il doit être bien plus difficile encore de constater
l'avortement, et cette difficulté doit augmenter en raison même
du développement moindre du fœtus; de manière qu'avant les
deux premiers mois révolus de la grossesse, surtout lorsqu'il ne
s'agit pas d'une primipare, l'art ne présente aucun moyen con-
cluant de déterminer par l'examen de la femme si un avortement
a eu lieu. Du deuxième au neuvième mois les signes de l'avortement deviennent de plus en plus distincts; or ces signes sont
les mêmes que ceux de l'accouchement à terme, sinon qu'ils
sont beaucoup moins prononcés. *Voyez* ACCOUCHEMENT. (médecine légale.)

Des moyens employés comme abortifs. — L'avortement peut
être le résultat d'une infinité de causes auxquelles les femmes
sont exposées, et par conséquent n'être pas volontaire. Il est
donc nécessaire de connaître ces causes, et de les apprécier individuellement. Comme elles ont été exposées dans l'article qui
précède le nôtre, nous ne parlerons ici que des moyens employés
dans l'intention de faire avorter, c'est-à-dire *des abortifs;* encore
ne traiterons-nous ce sujet que d'une manière très-générale, parce
que d'une part la prudence exige qu'il ne soit exposé qu'avec

une certaine réserve, et d'une autre part, parce que nous devons supposer aux lecteurs de cet ouvrage des connaissances assez étendues pour qu'une indication générale leur suffise. Il est deux manières de provoquer l'avortement; l'une est médiate, l'autre est immédiate. A la première appartient, 1° tout ce qui tend à diminuer la nutrition du fœtus et à produire son inanition; ici la saignée et les purgatifs jouent un principal rôle; les purgatifs en outre, surtout les drastiques, en ce qu'ils augmentent la contractilité des intestins, peuvent aussi agir sympathiquement sur la matrice, et provoquer ses contractions; 2° tout ce qui tend à rompre la communication qui existe entre le fœtus et la mère. Sous cette catégorie se rangent les commotions mécaniques diverses, la danse, les vomitifs, les sternutatoires violens et réitérés, les moyens qui accélèrent violemment la circulation sanguine, ceux qui déterminent des congestions sanguines vers l'utérus ou son voisinage. C'est à ces derniers qu'on a donné spécialement le nom d'abortifs, nom qui, rigoureusement parlant, ne leur convient pas, puisqu'il n'existe aucun agent médicamenteux qui agisse exclusivement sur l'utérus de manière à produire l'avortement. On peut même dire que la nature oppose très-souvent une résistance bienfaisante à l'action des expédiens les plus énergiques, auxquels on a recours pour déterminer un avortement, et qu'elles se joue ainsi des entreprises des méchans, entreprises qui, alors même qu'elles réussissent, mettent constamment la vie de la mère en danger, et détruisent à jamais sa santé. Quant à la manière directe ou immédiate de produire l'avortement, son effet est plus certain; mais il est peut-être plus dangereux encore pour la mère que celui des moyens indirects. On n'exigera pas de nous de le décrire ici; mais il suffira de dire que quelque exercée que soit la main qui l'exécute, elle évitera rarement de blesser ou du moins d'irriter fortement l'organe qui renferme le fruit, et de donner lieu ainsi à des métrites ou à des métrorrhagies souvent mortelles.

Application de l'ensemble des faits et des principes qui précèdent à la médecine légale. — Pour appliquer convenablement à l'exercice de la médecine légale l'ensemble des faits et des principes qui précèdent, il ne faut en perdre aucun de vue, et savoir les apprécier dans les rapports qui les lient entre eux. Lorsqu'on est appelé pour éclairer la justice sur un cas présumé d'avortement, il faut avant tout chercher à se procurer le produit ex-

pulsé, l'examiner avec soin, pour déterminer s'il y a eu véritablement expulsion d'un fœtus, et quel est alors son âge à peu
près. Si le degré de développement le permet, il faut ensuite
examiner si son corps ne présenterait pas quelque trace de violence exercée sur lui. Cette précaution est surtout bien importante dans le cas où l'on soupçonne que l'avortement a été sollicité par un moyen mécanique, par exemple par l'introduction
d'un corps pointu dans la matrice. Il est en outre nécessaire de
vérifier si l'état du fœtus indique qu'il est mort plus ou moins
de temps avant l'époque bien connue de son expulsion, ce qu'on
reconnaît au degré d'altération de ses parties, comme par exemple à l'affaissement des fontanelles sans trace de violence extérieure, à la chute de l'épiderme en divers endroits, à la couleur
livide de la peau, à la flétrissure ou au ramollissement du cordon ombilical, à la bouffissure plus ou moins prononcée de tout
le corps, et surtout à l'odeur putride.

En ce qui concerne la femme, il est indispensable, après avoir
constaté s'il existe chez elle des traces physiques d'avortement,
de s'enquérir des diverses circonstances qui ont précédé ce dernier. Il faut donc que le médecin recherche si elle n'aurait pas
été exposée à une des causes capables de produire l'avortement
(*voyez* l'article précédent), sans qu'il y ait eu de sa part
d'intention criminelle. Ainsi, pour en donner un exemple, une
femme sujette à des désordres de menstruation aurait pu, ne se
croyant pas enceinte, faire usage d'emménagogues, et ces moyens
auraient même pu être ordonnés par une personne de l'art. D'une
autre part, les circonstances qui tendraient à établir la préméditation devront être examinées et pesées avec la même exactitude.
Ici il peut arriver que les fonctions du médecin et du crimina-
liste se confondent, avec la différence pourtant que l'un indique
et que l'autre exécute. Ainsi le médecin doit diriger l'attention
du ministère public sur les points qu'il sera important de constater; par exemple, si la femme a caché sa grossesse; si elle a
cherché à acquérir des connaissances sur les moyens qui peuvent
faire avorter; si, sans nécessité, elle s'est livrée à des exercices
violens; si, se portant bien d'ailleurs, elle a fait des préparatifs
ou pris des arrangemens qui indiquent qu'elle s'attendait à être
obligée de garder le lit ou la chambre; si, sans aucune indication, elle s'est fait saigner plusieurs fois pendant sa grossesse;
si surtout elle s'est fait saigner par plusieurs chirurgiens sans leur

déclarer qu'elle fût enceinte, et que déjà elle s'était fait saigner à plusieurs reprises; si elle a fait usage de drastiques ou en général de prétendus abortifs, sans que ni elle ni ceux qui les lui ont conseillés puissent en motiver valablement l'emploi, etc. La solution affirmative de ces questions, ainsi que de beaucoup d'autres du même genre, et que chaque cas individuel doit suggérer a la pénétration des investigateurs, établirait en effet la présomption et même la preuve que l'avortement aurait été produit à dessein.

Lorsque l'avortement a déterminé la mort de la mère, que cette mort est due à l'action immédiate d'un agent mécanique sur l'utérus, et que l'examen a lieu peu de temps après l'expulsion du fruit, le médecin peut quelquefois obtenir de l'inspection rigoureuse du cadavre des éclaircissemens précieux sur la réalité du crime, parce qu'il peut alors examiner dans tous leurs détails les organes internes de la génération, et constater surtout par l'autopsie, non-seulement si le corps, le cou et l'orifice de l'utérus présentent les modifications qui indiquent une expulsion récente, mais encore s'il existe sur un ou plusieurs points des parties internes des traces d'une violence extérieure, traces qui seraient d'autant plus concluantes, qu'on en aurait également reconnu sur le fœtus.

L'avortement peut-il être simulé ou prétexté de la part de la femme dans l'intention de nuire à autrui, et surtout d'obtenir des dommages et intérêts? — Les cas de cette nature se sont présentés souvent dans la pratique de la médecine légale, et ils exigent toute l'attention des experts, qui alors doivent déterminer d'abord s'il y a eu avortement, et examiner ensuite avec autant de circonspection que d'impartialité si les causes alléguées par la partie plaignante ont été suffisantes pour produire l'effet qu'on leur attribue. Voyez *Avortement simulé et prétexté* au mot DÉCEPTION.

L'avortement peut-il dans quelques cas être provoqué sans qu'il y ait crime? — Cette dernière question, à laquelle nous allons consacrer quelques lignes, a fortement occupé les médecins légistes. Les uns ont prétendu que dans quelques cas, parmi lesquels ils comptent surtout une difformité excessive du bassin, l'avortement étant le seul moyen de sauver les jours de la femme, il est non-seulement permis, mais même indispensable, de recourir à ce moyen, contre lequel les autres s'élèvent soit d'une

manière absolue, soit en lui préférant l'opération césarienne ou
la symphyséotomie. Nous n'entreprendrons pas de discuter ici la
question sous le point de vue pratique ; mais sous le rapport moral, il nous semble que dans des circonstances où il serait prouvé
que la mère et le fruit, ou du moins l'un d'eux, ne pourraient
résister à un accouchement à terme, et où en même temps l'a-
vortement présenterait moins de chances fâcheuses que tout autre
moyen de délivrer la femme, il faudrait y recourir. Les cas de
cette nature sont heureusement très-rares ; mais lorsqu'ils se présentent, le médecin le mieux assuré de sa célébrité ne doit rien
entreprendre sans avoir préalablement recueilli les avis de plusieurs de ses confrères les plus éclairés. En se conduisant ainsi,
il se met à l'abri de tout reproche, et quel que soit alors le résultat de l'avortement provoqué, celui-ci ne pourra jamais être
considéré comme un délit, et encore moins comme un crime.

(MARC.)

AVORTON ou AVORTIN, s. m., *abortivus*, fœtus abortif, fruit
de l'avortement. *Voyez* AVORTEMENT et FOETUS.

AXILLAIRE, adj., de *axilla*, aisselle, qui appartient à
l'aisselle.

AXILLAIRE (artère) ; c'est la portion axillaire du tronc brachial.
Elle est située en dedans de l'épaule, et fait suite à l'artère sous-
clavière, s'étendant suivant le trajet d'une ligne qui commence-
rait au-dessus de la clavicule, à la partie latérale et inférieure du cou,
pour se terminer, en passant au-dessous du milieu de cet os, à la
partie supérieure et interne du bras. Sa direction est oblique de
haut en bas et de dedans en dehors : elle décrit dans sa totalité une courbure dont la convexité est tournée en dehors et
en haut. Ses rapports sont très multipliés : on les concevra
mieux en la divisant en plusieurs portions. 1° *Au cou :* l'artère
axillaire n'est couverte que par la peau, le muscle peaucier et
du tissu cellulaire et adipeux, dans un petit espace triangulaire
que bornent en dedans le muscle scalène antérieur, en devant
la clavicule, en arrière le plexus brachial ; elle repose inférieurement sur la première côte. 2° *Derrière la clavicule :* cachée en
haut et en devant par cet os et le muscle sous-clavier, elle est
appuyée en arrière sur le plexus brachial, et en bas sur la première côte. 3° *Au-dessous de la clavicule :* cette artère a au-devant
d'elle le muscle grand pectoral, et correspond en arrière et en dehors au plexus brachial, en dedans au premier muscle intercostal

externe et à la seconde côte. 4° *Dans le creux de l'aisselle :* elle s'enfonce derrière le muscle petit pectoral, le tendon du grand pectoral, et les muscles coraco-brachial et biceps, placée au-devant de l'intervalle celluleux qui sépare les muscles sous-scapulaire et grand dentelé, écartée, en-dedans, de ce dernier par du tissu cellulaire et des ganglions lymphatiques, appuyée en dehors contre le sous-scapulaire et le tendon des muscles grand rond et grand dorsal, et entourée par les principales branches du plexus brachial. Arrivée au bas de l'aisselle, au-dessous du tendon du muscle grand dorsal, elle prend le nom d'*artère brachiale*. (*Voyez* ce mot.)

L'artère axillaire ne donne aucune branche dans ses deux premières portions. Ce n'est qu'à la fin de la troisième qu'on en voit sortir, en devant, l'acromiale et plusieurs thoraciques : plus loin elle fournit encore la scapulaire commune, et près de sa terminaison les artères circonflexes postérieure et antérieure. L'origine de ces artères est environnée de beaucoup de tissu cellulaire.

L'acromiale est une branche assez considérable, qui se porte en dehors et se divise bientôt, après avoir laissé quelques rameaux dans les muscles voisins, en deux branches secondaires, dont l'une-suit l'intervalle des muscles grand pectoral et deltoïde, dans lesquels elle se perd, tandis que l'autre remonte dans cet intervalle, et se partage en plusieurs rameaux pour la peau du moignon de l'épaule, la clavicule et la capsule de l'articulation de l'épaule.

Les thoraciques sont en nombre variable; il y en a depuis deux jusqu'à six : on en distingue une supérieure et une inférieure. La première est souvent unie à l'acromiale : elle se distribue aux muscles grand et petit pectoraux, en envoyant quelques rameaux superficiels à la mamelle. La seconde, située plus en arrière, repose sur le grand dentelé, auquel elle fournit un grand nombre de rameaux, ainsi qu'au grand pectoral, aux intercostaux, aux glandes de l'aisselle, à la mamelle et aux tégumens de la poitrine.

La scapulaire commune est la plus grosse de toutes ces branches. Elle se dirige en bas et en dedans, située profondément dans le creux de l'aisselle, donne de gros rameaux aux glandes voisines et au muscle sous-scapulaire, et se divise, sur le bord inférieur de ce muscle, en deux branches, l'une supérieure et externe, l'autre inférieure. La branche supérieure se porte en arrière, et gagne la fosse sous-épineuse en se contournant autour de l'omoplate : ses rameaux sont destinés aux muscles grand dorsal, grand et petit ronds, sous-scapulaire, sous-épineux, et aux tégumens. La branche inférieure suit la direction de l'artère elle-même, et s'étend jusque près de l'extrémité inférieure de l'omoplate, entourée de tissu cellulaire, et placée entre les muscles grand dorsal et grand dentelé, auxquels elle fournit des rameaux très-nombreux et très-volumineux, ainsi qu'aux tégumens du dos.

Les artères circonflexes naissent souvent par un tronc commun. L'antérieure est beaucoup plus petite que la postérieure : elle gagne la partie supérieure de l'humérus en suivant la direction du tendon des muscles grand-dorsal et grand-rond, au-dessus duquel elle est située, s'applique sur l'os, se contourne à sa surface en passant sur la coulisse bicipitale, derrière le tendon de la longue portion du biceps, et va se perdre dans le deltoïde, après avoir fourni un assez grand nombre de rameaux à la capsule de l'articulation et au muscle sous-scapulaire; quelquefois elle ne s'étend pas jusqu'au deltoïde. La circonflexe postérieure se contourne sur l'humérus de devant en arrière, et de dedans en dehors, arrive à la face interne du deltoïde, et se termine également dans ce muscle à la partie antérieure du bras ; ses rameaux se portent aux muscles grand-rond et sous-scapulaire, entre lesquels elle passe, au triceps qui est derrière elle, mais surtout à la capsule de l'articulation de l'épaule, aux muscles petit-rond, sous-épineux et deltoïde.

Presque toutes les branches de l'artère axillaire communiquent entre elles. Plusieurs s'anastomosent, en outre, avec des branches de la sous-clavière, savoir, les thoraciques avec la mammaire interne et l'intercostale supérieure, la scapulaire commune avec la scapulaire supérieure par un rameau de sa branche supérieure, qui passe sous l'acromion et entre dans la fosse sus-épineuse, et avec la cervicale transverse par quelques rameaux de sa branche inférieure, qui se contournent sur l'angle inférieur de l'omoplate. Enfin l'artère axillaire communique avec l'aorte thoracique par les anastomoses de ses branches thoraciques avec les artères intercostales. Cette artère s'anastomose aussi avec la brachiale. *Voyez* BRACHIALE.

AXILLAIRE (veine). Située au devant de l'artère du même nom, elle fait suite aux veines brachiales, et s'étend depuis le tendon du muscle grand-pectoral jusqu'au devant du scalène antérieur, endroit où elle prend le nom de *veine sous-clavière*. Elle présente dans ce trajet les mêmes rapports que l'artère axillaire, et reçoit, outre les veines circonflexes, scapulaire, thoraciques et acromiale, qui accompagnent les artères du même nom, la céphalique et la basilique. *Voyez* CÉPHALIQUE, BASILIQUE.

AXILLAIRE (nerf). Ainsi nommé à cause de sa situation dans le creux de l'aisselle, il naît de la partie postérieure du plexus brachial, et provient particulièrement des deux dernières paires cervicales, et de la première dorsale : souvent il paraît n'être qu'une branche du nerf radial. Il se dirige d'abord en bas, accolé au muscle sous-scapulaire, puis en arrière et en dehors, en passant entre les grand et petit ronds, et se contourne sur la capsule de l'articulation de l'épaule, pour gagner la face interne du deltoïde, auprès duquel il se termine par deux branches destinées à ce muscle, et dont la supérieure envoie un rameau au sous-épineux. Il donne en outre, avant sa division, un rameau au sous-scapulaire, et quelques filets au petit et au grand-rond. Ce nerf est un des plus volumineux de ceux qui sont fournis par le plexus brachial.

AXILLAIRES (glandes). On donne ce nom aux ganglions lymphatiques du creux de l'aisselle. Les vaisseaux lymphatiques du membre supérieur et quelques-uns de ceux de la poitrine y aboutissent. *Voyez* AISSELLE et LYMPHATIQUE.

(A. BÉCLARD.)

AXIS, s. m., mot latin dérivé du grec ἄξων, axe, et par lequel on désigne la deuxième vertèbre du cou, à cause de l'espèce de pivot que représente son apophyse odontoïde. *Voyez* VERTÈBRE.

AXOIDE, s. m., de ἄξων, axe, et de εἶδος, forme. M. Chaussier nomme ainsi l'axis.

AXOIDO-ATLOIDIEN (muscle). *Voyez* OBLIQUE INFÉRIEUR DE LA TÊTE.

AXOIDO-ATLOIDIENNE (articulation); articulation de l'axis avec l'atlas. *Voyez* VERTÈBRE.　　　　　　　　　　(A. B.)

AXOIDO-OCCIPITAL (muscle). *Voyez* DROIT (grand) POSTÉRIEUR DE LA TÊTE.

AXONGE, s. f.; *axungia*, ὀξύγγιον, graisse. Nom que l'on donne ordinairement à la graisse de porc préparée. On a prétendu que ce nom était impropre, en ce qu'il exprimait un usage très-borné et nullement médical de cette matière; mais comme il est presque généralement adopté, qu'il remplace une périphrase désagréable, nous avons pensé que nous ne pouvions nous dispenser de le conserver.

L'axonge se trouve dans le porc (*sus scrofa*, Linn.), principalement vers la région des reins, à la surface des intestins et sous la peau, enveloppée de membranes et de tissu cellulaires. Pour la purifier, on la lave en la malaxant dans l'eau; on la fond au bain-marie; on la passe et on la tient quelque temps fondue à la chaleur du même bain. Dans cet état, l'axonge est un corps gras, blanc, mou et demi-transparent, quand on n'a point interposé d'eau dans ses parties; car, lorsque cela a eu lieu, l'axonge est opaque et très-blanche; le pharmacien doit éviter cette interposition d'eau, qui facilite l'altération de l'axonge, en la desséchant au bain marie. La saveur de l'axonge doit être très-douce et sans aucune âcreté, son odeur fade et presque nulle; s'il en était autrement l'axonge serait rance et impropre au plus grand nombre de ses usages. En vieillissant, elle prend aussi une couleur jaune assez foncée. Il peut résulter d'une préparation négligée que l'axonge contienne de l'oxyde de cuivre; dans ce cas elle est colorée en vert et doit être rejetée. Rarement en médecine l'axonge est employée seule; elle entre dans la composition des pommades, des onguens et des emplâtres; elle est même la base d'un grand nombre de ces préparations, telles que l'onguent rosat, l'onguent rhazis, l'onguent de tuthie, l'onguent mercuriel, la pommade soufrée, la pommade oxygénée, celle de Garon, etc. (*Voyez* ces mots.) Pour les propriétés chimiques et la composition de l'axonge, *voyez* GRAISSE. (J. PELLETIER.)

AYA-PANA. On appelle ainsi au Brésil une plante de la famille des corymbifères, de la syngénésie polygamie égale, dont Ventenat a fait une espèce du genre Eupatoire, sous le nom d'*eupatorium aya-pana*. Cette plante, dont on emploie particulièrement les feuilles et les racines, a joui d'une de ces réputations d'autant plus brillantes, qu'elles sont moins méritées. Son introduction en Europe ne date que du retour du capitaine Baudin de son voyage autour du monde, vers le commencement de ce siècle. Ce navigateur ayant, pendant son séjour au Brésil, entendu vanter l'aya-pana comme le végétal le plus précieux du pays, en obtint un pied du docteur Camera. Malheureusement cet individu mourut, en sorte qu'au moment du départ le capi-

taine Baudin s'en voyait privé. Comme la plante était fort rare,
un seul particulier en possédait encore un pied, qu'il conservait
dans une caisse sur sa croisée : le capitaine offrit tout pour l'obtenir, mais ce fut en vain. Il résolut alors de s'en emparer par
la ruse, n'ayant pu se le procurer autrement. La nuit, qui pré-
céda son départ, il se rend à la maison du particulier suivi d'un
seul domestique, et au moyen d'agrès qu'il avait exprès amenés
avec lui, il fait tomber la caisse, s'empare de la plante et s'em-
barque à la pointe du jour. Arrivé à l'Ile-de-France, il la fait
planter et soigner : ce végétal se multiplia avec tant de facilité,
qu'à la fin de l'année il n'y avait pas d'habitant dans cette île
qui n'en possédât plusieurs pieds dans son jardin.

Les racines d'aya-pana forment des petites touffes chevelues,
d'une couleur jaunâtre ; elles sont, dans le commerce, mélangées
en très-petite quantité avec les feuilles et les jeunes rameaux :
ces feuilles sont ovales lancéolées, amincies et rétrécies à la base,
glabres et entières. Lorsqu'elles sont desséchées, elles offrent une
teinte verte brunâtre ; leur odeur est aromatique, agréable, et
présente beaucoup d'analogie avec celle de la fève tonka ; leur
saveur est herbacée, un peu aromatique.

Analyse chimique. — M. Cadet en a retiré un extrait brun d'une
odeur herbacée, légèrement aromatique, d'une saveur faiblement
astringente. Il renferme une petite quantité d'acide gallique.
Il nous semble que le principe aromatique pourrait bien être
attribué à l'acide benzoïque.

Propriétés médicales et usages. — On conçoit difficilement aujourd'hui comment une plante qui possède des propriétés chimiques aussi faibles, qui est presque insipide, et par conséquent
n'exerce aucune action sur les organes du goût, a pu jouir
d'une aussi grande réputation. A en croire les éloges de quelques auteurs, l'aya-pana est un remède infaillible contre
la plupart des maladies, même les plus rebelles, telles que les
fièvres intermittentes, les hydropisies, les coliques, les maladies
cutanées, etc. ; mais lorsque l'on a soumis ces assertions au creuset de l'expérience, on n'a pas tardé à en reconnaître la nullité.
Le seul cas dans lequel M. Alibert, qui a fait avec l'aya-pana
un grand nombre d'essais, en ait retiré quelque utilité, a été en
l'administrant à trois scorbutiques, chez lesquels il a diminué les
symptômes de la maladie.

L'infusion d'une pincée de feuilles d'aya-pana dans une pinte d'eau forme une boisson théiforme fort agréable avec laquelle on peut remplacer le thé. On peut l'employer comme diaphorétique, surtout quand on la boit un peu chaude. Ce médicament est peu employé.   (A. RICHARD.)

AZEDARACH ; *melia azedarach*. L. Arbre originaire de la Perse qui est en quelque sorte naturalisé dans le midi de la France et appartient à la famille des Méliacées, à la décandrie monogynie. Toutes les parties de cet arbre passent pour vermifuges. C'est particulièrement aux médecins de l'Amérique septentrionale qu'est due la connaissance des propriétés de ce végétal. Ils emploient de préférence les racines ou simplement l'écorce de ces racines, dont on fait bouillir deux gros dans une livre d'eau, que l'on édulcore avec du miel ou un sirop quelconque. On emploie encore le suc retiré des racines à la dose d'un à deux gros.

Ce médicament n'est point usité en France. Il faut se défier des fruits de l'azédarach ; leur pulpe paraît être très-vénéneuse.
                                             (A. R.)

AZOTE, s. m., *azotum*, de α privatif, et de ζωή vie ; qui prive de la vie, qui est impropre à la vie : on lui a donné tour à tour les noms de *mofette*, de *septon*, *d'air phlogistiqué*, de *nitrogène*, *d'air vicié*, de *gaz atmosphérique*, *d'alcaligène*, etc. L'azote entre dans la composition de l'air, de l'ammoniaque, des acides nitrique et nitreux, des nitrates, du cyanogène, de l'acide hydrocyanique, des cyanures et des hydrocyanates, de la plupart des matières animales, et d'un très-grand nombre de substances végétales : c'est particulièrement lui qui remplit la vessie natatoire des poissons ; enfin, dans certains cas, il constitue presque à lui seul le gaz des fosses d'aisance. L'azote séparé des matières avec lesquelles il était uni, est toujours à l'état de gaz permanent, que l'on regarde comme élémentaire, parce qu'on n'est pas encore parvenu à le décomposer. *Propriétés*. Gaz incolore, transparent, inodore, insipide, d'une pesanteur spécifique de 0,9757. Le calorique le dilate dans le même rapport que l'air atmosphérique. La lumière le traverse et se réfracte ; la puissance réfractive de ce gaz est de 1,03468, celle de l'air étant prise pour l'unité. L'oxygène n'agit point sur lui à froid ; mais lorsqu'on fait passer à travers un mélange d'azote et de ce gaz une grande quantité d'étincelles électriques, on obtient de l'acide nitreux (azoteux) ; il se forme au contraire de l'acide nitrique, si le mélange que l'on électrise est en contact avec l'eau ou avec la potasse, comme l'a prouvé Cavendish. Lorsqu'au lieu de chercher à unir directement l'azote avec l'oxygène, on a recours à divers procédés chimiques, on voit que ces deux gaz s'unissent en cinq proportions, et forment le *protoxyde* et le *deutoxyde* d'azote ; les acides *hyponitreux*, *nitreux* et *nitrique* (*Voyez* ces mots). L'*hydrogène* et l'azote gazeux n'exercent aucune action l'un sur l'autre ; néanmoins, à l'état de gaz naissant, et placés dans des circonstances particulières, ces deux corps se combinent intimement, et forment le gaz *ammoniac*. Le *carbone* uni à l'azote produit le cyanogène ; toutefois il est impossible d'obtenir ce composé par l'action directe de ces deux corps. Le *charbon* absorbe sept fois et demie son volume d'azote. Le *chlore* et l'*iode* placés dans des circonstances particulières, s'unissent avec l'azote, et donnent des produits qui détonnent spontanément, ou lorsqu'on les chauffe. Le *phosphore* est dissous par le gaz azote : six litres de ce gaz dissolvent cinq centigrammes de phosphore. On ne connaît aucun composé de *soufre* et d'azote. Les *métaux* ne se combinent pas avec ce gaz : toutefois le potassium et le sodium, placés dans des circonstances particulières, forment avec lui et l'*ammoniaque* des composés ternaires. L'*eau* dissout à peine le gaz azote. L'affinité de ce corps pour l'oxygène est tellement foible, qu'il n'exerce aucune action sur les oxydes ni sur les oxacides.

Le gaz azote pourrait être confondu avec quelques autres gaz, et notamment avec le gaz acide carbonique ; voici les caractères qui peuvent le faire reconnaître sur-le-champ : 1° il est incolore ; 2° il éteint les corps en combustion ; 3° il n'est point soluble dans l'eau et ne rougit point les couleurs bleues végétales ; 4° il ne précipite point l'eau de chaux ; 5° sa pesanteur spécifique est de 0,9757. On obtient le gaz azote pur en faisant passer du chlore gazeux à travers de l'ammoniaque liquide contenue dans un flacon ; le chlore s'empare de l'hydrogène de l'ammoniaque, et l'azote, mis à nu, se dégage et se rend sous des cloches remplies d'eau. Ce procédé, qui devrait être préféré à tout autre, n'est presque pas suivi : le plus ordinairement on obtient l'azote dans les laboratoires, en mettant le feu à un petit morceau de phosphore placé sur un support en brique que l'on a disposé sur la planche de la cuve pneumato-chimique, de manière à ce qu'il soit hors de l'eau de la cuve, et par conséquent que le phosphore soit en contact avec l'air. On recouvre ce petit appareil d'une grande cloche pleine.

d'air atmosphérique, que l'on fait plonger dans l'eau de la cuve ;
à mesure que le phosphore brûle, et absorbe l'oxygène de l'air, il
se produit de l'acide phosphorique, qui paraît sous forme d'un
nuage blanc, épais ; la cloche s'échauffe ; une partie de l'air raré-
fié par la chaleur sort sous forme de grosses bulles ; bientôt après,
le phosphore s'éteint, l'appareil se refroidit, l'eau monte dans
l'intérieur de la cloche pour remplir le vide qui est le résultat de
l'absorption de l'oxygène et de la sortie d'une portion de l'air ;
l'acide phosphorique se dissout, et l'intérieur de l'appareil reprend sa transparence. On agite le gaz avec l'eau pendant quelque temps, pour dissoudre les dernières portions d'acide
phosphorique, et surtout pour décomposer une certaine quantité de gaz azote phosphoré, qui s'est formé pendant l'opération, et qui ne tarde pas à laisser déposer le phosphore.
Ce gaz azote, ainsi obtenu, retient encore un peu d'oxygène, et
l'acide carbonique qui faisait partie de l'air ; on absorbe le premier au moyen de quelques cylindres de phosphore que l'on y
laisse jusqu'à ce qu'ils ne soient plus lumineux dans l'obscurité :
on sépare l'acide carbonique en agitant le gaz que l'on a eu soin
de transvaser avec de la potasse caustique solide.

Le gaz azote n'est pas employé dans les arts : on s'en sert en
chimie pour conserver certaines substances qui absorbent facilement l'oxygène de l'air : par exemple le potassium, le sodium.
Il est impropre à la respiration. (*Voyez* ASPHYXIE et POISON.)
Cependant il fait la base de l'air atmosphérique dans la composition duquel il entre pour les $\frac{79}{100}$. La thérapeutique ne
retire aucun avantage de l'azote pur ; on avait cru pendant
quelque temps qu'il pourrait être utile de le faire respirer
aux malades atteints de phthisie pulmonaire ; mais l'expérience
a prouvé que loin d'être salutaire, ce moyen pourrait être dangereux. Quelques auteurs pensent que les végétaux qui contiennent de l'azote, le forment de toutes pièces, tandis que d'autres
croient qu'il est fourni à ces végétaux par les engrais et par les
débris des substances végétales : la première de ces opinions nous
paraît la plus probable, si toutefois il n'est pas plus raisonnable
de les admettre toutes les deux.

Nous croyons inutile de nous arrêter aux diverses hypothèses
relatives à la prétendue composition de l'azote : tout ce qu'on a
dit à cet égard est conjectural, et dans l'état actuel de nos connaissances, l'azote doit être rangé parmi les corps simples non

métalliques. C'est Rutherford qui le premier a aperçu le gaz azote
en 1772.   (ORFILA.)

AZOODYNAMIE, s. f., *azoodynamia*, de *α* privatif, de ζωή,
vie, et de δύναμις, force. Mot créé par M. N. P. Gilbert, pour exprimer la privation ou la diminution des forces vitales. Inusité.

(R. DEL.)

AZYGOS (veine), *azygos*, *azyga*, de αζυγός, impair; nom
donné, depuis Galien, à une veine qui n'existe que du côté droit,
et que M. Chaussier a nommée *prélombo-thoracique*, pour indiquer sa situation au devant des vertèbres lombaires et dans la
poitrine. Cette veine commence dans la région lombaire, où l'une
des veines lombaires lui donne ordinairement naissance, traverse
le diaphragme en passant avec l'aorte entre les deux piliers de ce
muscle, et quelquefois, seule, en dehors du pilier droit, continue
de monter, dans la poitrine, le long de la colonne vertébrale, à
droite de l'aorte et du canal thoracique, au devant des artères
intercostales, en s'inclinant légèrement en arrière et à droite;
arrivée au niveau de la quatrième vertèbre du dos, elle se recourbe
d'arrière en avant, et de droite à gauche, au côté droit de l'œsophage, forme une espèce d'arcade qui embrasse la bronche droite
et la branche correspondante de l'artère pulmonaire, et s'ouvre
dans la veine cave supérieure, au moment où celle-ci entre dans
le péricarde. Elle reçoit dans ce trajet, outre une ou plusieurs
veines lombaires, qui en sont pour ainsi dire la racine, les veines
intercostales inférieures droites, demi-azygos, bronchique droite,
des veines œsophagiennes, et d'autres plus petites venant du péricarde, des parois de l'aorte et de l'artère pulmonaire, des ganglions lymphatiques 'et du tissu cellulaire voisins. Les veines
intercostales, bronchique droite et œsophagiennes correspondent
aux artères du même nom : la demi-azygos représente assez bien
à gauche, en petit, la disposition de la veine azygos à droite.
Elle naît comme cette dernière, entre dans la poitrine en dehors du pilier gauche du diaphragme, et quelquefois à travers
l'ouverture aortique de ce muscle, monte sur le côté gauche des
vertèbres, et finit vers la huitième dorsale, en passant derrière
l'aorte et l'œsophage pour se joindre à la veine azygos, avec laquelle
elle communique souvent, dans ce trajet, par des rameaux qui
se portent transversalement sur le corps des vertèbres. Elle reçoit les veines intercostales des espaces auxquels elle s'étend.

La veine azygos communique, à son origine, avec la veine

cave inférieure, par les anastomoses de toutes les lombaires entre elles : dans certains cas, elle s'abouche directement avec le tronc de cette veine, ou de la rénale.

Plusieurs anatomistes ont trouvé la veine azygos double chez l'homme, et parfaitement semblable à droite et à gauche ; cette disposition existe naturellement dans quelques animaux ruminans. D'autres fois, au contraire, la demi-azygos manque, et c'est l'azygos qui reçoit les intercostales inférieures gauches. Cheselden a vu cette veine s'ouvrir dans la veine cave à l'intérieur du péricarde.

La veine azygos doit être regardée comme un tronc destiné à recevoir la plupart des veines qui accompagnent les branches de l'aorte descendante thoracique, à laquelle elle correspond par sa disposition, et en même temps comme un moyen de communication entre les deux veines caves.

Morgagni se sert du mot *azygos* pour désigner les muscles palato-staphylins, qu'il réunit en un seul sous le nom de *musculus azygos uvulæ*. Voyez PALATO-STAPHYLIN.　　(A. BÉCLARD.)

B.

BABEURRE ou **lait de beurre**, s. m. Nom de la liqueur qui reste lorsque la crême a été convertie en beurre. *Voyez* **lait**.

BADAMIER, s. m. Nom français du genre *Terminalia* de la famille des Eléagnées de Jussieu. Quelques auteurs croient que le benjoin est fourni par une espèce de ce genre, que pour cette raison on a nommée *Terminalia benzoin*. Mais cettes ubstance balsamique se retire du *styrax benzoin*. *Voyez* **benjoïn**. (**a. r.**)

BADIANE ou **anis étoilé**. On appelle ainsi les fruits de l'*illicium anisatum*, .L., grand arbre originaire de l'Inde, de la Chine, de la Tartarie et des îles Philippines, qui appartient à la famille naturelle des Magnoliacées, à la polyandrie polygynie. Toutes les parties de cet arbre sont aromatiques, et exhalent une odeur agréable d'anis; aussi son bois est-il désigné sous le nom de *bois d'anis*. Mais ce sont particulièrement les fruits dans lesquels cette odeur est la plus agréable et la plus développée. Ces fruits sont des capsules comprimées, réunies et soudées en étoile, au nombre de huit, s'ouvrant par la partie supérieure; formées d'un péricarpe dur, coriace, rugueux, d'un brun rougeâtre, et renfermant une seule graine ovoïde un peu comprimée, luisante, attachée vers l'axe central. Ces capsules ont absolument l'odeur et la saveur de l'anis; mais elles sont ici plus douces et plus agréables. Les graines renfermées dans les capsules sont charnues et oléagineuses.

Propriétés médicales et usages. — L'odeur et la saveur aromatiques de l'anis étoilé dépendent d'une huile essentielle qui leur donne des propriétés très-énergiques. En effet ces fruits possèdent une vertu stimulante extrêmement marquée. Ils agissent avec une grande énergie sur nos organes, et modifient puissamment leur état actuel et l'exercice des fonctions qui leur sont confiées. C'est ainsi que l'infusion de ces graines est un puissant stomachique que l'on met fréquemment en usage pour aider la digestion, quand cette fonction se fait péniblement, par suite de l'atonie de l'estomac. Cette même infusion favorise l'action perspiratoire de la peau, et devient, dans certaines circonstances, un médicament diurétique. En un mot, l'anis étoilé jouit des mêmes propriétés que la plupart des autres substances stimulantes. On l'administre soit en infusion dans l'eau bouillante, à la dose de deux gros pour une livre de liquide, soit après en avoir fait macérer la même quantité dans une livre de vin : cette dernière préparation, qui est un puissant stomachique, s'administre par cuillerées. Quant à la poudre et à l'huile essentielles, elles sont beaucoup moins employées.

On prépare avec l'anis étoilé plusieurs liqueurs fort agréables. C'est avec ce fruit que l'on donne à l'anisette de Bordeaux le parfum délicat qui fait rechercher cette liqueur.

(A. RICHARD.)

BAGUENAUDIER, *colutea arborescens*, L. Arbrisseau de dix à douze pieds de hauteur, qui croît communément dans les haies et les buissons des provinces méridionales, et que l'on cultive dans les bosquets d'agrément. Il appartient à la famille naturelle des légumineuses, à la diadelphie décandrie. Plusieurs auteurs très-anciens avaient vanté les propriétés purgatives des feuilles de baguenaudier; plus récemment MM. Coste et Villemet ont prouvé, par des expériences nombreuses, que ces feuilles, infusées à la dose d'une once et demie à trois onces dans deux livres d'eau, formaient un médicament très-purgatif. Aussi les regardent-ils comme un des meilleurs succédanés indigènes des feuilles et des follicules du séné. Cette propriété du baguenaudier et son analogie avec les sénés ne doivent point surprendre, quand on remarque que ces deux plantes font partie de la même famille naturelle.

(A. RICHARD.)

BAIGNOIRE, s. f., APPAREIL POUR PRENDRE LES BAINS. Il nous semble peu important de donner ici des détails sur les divers appareils propres à prendre les bains liquides. Tout ce que nous pouvons dire, c'est que, pour la matière dont ils sont composés, ces appareils sont en métal, en bois ou en marbre; que leur forme varie selon leur destination; que le bain de siége est un fauteuil, dont le fond est une espèce de cuve propre à recevoir le bassin de la personne qu'on y plonge; que dans certaines baignoires destinées au bain entier, l'eau chauffe au moyen d'un cylindre placé au milieu du bain, et qu'on ôte lorsque l'eau est suffisamment échauffée; que dans d'autres, c'est au moyen d'un réchaud placé sous la baignoire, dans un endroit pratiqué à cet effet ; que dans d'autres circonstances, on chauffe l'eau dans une chaudière plus ou moins éloignée de la baignoire, à laquelle le liquide est conduit au moyen d'un tuyau de plomb. Les deux premières méthodes donnent lieu au dégagement de certains gaz qui peuvent devenir nuisibles. On a trouvé moyen de s'en garantir, soit en recevant la vapeur dans des tuyaux qui la conduisent dans une cheminée ou au dehors par une fenêtre, soit simplement en établissant des courans d'air. M. Thilorier a inventé un procédé avantageux pour détruire les gaz que laisse dégager la combustion qui a lieu dans le cylindre. Quant aux bains de vapeurs ou d'étuves, les appareils qui leur sont propres seront décrits aux articles ÉTUVE, FUMIGATION OU VAPEUR. (ROSTAN.)

BAILLEMENT, s. m., *oscitatio*, mot que l'on fait dériver de *balare*, bêler, probablement à cause du bruit qui accompagne l'action organique qu'il désigne. On appelle ainsi un phénomène tout à la fois respiratoire et expressif, consistant en une inspiration plus ample, plus profonde et plus involontaire qu'une inspiration ordinaire, accompagnée d'un grand écartement des mâchoires, et suivie d'une expiration prolongée, qui se fait le plus souvent avec un bruit sourd. C'est proprement une espèce d'inspiration qui, comparée avec une inspiration ordinaire, offre les différences suivantes : 1° le thorax se dilate davantage ; 2° dès lors une plus grande quantité d'air est introduite dans le poumon, et cet air s'y précipite avec une plus grande rapidité, et du premier coup est porté plus profondément dans les ramuscules de cet organe ; 3° tandis que dans l'inspiration ordinaire le jeu des muscles qui l'effectuent est, jusqu'à un certain point, dépendant de la volonté, c'est plus irrésistiblement, et comme d'une manière convulsive, qu'agissent ces mêmes muscles pour opérer le bâillement ; 4° enfin tandis que dans l'inspiration ordinaire les phénomènes sont bornés au thorax, et que la face y est étrangère ; dans le bâillement les muscles des mâchoires partagent sympathiquement la contraction convulsive des muscles inspirateurs, et il en résulte cette ample ouverture de la bouche, qui caractérise l'expression faciale de cet acte.

On voit par-là que dans le bâillement, étudié sous le rapport de son mécanisme, il y a deux choses à considérer, le jeu du thorax, et celui de la face, comme cela est dans le rire, le sanglot et quelques phénomènes analogues. Le jeu du thorax est à peu près le même que dans une inspiration ordinaire, sinon que l'action est portée plus loin, et est plus irrésistible. Dans toute inspiration, une impression dépendante soit de la présence du sang veineux qui vient dans le poumon se changer en sang artériel, soit du besoin d'air et d'oxygène, est ce qui décide l'action des muscles inspirateurs. Il en est de même dans le bâillement; seulement cette impression est plus forte, d'où résulte une contraction des muscles plus énergique, plus prompte et plus involontaire, et une plus grande ampliation du thorax. Celle-ci est telle, qu'il paraît alors se faire dans le poumon un vide là où il ne s'en fait pas d'ordinaire; d'où résulte la plus grande force avec laquelle l'air extérieur s'y précipite, la plus grande profondeur à laquelle il y parvient, et ce qui porte à croire que dans ce bâillement l'air est plus complétement renouvelé dans le poumon que lors d'une inspiration ordinaire. Du reste, ce sont les mêmes muscles qui agissent; le diaphragme de même s'enfonce dans l'abdomen; les intercostaux soulèvent les côtes. Quoique leur contraction soit plus irrésistible que dans une inspiration ordinaire, on peut encore l'arrêter; on sait qu'on peut réprimer l'envie de bâiller. Le bâillement n'en est pas moins un phénomène involontaire; d'abord la faculté qu'on a de le réprimer porte plus sur l'expression faciale de cet acte que sur l'action du thorax; ensuite l'indépendance où est cet acte de la volonté est assez prouvée par l'impossibilité où nous sommes de le produire à notre gré; on peut bien en simuler l'expression faciale, mais on n'éprouve pas alors le sentiment intérieur qui le précède, et qui est, comme tout autre, un soulagement.

Le jeu de la face dans le bâillement est aussi simple. Consécutivement à l'impression qu'ont reçue les nerfs des muscles inspirateurs, et qui a appelé l'action de ces muscles, et à cause des connexions sympathiques qui unissent ces nerfs et ceux des muscles des mâchoires, celles-ci sont convulsivement écartées, et la bouche, grandement ouverte, offre à l'air qui se précipite dans le poumon le plus libre accès possible. Ce n'est pas ici le lieu de détailler les muscles qui agissent; ce sont les abaisseurs de la mâchoire inférieure, et les sous-maxillaires : il doit suffire d'indiquer la cause qui décide leur action; c'est l'impression même qui frappe les nerfs moteurs du diaphragme et des autres muscles inspirateurs, et qui leur est sympathiquement transmise. Aussi leur contraction est-elle convulsive comme celle de ces muscles. Il est sûr que les impressions reçues par les nerfs diaphragmatiques, par exemple, sont, en vertu d'une loi primitive de l'organisation, plus particulièrement partagées par les nerfs des muscles moteurs de la face; d'où résulte l'association d'action qui se manifeste dans ces parties lors du rire, du sanglot, du bâillement et des autres phénomènes expressifs de cet ordre. Nous disons que ce sont les muscles abaisseurs de la mâchoire inférieure qui surtout sont sympathiquement contractés. M. Magendie veut que les élévateurs agissent aussi. On sait que les muscles sont susceptibles de présenter, quand l'influx nerveux menace de leur manquer, un genre d'action particulier qui a pour but de le rappeler, et qu'on appelle *pandiculation* : on sait que ces pandiculations se manifestent aux approches du sommeil, aux premiers temps du réveil, c'est-à-dire à peu près dans les mêmes circonstances que le bâillement. Or M. Magendie croit que ce mode d'action musculaire entre pour quelque chose dans l'expression faciale du bâillement; il conjecture que la bouche s'ouvre dans cet acte, en partie par une contraction des muscles abaisseurs de la mâchoire inférieure, et en partie par une pandiculation des muscles élévateurs de cette mâchoire. Nous ne contestons pas l'existence des pandiculations en général, ni leur réalité dans les muscles des mâchoires en particulier; nous reconnaissons même que ces dernières s'observent souvent dans les mêmes circonstances que le bâillement; mais elles sont distinctes de ce phénomène; et comme, pour l'ouverture de la bouche, il faudrait qu'il y eût en même temps pandiculation des muscles élévateurs, et contraction des muscles abaisseurs, il n'est pas probable que la première circonstance ait part à l'écartement des mâchoires qui se voit dans le bâillement.

Enfin, comme le propre de la respiration est d'employer aussitôt l'air qui est introduit dans le poumon, et d'exiger un prompt renouvellement de cet air, on conçoit pourquoi le bâillement se termine par une expiration; et comme ce bâillement a fait pénétrer une très-grande quantité d'air, il faut que l'expiration qui le suit soit très-prolongée, pour l'expulser en entier. Cette expiration participe, du reste, du caractère de vivacité qu'avait l'inspiration qui la précède. Quant au bruit qui est propre au bâillement, il tient au bruissement de l'air à travers les voies respiratoires, soit au moment où cet air entre, soit à l'instant où il sort; et lorsqu'un son véritable l'accompagne, c'est qu'en traversant le larynx, l'air s'est brisé contre la glotte, et que les muscles intrinsèques de cette partie, partageant la contraction convulsive du diaphragme, ont imprimé à cet air des vibrations.

Tel est le mécanisme du bâillement; pour en avoir d'ailleurs une notion complète, il faut rapprocher ce que nous venons d'en dire de la description de l'inspiration. (*Voyez* INSPIRATION.) Venons maintenant aux autres points de l'histoire de ce phénomène, c'est-à-dire à ses causes et à ses effets.

Le bâillement étant une espèce d'inspiration, doit avoir à peu près les mêmes causes et les mêmes résultats; et étant une inspiration plus ample, il doit éclater principalement dans toutes les circonstances qui exigent que l'inspiration soit plus grande. Le but de toute inspiration est d'introduire dans le poumon toute la quantité d'air dont a besoin, pour se changer en sang artériel, le sang veineux qui est alors présent dans ce viscère. Par conséquent toute inspiration devient plus ample quand la quantité d'air à introduire doit être plus grande. Or cette nécessité a lieu dans deux circonstances, quand il y a plus de sang veineux rassemblé dans le poumon, et quand l'air qu'on respire est de mauvaise qualité, et est peu riche en oxygène. Dans le premier cas en effet, comme il y a plus de sang veineux dans le poumon, il y a nécessité d'y faire entrer une quantité plus grande de l'élément qui le change en sang artériel; et dans le second, comme l'air est peu riche en principe respirable, il faut suppléer par sa quantité à ce qui lui manque en qualité. En un mot, les inspirations se modifient pour leur fréquence et leur ampleur, de manière à proportionner toujours la quantité d'air qu'elles introduisent avec la quantité de sang veineux qui vient dans le poumon subir l'hématose artérielle, et à prévenir tout embarras dans la circulation pulmonaire.

Or tout cela est complétement applicable au bâillement, et explique pourquoi il survient dans les diverses circonstances de santé et de maladie dans lesquelles on le voit se produire. Toutes se rapportent aux deux circonstances que nous venons de mentionner, savoir, l'état de l'air respiré, et la quantité de sang veineux qui arrive au poumon. Il faut y ajouter la facilité avec laquelle éclate, par de nombreuses causes physiques ou morales, dans les nerfs moteurs des muscles inspirateurs, l'impression spéciale qui détermine l'acte du bâillement.

Ainsi, dans l'état de santé, le bâillement éclate par le séjour dans le vide, par la situation dans un air non renouvelé, parce que dans ces cas l'air manque ou est peu riche en oxygène, et qu'on cherche à suppléer, en en introduisant beaucoup, a ce qui manque à sa qualité. C'est par la même raison que le bâillement est un des phénomènes précurseurs de toutes les asphyxies graduelles. On bâille aux approches du sommeil, parce que la paralysie momentanée, qui va saisir tous les muscles du corps, semble vouloir saisir aussi ceux de la respiration, d'où résulte une diminution passagère dans les inspirations; et comme cependant le circulation a continué de même, et par conséquent a amené dans le poumon la même quantité de sang veineux à changer en sang artériel, on conçoit qu'il n'y a plus eu assez d'air pour effectuer cette conversion, et qu'un peu de sang veineux restant dans le poumon, il s'est fait un léger embarras dans la circulation pulmonaire : alors des bâillemens surviennent automatiquement pour introduire une plus grande masse d'air, toute la quantité nécessaire pour artérialiser le sang veineux restant, et rétablir l'équilibre. C'est parce que le bâillement éclate dans toutes les circonstances où existe cette accumulation de sang veineux dans le poumon, cet embarras dans la circulation pulmonaire, qu'on a considéré ce phénomène comme un remède physiologique destiné à dissiper cet engorgement; et il est sûr en effet que son entier accomplissement est suivi d'un sentiment de bien-être. A juger par ce sentiment, on croirait que l'air extérieur que le bâillement introduit dans le poumon a vaincu dans cet organe un obstacle qui y entravait la circulation. On bâille aussi aux premiers instans du réveil, parce que, pendant le sommeil, l'inspiration s'est faite dans un mode autre que pendant la veille, et que, lors du passage d'un de ces modes à l'autre, il a y eu momentanément diminution dans les inspirations, défaut d'équilibre entre la quantité d'air introduite et la quantité de sang veineux à changer en sang artériel, d'où est résulté un léger engorgement pulmonaire qui a appelé à sa suite le phénomène propre à le dissiper. On bâille dans la faim, la fatigue, parce que l'inspiration ressent elle-même l'atteinte de la faiblesse qui frappe toute l'économie, et qu'il survient par conséquent le même embarras pulmonaire que dans les cas précédens. Il en est de même de l'ennui, affection essentiellement débilitante, et dont le bâillement est le signe ordinaire, soit que cette affection ait agi en ralentissant directement l'action des muscles inspirateurs, soit qu'elle ait agi en ralentissant la circulation pulmonaire. Enfin le bâillement arrive en beaucoup de cas, parce que consécutivement à une impression reçue par d'autres parties du corps, les nerfs régulateurs de l'inspiration ont développé celle qui détermine le bâillement, comme dans le bâillement par imitation, par réminiscence. On ne peut pas dire pourquoi les nerfs des muscles de la respiration sont plus susceptibles que tous les autres d'être modifiés par les impressions qui retentissent dans les centres nerveux, et par conséquent dans les affections morales : mais ce fait est certain. Parmi les preuves qu'on en peut citer, une des plus remarquables est la tendance qu'a le bâillement à survenir par imitation et réminiscence : on voit bâiller, on parle de bâiller, et aussitôt le bâillement se produit; c'est que, par suite des connexions qui unissent les différentes parties nerveuses, l'impression reçue par le cerveau a fait naître dans les nerfs des muscles inspirateurs celle qui commande ce phénomène.

De même, le bâillement est un des symptômes les plus fréquens des maladies : cela tient ou à ce que l'affection morbide, modifiant la circulation, amène cet embarras dans la ciculation pulmonaire auquel le bâillement est le prochain remède, ou à ce que cette affection transmet l'irritation qui la constitue aux nerfs moteurs des muscles inspirateurs, et en sollicite la contraction convulsive. Ainsi il précède d'ordinaire le frisson fébrile, les éruptions, les hémorrhagies, les attaques de goutte, d'hystérie, d'hypocondrie et même d'épilepsie. Il se manifeste souvent après de grandes blessures, des évacuations excessives, des inflammations internes. Il survient quelquefois chez les femmes nouvellement enceintes, chez celles qui ont des dérangemens dans la menstruation, pendant le travail de l'enfantement; et dans ce dernier cas, il annonce que les forces sont opprimées, épuisées, et par conséquent que l'accouchement sera difficile. S'il est joint dans les maladies à de mauvais symptômes, il est un signe fâcheux; par exemple, dans les fièvres ataxiques, la fièvre jaune, la peste, s'il est uni à des symptômes de faiblesse, et s'il se répète fréquemment, il annonce un grand danger. Enfin, en ayant égard aux deux circonstances que nous avons dit commander des inspirations plus grandes, et à la facilité avec laquelle les nerfs des muscles inspirateurs développent l'impression qui fait naître le bâillement consécutivement à des impressions reçues par les autres parties nerveuses du corps, on peut facilement expliquer l'apparition de ce phénomène dans les maladies, et jutifier le jugement que portent de lui, dans les divers cas, les semeiologistes (ADELON.)

BAILLON, s. m., morceau de bois ou de liége, aplati, cunéiforme ou cylindrique, que l'on interpose entre les dents molaires supérieures et inférieures d'un côté, pour maintenir les mâchoires écartées pendant que l'on pratique une opération dans l'intérieur de la bouche ou de l'arrière-bouche. Toutes les fois que les malades sont assez dociles et assez courageux pour que l'on puisse se passer du bâillon, il convient de ne pas l'employer, parce qu'il rend plus difficile la manœuvre des autres instrumens qu'il faut introduire dans la bouche, et qu'il empêche plus ou moins la lumière de parvenir dans le fond de cette cavité.

On place quelquefois avec avantage un bâillon en bois entre les dents des sujets affectés de tétanos ou d'épilepsie, pour se ménager, dans le premier cas, la possibilité de faire prendre des boissons, et dans le second, pour empêcher la langue d'être coupée par les dents.

BAILLON DENTAIRE, plaque de métal, ordinairement d'or ou de platine que l'on fixe avec des fils sur une dent molaire, afin de tenir les mâchoires assez écartées pour qu'une ou deux dents incisives, canines, ou petites molaires, qui se dirigent obliquement derrière les dents inférieures, au lieu de se placer au devant, puissent reprendre leur position, soit par les seuls efforts de la nature, soit à l'aide du doigt qui les ramène peu à peu en avant. Cet instrument quadrilatère est recourbé sur ses deux bords, qui correspondent à la face labiale, et à la face linguale de la dent qui le supporte; et sur chacun de ses deux autres bords, sont pratiqués deux trous destinés à recevoir les fils qui doivent le fixer à cette dent. Le bâillon bien appliqué gêne très-peu la mastication. *Voyez* DENT. (Pathologie). (MARJOLIN.)

BAIN, s. m., *balneum*, βαλανεῖον (Hygiène). On entend par bain l'immersion du corps ou d'une partie du corps dans l'eau liquide ou en vapeur, pendant un temps plus ou moins long. En thérapeutique on a donné à ce mot d'autres acceptions, comme nous le verrons. L'adage si vulgaire, que rien n'est absolu dans la nature, trouve dans le sujet que nous allons traiter la plus juste application. Il est en effet impossible de tracer les effets du bain sur l'économie animale, si l'on ne tient compte de la température de l'eau, de sa mobilité ou de son immobilité, de sa densité, de son insipidité ou de son état salin; de

l'âge de la personne qui prend le bain, de son sexe, de sa constitution, de ses habitudes, de sa profession, de son idiosyncrasie, de son goût ou de sa répugnance; de la saison, du climat et de l'heure du jour où l'on prend le bain. Nous allons
jeter un coup d'œil rapide sur ces divers sujets.

Pour apprécier avec une rigoureuse précision l'effet de la
température de l'eau sur le corps humain, il faudrait étudier
les changemens immédiats, locaux et généraux, les changemens
organiques consécutifs que produisent les bains, degrés par
degrés, depuis la température de glace fondante jusqu'au degré
de chaleur que peut soutenir le corps humain. Après avoir noté
également l'âge, le sexe, la constitution du sujet de l'expérience, il faudrait tenir compte exact de son poids avant et après
le bain; il faudrait connaître le poids des urines, des matières
alvines, celui des matières expectorées et mouchées, celui des
alimens et des boissons ; il faudrait, avec une montre à secondes,
mesurer exactement le nombre des pulsations du cœur, et celui
des mouvemens respiratoires, etc. On aurait ainsi des données
rigoureuses sur chaque espèce de bains ; encore faudrait-il les
répéter sur un grand nombre d'individus, pour pouvoir en tirer
des conclusions positives. Dans un article tel que celui-ci, nous
ne pouvons qu'indiquer des résultats généraux. Divers observateurs se sont soumis ou ont soumis d'autres personnes à cette
espèce de recherche, et nous ferons usage des résultats qu'ils
ont obtenus. Mais ces recherches n'ont pas été faites avec assez
de rigueur, de précision et de persévérance ; elles n'ont pas été
faites degrés par degrés, mais bien à des intervalles assez longs.
Nous conformant à l'usage, et pour ne pas multiplier les divisions
à l'infini, nous diviserons les bains en bains très-froids, de 0°
à 10° + 0 R. ; en bains froids, de 10° à 15°+0 ; en bains frais
de 15° à 20° ; en bains tempérés de 20° à 25° ; en bains chauds
de 25° à 30° ; en bains très-chauds, c'est-à-dire au-dessus de 30°
+ 0 environ jusqu'à 35 ou 36°, dernier degré où les observateurs
se soient arrêtés.

Nous n'ignorons pas que l'on peut objecter qu'une telle division est arbitraire, qu'il y a plus de différence entre le premier
degré et le 10e, qu'entre celui-ci et le 11e ; mais, indépendamment de ce qu'il ne faut jamais prendre les extrêmes dans ces
sortes de divisions ; on remarquera que nous avons eu soin d'a-
jouter les épithètes de *très-froids*, *très-chauds*, etc. ; car, comme

c'est surtout cette impression qui fait différer les effets du bain, c'est elle principalement qui doit fournir la base des divisions. Nous avons seulement voulu dire que c'était ordinairement entre tel et tel degré que se faisait sentir telle ou telle impression de *froid*, de *chaud*, etc.

§ 1. *Règles générales relatives à l'usage des bains.*—Il est quelques règles générales que l'on doit observer dans l'usage des bains, et dont nous devons parler en ce moment. Il est utile de faire un léger exercice avant le bain froid ; mais il ne faut pas que cet exercice soit porté jusqu'à la sueur. Il est important de se mouiller la tête, afin d'empêcher les congestions vers le cerveau, congestions qui arrivent alors très-fréquemment. La durée du bain froid doit être déterminée par l'effet qu'on en obtient ; c'est à l'apparition du deuxième frisson que l'on conseille de se retirer de l'eau. Il faut s'essuyer promptement au sortir du bain froid ; et prendre ensuite un léger exercice. Il est très - important de ne pas entrer dans l'eau lors du travail de la digestion ; on en a vu des résultats fâcheux. Pour les bains tièdes, ces mêmes précautions sont avantageuses, mais ne sont pas également indispensables. Il ne faut pas oublier de se mettre à l'abri du froid après le bain tiède et le bain chaud. Les aspersions froides sur la tête seront fort utiles dans le bain très-chaud. Les effets que les diverses espèces de bains déterminent sur l'économie animale feront connaître d'une manière plus particulière au médecin judicieux les précautions qu'il est nécessaire de prendre dans leur usage.

§ 2. *Effets du bain d'eau au - dessous de* 10° *de R. ou bain très-froid, sur l'économie animale.* — Devant examiner plus tard les effets du bain relativement aux âges, aux constitutions, etc., il est bon de prévenir que les effets dont nous allons parler sont censés produits sur un individu adulte, d'une bonne constitution, exempt de prédispositions morbides et du sexe mâle.

Pour obtenir des résultats aussi positifs que possible, je me suis plongé moi-même dans l'eau à diverses températures. Au commencement du mois de mars, par un temps serein, frais et piquant, le thermomètre étant descendu à 0° durant la nuit, après avoir fait une course à pied, qui avait procuré le sentiment d'une douce chaleur, mais qui n'avait pas provoqué la sueur, je me suis baigné dans la Seine, dont l'eau était environ à 5° + o. Aussitôt après mon entrée dans l'eau, je fus saisi d'un froid très-vif, marqué par une horripilation générale, d'un tremblement de la mâchoire inférieure, d'une douleur de tête assez forte et d'un engourdissement dans tous les membres. J'exécutai des mouvemens qui, au lieu d'être suivis de l'augmentation de la chaleur, semblaient au contraire favoriser sa déperdition, en renouvelant l'eau ambiante. Cette eau était néanmoins déjà renouvelée par son cours ordinaire (circonstance qui doit fixer l'attention des médecins dans l'usage du bain froid); mais ce renouvellement se faisait sans doute d'une manière moins rapide et moins prompte. Quoi qu'il en soit, je ressentais moins de froid en restant immobile qu'en nageant. Au bout de quelques minutes, j'éprouvai une douleur de tête plus forte, une épigastralgie assez violente, des douleurs vives et des contractures dans tous les muscles et dans toutes les articulations; des crampes se déclarèrent, et je devins bientôt tellement roide, engourdi et endolori, qu'il me fut impossible de rester plus de cinq à six minutes dans l'eau. Au sortir du bain, l'horripilation n'avait pas cessé; la périphérie du corps paraissait diminuée d'étendue, les membres étaient sensiblement plus minces; la peau était couverte de plaques violettes, comme celles qu'on remarque chez les anévrysmatiques; signe non équivoque de la gêne de la circulation extérieure. Les yeux étaient caves, le nez effilé, les lèvres violettes, le visage pâle et jaunâtre, les oreilles et le lobe du nez livides, la mâchoire inférieure tremblante. Le cœur battait avec assez de force, le pouls était petit, concentré et fréquent; la respiration était accélérée et gênée; un sentiment de déchirement et une oppression sensible se faisaient sentir sous le sternum. La bouche était amère et pâteuse, l'épigastre toujours douloureux, l'appétit nul, la soif peu prononcée, les urines pâles et abondantes. La tête continua à être embarrassée, les mouvemens étaient difficiles. Je me trouvai fort heureux, lorsque je fus essuyé et vêtu. Néanmoins plusieurs des phénomènes décrits persistèrent une partie de la journée; la pesanteur de tête, l'inappétence et l'engourdissement des membres se prolongèrent assez tard; enfin une réaction puissante s'établit, et dans la nuit une chaleur âcre et piquante, une agitation vive et qui me forçait de changer souvent de place, se manifestèrent et empêchèrent le sommeil.

Il est facile de se rendre raison des phénomènes que nous

venons de tracer. Le froid, principal agent dans cette circonstance, resserre les tissus. La circonférence du corps, pressée d'ailleurs par un liquide plus dense que l'air, et par le mouvement du fluide, diminue d'étendue par cette triple cause ; dès lors les humeurs qui pénètrent naturellement les tissus extérieurs sont obligés de refluer de la périphérie vers le centre ; le sang se porte sur les organes intérieurs, et par son accumulation produit la gêne des fonctions et les douleurs. C'est ainsi que la céphalalgie, l'épigastralgie, les nausées et les vomissemens que certaines personnes éprouvent, la douleur sous-sternale s'expliquent. Le cœur, pour vaincre la résistance que lui oppose le resserrement des tissus, redouble d'efforts ; mais les vaisseaux des membres contractés n'admettent qu'une petite quantité de sang ; il faut donc nécessairement que les veines intérieures s'engorgent de plus en plus, et nul doute que la prolongation de cet état ne donnât lieu à quelque congestion funeste, à quelque apoplexie mortelle. La respiration devient par cette congestion difficile et gênée. La perspiration cutanée étant suspendue, l'urine devient abondante, et l'exhalation pulmonaire et abdominale augmentent pour la remplacer. Le tissu musculaire, fortement resserré et, pour ainsi dire, stupéfié, n'est plus susceptible d'un jeu facile et rapide ; il est dans une contraction permanente, et le relâchement, si nécessaire à son action, devient impossible. Le cerveau, douloureusement affecté, n'a plus le pouvoir de commander des mouvemens réguliers, et les crampes s'emparent des membres, surtout des membres inférieurs. Les testicules sont appliqués contre le pubis par la contraction de leurs enveloppes. Les organes de la génération, retirés sur eux-mêmes, sont tout-à-fait inactifs. Tels sont les effets immédiats du bain très-froid ; nous ne connaissons pas quels seraient les effets de son usage long-temps continué. Nous nous en rapportons aux auteurs qui ont écrit sur l'usage des bains des Finlandais et des Russes ; nous apprenons que la peau se durcit, se gerce, devient coriace et farineuse, et que les autres tissus paraissent contracter aussi une dureté prématurée. Mais il faut remarquer que les peuples que nous venons de citer ne se plongent dans l'eau très-froide et dans la neige qu'en sortant d'une température excessivement élevée. Le bain très-froid ne saurait être conseillé que dans des cas fort rares, comme moyen hygiénique, et ces cas ne peuvent être prévus. Il est vraisemblable que, par l'habitude, il perdrait une partie des effets que nous lui avons attribués ; qu'il pourrait devenir très-tonique ; qu'il pourrait par conséquent être convenable chez les sujets peu irritables, à fibre lâche et molle, et dont la constitution est caractérisée par l'inertie de toutes les fonctions. En thérapeutique on en a préconisé l'emploi dans une foule de circonstances, et on en a fait un abus condamnable, ainsi que nous le verrons. Pour obtenir des effets toniques, il est bien plus prudent d'employer le bain à la température suivante.

§ 3. *Effets du bain d'eau de 10 à 15° + 0 R., ou bain froid.* — Le bain de 10 à 15° est encore un bain froid, du moins dans nos climats tempérés. Il produit des phénomènes analogues à ceux que nous venons de signaler, mais cependant moins intenses. Un frisson remarquable se fait sentir au moment où l'on se plonge dans l'eau à ce degré de température ; mais, soit qu'on s'habitue à cette température, soit que la réaction s'établisse au bout d'un certain temps, l'état de malaise occasioné par le refoulement des fluides de la périphérie du corps vers le centre, est remplacé par un bien-être sensible. Les mouvemens auxquels on se livre dans ce bain ne sont plus suivis d'un refroidissement pénible, comme dans le cas précédent. Cependant la peau est froide et pâle, le visage jaunâtre et livide, la tête, l'épigastre et le thorax semblent comprimés. Les mouvemens sont plus libres, les muscles moins engourdis, les crampes moins fréquentes, et surtout moins opiniâtres. Il y a bien évidemment congestion vers les viscères intérieurs, mais cette congestion n'a rien de douloureux, sans doute parce qu'elle est moins brusque, moins rapide, moins forte et moins soutenue. La perspiration cutanée est suspendue ; par conséquent il se fait peu de perte par la surface de la peau ; l'urine est abondante, pâle et ténue. La circulation est augmentée de fréquence, et des battemens de cœur assez forts se font sentir ; mais il faut remarquer à ce propos que l'augmentation des pulsations du cœur est bien plutôt due aux mouvemens que l'on exécute dans l'eau qu'à l'impression du froid ; car, d'après les auteurs que nous avons sous les yeux, l'effet du bain froid est de ralentir la circulation, et conséquemment la respiration. Sorti du bain, on se sent frais, agile et dispos ; on est souvent altéré, et l'on ne tarde pas à éprouver un appétit fort vif. Au bout de quelques heures, et surtout pendant la nuit qui suit le bain froid, on éprouve les signes d'une vive excitation. La peau est chaude, le sommeil est agité, et les organes génitaux sont dans une érection permanente.

Le bain froid fortifie la constitution, en redoublant l'énergie des organes, en consolidant les tissus, en empêchant les pertes occasionées par la transpiration, en augmentant l'activité du système digestif, et par conséquent en facilitant les moyens de réparation.

§ 4. *Effets du bain d'eau de* 15 *à* 20° + 0 R., *ou bain frais.* — Ce bain est ordinairement celui auquel se livrent les jeunes gens durant la belle saison. C'est dans l'eau, à cette température, qu'ils prennent l'exercice si salutaire de la natation ; et l'on doit convenir que le bien qu'ils en retirent est dû, autant pour le moins, aux mouvemens, aux efforts que nécessitent les divers modes de natation, qu'à l'impression de l'eau, à sa pression, à sa densité. Cependant en faisant abstraction des effets de la nage, dont nous parlerons à l'article *gymnastique*, nous devons dire que le contact de l'eau à cette température détermine encore une légère horripilation, surtout lorsqu'on n'y est point habitué, et qu'on entre dans l'eau graduellement; car, lorsqu'on s'y jette, on éprouve une impression subite de froid, mais qui disparaît très-promptement. L'exhalation ne s'exerce pas, ou s'exerce fort peu dans cette sorte de bains, d'où il résulte peu de perte de ce côté. Cette fonction est en partie remplacée par les urines, comme dans les cas précédens. L'appétit est peu prononcé tant qu'on séjourne dans l'eau; si l'on n'exécute aucun mouvement, la circulation se ralentit, la respiration devient plus rare, la calorification diminue, ce qui n'a pas lieu si l'on prend de l'exercice. Enfin ce bain produit encore un effet tonique assez sensible ; on se sent plus fort, plus dispos. La contractilité musculaire s'accroît, l'appétit est plus vif, la digestion plus facile. Ce bain était fort en usage dans l'antiquité. Les Spartiates se baignaient dans l'Eurotas, et les Romains traversaient le Tibre à la nage. On connaît la réponse d'un Lacédémonien à un roi de Syracuse, qui trouvait la sauce noire peu appétissante. « Il y « manque, dit-il, un assaisonnement. — Lequel ? — L'appétit que « donnent l'exercice et les bains dans l'Eurotas. » Horace conseille de traverser trois fois le Tibre à la nage, et de vider trois flacons de Massique. Rien, à notre avis, n'est plus salutaire que l'habitude de ce bain : il fortifie les constitutions faibles, délicates et molles, détruit une foule de prédispositions, et peut même guérir certaines affections chroniques.

§ 5. *Effets du bain d'eau de 20 à 25° + 0 R., ou bain tempéré.* — L'effet du bain tempéré est peu marqué, et par conséquent très-difficile à caractériser. Nous pensons qu'il se borne à l'action de l'eau sur la peau, action totalement indépendante de celle du chaud ou du froid. Le bain tempéré est, en effet, celui où l'on n'éprouve ni le sentiment de la chaleur, ni celui du froid. C'est en général bien plutôt par l'effet que le bain détermine sur l'économie animale, que par la température absolue, qu'il faut juger de son degré de chaleur et de son influence sur nous. Le bain qui ne fait éprouver ni la sensation du froid ni celle du chaud, n'est ni tonique ni débilitant; mais il agit encore de la manière la plus avantageuse, en nettoyant la surface du corps; il enlève les concrétions que la poussière et la sueur accumulent sur la peau. Cette poussière, accumulée de la sorte, bouche les extrémités des vaisseaux exhalans, et gêne leurs fonctions; elle détermine une irritation qui se manifeste par un prurit désagréable, et peut donner lieu à une foule d'éruptions plus ou moins fâcheuses, selon les dispositions individuelles. Les dartres, les prurigo, des boutons de tous les genres en sont souvent les résultats. Il est même possible que, l'exhalation se faisant mal, il s'opère des révulsions funestes vers les viscères intérieurs. La propreté que produit ce bain favorise donc l'importante fonction de la peau, et occasionne ainsi un sentiment délicieux de bien-être. L'eau assouplit la peau et les autres tissus; elle rend les mouvemens faciles. Ce bain est essentiellement hygiénique; il convient aux personnes tellement constituées, qu'elles n'aient besoin ni d'être fortifiées ni d'être affaiblies; caractère irrécusable d'une santé parfaite. La propreté, véritable vertu domestique, est une des plus indispensables conditions pour l'entretien de cet état : sans propreté, les maladies de tout genre assiégent l'espèce humaine. On ne saurait trop louer les premiers législateurs d'avoir exigé l'usage des bains de leurs sectateurs; et l'on ne pourrait trop les recommander comme un des principaux moyens d'entretenir l'harmonie des fonctions. Le bain tempéré repose les membres fatigués, il produit un sentiment de fraîcheur, sans affaiblir; il convient après les exercices violens de corps et d'esprit; il modère la circulation, tempère l'ardeur des sens et l'activité du cerveau; il est fort utile aux individus irritables;

il rend la surface du corps très-susceptible des impressions de l'air;
il est donc important de prendre au sortir de ce bain des précautions contre l'intempérie de l'atmosphère.

§ 6. *Effets du bain d'eau de* 25 *à* 30° + 0 R., *ou bain chaud.*
— Le bain de 25 à 30° peut être considéré comme un bain chaud;
cependant les auteurs anglais, et Willich, en particulier, ne considèrent comme bain chaud, que celui qui s'élève au-dessus
de la température du sang. J'aimerais autant dire que l'air n'est
chaud qu'à 32°, et encore on n'ignore pas que le calorique dans
l'air ne produit les mêmes effets que lorsqu'il pénètre l'eau, qu'à
des degrés bien plus élevés; ce que nous aurons occasion de dire,
en traitant des bains de vapeurs. Partant de ce principe, ils ont
été conduits à regarder comme tonique le bain tiède, ce qui nous
paraît un paradoxe, si nous réfléchissons à ce que nous avons
éprouvé nous-mêmes. C'est tout au plus si l'on pourrait accorder
cette propriété, à un léger degré, au bain précédent. Celui-ci augmente la transpiration, en déterminant vers la peau une légère
irritation, et cette augmentation d'exhalation est une des principales causes de la faiblesse qui suit ce bain. Au reste, à la température de 27, 28, et 29° + 0 R., on voit le pouls s'élever de
quelques pulsations, ou descendre au-dessous de son type habituel, selon les dispositions de l'individu. Il n'y a rien de général, à cet égard, dans les observateurs, et tel degré qui cause
une chaleur incommode pour l'un, produit à l'autre un sentiment
de froid. En général, à 29° le pouls s'élève de plusieurs pulsations, la respiration s'accélère, la perspiration augmente, une
sueur légère couvre le front, les tempes, le pourtour des yeux et
des lèvres; l'extérieur du corps prend de l'extension; la tête
s'appesantit, l'individu sent le besoin du sommeil. Le sang se
portant avec plus de rapidité vers tous les organes, les glandes
en reçoivent une plus grande quantité, et sécrètent plus de
fluides; les parties génitales se gonflent, et l'on éprouve une
tendance singulière au rapprochement des sexes. Ce bain est essentiellement affaiblissant et relâchant; je ne balance pas à le considérer comme un des meilleurs et des plus puissans antiphlogistiques que nous possédions. Je pense qu'il pourrait être employé
bien plus fréquemment qu'on n'a coutume de le faire, et
l'ayant ordonné dans plusieurs phlegmasies, avec les précautions
que nous indiquerons plus bas, j'ai toujours eu lieu de m'en
louer.

§ 7. *Effets du bain d'eau au-dessus de* 30°. +o *R.*, *ou bain très-chaud.* — Ce n'est guère dans un but purement hygiénique qu'on emploie le bain à cette température, c'est plutôt dans quelque intention thérapeutique, et surtout pour le traitement des phlegmasies cutanées chroniques, et des rhumatismes. Cependant s'il arrive à un individu bien portant de se plonger dans une eau élevée à cette température, voici ce qu'il y éprouve. Les données suivantes sont conformes au résultat des expériences que Poitevin, Marcart, Parr, Marteau et autres ont faites sur eux-mêmes et sur d'autres individus dont ils ont noté avec asséz de soin les dispositions physiques. J'ai pris plusieurs bains à cette haute température : en entrant dans l'eau, j'ai ressenti, chose remarquable, un frisson, une horripilation semblable à celle qui se manifeste au moment de l'immersion dans l'eau froide. Cette horripilation ayant bientôt cessé, une chaleur vive et générale a paru, le pouls s'est élevé, et en même temps qu'il devenait plus fort, il devenait beaucoup plus fréquent; à 37° +o, il s'élève à 117 pulsations; après une demi-heure, la respiration était accélérée et gênée, la bouche pâteuse, la soif ardente; le visage était rouge-vermeil, gonflé; les yeux saillans, injectés et larmoyans; les artères carotides et temporales battaient avec force; une pesanteur de tête excessive, des vertiges, avec un sentiment de chaleur incommode, me faisaient rechercher avec avidité l'impression de l'eau froide sur la tête, impression qui ne tardait pas à être suivie d'un soulagement momentané; si je résistais à ce besoin de l'aspersion d'eau froide, j'éprouvais une anxiété extrême, qui ne me permettait pas de rester dans le bain; je me soulevais pour jouir de l'impression agréable de l'air; lorsque c'était durant les grandes chaleurs, l'air ambiant me paraissait frais; et lorsque c'était durant un hiver rigoureux que je prenais ces bains, l'air ne me paraissait jamais trop froid. Les facultés intellectuelles étaient obtuses, et quelquefois j'éprouvais de la somnolence. Le volume du corps était singulièrement augmenté; la peau était rouge, chaude, et comme érysipélateuse, et une sueur abondante coulait de mon front et de toute la surface du corps. Les muscles étaient engourdis, les mouvemens gênés et difficiles, et j'éprouvais une lassitude insurmontable. En sortant du bain, la station me paraissait agréable; les extrémités inférieures étaient, au bout d'un court espace de temps, beaucoup plus rouges et plus gonflées que le reste du corps. La tête ne tardait pas à être débarrassée; mais le pouls conservait assez de force et de fréquence ; la perspiration cutanée se prolongeait une partie de la journée, et le sentiment de fatigue et de faiblesse ne disparaissait qu'après le sommeil de la nuit. L'appétit était peu prononcé, et les urines assez rares le reste du jour. La dilatation des tissus et des fluides par la chaleur explique parfaitement tous les phénomènes que présente le bain à cette élévation de température. Si l'on ne tenait compte que de l'irritation que la chaleur détermine sur la peau, on ne rendrait raison que de l'afflux des fluides à sa surface, de l'abondance de l'exhalation, et de l'augmentation du volume des corps ; il serait impossible d'expliquer les signes non équivoques de congestion vers les viscères intérieurs. L'activité de la circulation, déterminée par cette irritation cutanée, faisant passer, dans un temps donné, plus de sang dans les divers organes que dans l'état sain, expliquerait mal ces signes de congestion ; car si le sang et les autres fluides se portent vers la peau avec plus d'abondance ce qui est attesté par l'augmentation de volume du corps, et par la rougeur extérieure, il doit nécessairement en arriver une moindre quantité vers les parties centrales. Il faut donc admettre que les fluides se dilatent, et que, circulant plus rapidement et sous un plus gros volume, ils ont de la peine à être contenus dans leurs vaisseaux, qui se prêtent peu à cette dilatation, et qui, dans certaines régions, telles que l'intérieur du crâne, ne peuvent s'y prêter en aucune manière. Cette remarque est due au docteur Abercrombie, qui en fait une des causes de l'apoplexie ; il attribue cette impossibilité de se dilater à la solidité du crâne. En admettant cette dilatation des fluides, la céphalalgie, la difficulté de respirer, etc., s'expliquent fort naturellement ; il ne faut pas oublier de tenir compte aussi de l'atmosphère qu'on respire.

Il est inutile d'entrer dans de plus longs détails pour rendre raison des divers symptômes que nous avons exposés ; le lecteur versé dans l'anatomie et la physiologie y suppléera facilement. Le bain très-chaud est un excitant passager ; il ne tarde pas à être suivi d'une grande faiblesse, résultat de l'augmentation extraordinaire de l'action des organes, et des pertes considérables occasionées par la perspiration cutanée ; il est donc réellement débilitant, et en cela il ressemble singulièrement à tous les autres excitans connus, qu'on a si judicieusement comparés à des coups de fouet. L'usage prolongé de ces bains pourrait donner lieu aux hémorrhagies ou à quelques congestions funestes ;

un affaiblissement extrême en serait d'ailleurs le résultat inévitable.

§ 8. *Du bain de mer.* — Nous n'avons que très-peu de choses à dire sur les bains de mer. On les prend ordinairement frais, c'est-à-dire de 15 à 20° + 0. Ils produisent alors à peu près les mêmes effets que nous avons dit appartenir à cette sorte de bain d'eau ordinaire : cependant les sels que l'eau de mer contient si abondamment en dissolution, tels que le muriate de soude et le muriate de chaux, ou hydrochlorates, rendent sa densité plus grande, et par conséquent sa pression sur le corps plus forte ; la respiration est sensiblement plus difficile, au dire des observateurs. Je ne me souviens pas d'avoir éprouvé ces effets dans la Méditerranée. Une autre différence qu'il nous paraît important de signaler, c'est l'espèce d'irritation assez vive que les sels déterminent sur la peau. Cette irritation a mérité l'attention des médecins, qui lui ont attribué la plus grande efficacité. Les mouvemens des flots, la percussion qu'ils exercent à la surface du corps, et surtout les mouvemens que le baigneur exécute, entrent pour beaucoup dans l'action de ces bains. Les effets des bains de mer sont de raffermir les tissus et surtout la peau, de donner du ton à toute l'économie, en un mot d'augmenter l'énergie de tous les organes et de toutes les fonctions. Nous pensons qu'il faut tenir compte des effets du voyage, du spectacle imposant d'une masse d'eau incommensurable, de la vivacité de l'air, de l'espérance qui anime les voyageurs ; de l'exercice que l'on prend dans un pays nouveau, du changement de régime alimentaire, enfin de toutes les autres circonstances de l'hygiène, qui font des bains de mer un des moyens les plus avantageux qu'on puisse proposer aux personnes faibles, délicates, peu irritables, dont la peau est lâche et molle, les tissus flasques, et dont tous les appareils languissent dans une funeste inertie.

§ 9. *Des bains partiels.* — Les bains locaux ou partiels sont rarement employés dans une intention purement hygiénique ; c'est plutôt pour remplir quelque indication thérapeutique qu'on ordonne les pédiluves et les manuluves, les demi-bains et les bains de siége. Les effets de ces différens bains, ainsi que ceux des bains généraux, varient selon leur degré de chaleur. Ils impriment avec moins de promptitude, et d'une manière moins marquée, des modifications semblables à celles des bains généraux ; mais ils agissent bien plus souvent comme révulsifs. Nous aurons bientôt l'occasion de voir les cas où conviennent ces différens bains. Il est à peine nécessaire de dire qu'on entend par manuluve ou bain de main, l'immersion de ces parties dans l'eau; que le pédiluve indique l'immersion des pieds; qu'on donne le nom de demi-bain à celui dans lequel l'eau ne s'élève pas au-dessus de la ceinture, et que par bain de siége on désigne celui où le bassin et la partie supérieure des cuisses plongent dans l'eau, tandis que le reste du tronc et les extrémités inférieures sont totalement *émergens*. L'individu se trouve assis dans une espèce de cuve, les cuisses fléchies sur le tronc, et les jambes pendantes hors de la baignoire.

§ 10. *Effets particuliers des bains par rapport aux constitutions, aux idiosyncrasies, au goût, à la répugnance, aux habitudes des individus, et règles à suivre dans ces différens cas.* — Ces diverses circonstances font singulièrement varier l'effet du bain; c'est ainsi, par exemple, qu'un individu d'une constitution nerveuse trouvera froid un bain qu'un autre individu, d'une constitution où domine l'appareil locomoteur, ne trouvera que frais ou même tempéré. Je connais une jeune dame pour qui un bain à 18° + 0 R. est un bain très-chaud. Ces circonstances doivent être connues et appréciées du médecin. Il serait absurde de vouloir appliquer d'une manière générale les règles que nous venons d'exposer : c'est donc bien moins par le degré que marque le thermomètre, que par l'impression que le bain détermine sur l'économie animale, qu'il faut juger s'il est très-froid, froid, frais, tempéré, chaud et très-chaud. Nous avons dû cependant préciser des intervalles, dans lesquels le commun des hommes éprouve les effets que nous avons signalés. Cette marche satisfait davantage les esprits exacts : il est cependant indispensable de dire que, si par quelqu'une des circonstances énumérées plus haut, un individu trouvait très-chaud un bain de 25°, il ne faudrait pas le lui donner à cette température, si l'on voulait produire le résultat d'un bain tempéré; on pourrait être sûr que l'effet produit serait celui du bain très-chaud, ce qui pourrait être fâcheux. L'habitude, autant que les constitutions et les idiosyncrasies, exerce aussi la plus puissante influence. Dans le temps où je prenais des bains à 36° + 0, pour déterminer les effets du bain très-chaud, il m'est arrivé de trouver d'une fraicheur difficile à supporter un bain de 26°, qu'aujourd'hui je trouve chaud. Marcart, au contraire, habitué au bain froid, éprouvait des spasmes et des anxiétés dans un bain de 27° + o R. ; mais rien n'influe peut-être à un plus haut degré que le goût ou la répugnance que l'on a pour le bain. Il m'est arrivé d'obtenir les effets les plus fâcheux du bain, dans des cas où il me paraissait le mieux indiqué. De vieilles femmes, qui n'en ont jamais pris de leur vie, ont quelquefois une crainte, une répugnance si grande pour le bain, qu'il est impossible de leur en faire prendre : elles étouffent, suffoquent, perdent connaissance, sans qu'il soit possible d'attribuer ces accidens à d'autres causes qu'à la répugnance. Des expériences journalières de ce genre me fourniraient une foule d'exemples à citer, si les bornes de ce travail me le permettaient. Le goût, au contraire, le désir de prendre le bain le rend quelquefois plus salutaire par les mouvemens organiques que la satisfaction produit dans l'économie ; au moins met-il à l'abri des accidens que nous avons indiqués. Il est donc du plus haut intérêt de s'informer de ces diverses circonstances, avant de conseiller le bain, et de baser sur elles le degré de température, la durée qu'il doit avoir, etc.

§ 11. *Effets particuliers des bains, par rapport au sexe, et règles à suivre à cet égard.* — La différence des fonctions génératrices que l'homme et la femme sont appelés à remplir par la nature, exige trop de différence dans leur constitution organique, pour que les divers agens de l'hygiène exercent sur l'un et l'autre une influence identique. L'extrême sensibilité des femmes est cause qu'elles sont bien plus susceptibles d'impressions que les hommes : il faut donc des excitans moins énergiques pour agir sur elles. Il s'ensuit que les bains très-froids ou très-chauds pourraient leur être également nuisibles. Le bain froid ne devra même être prescrit qu'avec réserve ; mais le bain frais durant la belle saison pourra leur être très-avantageux : les chairs se trouvent raffermies, tous les organes et toutes les fonctions activées, ce qui convient parfaitement à l'espèce de constitution particulière aux femmes : elles doivent avoir soin de ne s'exposer au bain froid que quelques jours après, et plusieurs jours avant l'écoulement menstruel. Si elles se baignaient dans l'époque des règles, ou peu de temps avant leur apparition, il pourrait en résulter quelque suppression funeste. Je crois que la prudence exige qu'elles s'abstiennent du bain froid durant la grossesse. Il n'en est pas ainsi du bain tempéré, dont elles peuvent user dans tous les temps, avec les précautions et les ménagemens convenables.

§ 12. *Effets particuliers des bains par rapport aux âges, et règles à suivre à ce sujet.* — Ici s'élève une grande question. Le bain froid convient-il aux enfans ? On sait avec quelle éloqueuce J.-J. Rousseau a préconisé ce moyen; nous laisserons-nous imposer par l'autorité de ce grand homme ? Si nous réfléchissons à l'organisation de l'enfant, nous reconnaissons qu'une extrême sensibilité, une mollesse extrême, une perméabilité très-grande de tous les tissus, une tendance singulière à l'expansion extérieure en sont les caractères dominans ; si nous ajoutons à cela la faiblesse si grande à cet âge, et l'habitude de vivre dans une température très élevée ; il nous sera facile d'en déduire les nombreux accidens qui peuvent suivre cette pratique inconsidérée. En effet la prédominance de la sensibilité fait redouter les convulsions, si fatales à cet âge, que pourrait déterminer l'impression douloureuse du froid ; la mollesse extrême, la perméabilité de tous les tissus, feront craindre les congestions intérieures, les engorgemcus des viscères, des articulations, etc. ; la tendance à l'expansion extérieure, un refoulement fatal vers l'intérieur ; la faiblesse fera craindre avec juste raison que la réaction ne puisse s'établir; et l'habitude de vivre dans un milieu très - chaud ne devra-t-elle pas rendre l'impression du froid plus sensible, et favoriser ainsi les effets funestes dont nous venons de parler ? Mais des nations entières plongent dans une eau glaciale les enfans nouveau-nés, et ces peuples sont sains et robustes. Certes, ceux qui résistent à ces rudes épreuves doivent être fortement constitués ; mais pour quelques-uns qui résistent, combien d'autres ne sont-ils pas la victime de cette coutume barbare ? Les êtres faibles succombent, et ne sait-on pas qu'un enfant faible peut devenir un homme robuste, et pense-t-on d'ailleurs qu'un individu d'un corps débile ne puisse être d'aucun secours à sa patrie ? C'est donc un usage inhumain que d'exposer ainsi les jours des enfans. Pour que le bain froid soit utile, il faut que la réaction puisse s'opérer, il faut donc attendre que les forces soient assez grandes pour cela, ou prendre les précautious les plus scrupuleuses pour la favoriser. Si le bain froid paraissait indiqué pour raffermir les chairs de l'enfant, lui donner une constitution plus robuste, il faudrait commencer par lui donner des bains tempérés; lui faire des lotions avec de l'eau fraîche, le plonger graduellement dans cette eau; ne l'y laisser que peu de temps d'abord, en augmenter peu à peu la durée, et en baisser par degrés la température; par ces précautions on peut parvenir à habituer les enfans à l'immersion dans l'eau froide, sans avoir à redouter les inconvéniens que nous avons signalés. Les bains tempérés et les bains chauds sont en général très-utiles aux enfans, en favorisant les fonctions de la peau, qui à cet âge est le siége d'un travail actif. A mesure que l'enfant grandit et se développe, qu'il acquiert plus de force et d'énergie, le bain froid perd ses inconvéniens, et gagne de nombreux avantages; c'est surtout dans l'adolescence et la virilité qu'il jouit de toutes les propriétés salutaires que nous lui avons attribuées. Il est néanmoins des individus tellement faibles, que dans ces époques mêmes il pourrait être malfaisant pour eux. L'organisation du vieillard est encore plus opposée à l'usage du bain froid que celle de l'enfant. L'endurcissement des tissus est déjà trop considérable pour n'avoir pas à craindre de l'augmenter encore; la tendance aux affections cérébrales, et surtout aux congestions, aux apoplexies, au ramollissement, est trop grande, pour n'avoir pas à redouter quelques-uns de ces accidens. La production de la chaleur est trop difficile, les éruptions à la peau trop fréquentes, les hypertrophies du cœur trop nombreuses, ainsi que les étouffemens, et autres accidens qui en sont la suite inséparable, pour que le bain froid ne leur soit pas entièrement contraire. On conçoit facilement comment il pourrait produire des accidens mortels. Il n'en est pas de même des bains tièdes et même des bains chauds, qui leur conviennent éminemment.

§ 13. *Effets particuliers des bains par rapport à l'état atmosphérique, aux climats, aux saisons, aux heures du jour.*— Il n'est pas indifférent de prendre un bain chaud ou froid dans toutes les saisons, par tous les temps et dans tous les lieux. Des observateurs recommandables ont remarqué que les personnes qui se baignaient dans une rivière après un orage contractaient assez souvent des fièvres intermittentes. Cet accident trouve une explication naturelle dans les subtances organiques en décomposition, dont les débris ont été entraînés par les eaux, et ont communiqué aux rivières où elles parviennent les qualités malfaisantes des marais. On a dit qu'il était dangereux de se baigner durant la canicule. Je ne sais si la canicule a quelques vertus délétères spécifiques; ce que je ne pense pas; mais le soleil étant ordinairement très-ardent à cette époque de l'année, ses rayons, qu'il darde alors presque verticalement, occasionnent des congestions cérébrales, des inflammations des méninges, et surtout des érysipèles, vulgairement appelés *coups de soleil*. Il est évident que si ces effets dépendent de l'ardeur du soleil, et non d'une influence spéciale, comme le croit le vulgaire, il faut éviter de se baigner lorsqu'il est dans toute sa force. Pour les diverses régions du globe, ces époques seront donc différentes, et coïncideront avec les momens de l'année où le soleil se trouvera le plus chaud : ce qui ne tombera pas toujours au moment où il est en conjonction avec l'étoile de la canicule. Il paraît aussi que les climats exercent une influence particulière sur les bains. On rapporte que plusieurs voyageurs, qui supportaient très-bien le bain froid dans leur pays natal, ont succombé à la suite de ces bains dans des pays éloignés. C'est à cette cause qu'on attribue la mort du célèbre voyageur suédois Biornsthal. Il se trouvait fort bien de ce bain dans sa patrie; il en périt en Orient. Par la raison émise plus haut, on concevra que le milieu du jour n'est nullement propice pour prendre le bain froid; car c'est dans ce moment que le soleil est dans toute sa force. C'est donc le matin avant le premier repas du jour, ou le soir avant le dernier, qu'on devra se livrer à ce bain salutaire. Quant au bain chaud, les influences dont nous venons de parler sont presque nulles. Nous ferons seulement observer, relativement à la saison, que, lorsqu'on le prend pendant l'hiver, il faut avoir le plus grand soin d'éviter les intempéries de la saison. La susceptibilité très-grande qu'on acquiert par ce bain est cause que le froid, l'humidité, le vent, la neige, etc., peuvent occasioner les maladies les plus violentes. Se bien sécher, se bien vêtir, et rester dans un appartement médiocrement échauffé, sont des précautions nécessaires pour éviter ces divers accidens.

§ 14. *Bain de vapeur, ou étuves sèches ou humides.* — Cette espèce de bain était fort en usage chez les anciens, et plusieurs peuples modernes s'y soumettent encore. En France, il est généralement peu usité ; quoique, depuis quelques années, on en ait établi dans la capitale et dans quelques hôpitaux ; mais on ne s'en sert guère que dans des vues purement thérapeutiques. On l'emploie en Allemagne, en Angleterre, à Naples, chez les Arabes des côtes d'Afrique, en Égypte, dans l'Inde orientale et dans le nord de l'Europe, également comme moyen hygiénique et comme moyen thérapeutique : deux causes bien différentes et même opposées rendent fort utiles les bains de va-

peurs dans les régions septentrionales et dans les régions voisines des tropiques. Dans les premières, le froid resserre les
tissus extérieurs, et empêche la peau de remplir ses fonctions;
l'étuve humide la dilate, et détruit l'effet du froid. Dans le midi,
la chaleur sèche irrite la surface du corps, et détermine une
foule d'éruptions; l'étuve et le bain neutralisent ces résultats fâcheux : il n'est donc pas surprenant que ces peuples fassent
usage de ces bains; il l'est tout aussi peu qu'on les ait abandonnés
dans les régions tempérées, où ces inconvéniens ne se font pas
sentir. L'étuve est sèche ou humide : dans le premier cas, c'est
une chambre exactement close, où la température est élevée au-
dessus de la chaleur humaine. Dans le second cas, on y fait
vaporiser une grande quantité d'eau par différens procédés. Il
existe aussi des espèces de cuves où le corps est plongé et où la
tête n'est point exposée à la vapeur : la vapeur peut aussi être
dirigée sur une seule partie du corps. Enfin cette vapeur peut
être celle d'une source naturelle ou thermale, ou peut être produite artificiellement; elle peut être pure comme l'eau distillée, ou contenir diverses matières volatiles.

A. Étuve sèche. L'étuve sèche n'est autre chose, en Allemagne et en Angleterre, qu'un cabinet fermé avec exactitude,
dont la température est fort élevée, et où plusieurs individus s'en-
ferment pour suer de compagnie. La plus légère réflexion suffit
pour faire recconnaître l'insalubrité d'une semblable pratique.
L'air qu'on y respire doit, sans contredit, occasioner des accidens graves; car rien n'est plus funeste qu'un air chargé d'émanations animales. La perspiration fétide de divers individus ainsi
claquemurés, leur exhalation pulmonaire, non moins puante,
chargent l'atmosphère non renouvelée de vapeurs délétères ; de
plus l'acide carbonique, rendu en échange de l'oxygène absorbé,
rend très-impropre à la réparation un fluide déjà respiré; la
chaleur excessive de ces espèces d'antres impurs dilate l'air de manière à ce qu'il contient fort peu d'oxygène dans un volume donné;
toutes ces causes réunies rendent funeste l'usage de ces sortes
d'étuves justement proscrites en France. Toutefois nous ne pouvons nous dispenser de faire connaître sommairement le résultat des expériences qui ont été faites pour constater les effets
de ces sortes de bains sur l'homme.

On sait que les animaux possèdent la faculté de produire la
chaleur; mais on ne sait pas bien exactement à quoi attribuer

cette faculté. (*Voyez* CHALEUR ANIMALE, CALORICITÉ). On sait encore que l'homme a le pouvoir de conserver une chaleur naturelle de 29° R. dans tous les milieux où il est placé. Il la conserve avec quelques légères modifications dans les températures glaciales, il la conserve de même dans les températures brûlantes. Cette dernière propriété est très-importante à rappeler dans ce moment, pour expliquer comment l'homme peut vivre dans les températures élevées où il s'expose. Dans nos climats, où la chaleur ne s'élève guère qu'à 25°, 26° + o R., nous perdons continuellement du calorique ; car la tendance des corps à l'équilibre fait que nous devons sans cesse en céder aux corps environnans, dont la température est plus basse que la nôtre. Si par quelque circonstance notre atmosphère se trouve élevée fort au-dessus de notre température, nous devons recevoir et non céder du calorique ; il doit s'établir de nouveaux mouvemens, de nouvelles actions dans l'économie. Boerhaave pensait que l'homme ne saurait vivre dans une température supérieure à la sienne. Mais l'habitant du Sénégal respire une chaleur de 34° + o R., et ne meurt pas, et une foule d'expériences tentées par de célèbres médecins ont démontré que ce grand homme était dans l'erreur. Tillet rapporte qu'une servante de boulanger se tenait dans le four tout le temps de son service, qui consistait à le balayer, à ranger le bois et le pain pour la cuisson, souvent par une chaleur excessive, avec la seule précaution d'en tenir la porte ouverte. Trois autres filles faisaient le même office. Ayant voulu savoir au juste à quel degré pouvait aller la chaleur que ces filles supportaient ainsi, on remarqua qu'elles restaient dans le four 14 à 15 minutes, lorsqu'il était chauffé à 106° R., 10 minutes à 110°, et 5 minutes à 213°. Ainsi ces filles supportaient une chaleur de 33° au-dessus de l'eau bouillante, et de 84° au-dessus de la chaleur du corps. Depuis Tillet et Duhamel, Blagden, Fordyce, Banks, Sollander et autres ont fait sur euxmêmes des expériences qui prouvent que l'homme peut supporter une température de 86° au-dessus de la chaleur naturelle, pendant quelque temps sans de graves inconvéniens. La chaleur naturelle n'y est pas sensiblement augmentée, mais la circulation est accélérée, le pouls bat à 101° 1/3, 144 fois par minutes. D'après des expériences plus récentes de MM. Delaroche et Berger, l'homme placé sans vêtemens dans une étuve de 56° à 70° R., éprouve une cuisson à la peau, cuisson surtout sensible aux yeux, aux narines, aux mamelons; les veines extérieures grossissent, la surface du corps rougit, son volume augmente avec d'autant plus de facilité, que la pression extérieure est diminuée, tandis qu'elle est augmentée dans le bain liquide. La peau se couvre bientôt d'une abondante sueur; le pouls s'accélère, et s'élève jusqu'à 160 battemens par minute. La respiration est anxieuse et gênée, et, chose remarquable, l'air expiré paraît froid et fait baisser le thermomètre. Bientôt il se manifeste une céphalalgie difficile à supporter, des tintemens d'oreille, des étourdissemens, des éblouissemens, des vertiges; la face est vultueuse, les artères temporales battent avec force. Une congestion fatale pourrait être la suite d'un séjour prolongé dans une semblable étuve. Le corps perd, après un quart-d'heure, environ 2 à 300 grammes de son poids. On éprouve, après cette expérience, une faiblesse très-grande, résultat de cette perte, et peut-être de l'augmentation d'action de divers organes. La température du corps ne s'élève que de 2 à 5° 1/2 pendant cette expérience. La transpiration cutanée et la perspiration pulmonaire ont paru à Franklin, à Fordyce et autres, les causes du refroidissement du corps. On a cherché la raison pour laquelle on pouvait supporter un plus haut degré de chaleur dans l'étuve sèche que dans l'étuve humide et dans l'eau; on a cru l'avoir trouvé dans la différence de densité de ces divers fluides. Je pense que la facilité avec laquelle l'évaporation a lieu dans une étuve sèche est la principale cause, sinon la seule, de cette différence. L'effet de l'étuve sèche est excitant au moment même où l'on s'y soumet, et débilitant par la suite. Ces effets sont d'ailleurs fort influencés par l'habitude et les autres circonstances dont nous avons déjà fait mention.

B. Etuve humide. L'étuve humide produit des effets semblables à ceux de l'étuve sèche; mais elle les occasionne beaucoup plus promptement et à un degré inférieur à celui de l'étuve sèche. Il est très-important de tenir compte du relâchement de la peau par la vapeur; l'épiderme se ramollit, se soulève, la perspiration s'établit, lorsque la chaleur s'élève au-dessus de la chaleur naturelle; le pouls s'accélère, s'élève légèrement, la respiration devient un peu plus fréquente, une douce tendance au sommeil se manifeste; toutes les fonctions s'exercent avec plus d'aisance et de régularité. Tous les voyageurs qui ont pris de semblables bains de vapeurs en ont fait les plus grands éloges;

tous s'accordent à dire qu'on se sent, pour ainsi dire, renouvelé, qu'on naît à une nouvelle vie. On est calme, dispos, toutes
les fatigues ont disparu, les douleurs et les tiraillemens de tous
les membres sont remplacés par un sentiment de quiétude et
par un bien-être indicible. Ce bain doit être fort utile dans les
pays dont le froid rigoureux et continu endurcit la peau et suspend ses fonctions, et dans ces climats brûlans où l'ardeur du
soleil produit sur cet organe une irritation continuelle, où la
sueur et la poussière se concrètent et forment un enduit imperméable à la perspiration cutanée. Aussi voyons-nous que les habitans des régions polaires et des régions tropicales en font un
usage habituel. On s'est souvent étonné de ce que le Finlandais et
le Russe se précipitaient dans la neige au sortir d'une étuve à
60° + 0 R. Mais si l'on réfléchit au surcroît d'activité qui règne
dans tous les organes, et surtout à la force extrême d'expansion
qui résulte d'un pareil bain, on sera moins surpris de ce phénomène. Des savans ont éprouvé qu'au sortir de ces bains, un
froid de 34° n'était pas sensible pour eux; ce qu'on ne peut
expliquer que par cette énorme réaction du centre vers la circonférence, qui rend nul tout effort exercé dans un sens
contraire.

C. Étuve où tout le corps est plongé, excepté la tête. C'est une
modification bien grande, que celle qui consiste à respirer l'air
extérieur, tandis que le reste du corps est plongé dans une étuve.
On continue en effet à respirer un air pur et suffisamment oxygéné, et qui n'est jamais élevé au-dessus de la chaleur du sang.
Aussi les mauvais effets qui doivent résulter de l'usage des étuves
précédentes ne doivent-ils pas avoir lieu dans celle-ci. Mais les
résultats sont-ils les mêmes? sont-ils aussi avantageux? Si ces
résultats doivent dépendre de la grande accélération du pouls,
des mouvemens excités dans toute l'économie animale, nul doute
qu'ils ne soient moindres; car un air embrasé n'étant plus introduit dans la cavité thoracique, la respiration est plus libre,
moins accélérée, moins gênée. La respiration est moins accélérée, car l'air extérieur contenant beaucoup plus d'oxygène
sous le même volume que l'air des étuves, les mouvemens d'inspiration et d'expiration doivent être moins nombreux pour
produire le même résultat : et conséquemment la circulation sera
moins rapide. Si celle-ci est moins rapide, il y aura moins d'exhalation cutanée ; tout cela se lie et s'enchaîne. Cependant l'action

de la chaleur et de la vapeur sur la peau sera toujours fort intense, et pourra déterminer des modifications importantes et
utiles au but qu'on se propose. On doit seulement conclure que
les phénomènes obtenus seront moins énergiques ; mais aussi
quels inconvéniens n'aura-t-on pas évités ! La moindre fréquence de la respiration et de la circulation, l'absence des symptômes de congestion encéphalique, sont en effet le résultat des
étuves par encaissement ; ce qui est attesté par tous les observateurs qui se sont occupés de cette matière. On conçoit que
ces différences doivent les faire préférer dans une foule de
cas.

D. Si la vapeur n'est dirigée que sur une partie du corps,
on remarquera sur cette partie de la titillation, de la rougeur,
de la tuméfaction, de la chaleur et une augmentation d'exhala-
lation ; ces phénomènes seront d'autant plus prononcés que la
température sera plus élevée, et que le bain durera plus long-
temps ; mais il existera peu de changemens dans les fonctions, et
ces changemens n'arriveront qu'avec lenteur.

E. On a imaginé de charger l'air des étuves de diverses émanations ; on a prétendu même employer ce moyen de traitement dans presque toutes les maladies. On s'est fondé sur la
faculté absorbante de la peau, pour introduire dans l'économie
animale toutes les substances qu'on jugeait convenables à la guérison de certaines affections ; mais la faculté absorbante de la peau,
lorsque celle-ci est recouverte de son épiderme, est révoquée en
doute par quelques physiologistes modernes du plus grand mérite, et l'on doit avouer que leurs objections rendent fort sus-
pects les effets qu'on attend de cette absorption ; mais, comme
il est impossible cependant de nier qu'il existe des effets, il faut
leur chercher une autre cause. Il est possible que le simple contact
de ces corps sur la surface de la peau détermine une modification suffisante, et que cette action soit locale et bornée à ce
tissu ; d'où l'on pourrait conclure que l'effet de ces moyens se
borne à la peau, et que, s'il survient des changemens importans dans les autres organes, ces changemens sont le résultat
du trouble, du surcroît d'action introduit dans ces organes, et
par la chaleur et par l'irritation de la peau. Quoi qu'il en soit,
ces moyens sont souvent suivis des plus heureux succès, et sont
sans contredit un des agens puissans de la thérapeutique. Les
substances que l'ont fait réduire en vapeurs par le calorique, et

dont on a obtenu le plus d'effet, sont les suivantes : le vin, le vinaigre, l'alcohol, les plantes aromatiques, les baies de genièvre, le benjoin, le succin, le musc, l'asa-fœtida, l'opium, le camphre, le soufre, le sulfure de potasse, les différentes préparations mercurielles, et notamment le cinabre, etc. On conçoit que ces substances doivent déterminer des modifications considérables; mais leur action est du ressort de la thérapeutique ; et, s'il s'agissait de les apprécier toutes successivement, il serait difficile de se renfermer dans les bornes que nous nous sommes prescrites.

BAIN (thérapeutique). Les bains ne se bornent pas aux effets dont nous venons de parler : entre les mains d'un médecin habile ils deviennent un des plus puissans moyens de l'art de guérir; employés avec discernement dans le traitement des maladies, ils produisent des résultats étonnans. Pour multiplier ces effets, on a imaginé d'augmenter leur activité, en combinant avec l'eau qui les compose diverses substances plus ou moins énergiques. On a donné, en forme de bains, des décoctions de différentes substances animales et végétales; des bains de lait, d'huile; des dissolutions salines et autres, naturelles ou artificielles. On a donné des bains de sables, de terres, de boues, etc. Nous allons passer en revue les principales variétés des bains; en commençant par examiner les effets que produisent, dans les maladies, les bains dont nous avons examiné l'action sur l'économie animale, dans l'état de santé.

Comme il n'est pas d'idée bizarre qui ne soit venue dans la tête des médecins, et n'ait été prônée par la multitude et suivie par un grand nombre, on ne s'étonnera pas que les bains froids aient été préconisés dans le traitement des maladies aiguës, et qu'on n'ait prétendu que leur usage avait été couronné de succès. Depuis que j'ai lu dans la déclamation de Stork que la ciguë guérissait le cancer, voire les gangrènes du pénis et les cataractes, et que j'ai vu que la ciguë ne guérissait rien; depuis que nous voyons les sangsues guérir tous les maux; enfin en nous rappelant en ce genre tant d'autres égaremens de l'esprit humain, je ne m'étonne plus que le docteur Giannini ait consacré un fort long chapitre pour prouver les avantages inappréciables des bains froids, dans les maladies fébriles. Je ne m'étonne plus qu'imitée par des médecins d'une tête ardente, sa méthode ait produit les plus funestes résultats; les exemples sont encore trop récens et trop fameux, pour que nous les retracions à nos lecteurs; ils peuvent servir de préceptes pour faire voir combien il est dangereux d'adopter avec enthousiasme, et de rejeter avec indignation les opinions en médecine. D'après ce que nous avons dit de la manière d'agir des bains froids et très-froids, nul médecin prudent et instruit n'osera les ordonner dans la classe entière des phlegmasies aiguës. Sera-ce la variole, la scarlatine, la rougeole, le zona? Sera-ce le catarrhe, la gastro-entérite, la péritonite, la pleurésie, la méningite, la péripneumonie ou l'hépatite, que l'on traitera par les bains froids? Sera-ce même quelques-unes de ces maladies passées à l'état chronique? nous ne le pensons pas. Nous pourrions citer cependant quelques cas hardis où ce moyen a réussi, mais il est plus sage de s'en abstenir. Dans quel cas de maladie prescrira-t-on le bain froid avec succès? La plupart des névroses pourront être traitées avec avantage par ce moyen, pourvu toutefois que le sujet ne soit pas trop irritable. On a vu des individus être saisis de spasmes violens, et par suite de véritables attaques d'épilepsie, à la suite d'un bain froid. Les bains froids seront utiles dans les cas où une constitution caractérisée par l'atonie des divers appareils paraîtra la cause prédisposante. Ainsi dans les scrofules, dans le rachitisme, si le sujet conserve encore assez de force pour réagir. Enfin, pour tout dire en un mot, le bain froid sera nuisible toutes les fois qu'on aura à craindre une congestion intérieure, une répercussion quelconque, une gêne dans la circulation, et il sera utile lorsqu'il s'agira de produire une augmentation de ton et d'activité dans tout l'organisme.

Le bain frais reconnaîtra, quoiqu'à un moindre degré, les mêmes avantages et les mêmes inconvéniens.

Mais ce n'est pas ainsi qu'agira le bain tempéré et le bain chaud. On a fait beaucoup d'efforts pour prouver que ces bains agissaient comme toniques; une preuve, a-t-on dit, qu'ils agissent comme tels, c'est qu'ils délassent et qu'ils rétablissent les forces épuisées. Il faut voir Marcart consacrer une longue partie de son livre, à vouloir démontrer cette propriété des bains chauds; il faut voir aussi Willich et quelques autres auteurs adopter cette doctrine, et se perdre dans les raisonnemens les plus singuliers pour faire voir que ces bains, quoique calmans et relâchans, sont cependant des fortifians indirects; c'est précisément comme si l'on disait que la saignée est un tonique, parce que dans une foule de cas , elle sert à relever les forces opprimées. Mais laissons ces vains raisonnemens, et bornons-nous à noter quelles sont les maladies dans lesquelles conviennent les bains tempérés et les bains chauds qui n'en diffèrent que légèrement. Dès la plus haute antiquité on avait reconnu de quelle immense utilité pouvaient être les bains chauds dans le traitement des maladies. Privés d'une foule de substances dont les conquêtes modernes ont enrichi la matière médicale, les anciens faisaient un emploi fréquent des bains, et en particulier des bains chauds; peut-être aujourd'hui en néglige-t-on trop l'usage. Je crois que le bain de 22° à 30° est un des meilleurs moyens antiphlogistique que nous possédions : il produit un calme, une détente, un relâchement inexprimables. Comment s'opère cet effet? c'est ce qu'on ignore complétement. Dire avec quelques auteurs que c'est par une action directe du calorique sur les organes de la sensibilité, c'est avouer qu'on ignore ce mode d'agir. Est-ce en relâchant directement le tissu cutané, comme le veulent quelques autres personnes, et en diminuant ainsi l'érétisme général? Est-ce en introduisant par la voie de l'absorption une grande quantité d'eau dans le sang, et en diminuant ainsi la qualité irritante ? Toutes ces explications, et une foule d'autres accumulées par les auteurs, ne nous paraissent que des hypothèses oiseuses. Quoi qu'il en soit, il est hors de doute que le bain chaud ne convienne éminemment dans la plupart des phlegmasies aiguës et même chroniques; dans les éruptions, et même dans les inflammations thoraciques, cas où on les néglige trop de nos jours. Hippocrate paraît en avoir retiré les meilleurs effets. Je suis convaincu qu'après la saignée, le bain tempéré est un des plus puissans moyens de guérison dans ces maladies. Je dis *tempéré;* car s'il était trop frais, il favoriserait la congestion intérieure, et trop chaud, en activant la circulation, il augmenterait aussi l'engorgement intérieur, car dans un temps donné il passerait dans l'organe malade une plus grande quantité de sang. C'est sans doute la difficulté d'atteindre ce juste degré de température qui a fait abandonner l'usage de ce moyen dans les phlegmasies thoraciques. En effet, comme le sentiment de chaud ou de froid dépend beaucoup plus de l'état particulier de l'individu que du degré thermométrique, il s'ensuit que beaucoup de malades peuvent éprouver la sensation funeste de chaud ou de froid dans un bain d'un degré tempéré. Une autre raison non moins puissante vient se joindre à la première, c'est qu'il est très-difficile que le malade n'éprouve pas au sortir du bain le sentiment du froid, quelles que soient les précautions prises à cet égard, et comme c'est presque toujours dans l'hiver que se manifestent ces inflammations des organes contenus dans la poitrine, on sent que cette difficulté est encore plus grande. Si l'on pouvait les surmonter l'une et l'autre, nul doute que ce moyen ne devînt du plus grand secours. Si on l'administre dans quelque inflammation de la peau, il ne peut y avoir aucun danger à le donner un peu plus chaud, il pourrait y avoir de l'inconvénient à le donner plus froid; on doit suivre le même conseil dans les rhumatismes, dans les asphyxies par submersion, etc. Les bains à cette température ne seront pas moins avantageux dans les névroses, avec surcroît d'irritabilité. Il est inutile d'entrer dans l'énumération des maladies où ces bains conviennent; leur application sera déterminée d'une manière plus précise dans le traitement de chaque affection en particulier; nous devons nous borner ici à des considérations générales.

C'est dans l'ouvrage de M. Rapou, chirurgien de Lyon, qu'il faut voir dans combien de maladies les bains de vapeurs sèches, humides, aromatiques et autres, peuvent exercer une salutaire influence. En diminuant, si l'on veut, une bonne partie des observations qu'il cite, que l'enthousiasme, le zèle et l'ardeur ont pu lui faire regarder comme vraies et comme probantes, il en restera néanmoins encore un grand nombre qui attesteront l'efficacité des bains de vapeurs. On n'attend pas de nous que nous donnions seulement le titre de chacune des cent quatre-vingts observations citées par lui. La plupart sont des phlegmasies de la peau, et surtout des dartres; un grand nombre de rhumatismes; des paralysies, des atrophies, des syphilis, des tumeurs de diverse nature, des névroses, des contractures des membres, des déviations ou gibbosités de l'épine, des phlegmasies chroniques des membranes muqueuses, et même des organes parenchymateux.

Les bains que nous avons nommés très-chauds, c'est-à-dire dont la température s'élève au-dessus du 30° + o R., sont rarement employés en médecine, du moins comme bains entiers; cependant on peut les donner avec avantage lorsqu'il s'agit de déterminer une abondante perspiration cutanée, ou un afflux de sang à la périphérie du corps. Lorsqu'une éruption s'établit mal, les bains chauds peuvent en faciliter l'apparition; ils sont suivis de succès dans les rhumatismes chroniques, dans les douleurs articulaires; ils favorisent singulièrement l'action des sudorifiques, dans les maladies vénériennes, et concourent puissamment à la guérison des phlegmasies chroniques de la peau, maladies où selon l'expression pittoresque du professeur Alibert, il faut faire cuire le malade dans le bain.

L'effet essentiellement tonique du *bain de mer* le rend infiniment utile dans tous les cas caractérisés par une atonie générale, qui n'est point accompagnée d'une grande irritabilité, et dans laquelle une certaine réaction est encore possible. Nous avons déjà signalé la plupart des maladies où ces bains peuvent convenir; et nous nous contenterons de rappeler ici que les scrofules et les innombrables formes qu'elles peuvent revêtir, que les leucorrhées chroniques, les chloroses, les dysménorrhées, les mélancolies, une foule d'affections nerveuses, l'épilepsie entre autres, etc., peuvent recevoir de ce moyen les plus heureuses modifications.

La thérapeutique fait un usage très-fréquent des bains partiels; leur température doit fixer l'attention du médecin. Les bains partiels froids, ou même les simples lotions, ne sont guère employés que pour arrêter quelque hémorrhagie. C'est ainsi qu'une épistaxis opiniâtre a disparu par l'immersion des mains dans l'eau froide, qu'une hémorrhagie utérine abondante a été arrêtée par un pédiluve froid, ou un bain de siége de la même nature; mais on ne saurait être trop réservé sur l'emploi de ces moyens, qui peuvent occasioner des accidens funestes. Ce n'est guère que dans les momens extrêmes, c'est-à-dire lorsque les malades sont sur le point d'expirer exsangues, que l'on peut se permettre l'emploi de ces bains. On fait un usage bien plus habituel des bains chauds partiels à titre de révulsifs. Existe-t-il une congestion cérébrale, manifestée par des éblouissemens, des vertiges, des tintemens d'oreilles, l'assoupissement, le coma, etc.? existe-t-il une congestion vers les poumons, caractérisée par l'oppression, l'asthme, la chaleur intérieure, la toux, etc., ou quelque congestion abdominale, un bain partiel très-chaud suffit souvent pour dissiper les symptômes et rétablir l'équilibre. Ces accidens sont-ils causés par l'aménorrhée? les bains de siége, les pédiluves très-chauds rappellent les règles, et font disparaître la maladie. Surviennent-ils dans la grossesse? les manuluves produisent des résultats aussi avantageux, sans compromettre la vie

du fœtus. On emploiera les bains locaux, lorsqu'il s'agira de
rappeler une éruption locale supprimée, une dartre, la goutte,
etc. On donnera des demi-bains aux personnes pour qui le
bain entier est insupportable, aux personnes dont la région
épigastrique est tellement sensible, que la suffocation est imminente, lorsqu'elle est pressée par un fluide plus dense que
l'air. De plus longs détails seraient d'autant plus déplacés ici,
que les cas où ces moyens doivent être employés seront indiqués en traitant des diverses maladies. C'est d'ailleurs à la sagacité
du médecin de voir quelles sont les indications qui nécessitent
l'usage des bains partiels.

Il nous reste fort peu de chose à dire sur les bains médicamenteux. On conçoit aisément que leurs effets locaux et généraux doivent varier selon les substances qui les composent. Il serait beaucoup trop long, de donner des préceptes détaillés sur chacun de
ces bains; nous dirons seulement que le bain d'huile, si usité chez
les anciens, ne l'est plus chez nous; qu'il était très-émollient et
très-relâchant; que le bain de lait pur, ou mêlé avec une certaine
quantité d'eau, est aussi fort peu usité de nos jours; que le
luxe et la volupté s'en sont cependant emparés dans une espérance bien illusoire; il est, comme le premier, fort adoucissant; mais il est douteux qu'il nourrisse, et que le lait soit absorbé par les inhalans cutanés. Ce doute s'attache avec non moins
de fondement sur les bains de bouillons que l'on donne dans le
dessein d'alimenter : la faculté absorbante de la peau, aujourd'hui
fortement combattue, ne paraît pas assez énergique pour atteindre
ce but. Les bains de tripes, fort employés au moins localement,
et surtout en chirurgie, sont émolliens et relâchans; ils ont paru
pouvoir faciliter les mouvemens des membres long-temps retenus immobiles par un appareil chirurgical; ils favorisent, dit-on,
le relâchement des tissus et le glissement des surfaces articulaires. Il nous paraît fort important que le malade imprime à son
membre le plus de mouvemens possibles, pour *seconder* l'effet
du bain. Dans les grandes contusions, et dans d'autres cas, on
a regardé le bain animal, c'est-à-dire l'application d'un animal
récemment tué et ouvert sur la partie malade, comme devant
procurer le plus grand soulagement. Je ne doute pas que cette
pratique ne puisse être très-avantageusement remplacée par les
moyens émolliens connus. On a pensé qu'on augmenterait les
propriétés relâchantes des bains, en faisant bouillir avec l'eau

des plantes émollientes, telles que la mauve, la guimauve, la consoude, la graine de lin, etc. Il me paraît, dans tous les cas, que le calorique uni à l'eau est l'agent principal de la médication. On a attribué un grand pouvoir tonique et résolutif aux bains d'alcohol simple, d'alcohol camphré, de gros vins, etc. On a donc conseillé de baigner dans ces liquides les membres contus, affectés de tumeurs scrofuleuses, les membres frappés d'ecchymoses scorbutiques et autres. Les bains mercuriels ont été vantés dans la syphilis ; les bains hydrosulfureux dans la gale, les dartres et toutes les phlegmasies cutanées chroniques. Les bains d'eaux minérales ont été conseillés dans presque toutes les affections. (*Voyez* EAUX MINÉRALES.) On ne s'est même pas borné à l'usage de ces eaux, on a aussi employé les boues qu'elles déposent. On a imaginé d'enterrer les malades dans le fumier, dans la terre, dans le sable chaud. Ce dernier moyen a été suivi de succès pour rappeler des asphyxiés à la vie ; il a été avantageux à des personnes faibles, rachitiques, scrofuleuses. Localement il est fort utile pour entretenir la chaleur dans un membre dont on a lié l'artère principale. On a vanté les bains dans le marc de raisins, et dans le marc d'olives qui ont servi à faire de l'huile ; ces bains ne sont pas sans danger, à cause du gaz acide carbonique qu'ils dégagent. L'eau en vapeur a servi de véhicule, comme nous l'avons indiqué, à une foule de substances, et souvent le calorique seul a servi à volatiliser et à porter sur la surface du corps un grand nombre de médicamens qu'on ne pouvait pas appliquer d'une autre manière. Si nous devions donner la description de chacun de ces bains, la dose de substance que chacun doit contenir, les manières de les employer, les cas où ils conviennent, leurs effets locaux et généraux, immédiats et consécutifs, nous dépasserions les bornes qui nous sont imposées. (ROSTAN.)

BAIN-MARIE, BAIN DE VAPEUR, BAIN DE SABLE. On donne en chimie le nom de bains à différentes matières élevées à une certaine température, et destinées à communiquer leur chaleur aux corps qui sont plongés dans leur milieu. Le bain d'eau chaude est nommé bain-marie (*balneum maris*) : or le degré de l'ébullition de l'eau sous une pression constante étant lui-même constant, le corps chauffé au bain-marie ne peut acquérir une chaleur supérieure à celle de l'eau bouillante : on emploiera donc avec avantage cette manière d'appliquer le calorique aux corps, lorsqu'on agira sur des substances susceptibles de s'altérer à un degré de chaleur supérieur à celui de l'eau bouillante, et principalement lorsqu'on aura à dessécher des matières végétales ou animales, à évaporer et concentrer des sucs végétaux, etc., etc.

Le *bain de vapeur* peut remplacer avec avantage le bain-marie, car sa chaleur n'est pas plus forte lorsque la vapeur se forme sous la pression de l'atmosphère. Mais, comme la vapeur aqueuse comprimée peut acquérir une chaleur plus élevée et proportionnelle au poids qui la comprime, on pourra, au moyen d'une chaudière à soupape graduée, avoir de la vapeur d'eau à différentes températures, et obtenir des degrés de chaleur constante plus élevée que celle de l'eau bouillante. On remplacera facilement par ce moyen les bains d'*eau salée*, d'*huile*, de *mercure*, à la faveur desquels on peut aussi obtenir des degrés de chaleur constans et supérieurs à celui de l'eau bouillante.

Le *bain de sable* est plus particulièrement employé quand il s'agit d'appliquer aux corps une chaleur élevée et quelquefois incandescente, en mettant à l'abri des courans d'air froid ou des coups de feu les vases qui les renferment.　　(J. PELLETIER.)

BAINS ou THERMES, lieux où l'on prend les bains. *Voyez* THERMES.

BALANÇOIRE. *Voyez* EXERCICE, GYMNASTIQUE.

BALAUSTES, s. f., *balaustia*. On appelle ainsi, dans les pharmacies, les fleurs desséchées du grenadier. *Voyez* ce mot. (A. R.)

BALBUTIEMENT, s. m., *balbuties, hæsitatio linguæ*. Mot dérivé de *balbutire*, parler avec peine, et qui désigne ce vice de langage qui consiste à prononcer les mots à voix basse, peu distinctement, avec hésitation ou interruption, et quelquefois même à les répéter, mais tranquillement et sans précipitation.

Il nous paraît, d'après ces caractères, que quoique le balbutiement ait été confondu, par la plupart des auteurs, avec le bégaiement, et que les Latins aient même appliqué en commun les mêmes dénominations à ces deux vices, ils ne sont pas réellement moins distincts l'un de l'autre, et qu'il convient dès lors de s'occuper isolément de chacun d'eux en particulier. Le premier de ces vices, en effet, étranger aux répétitions des mots qui ont le caractère involontaire ou convulsif, exclusivement dû à l'état de faiblesse partiel ou général de l'action musculaire, et qui, le plus souvent enfin, ne se montre que comme une lésion symptômatique de quelque maladie, diffère également, sous tous ces

points de vue, du véritable bégaiement, vice essentiel de la voix
et de la parole, et qui appartient, comme nous le verrons, en son
lieu à la classe des affections spasmodiques. *Voyez* BÉGAIEMENT.

Le balbutiement est naturel à la tendre enfance, et il accompagne constamment les premiers essais des enfans dans la formation
du langage articulé; il dépend alors, d'une part, du développement
imparfait des organes vocaux, de leur manque d'usage, et de
l'autre, de l'imperfection des idées, qui ont aussi, comme on
sait, leur temps d'apprentissage. Mais cette sorte de balbutiement
enfantin cède bientôt aux progrès de l'âge, qui fortifient les muscles de l'appareil vocal, développent le cerveau, et accroissent
l'intelligence. Remarquons à ce sujet que le balbutiement tient
souvent alors en effet autant à ce que la pensée de l'enfant n'est
pas nette et arrêtée, qu'à l'embarras de sa langue. Aussi diminue-
t-il rapidement à mesure que la confusion des idées se dissipe. Les
enfans dont l'esprit est hâtif, et qui éprouvent ainsi le besoin véritable d'exprimer leurs pensées, cessent sans effort de balbutier
de très-bonne heure. Les conditions opposées prolongent au contraire la durée du balbutiement. Or, dans ce dernier cas, il importe de combattre ce vice du langage, et d'empêcher qu'il ne dégénère en habitude, ce qui le rendrait dans la suite beaucoup
plus difficile à détruire. On s'appliquera donc, à cet effet, à faire
soigneusement épeler et lire les enfans, et à les faire parler distinctement et à haute voix. L'attention soutenue que l'on donne
alors à répéter ces exercices triomphe ordinairement bientôt du
balbutiement toutes les fois qu'il menace de survivre à l'époque
marquée pour la perfection de l'articulation des sons.

Une cause ordinaire et particulière de l'opiniâtreté du balbutiement chez les enfans est l'existence de l'affection vermineuse,
à laquelle ils sont si fréquemment exposés : la reproduction plus
ou moins répétée de celle-ci produit et entretient en eux un état
continuel de faiblesse qui s'oppose autant qu'elle dure à la guérison de ce vice. On doit donc, pour combattre ce dernier,
commencer par employer les vermifuges et un régime fortifiant,
puis recourir aux moyens particuliers indiqués plus haut.

Le balbutiement *essentiel* se montre encore, quoique rarement,
à toutes les époques de la vie, et cela, 1° habituellement chez
les personnes sans intelligence, ou dont les idées, mal arrêtées,
manquent principalement de suite et de liaison; l'insignifiance
ou la nullité de la pensée entraînant nécessairement alors l'hési-

tation et l'imperfection de la parole; 2° accidentellement, comme on le voit, chez la plupart des hommes que la surprise, la timidité ou l'embarras peuvent jeter dans un trouble subit et momentané. C'est en effet ainsi qu'il arrive fréquemment, même aux personnes les plus spirituelles et qui s'expriment d'ordinaire avec une très-grande facilité, de se manquer en quelque sorte à elles-mêmes, et de *balbutier* avec peine la plus légère excuse, le compliment le plus simple, et la réponse la plus ordinaire à la question qui réclame de leur part quelque présence d'esprit.

Mais le balbutiement se montre *symptomatique* dans un assez grand nombre de maladies indiquées par les auteurs. Telles sont principalement l'esquinancie, à laquelle la langue et diverses autres parties de la bouche ne sont point étrangères; les aphthes, les fluxions et l'éruption variolique, qui s'étendent vers la même cavité. Telles sont encore l'apoplexie dans son état d'imminence et dans ses suites, comme l'a indiqué Morgagni; les affections organiques du cerveau; le froid des fièvres intermittentes; les accès de spasmes; l'idiotisme; le narcotisme, et l'ébriété vue par plusieurs, et notamment par Plater; l'état ataxique et adynamique; les vomiques du poumon, observées par De Haen; la faiblesse universelle enfin produite par la présence des vers et par l'abus des saignées répétées.

On sent assez que dans cette série de circonstances le balbutiement, simple effet consécutif de quelque affection beaucoup plus grave que lui-même, ne devient la source d'aucune indication particulière. On observe en effet qu'il augmente, diminue et guérit suivant la direction que les moyens généraux de la médecine peuvent imprimer aux maladies dont il n'est que la conséquence.

(RULLIER.)

BALEINE, s. f., *balæna*. On donne ce nom à un genre d'animaux mammifères, qui appartient à l'ordre des cétacés, et qui renferme une espèce véritablement digne de l'attention du médecin; c'est la baleine franche, *balæna mysticetus*, de Linnæus, le plus grand des animaux connus, puisque, à certaines époques et dans certaines mers, on en a vu des individus de la longueur de près de trois cents pieds. La masse de son corps et la vitesse de ses mouvemens concourent à sa force; l'Océan lui a été livré pour empire, et c'est à sa surface qu'elle développe son énorme volume, et que, chaque année, elle est poursuivie par des flottes entières, avides de s'emparer des matières utiles qu'elle fournit.

L'usage de ces matières, au reste, est presque entièrement borné à l'économie domestique; car l'immense quantité d'huile que l'on retire du lard des baleines, lequel forme au-dessous de leur peau une couche de plusieurs pieds d'épaisseur, n'a point encore d'emploi fixe en thérapeutique, et cette substance blanche, onctueuse, cristalline, si connue dans le commerce sous les noms de *sperma ceti* et de *blanc-de-baleine*, est fournie par le cachalot macrocéphale, et non par un animal du genre de celui qui nous occupe en ce moment.

L'histoire médicale de la baleine n'est guère notable que par des erreurs. Long-temps, sous l'appellation d'*os manati*, ou de *pierre de Tiburon*, et de *lapis manatim*, on a vanté contre les maladies des voies urinaires et contre les hémorrhagies, l'os de de la caisse de la baleine, distinct, chez tous les cétacés, des autres os du crâne, même du temporal, et que l'on confondait dans les officines avec le rocher du lamantin, *trichechus manatus*, Linnæus. On l'administrait dans l'eau de fenouil, après l'avoir calciné et pulvérisé. La dose en était portée d'un gros à une once : aujourd'ui le nom même de ce médicament est inconnu, et on ne le trouve plus que dans les boutiques de certains pharmaciens hollandais ou suédois. Il n'était point, du reste, encore aussi ridicule que le *balénas*, ou le *Leviathan penis*, préconisé anciennement contre la dysenterie. Ce singulier médicament n'était autre chose que le pénis de la baleine mâle desséché et conservé avec soin par les médecins du temps.

Cependant la baleine fournit aux chirurgiens une substance véritablement très-utile, et qui porte vulgairement le même nom que l'animal duquel on la tire. Cette substance, éminemment élastique et flexible, solide et très-résistante, susceptible de prendre un beau poli et toutes sortes de formes, garnit, en lames plus ou moins étendues, tout le dessous de la mâchoire supérieure, ou plutôt toute la voûte du palais de la baleine, qui est d'ailleurs privée de dents. Ce sont ces lames qu'on appelle *fanons*; on en trouve jusqu'à six ou sept cents dans les plus grands individus. C'est avec elles que l'on fabrique les tiges propres à faire glisser dans l'estomac les corps étran-

gers arrêtés dans l'œsophage, des manches de divers instrumens tranchans, et quelquefois des plaques de brayers. *Voyez*
CACHALOT, CÉTINE, CORPS ÉTRANGERS.   (HIPP. CLOQUET.)

BALLONNEMENT, s. m. On désigne sous ce nom une distension considérable du ventre par des gaz accumulés dans le conduit digestif, et quelquefois même dans la cavité du péritoine.
Dans cet état la peau du ventre est tendue et élastique comme
celle d'un ballon. On remarque particulièrement le ballonnement
dans les maladies aiguës et chez les hystériques. Il doit être distingué d'une tuméfaction de l'abdomen que l'on observe assez
souvent lorsque des évacuations alvines critiques se préparent,
et du gonflement qui survient quelquefois chez des sujets faibles
durant la digestion. Le ballonnement est très-dangereux dans les
phlegmasies des viscères abdominaux. Il ne présente rien de grave
dans les affections hystériques. *Voyez* MÉTÉORISME.

                                        (LANDRÉ-BEAUVAIS.)

BALLOTTE. *Voyez* MARRUBE NOIR.

BALSAMIER, *amyris*, L. Genre de plantes de la famille naturelle des térébenthacées, de l'octandrie monogynie, ainsi nommé
parce que presque toutes ses espèces sont aromatiques, odorantes,
et fournissent différens baumes ou résines. Ainsi l'*amyris elemi-
fera*, L., donne la résine élémi; l'*amyris opobalsamum*, le baume
de Judée ou de la Mecque; l'*amyris gileadensis*, le baume de
Giléad.   (A. R.)

BALSAMITE, *balsamita*, s. f. C'est un genre de la famille des
corymbifères, de la syngénésie polygamie égale, établi d'abord
par Vaillant, puis réuni par Linné au genre tanaisie (*tanacetum*),
et enfin rétabli par M. Desfontaines dans les *Actes de la société
d'histoire naturelle*. Il se distingue des tanaisies par ses fleurons,
tous hermaphrodites et à cinq divisions, et par ses fruits cou-
ronnés d'une petite membrane incomplète.

BALSAMITE ODORANTE (la), *balsamita suaveolens*, DESF., désignée communément sous les noms de menthe-coq, herbe-aux-
coqs, grand-baume, etc., est une plante vivace, herbacée, qui
croît naturellement dans les provinces du midi de la France, et
que l'on cultive dans les jardins. Ses feuilles exhalent, surtout
quand on les froisse entre les doigts, une odeur balsamique,
forte et agréable; sa saveur est chaude, et a quelque analogie
avec celle des menthes. Cette plante est un puissant stimulant,
qui mériterait d'être plus fréquemment mis en usage par les pra-

ticiens. En effet elle agit avec beaucoup d'énergie sur les organes de la digestion. On en a recommandé l'usage dans les maladies qui réclament les toniques et les stimulans, en particulier dans le scorbut, l'hystérie, les affections vermineuses, etc. On l'administre en poudre ou en infusion dans l'eau ou le vin.

(A. RICHARD.)

BALSAMIQUE, adj., *balsamicus*, qui tient de la nature du baume, qui participe de ses propriétés. *Voyez* BAUME.

BANC D'HIPPOCRATE, *scamnum Hippocratis*, βάθρον Ἱπποκράτειον de Galien; machine inventée par Hippocrate, et dont on se servait autrefois pour réduire les luxations et les fractures de la cuisse; c'était une sorte de lit de six pieds de longueur, de deux de largeur; il était muni, à la tête et aux pieds, d'un cylindre de bois transversalement placé et arrêté de manière à pouvoir tourner sur son axe à l'aide d'une manivelle fixée à l'une des extrémités. Lorsqu'on voulait se servir du banc d'Hippocrate, on couchait le malade sur le dos; on attachait autour du bassin un lacs fort large qui remontait derrière et devant le tronc pour aller s'attacher au cylindre correspondant; un second lacs était mis au-dessus des malléoles, et ramené sur l'autre cylindre. Deux aides faisaient tourner les manivelles pour opérer à la fois la contre-extension et l'extension, tandis que le chirurgien, placé du côté du membre malade, faisait la coaptation. Le même instrument était employé à la réduction des vertèbres; dans ce cas on couchait le patient sur le ventre; on faisait l'extension et la contre-extension avec des lacs fixés en haut au-dessous des bras, et en bas au-dessus du bassin; lorsque le chirurgien jugeait suffisantes les tractions opérées en sens contraire sur l'épine, il appuyait sur la portion saillante des vertèbres avec une barre de bois fixée sur l'un des côtés du lit, et qu'il faisait agir comme un levier du second genre; étrange manière d'opérer la coaptation, bien en rapport avec l'imperfection des moyens chirurgicaux des anciens. Depuis long-temps cette machine n'est plus en usage. On en trouve la description dans Galien, Oribase, Ambroise Paré, Scultet.

(J. CLOQUET.)

BANCAL, adj. Ce mot désigne plusieurs vices dans la disposition des membres pelviens, et particulièrement de leurs extrémités. Tantôt les jambes sont tortues, tantôt les pieds sont renversés en dedans (*vari*), ou en dehors (*valgi*). Cet état peut être originaire ou acquis : les fœtus dont le développement a été arrêté, et ceux dont le développement n'a pas été terminé, présentent le renversement des pieds en dedans. C'est pourquoi la plupart des acéphales et des anencéphales offrent cette conformation, que nous connaissons sous le nom de *piedbot* ou *lexarthrie* (*Voyez* ces mots).

La débilité des enfans qu'on veut faire marcher à un âge trop tendre, le rachitisme, des fractures ou des luxations mal réduites ou mal maintenues, etc., sont autant de causes auxquelles la chirurgie attribue la conformation vicieuse dont nous parlons, mais qui n'est jamais qu'un caractère anatomique ou un symptôme; c'est pourquoi nous nous bornons à cette simple indication.

(J. BRESCHET).

BANDAGE. s. m., *fasciarum apparatus*, *deligatura*, *deligatio*; appareil essentiellement composé de bandes et de compresses. On nomme aussi *bandage* des appareils plus compliqués, tels que ceux que l'on emploie durant le traitement des fractures; on a même donné ce nom à de véritables machines, telles que les brayers, le garot, le tourniquet. Il ne sera question dans cet article que des bandages simples, que l'on peut employer pour remplir des indications générales; la description des autres se trouvera mieux placée à la suite de celle des maladies ou des opérations qui en rendent l'emploi nécessaire.

Les indications générales que l'on peut remplir avec les bandages simples, sont de réunir les parties divisées; de contenir les parties replacées; de maintenir écartées des parties tendant vicieusement à se réunir ou à se rapprocher; de comprimer des parties tuméfiées, ou dont il importe de prévenir la tuméfaction; de favoriser l'issue du pus ou de quelque autre fluide extravasé; de maintenir en place des pièces particulières d'appareil, ou des topiques. De là se tire la division des bandages en *unissans*, *rétentifs*, *divisifs*, *compressifs*, *expulsifs et contentifs*.

En appliquant un bandage quelconque, le chirurgien doit faire en sorte que son apposition produise le moins de douleur possible; qu'après son application il ne meurtrisse pas les parties sur lesquelles il est placé, et ne gêne pas la circulation dans les parties où il importe qu'elle reste facile. Il faut aussi qu'il veille à ce que son bandage soit régulier, et appliqué assez sûrement pour qu'il n'y ait pas à craindre qu'il se déplace ou se relâche trop dans l'intervalle des pansemens.

Il est nécessaire pour acquérir de l'habileté dans l'application des bandages, de s'y exercer fréquemment, soit sur des cadavres, soit sur des mannequins, et surtout il ne faut pas négliger l'occasion de les voir appliquer et modifier fréquemment dans les hôpitaux. Les modifications qu'ils exigent dépendent spécialement des variétés des maladies, et des accidens qui peuvent les compliquer; on ne peut donc, dans cet article, que signaler leur nécessité fréquente.

Bandage unissant. Deligatio glutinatoria, incarnativa. Ce bandage employé pour la réunion des plaies, doit être différent, suivant qu'elles affectent une direction longitudinale, ou une direction transversale; dans tous les cas son action doit être secondée par une *position* convenable de la partie blessée.

Le bandage unissant des plaies longitudinales est très-simple. Si la plaie est profonde, des compresses graduées seront placées assez loin de ses bords pour que la partie la plus épaisse de ces compresses corresponde aux deux extrémités d'une ligne droite qui passerait par le fond de la blessure. On applique ensuite une bande roulée à deux globes, dont le plein doit être d'abord placé sur la partie du membre opposée à la blessure. Il vaut encore mieux se servir d'une bande assez longue pour faire trois ou quatre circonvolutions autour du membre, et dont la largeur doit égaler la longueur de la plaie; l'un des chefs de cette bande doit être divisé en bandelettes larges d'un pouce environ, et assez longues pour recouvrir les trois quarts de la circonférence de la partie blessée; on pratique à quelque distance, dans cette même bande, autant d'incisures longitudinales que l'on a conservé de bandelettes. Le milieu de l'espace qui reste entre l'origine de celles-ci et les incisures ou boutonnières étant appliqué sur la partie du membre opposée à la blessure, les bandelettes seront engagées dans les boutonnières, vis-à-vis de la plaie, et les deux extrémités de la bande tirées en sens opposé. On achèvera l'application de ce bandage, en recouvrant avec la longue extrémité de la bande les lanières qu'il faudra avoir soin de déployer; il est même convenable pour qu'elles ne se plissent pas, de les rétrécir avec les ciseaux sur chacun de leurs bords, dans toute leur longueur.

Ce bandage est très-efficace, parce qu'il agit perpendiculairement à la surface de la plaie, et que les muscles n'opposent pas de résistance à son action.

Le bandage unissant des plaies transversales ne procure jamais dans les membres la réunion immédiate des muscles divisés, non-seulement parce que leurs fibres se rétractent avec force; mais encore parce qu'il agit presque parallèlement à leur direction. Ces muscles étant placés dans le plus grand relâchement possible, la plaie étant abstergée et couverte d'un plumaceau, on étend sur le membre, parallèlement à sa longueur, une compresse longue; on pose, à quelque distance de la plaie, les compresses graduées; on les assujettit par quelques tours de bande circulaires, après quoi on renverse chacune des extrémités de la pièce de linge placée suivant la longueur du membre sur le bord de la plaie qui est opposé à celui auquel elles répondent, et on les fixe aux tours circulaires. Le bandage employé par Desault est préférable à celui que je viens de décrire, et que conseille Sabatier. Pour l'exécuter, on prend deux bandes en toile forte, de la largeur de la plaie, et aussi longues que le membre. L'une d'elles sera fendue dans la moitié de sa longueur en autant de bandelettes qu'elle aura de pouces de largeur. On pratiquera vers le milieu de la longueur de l'autre des boutonnières en nombre égal à celui des bandelettes. Chacune de ces pièces de linge sera placée longitudinalement sur le membre, et assujettie avec une longue bande roulée, jusqu'à une petite distance de la plaie; on placera alors les compresses graduées; les lanières seront engagées dans les boutonnières, et tirées en sens opposé, et leurs extrémités seront assujetties au-dessus et au-dessous de la blessure, avec le reste des bandes roulées, qui se croiseront au niveau de la blessure.

Il est fort important de remarquer qu'il est souvent nécessaire de placer une attelle matelassée le long de la partie du membre opposée à la plaie, et de la prolonger au-dessous de lui, pour empêcher tout mouvement qui pourrait tendre à écarter les bords de la blessure.

Bandage rétentif, deligatio retentiva. Fabrice d'Aquapendente a employé cette expression pour désigner les moyens employés pour contenir les hernies, les luxations, les diastases, etc. Ils seront décrits en traitant de chacune de ces maladies.

Bandage divisif, deligatio removens. On est souvent obligé de le mettre en usage à la suite des brûlures, des plaies avec grande perte de substance, et des affections gangréneuses du col, des membres pour maintenir les parties dans leur rectitude naturelle, empêcher la formation de brides ou d'adhérences contre nature. Pour imaginer et appliquer méthodiquement les bandages de ce genre, il ne faut que connaître exactement le mode d'action des différens muscles qu'il s'agit de contre-balancer.

Bandage compressif, deligatio comprimens. Ce bandage est un de ceux que l'on a le plus souvent occasion d'employer en chirurgie. Les bons effets en ont été constatés dans le traitement d'un grand nombre d'affections aiguës et chroniques, telles que les contusions récentes, les entorses, la diastase, la brûlure, l'œdème, les ulcères calleux, les varices, les anévrysmes, les tumeurs érectiles, etc., etc. (Voyez COMPRESSION.) On peut rapporter à ce genre, le *bandage roulé*, le *bandage de Scultet*, le *bandage à dix-huit chefs.*

Le bandage roulé peut s'appliquer sur le tronc et sur les membres; on l'exécute avec une bande dont la longueur doit être proportionnée à l'étendue de la surface qu'elle doit recouvrir. La largeur de cette bande doit être de trois travers de doigt environ. Le chirurgien étant placé au côté externe de la partie sur laquelle il doit opérer, tient la bande roulée en un seul globe, soit entre le pouce et les deux premiers doigts, soit entre le pouce et l'indicateur de la main droite, de manière à ce qu'elle puisse se dérouler comme sur un pivot (quelques-uns préfèrent la tenir dans la paume de la main); il en applique le chef avec la main gauche sur la partie du membre qui lui est opposée; le globe doit être tourné en dehors, et ramené successivement sur la partie antérieure du membre, sur son côté externe, sur son côté postérieur, et sur le chef qui se trouve ainsi fixé. On l'assujettit plus solidement par un second tour circulaire; on remonte successivement jusques à la partie supérieure du membre par des doloires réguliers, et on termine par deux tours circulaires. En appliquant ce bandage, le chirurgien doit éviter d'appuyer avec sa main sur le membre; la bande ne doit être déroulée qu'à mesure qu'elle est employée; elle sera changée de main sans secousses. Lorsque le volume du membre change, il faut pour que la bande ne forme pas de godets, faire des *renversés*, c'est-à-dire, retourner la bande de manière à ce que son bord supérieur devienne inférieur. Tous les renversés doivent être faits les uns au-dessus des autres, et du côté opposé à la maladie. L'application de ce bandage est plus facile lorsque le chef de la bande ou toute la bande ont été mouillés; mais à mesure qu'il se sèche, il se relâche. Quand le bandage n'est que médiocrement relâché, il suffit de l'humecter pour qu'il exerce de nouveau une compression convenable.

On juge que le bandage est méthodiquement appliqué, lorsque au-dessous des derniers tours la peau forme un bourrelet peu saillant, souple, médiocrement chaud, non douloureux. La compression est trop forte, si ce bourrelet est très-saillant, dur, douloureux ou insensible, d'une couleur bleuâtre, ou couvert de phlyctènes. Une sensation de pesanteur, d'engourdissement dans la continuité du membre, dénote aussi que le bandage est trop serré. Il l'est au contraire trop peu, s'il n'existe aucun bourrelet; si les jets de bande glissent les uns sur les autres; si l'on peut facilement interposer le doigt entre eux et les tégumens. Toutes les fois que l'on a appliqué un bandage roulé, et qu'il est à craindre qu'il ne survienne du gonflement, il faut surveiller le malade, et lever le bandage dès que la compression paraît devenir trop forte; car on a vu souvent la gangrène en être le résultat.

Le bandage roulé, employé pour suspendre le cours du sang, ou en diminuer la force, s'applique avec des modifications particulières. (*Voyez* ANÉVRYSME); et, lorsqu'on l'emploie seulement pour contenir un appareil, il n'est pas nécessaire de le prolonger sur toute la longueur du membre, il suffit qu'il dépasse du haut et en bas, d'un ou de deux travers de doigt, les compresses qu'il recouvre.

Bandage de Scultet ou à bandelettes séparées. On compose ce bandage avec des bandelettes larges de trois travers de doigt, assez longues pour faire une fois et demie, au moins, le tour du membre; et assez nombreuses, pour qu'elles puissent en recouvrir toute la longueur, en se couvrant successivement du bas en haut les unes les autres de la moitié, ou des deux tiers de leur largeur.

On applique ces bandelettes immédiatement sur le membre, en commençant par l'inférieure, quand il ne s'agit que d'exercer la compression; mais dans le traitement des plaies, des inflammations, des ulcères douloureux, des fractures, etc., on interpose entre elles et les tégumens deux ou trois compresses latérales destinées à être imbibées de liquides indiqués par la nature de la maladie, et à préserver les bandelettes du contact du pus ou du sang.

Ce bandage réunit plusieurs avantages; il est très-simple, d'une application très-facile; on peut le glisser sous la partie malade sans lui communiquer de secousses. Chaque bandelette salie peut être changée, sans qu'on soit obligé de renouveler la totalité de l'appareil; il est donc préférable au bandage roulé, toutes les fois que la partie malade est très-douloureuse, qu'il importe de lui éviter les moindres mouvemens, ou que les pansemens doivent être renouvelés souvent; mais il est moins avantageux lorsqu'il est nécessaire d'exercer une compression forte et continue.

On ajoute à ce bandage dans le traitement des fractures des membres inférieurs, et des fractures compliquées des membres supérieurs, une pièce de linge sur laquelle on étend les bandelettes; elle sert à envelopper les attelles latérales. On y ajoute aussi des sachets de balle d'avoine que l'on interpose entre les attelles et les bandelettes; enfin des lacs ou rubans de fil, avec lesquels on assujettit ensemble les différentes pièces de l'appareil.

Le bandage de Pott ne diffère de celui de Scultet, qu'en ce que toutes les bandelettes qui le composent sont cousues ensemble à son milieu. On n'a pensé probablement à faire ce changement défavorable, que pour empêcher la perte de quelques bandelettes.

Le bandage à dix-huit chefs est formé de trois pièces de linge assez longues pour faire un tour et demi autour du membre, et assez larges pour égaler sa hauteur. On place ces trois pièces de linge les unes sur les autres; on les plie en travers; on les coud ensemble suivant la longueur du pli, et enfin on les coupe chacune de chaque côté, jusqu'à un pouce environ de la couture médiane, ce qui donne dix-huit chefs.

Ce bandage employé aux mêmes usages que celui de Scultet, est moins simple; il n'offre guère plus de solidité, et lorsqu'il est sali dans une de ses parties, il faut le changer en totalité.

Le bandage expulsif, deligatio expulsiva, fréquemment nécessaire dans le traitement des abcès profonds, sinueux, des plaies contuses qui suppurent des érysipèles phlegmoneux terminés par suppuration, doit nécessairement varier suivant la forme et l'état des parties malades. Il se compose ordinairement du bandage roulé ou du bandage de Scultet, avec lesquels on exerce une compression expulsive plus ou moins forte, en appliquant préalablement des compresses graduées, ou des tampons de charpie sur les régions où croupissent les liquides auxquels on cherche à donner promptement issue.

Bandage contentif. Chaque chirurgien pourrait imaginer facilement des bandages propres à maintenir des topiques sur les différentes parties du corps. Ces bandages doivent, en général, être très-simples et légers, afin que les pansemens se fassent plus promptement, et que les malades soient moins gênés par le poids et la multiplicité des tours de bande. Lorsqu'on applique ces bandages à la suite des grandes opérations de chirurgie, il est très-important qu'ils soient appliqués avec assez de solidité, pour qu'on n'ait pas à craindre qu'ils se déplacent jusqu'à la levée du premier appareil, et cependant ils ne doivent être que médiocrement serrés. Si on les serre trop, ils produisent de la douleur, ils s'opposent au développement du gonflement inflammatoire qui doit survenir; et ils sont quelquefois la cause d'hémorrhagies consécutives très-graves, en s'opposant au retour du sang veineux, et en gênant la circulation dans les vaisseaux capillaires superficiels. M. Pelletan rapporte plusieurs accidens de ce genre, qu'il attribue à cette cause; il les a observés sur des sujets récemment amputés, et sur lesquels on avait cependant pratiqué les ligatures avec beaucoup de soin.

Je n'indiquerai que quelques-uns de ces bandages les plus usités pour chaque région du corps.

Pour la partie supérieure de la tête, on se sert du bandage roulé. Lorsque les tours en sont horizontaux ou obliques, on les assujettit en renversant la bande au-dessus d'une oreille, et en la faisant passer au-dessous de la mâchoire, et de là sur la partie supérieure du crâne, pour la ramener jusqu'au point où on l'a renversée; on la fixe ensuite de chaque côté avec une épingle. Lorsque le bandage roulé doit passer par-dessus les oreilles, il est utile, pour qu'il n'en comprime pas douloureusement les pavillons, d'interposer entre ceux-ci et la tête, du coton, de la charpie ou des linges fins; on peut même en recouvrir leur surface externe.

Le mouchoir, ou un morceau de linge triangulaire, peut aussi servir dans les pansemens simples de la tête. On replie sur elle-même la base de cette pièce de linge, on en applique le milieu sur la région occipitale, on conduit ses extrémités sur le front, et de là sur les côtés de la tête, où on les fixe avec des épingles. L'angle du mouchoir qui descend sur le front est renversé et fixé sur le sommet de la tête. Il est quelquefois plus avantageux de placer le milieu du bandage sur la région où il faut maintenir l'appareil.

Le bandage de Galien ou *des pauvres* réunit à une grande simplicité beaucoup de solidité. On le fait avec une pièce de linge assez longue pour s'étendre du sommet de la tête sous le menton, où ses deux extrémités devront se croiser d'un pouce environ. Elle doit être assez large pour couvrir la tête depuis la bosse nasale jusqu'au-dessous de la protubérance occipitale. On fend de chaque côté cette pièce de linge en trois chefs jusqu'à deux travers de doigt de son milieu. Avant de l'appliquer, il faut d'abord replier successivement sur le chef du milieu le chef postérieur et le chef antérieur. On place ensuite le bandage sur le sommet de la tête. Les deux extrémités du chef du milieu sont fixées sous le menton; celles du chef postérieur que l'on a renversé sur l'occipital sont attachées sur le front, et celles de l'antérieur sont ramenées sur la région postérieure de la tête.

Les bandages en T simple ou double peuvent aussi être appliqués sur la tête; mais ils sont sujets à se déplacer. On construit ces bandages en cousant au milieu de la longueur d'une bande plus ou moins longue, suivant le volume de la partie sur laquelle elle doit être appliquée, une autre bande qui forme angle droit avec la première. Quelquefois on coud plusieurs bandes verticales sur celle-ci; ce qui forme un T double ou triple.

Le grand couvre-chef, décrit encore par quelques auteurs modernes, est difficile à appliquer régulièrement et embarrassant pour les malades.

Pour le visage on emploie particulièrement le bandeau horizontal ou oblique, le mouchoir plié en triangle, des bandages roulés, des T, la fronde. Nous ferons remarquer que quand on emploie le bandeau pour les plaies des yeux, il faut en fixer les extrémités sur les côtés de la tête, afin de pouvoir examiner ces organes ou faire les pansemens sans changer la position de la tête.

La fronde pour le menton se fait avec une pièce de linge longue de trois quarts d'aune et large de six pouces. On plie ce linge en deux, suivant sa longueur, et on fend ses deux extrémités en deux chefs jusqu'à deux travers de doigt du milieu. Le plein du bandage est appliqué sous le menton. Les chefs antérieurs, qui doivent être ceux qui correspondent au bord replié sont renversés sur le menton, dirigés vers la partie postérieure de la tête, et ramenés sur le front; les chefs sous-mentonniers sont ramenés sur le sommet de la tête et attachés sur les tempes. Ce bandage est extrêmement solide.

Toutes les fois que l'on applique sur le visage un bandage qui doit prendre son point d'appui sur le crâne, il faut d'abord couvrir celui-ci avec un bonnet ou avec un mouchoir. Sans cette précaution le bandage n'a aucune solidité.

Bandages pour les plaies des lèvres. (Voyez BEC DE LIÈVRE.)

Bandages pour le cou. On se sert du bandage roulé, soit en se bornant à envelopper le cou, soit en conduisant successivement la bande autour du cou et de la tête. Le bandage forme alors une espèce de 8, dont les croisés se trouvent à la nuque.

Bandages pour le tronc. Celui que l'on emploie le plus souvent est le bandage de corps. On le fait avec une serviette ou une pièce de linge de même figure, pliée en trois. Le milieu du bandage se pose sur le dos, les extrémités sont ramenées en devant et fixées avec des épingles. On empêche ce bandage de remonter, en cousant près de son milieu, à son bord supérieur, deux bandes nommées *scapulaires*, que l'on ramène sur les épaules comme des bretelles, et que l'on attache ensuite en devant. Quand ce bandage est placé sur le ventre, on est quelquefois obligé de le fixer avec des *sous-cuisses*. Lorsque les blessés ne peuvent ou ne doivent pas se mouvoir dans leur lit, on coud ou on joint avec des épingles le bandage nouveau à celui que l'on se propose de changer, ou on fait glisser le nouveau sous le tronc avec une attelle mince et large, sur le bout de laquelle on replie l'une des extrémités de cette pièce de linge.

A la suite de quelques opérations que l'on pratique sur les mamelles, le bandage de corps peut n'être pas suffisant pour contenir l'appareil, et exercer en même temps une compression convenable. On a alors recours au bandage roulé. M. Thillaye, dans son *Traité des Bandages*, en décrit un qui offre beaucoup de solidité. Les premières pièces d'appareil étant placées, on prend une bande longue de huit à dix aunes, large de quatre travers de doigt, et roulée à deux globes. On en applique le plein sous l'aisselle du côté opposé à la maladie ; on dirige obliquement les globes sur la partie antérieure et sur la partie postérieure de la poitrine, pour venir les changer de main et les croiser sur l'appareil. On les ramène sur l'épaule du côté opposé, où elles se croisent, et de là sur l'appareil. On entre-croise de nouveau les bandes, et ensuite, avec un des globes, on fait des tours circulaires autour du corps, et avec l'autre des tours obliques qui passent sur l'épaule saine. On peut, avec une bande roulée à un seul globe, faire un bandage analogue, mais un peu moins solide.

Pour contenir un appareil simple sur une mamelle seule, ou pour la soutenir, on se sert d'une pièce de linge triangulaire, dont on coud la base à une espèce de ceinture ; on fixe à son sommet une bande qui passe sur l'épaule, et va rejoindre la ceinture.

Lorsqu'il ne s'agit que de maintenir des topiques appliqués sur la région axillaire, le moyen le plus simple consiste à employer une espèce de fronde, dont on fixe les chefs inférieurs sous l'aisselle ou sur l'épaule du côté sain ; les chefs supérieurs sont croisés sur l'épaule du côté malade, et attachés ensuite aux chefs inférieurs.

Le bandage inguinal le plus simple se fait avec une pièce de linge triangulaire, à la base de laquelle on coud une bande qui sert de ceinture. On fixe à son sommet une seconde bande qui doit passer entre la cuisse et les parties génitales, pour venir rejoindre la pièce de linge, dont le bord interne doit former un angle droit avec la base, et celle-ci un angle aigu avec le bord externe. Lorsqu'il faut exercer une compression un peu forte, ce bandage est insuffisant ; il faut alors employer le bandage connu sous le nom de *spica de l'aine*, espèce de 8 qui embrasse les hanches et la partie supérieure de la cuisse, et dont les doloires inguinaux doivent successivement se recouvrir de bas en haut. Pour que la compression soit encore plus forte, il faut diriger plusieurs jets de bande de la partie antérieure vers la partie postérieure des tours circulaires qui environnent le bassin.

Sur les régions *anale* et *périnéale* on applique le T simple ou double, ou une pièce de linge triangulaire, étroite, allongée, que l'on fixe par sa base et par son sommet à une ceinture.

Pour le *scrotum* on emploie le *suspensoire*, poche en linge ou en tricot, dont la partie supérieure offre une ouverture qui reçoit le pénis, et s'attache autour du bassin avec une ceinture. Des sous-cuisses garnies de boutonnières sont cousues à la partie inférieure du suspensoire, et viennent se joindre à des boutons que la ceinture porte sur les côtés. On peut facilement maintenir des topiques appliqués sur le scrotum, lorsque le malade reste au lit, avec une compresse longue, étroite. On en place le milieu sous le scrotum, et on en ramène les extrémités en haut et en devant, pour les attacher à une ceinture. On se sert aussi quelquefois d'une fronde dont la partie moyenne correspond au scrotum. Ses chefs se fixent en avant et en arrière à un bandage de corps.

Bandages contentifs à la suite des amputations (*Voyez* AM‑PUTATION.)   (MARJOLIN.)

BANDAGISTE, s. m. On donne ce nom aux personnes qui s'occupent de la confection des bandages en général , et spéciale‑ment de ceux dont on fait usage pour maintenir les hernies.

(J. CLOQUET.)

BANDE, s. f., *fascia*. Pièce d'un tissu quelconque, beaucoup plus longue que large, et que l'on emploie en chirurgie pour for‑mer des bandages.

Les bandes le plus en usage en France sont coupées dans des pièces de linge dont le tissu est en fil de chanvre ou de lin. Ce linge doit être un peu usé pour être plus souple. Il ne sera ni trop fin ni trop gros ; les bandes seront coupées à fil droit, sans ourlet ni lisière. Si elles doivent être composées de plusieurs pièces, celles‑ci seront jointes solidement par des coutures plates. La longueur et la largeur des bandes doivent être déterminées par l'usage auquel elles sont destinées. On emploie ordinairement les bandes roulées sur un ou sur deux globes ou cylindres. Ces cy‑lindres doivent être très‑serrés , également épais à leurs deux extrémités.

Les bandes en tissu de coton peuvent remplacer les bandes de fil ; mais elles sont molles , moins solides , et plus dificiles à nettoyer.

Les bandes de flanelle sont très‑souples , très‑élastiques ; elles peuvent être préférables aux bandes en fil dans le traitement des engorgemens œdémateux et rhumatismaux ; mais elles convien‑nent peu pour les pansemens des plaies, des ulcères. M. Percy a fait fabriquer des *bandes bouclées* ; elles sont tissées au mé‑tier, à la manière des rubans de soie. Ces bandes ont, dit‑on, l'inconvénient de se rétrécir beaucoup, lorsqu'elles ont été lavées plusieurs fois.

Application de la bande. (*Voyez* BANDAGE, PANSEMENT.)

(MARJOLIN.)

BANDE. Ce mot a, en anatomie, la même acception que dans le langage ordinaire ; il sert à désigner des parties membra‑neuses, longues et étroites : ainsi on dit les *bandes ligamen‑teuses du cœcum ,* une *bande aponévrotique.* Le mot latin *fascia*

est plus usité, et s'applique à différentes aponévroses. (*Voyez*
FASCIA.)   (A. B.)

BANDEAU, *fascia*, *pittacium*. Compresse longue, pliée en
plusieurs doubles, de manière à ce que les bords en soient re-
pliés en dedans, employée comme moyen contentif dans les pansemens de la tête et du visage.   (MARJOLIN.)

BANDELETTE, *fascicula*, *tæniola*. Bande très-étroite, employée pour les pansemens dans les maladies des doigts, des orteils, du pénis. On nomme encore bandelettes des pièces de linge
longues, étroites, dentelées sur un de leurs bords, et enduites de cérat, destinées à être appliquées sur la circonférence d'une plaie
ou d'un ulcère, pour empêcher la charpie d'y adhérer.   (M.)

BANDELETTE *agglutinative*. Voyez AGGLUTINATIF.

BANDELETTE. Un ruban étroit, de substance médullaire, qui
existe dans le cerveau entre la couche optique et le corps strié,
a été nommé *bandelette demi-circulaire*, *tænia semi-circularis*.
Voyez CERVEAU.   (A. B.)

BAPTÊME, s. m., *baptisma*, de βάπτω, je plonge, je lave : cérémonie lustrale, adoptée par plusieurs religions. La religion chrétienne
en a fait un sacrement d'une nécessité absolue pour le salut; et
l'église catholique impose aux accoucheurs et aux sages - femmes
l'obligation de le conférer aux enfans qui, à l'instant de leur
naissance, sont en danger de périr avant d'avoir pu le recevoir d'un
ecclésiastique. Mais ce ne sont pas seulement les fœtus viables
qui doivent être baptisés, les embryons, de quelque âge qu'ils
soient, doivent aussi l'être, quand ils donnent signe de vie, ou
que l'on peut présumer qu'ils ne sont pas morts. C'était même
un usage adopté en France dans le seizième siècle, de baptiser,
en cas de danger, les enfans dans le sein de leur mère, au moyen
d'une éponge imbibée d'eau, du doigt mouillé de ce liquide, ou
d'une seringue. La Sorbonne, consultée en 1733 sur la validité
de ce baptême, sans désapprouver l'usage établi, n'osa pas décider la question. Quelques théologiens ont aussi recommandé le
baptême par l'affusion d'eau sur la surface du placenta ou des
membranes, quand il ne pouvait être administré autrement, ce que
d'autres ont tout-à-fait désapprouvé. La cérémonie du baptême
par immersion, qui est encore conservée par l'église grecque,
peut avoir, dans les saisons froides, de graves inconvéniens; aussi
l'église d'Occident en a-t-elle abandonné la pratique. Mais l'af-

fusion ou l'aspersion d'eau froide et faite sans précaution n'a pas toujours été exempte de suites fâcheuses, suites que, dans beaucoup de cas, on peut, il est vrai, attribuer au froid éprouvé par l'enfant, soit pendant le transport, soit pendant le séjour dans l'église. Les suites les plus fréquentes sont des coryzas et des ophthalmies. Mauriceau et Bronzet disent avoir vu des enfans périr, parce qu'on s'était servi, dans cette cérémonie, d'eau trop froide. Je ne saurais admettre l'opinion qui attribuait en partie, à cette cause, l'ictère des nouveau-nés. A Paris, on a l'attention de ne se servir que d'eau tiède pendant les mois d'hiver. Il serait à désirer que cet usage devînt général, et même que l'autorité ecclésiastique en fît une obligation expresse à tous ses subordonnés. Peut-être même serait-il bon que l'on adoptât une autre disposition prescrite par le prince évêque de Wurtzbourg, en 1790, et qui exigeait que, sur la demande des parens, les ecclésiastiques se transportâssent au domicile des nouveau-nés pour les baptiser. Quant à ce qu'on a dit, que la syphilis avait été quelquefois inoculée au moyen de la salive dont le prêtre mouille le sel qu'il met dans la bouche du néophyte, je ne saurais me persuader que cela soit exact.   (DESORMEAUX.)

BARBARÉE, *barbarea, herbe de Sainte - Barbe*. Erysimum barbarea, L. Espèce du genre velar, de la famille des crucifères. *Voyez* VELAR.

BARBE, s. f. *barba,* πώγων. Poils qui occupent la lèvre supérieure, le menton et une partie des joues. Ces poils, presque propres au sexe masculin, ne se développent qu'à l'âge de la puberté. Quelques races, quelques individus, et les eunuques, en sont dépourvus. *Voyez* POILS.   (A. B.)

BARBEAU, s. m. *barbus*. On appelle ainsi un poisson qui habite les eaux claires et vives des rivières de l'Asie et de l'Europe, et qui, suivant beaucoup d'ichthyologistes, Linnæus entre autres, rentre dans le grand genre des cyprins, tandis que M. Cuvier l'en retire, avec quelques autres espèces, pour former une section à part. Le barbeau commun, *barbus vulgaris*, est facilement reconnaissable à l'existence de quatre barbillons qui pendent de sa mâchoire supérieure, et qui lui ont fait donner le nom qu'il porte. C'est le moins carnassier des poissons, et il reste ordinairement d'une taille médiocre, ne pesant en général guère plus de deux livres, quoiqu'il puisse parvenir jusqu'à dix - huit ou vingt. Sa chair paraît acquérir une saveur plus délicate avec les années, et vaut mieux en hiver qu'après le frai; mais elle est communément peu estimée, et delà le proverbe : *il ressemble au barbeau qui n'est bon ni à rôtir, ni à bouillir.* Ses œufs passent pour vénéneux; ils occasionnent des superpurgations à ceux qui en mangent, et causent des vomissemens douloureux, surtout au printemps. Anciennement, on atribuait à ce poisson de merveilleuses propriétés médicales; on le conseillait tout à la fois contre la dysenterie et contre les maladies des reins, contre l'épilepsie et contre les accidens causés par les piqûres des animaux venimeux. Il existe un grand nombre de fables thérapeutiques au sujet de ce poisson; qu'il nous suffise de citer ici Pisanelli, qui prétend qu'en administrant le vin dans lequel on a fait mourir le barbeau, on rend les hommes impuissans et les femmes stériles. Nous avons vu, au reste, dans quelques-unes de nos provinces du centre de la France, dans le Velay, entre autres, les gens du peuple se servir quelquefois des œufs de cet animal comme d'un remède purgatif. Mais c'est à ces faits uniquement que se borne l'histoire du barbeau considérée sous le rapport de l'hygiène et de la thérapeutique. *Voyez* d'ailleurs l'article ALIMENS.

(HIP. CLOQUET.)

BARBOT ou BARBEAU. *Voyez* BLEUET. (A. R.)

BARBOTINE. C'est un des noms vulgaires de la Santoline. *Voyez* ce mot. (A. R.)

BARDANE s. f., *arctium lappa.* L. Plante vivace qui croît en abondance dans les lieux stériles et incultes, et qui appartient à la famille naturelle des carduacées, à la syngénésie polygamie égale. Le genre *arctium* le distingue particulièrement du genre *carduus* ou chardon, par son involucre presque globuleux, formé d'écailles acérées, terminées par un crochet en forme de hameçon à son sommet.

La racine est surtout la partie de cette plante dont on fait usage en médecine. Elle est allongée, de la grosseur du pouce, noirâtre en dehors, blanche en dedans, sa saveur est douceâtre, un peu amère et nauséeuse; son odeur est très-désagréable, surtout lorsqu'elle est desséchée. Elle contient une grande quantité d'*inuline.*

Propriétés et usages. Les propriétés médicales de la bardane nous paraissent avoir été exagérées par quelques auteurs. En effet, si l'on s'en rapportait à leurs éloges, on posséderait dans cette racine le médicament le plus puissant, une sorte de spécifique contre la goutte, le rhumatisme, et les affections syphilitiques. Malheureusement l'expérience ne confirme point ces assertions inexactes, et quoique l'on fasse encore aujourd'hui fréquemment usage de la bardane, elle n'en reste pas moins fort au-dessous des louanges qu'on lui a prodiguées. Cette racine paraît avoir une action spéciale sur le système exhalant. En effet elle augmente d'une manière sensible la transpiration cutanée; aussi la range-t-on parmi les substances sudorifiques. C'est de cette action de la bardane, sur le système exhalant, que découlent ses propriétés les plus marquées. Ainsi on en a recommandé l'usage dans la goutte, et le docteur Hill l'a proclamée le spécifique de cette cruelle maladie; on l'a également vantée dans les affections cutanées chroniques, particulièrement les dartres, la gale et la teigne; de là son nom vulgaire d'*herbe aux teigneux*. Mais M. Alibert, dans son traité des maladies de la peau, a démontré qu'aucun médicament ne pouvait être considéré comme propre à remédier à toutes les dartres en général, puisque le traitement de chaque espèce demandait des moyens différens, aussi variables que les causes qui les avaient produites. Un assez grand nombre d'auteurs regardent la racine de bardane comme le plus énergique des médicamens sudorifiques. Ils la préfèrent au gayac, à la salsepareille, et l'emploient dans le traitement des affections syphilitiques. On prétend même que les Polonais se guérissent de cette maladie, par l'emploi de ce seul remède.

On emploie aussi les feuilles de bardane à l'extérieur. On leur attribue la propriété d'aviver les ulcères atoniques, et d'en favoriser la cicatrisation. M. Percy recommande l'usage d'une sorte de liniment fait avec un demi-verre de suc de bardane non clarifié, battu avec autant d'huile d'olive, et quelques balles de plomb que l'on y agite pendant quelque temps; appliqué sur les plaies et les vieux ulcères, il en ramollit les bords, et hâte leur guérison.

La racine de bardane, lorsqu'elle a été ratissée et bouillie dans l'eau, est d'une saveur douce, agréable, et peut servir d'aliment comme celles des cercifix et des scorsonères. Il en est de même de ses jeunes pousses, lorsqu'elles commencent à sortir de terre, elles sont tendres, et ont un goût analogue à celui de l'artichaut.

Modes d'administration et doses. C'est presque toujours en décoction dans l'eau, que la bardane s'administre. On en fait bouillir deux onces dans deux livres d'eau. Cette tisane doit être bue tiède. L'extrait que l'on prépare avec le suc dépuré des feuilles est moins fréquemment administré.　　　　(A. RICHARD.)

BAROMACROMÈTRE, s. m., instrument inventé par Georg. Guill. Stein, pour mesurer en même temps le poids et la longueur du fœtus. Il consiste en un ressort d'acier, plié en <, qui porte une portion de cadran de laiton, divisé en quinze parties, qui marque autant de livres ; et un plateau de balance, fait de toile cirée, suspendue à la partie inférieure du peson ; ce plateau est de forme allongée, et sur sa longueur est peinte une échelle destinée à mesurer l'enfant que l'on y a posé. L'usage de cet instrument ne s'est pas répandu, et l'on ne doit pas le regretter ; car on obtiendra toujours plus d'exactitude en mesurant séparément la longueur et la pesanteur.   (DESORMEAUX.)

BAROMÈTRE, s. m., de βάρος, poids et μέτρον, mesure ; instrument ainsi nommé, parce qu'il sert à mesurer la pesanteur de l'air. Comme nous l'avons prouvé à l'article *air*, ce fluide, qui nous entoure et nous presse de toutes parts, est un corps qui jouit de toutes les propriétés de la matière, et entre autres de la pesanteur ; nous ne reviendrons pas sur les preuves qui servent à établir cette propriété, et que nous avons déjà exposées ; mais nous devons donner quelques détails sur l'appareil de Toricelli. Cet appareil consiste en un tube de verre bouché à sa partie supérieure, ouvert à sa partie inférieure, et plongeant dans une cuve dont la surface est pressée par l'air extérieur. Ce tube, dans lequel on a préalablement fait le vide, dont on a expulsé l'air au moyen de la chaleur, contient une colonne de mercure, laquelle s'élève plus ou moins haut, selon que la pression de l'atmosphère sur la surface de la cuve, est plus ou moins forte. Pour parvenir à faire un baromètre parfait, il est une foule de précautions à prendre, ce qui exige une très-grande habitude. Il faut, d'une part, sécher le tube à l'intérieur ; de l'autre, bien purger le mercure d'air et de toute humidité, ce qui prévient les effets de la capillarité. L'expulsion de l'air est très-importante, parce qu'en se dégageant, lorsque l'instrument est fait, il se porterait à la partie supérieure du tube, où, par son élasticité, il s'opposerait en partie à l'élévation du mercure. On introduit donc du mercure, qu'on a fait bouillir, dans un tube bien sec ; mais comme il reste encore quelques bulles d'air adhérentes aux parois de ce tube, on parvient à les chasser, en chauffant graduellement le tube jusqu'à l'ébullition du mercure qu'il contient, après quoi on renverse le tube dans une cuvette remplie de mercure qui a été aussi soumis à l'ébullition. L'espace compris entre

la partie la plus élevée du mercure et l'extrémité supérieure du
tube est alors parfaitement vide. On peut se servir encore d'un
tube recourbé à son extrémité inférieure, de manière que la
branche la plus courte serve de cuvette. La hauteur du mercure,
qui fait équilibre à la pression atmosphérique, se mesure à partir
du niveau du liquide, dans la cuvette, lequel varie selon la hauteur
de la colonne, c'est-à-dire selon la pression de l'air! On adapte
une échelle au tube, et l'on marque zéro au niveau du liquide;
on gradue ensuite par intervalles plus ou moins grands, jusqu'à la
partie la plus élevée du tube. Si l'on se sert d'une échelle mobile,
on fait facilement correspondre le o au niveau du liquide; mais
si l'échelle est immobile, on aura soin que la cuvette soit assez
large, pour que les différences de niveau soient insensibles. On
construit des baromètres à cadran, dont l'usage est plus ou moins
sujet à induire en erreur. Selon que l'air presse plus ou moins
sur la surface de la cuve, le mercure s'élève plus ou moins dans
le tube, tel est le principe qui établit l'utilité des baromètres.
Si l'air est rare, le mercure descend, s'il est dense, il monte.
Mais une foule de circonstances peuvent faire varier ces effets. Il est
de la plus haute importance d'en tenir compte, lorsqu'on veut
faire des expériences rigoureuses. Le calorique, l'humidité, le
mouvement de l'air, son élasticité occasionnent des variations qu'il
est très-essentiel de connaître. C'est par les différences des hau-
teurs du mercure, dans le baromètre, que depuis Pascal on est
parvenu à apprécier les diverses élévations de l'atmosphère. Ces
expériences exigent un soin extrême; elles sont purement physiques, et ne sauraient trouver place dans cet ouvrage. Le baromètre instruit des variations quotidiennes du temps, et c'est
sous ce rapport que cet instrument s'applique à l'observation médicale; mais il faut avouer que jusqu'à ce jour, les observations
barométriques n'ont produit aucun résultat constant et d'un intérêt général.   (R'OSTAN.)

BARRÉ, adjectif. Les anciens anatomistes appelaient les os pubis, *os barrés*. On a aussi désigné sous le nom de *bassins barrés*,
des bassins mal conformés par le rapprochement des pubis de
l'angle sacro-vertébral, ou par la trop grande longueur de la
symphyse des pubis. *Voyez* BASSIN (vices du). (DESORMEAUX.)

BARYCOIE, s. f., *baryecoïa*, *abauditio*, de *βαρὺς*, pesant, et
ἀκύω, j'entends; dureté de l'ouïe, premier degré de la surdité;
inusité.   (R. DEL.)

BARYPHONIE, s. f., *baryphonia*, de βαρύς, pesant, et de φωνή, voix; difficulté de parler; inusité.　　　　(n. DEL.)

BARYTE, s. f., *baryta*, (barote, terre pesante, protoxide de baryum) alcali composé de 100 parties de baryum et de 11,732 d'oxygène. Il est solide, poreux, d'une couleur grise, caustique, inodore, verdissant le sirop de violettes et rougissant la couleur du curcuma; sa pesanteur spécifique est de 4. Soumis à l'action de la pile *électrique,* il est décomposé pourvu qu'il soit humecté et mis en contact avec le peroxyde de mercure: l'oxygène est attiré par le pôle vitré; le baryum uni au mercure se porte vers le pôle résineux. Chauffé au moyen du chalumeau à gaz de Brooks, il paraît également se décomposer en oxygène et en baryum; mais on n'obtient ce résultat qu'autant que la température est très-élevée. Le *phosphore*, le *soufre* et l'*iode* peuvent se.combiner avec la baryte, et former des produits qui ne sont d'aucun usage en médecine. Le *chlore* la décompose à une température très-élevée; il se dégage de l'oxygène, et il reste du chlorure de baryum qu'il suffit de mettre en contact avec l'eau pour transformer en hydrochlorate de baryte. L'*hydrogène*, le *bore*, le *carbone* et l'*azote* sont sans action sur la baryte. Elle absorbe l'*oxygène* à une chaleur rouge, et passe à l'état de *deutoxyde*, dont nous nous bornerons à énoncer l'existence, parce qu'il n'est employé qu'à la préparation de l'eau oxygénée. (*Voyez* EAU OXYGÉNÉE.) Si on verse quelques gouttes d'*eau* sur un fragment de baryte, celle-ci se boursoufle, s'échauffe considérablement, blanchit, se réduit en poudre, et se trouve transformée en *hydrate* formé de 100 parties de baryte et de 12 parties d'eau; il se dégage une très-grande quantité de vapeur aqueuse: dans cette expérience, une partie de l'eau est absorbée, et se combine avec la baryte; le dégagement du calorique résultant de cette combinaison est tel qu'une portion assez considérable d'eau se trouve rapidement vaporisée. Si on ajoute une plus grande quantité d'eau à l'*hydrate* de baryte formé, il se dissout et on obtient l'eau de baryte. (*Voyez* plus bas): 50 parties d'eau à 15° opèrent la dissolution d'une partie de baryte. Exposée à l'*air atmosphérique*, à la température ordinaire, la baryte en attire d'abord l'humidité, puis l'acide carbonique, en sorte que l'on obtient du sous-carbonate de baryte blanc pulvérulent. La baryte se combine avec les acides pour former des sels; toutefois ceux-ci ne s'obtiennent jamais par ce moyen. La baryte n'existe pas dans la nature à l'état de pureté;

on la trouve combinée avec l'acide carbonique et surtout avec
l'acide sulfurique. On la retire du sulfate par le procédé suivant :
on transforme celui-ci en sulfure au moyen d'un huitième de son
poids de charbon à une température élevée; on décompose le
sulfure par l'acide nitrique affaibli; on filtre : la liqueur filtrée
et évaporée fournit du nitrate de baryte; il suffit de faire rougir
ce sel dans un creuset de platine pour le décomposer en oxygène
et en acide nitreux qui se dégagent, et en baryte qui reste.

Eau de baryte. — Elle est incolore, transparente, douée d'une
saveur caustique ; elle verdit le sirop de violettes; l'acide carbonique la précipite en blanc; le sous-carbonate précipité se dissout
dans l'acide nitrique pure. Ce fait explique pourquoi l'eau dont il
s'agit se trouble à l'air, qui, comme on sait, contient toujours
de l'acide carbonique. L'eau de baryte, quelque étendue qu'elle
soit, donne par l'acide sulfurique un précipité de sulfate insoluble
dans l'eau et dans l'acide nitrique le plus concentré et le plus pur.
—Pour obtenir l'eau de baryte il suffit d'agiter une partie de cet
alcali à l'état d'hydrate, avec 50 parties d'eau distillée à 15°; ou ce
qui vaut encore mieux de faire bouillir 1 o parties du même liquide
avec une partie de baryte ; la dissolution ainsi saturée dépose par le
refroidissement des cristaux de baryte hydratée d'une forme presque toujours indéterminable, et, qui sont quelquefois des prismes
hexagones terminés à chaque extrémité par une pyramide te-
traédre ou des octaédres; ces cristaux paraissent formés de 53 parties d'eau et de 47 de baryte. La baryte n'est pas employée en
médecine à l'état de pureté; elle est très-vénéneuse (*voyez* POISON);
on l'emploie souvent dans les laboratoires pour découvrir la présence de l'acide sulfurique et des sulfates. Elle a été découverte
par Scheele en 1774.

BARYTE (sels de). Les sels de baryte solubles dans l'eau jouissent des propriétés suivantes : ils précipitent en blanc par les
sous-carbonates de potasse, de soude et d'ammoniaque ; le sous-
carbonate précipité se dissout dans l'acide nitrique, et donne de
la baryte pure, si après l'avoir desséché on le calcine avec du charbon. L'ammoniaque caustique né trouble point les sels de baryte.
L'acide sulfurique et les sulfates étendus d'eau décomposent les
sels solubles de baryte, et y font naître un précipité blanc de
sulfate de baryte insoluble dans l'eau et dans l'acide nitrique.
Aucun de ces sels ne colore en pourpre la flamme d'une bougie.
On n'emploie guère en médecine que l'hydrochlorate de baryte.

BARYTE (Hydrochlorate de), ou *Muriaté de baryte*. Il est solide, cristallisé en prismes à quatre pans très-larges et peu épais; sa saveur est amère, très-piquante: mis sur les charbons ardens, il decrépite, se dessèche, se transforme en chlorure de baryum, et finit par fondre : il se dissout dans deux parties et demie d'eau distillée à 15°. Il est plus soluble dans l'eau bouillante. La dissolution se comporte avec les réactifs comme nous venons de le dire en parlant des sels de baryte : en outre, elle précipite, par le nitrate d'argent, du chlorure d'argent blanc caillebotté, lourd, insoluble dans l'eau et dans l'acide nitrique, soluble dans l'ammoniaque, propriété qui prouve qu'elle contient de l'acide hydrochlorique. On l'obtient en traitant par l'acide hydrochlorique le sulfure de baryte provenant de la décomposition du sulfate par le charbon. (*Voyez* BARYTE.) Il n'existe point dans la nature. Plusieurs chimistes regardent l'hydrochlorate de baryte cristallisé, comme un *chlorure* de *baryum* : suivant eux, celui-ci se change en hydrochlorate de baryte quand on le fait dissoudre dans l'eau. On emploie souvent dans les laboratoires le sel dont nous parlons. Il agit sur l'homme à la manière des poisons les plus énergiques (*Voyez* POISSON) : néanmoins depuis quelques années, plusieurs médecins ont proposé de l'administrer contre les scrophules. Crawford l'a prôné comme un excellent remède pour combattre ces sortes d'affections, il en a même conseillé l'usage dans la première période du cancer et de la phthisie pulmonaire. Nous l'avons souvent administré et vu administrer sans aucun succès dans les maladies scrophuleuses : néanmoins nous reconnaissons avec certains praticiens qu'il peut-être utile dans quelques circonstances. On le prescrit de la manière suivante : on fait une dissolution concentrée d'hydrochlorate de baryte dans l'eau distillée, et on donne une fois par jour deux, quatre ou six gouttes de cette dissolution dans une tasse d'eau distillée; on diminue la dose ou on suspend l'emploi du médicament, si le malade éprouve des nausées, un sentiment de douleur à l'épigastre, etc.

BARYUM, s. m. Nom donné au métal qui, étant combiné avec l'oxygène, constitue la baryte : il a été découvert par M. H. Davy. Il est solide, plus brillant qu'aucun autre métal, très-ductile, fixe; sa pesanteur spécifique est de 4; il est susceptible de s'oxyder rapidement à l'air, ou lorsqu'il est en contact avec l'eau; dans l'un et l'autre cas, il passe à l'état de baryte.

Il s'allie avec l'argent, le palladium, le platine. Il n'a point d'usage. On l'obtient en décomposant la baryte au moyen de la pile électrique. (*Voyez* baryte.) Il est rangé dans la 2ᵉ section de la classification de M. Thénard. *Voyez* métal.   (orfila.)

BAS. *Voyez* vêtemens.

BASE, s. f., *basis*. C'est, en anatomie, tantôt une partie d'un organe ou d'un ensemble d'organes que sa situation, sa forme, ses dimensions semblent devoir faire servir de soutien aux autres parties; tantôt un des côtés d'un organe ayant une figure géométrique, comme celle d'un triangle, d'une pyramide, d'un cône; par exemple, la base du crâne, la base du cerveau, la base d'une apophyse, la base de l'omoplate, du sacrum, du cœur, de la langue.   (a. b.)

base. Ce mot désigne, en chimie, les corps qui ont la propriété de saturer les acides, et de former des sels. En thérapeutique, on donne le nom de base au principal ingrédient d'une formule composée. *Voyez* formule.   (r. del.)

BASILAIRE, adj., qui sert de base, qui appartient à une base, et particulièrement à la base du crâne.

basilaire (apophyse). Nom sous lequel on désigne l'angle antérieur de l'occipital. *Voyez* occipital.

basilaire (artère ou tronc). Tronc formé par la réunion des deux artères vertébrales, branches de la sous-clavière. *Voyez* vertébrale et sous-clavière (artères.)

basilaire (gouttière). Elle est pratiquée à la face supérieure de l'apophyse basilaire. *Voyez* occipital.

basilaire (os). Quelques auteurs appellent ainsi l'occipital : le sphénoïde et le sacrum ont aussi reçu ce nom.

basilaire (surface). C'est la face inférieure de l'apophyse du même nom.   (a. béclard.)

BASILIC, *ocymum basilicum*, L. Petite plante annuelle, originaire de l'Inde, cultivée depuis fort long-temps dans tous les jardins, et appartenant à la famille naturelle des Labiées, à la didynamie gymnospermie. Toutes les parties de cette plante sont aromatiques, extrêmement odorantes et suaves; elles contiennent de l'huile essentielle. Aussi le basilic, de même que la plupart des autres plantes de la famille des Labiées, est-il un puissant stimulant. Cependant il est à peine employé aujourd'hui. Ses feuilles, séchées et réduites en poudre, font partie de plusieurs préparations sternutatoires. Dans quelques pays on s'en sert comme du

tabac. On les emploie aussi comme condiment dans certaines pré·
parations culinaires. (A. RICHARD.)

BASILICON ou BASILICUM, s. m. *Voyez* ONGUENT.

BASILIQUE (veine). C'est une des veines superficielles du
membre supérieur. Située à la partie interne du bras, elle naît,
au pli du coude, de la réunion des veines médiane et cubitale,
et se termine dans le creux de l'aisselle, en se jetant dans la veine
axillaire. Elle est placée, dans ce trajet, entre la peau et l'aponévrose, au-devant du nerf cubital, en dedans du muscle biceps,
peu éloignée de l'artère brachiale. Elle reçoit quelques rameaux
qui viennent des tégumens, et communique avec la céphalique.
C'est une des veines que l'on ouvre dans l'opération de la
saignée.

BASILIQUE (veine médiane). Portion de la veine médiane étendue
depuis sa réunion avec la basilique jusqu'au point où elle reçoit un
rameau de la céphalique, que l'on nomme *médiane céphalique.*
Voyez MÉDIANE (veine). (A. BÉCLARD.)

BASIO-GLOSSE (muscle). Portion du muscle hyo-glosse qui
s'attache au corps de l'os hyoïde, et que quelques auteurs ont décrite comme un muscle particulier. *Voyez* HYO-GLOSSE. (A. B.)

BASSIN, s. m., *pelvis.* Cavité osseuse, qui termine le tronc
inférieurement. Cette cavité est formée en arrière par le sacrum
et le coccyx, sur les côtés et en devant par les deux os coxaux,
et en outre par les ligamens qui unissent ces quatre os. Les anciens,
considérant le bassin uniquement sous le rapport anatomique, et
nullement sous celui de la théorie de l'accouchement, ne voyaient
dans le sacrum et le coccyx que la continuation de la colonne
vertébrale, et dans les os coxaux que les premières pièces des
membres inférieurs. Ils se bornaient à dire que derrière ceux-ci
était un espace destiné à contenir le rectum, la vessie et les organes internes de la génération. Vesale est le premier qui ait
comparé l'assemblage de ces os à un bassin, et lui en ait donné le
nom. Columbus, son disciple, et tous les anatomistes jusqu'à nos
jours, ont suivi son exemple; mais ce n'est que vers le milieu
du dernier siècle, lorsqu'après l'invention du forceps, on s'oc-
cupa de déterminer avec exactitude les cas où cet instrument est
véritablement utile, que l'on sentit toute l'importance d'une étude
approfondie de cette partie.

Le bassin présente, au premier aspect, une forme assez irrégulière; mais, avec de l'attention, on lui trouve celle d'un co-

noïde comprimé d'avant en arrière, et coupé obliquement sur ses deux extrémités, de sorte que les plans des sections convergent très-rapidement en devant. La base du conoïde est tournée en haut et en devant, et le sommet en bas et en arrière. Le bassin est proportionnellement plus petit dans l'enfant que chez l'adulte. Son développement ne se fait pas d'une manière uniforme; mais il est plus rapide vers l'époque de la puberté. Sa grandeur est aussi différente suivant les sexes; mais les différences qu'il présente sous le rapport des sexes seront exposées avec détail, après que j'aurai fait la description générale, en prenant pour type le bassin d'une femme adulte; car c'est surtout sous le rapport de l'accouchement qu'il importe de connaître cette cavité. J'omettrai à dessein une foule de détails anatomiques, dont l'exposition se trouvera bien mieux placée dans la description particulière des os qui la forment.

On divise le bassin en surface extérieure, surface intérieure, base et sommet. La surface extérieure est subdivisée en quatre régions : une antérieure, une postérieure et deux latérales. La région antérieure, étroite dans son milieu, où elle est recouverte seulement par du tissu cellulaire, la peau du pénil en haut, et la membrane de la vulve en bas, large sur ses côtés, qui sont couverts par des muscles nombreux et épais, est inclinée en bas; elle présente dans sa partie moyenne la symphyse des pubis, et sur les côtés les fosses obturatrices ou sous-pubiennes externes, et les cavités cotyloïdes. La région postérieure est convexe de haut en bas, concave transversalement dans sa moitié supérieure. On remarque, sur sa ligne médiane, une saillie longitudinale formée par les tubercules postérieurs des trois premières pièces du sacrum et leurs ligamens inter-épineux, la fin du canal sacré, l'union du sacrum avec le coccyx, la face postérieure de celui-ci. Toute cette partie moyenne n'est recouverte que par la peau et un peu de tissu cellulaire, et peut par conséquent être facilement explorée. Sur les côtés sont deux rainures larges et profondes, bornées en dehors par les tubérosités des os ilium, au fond desquelles on voit les trous sacrés postérieurs, cinq de chaque côté, en comptant celui qui résulte de la réunion du sacrum avec le coccyx, des éminences qui répondent à celles que forment sur le rachis les apophyses articulaires, et les ligamens sacro-iliaques postérieurs. Les régions latérales, partout séparées de la peau par des muscles épais, offrent en haut les fosses iliaques externes, en bas le bord de la cavité cotyloïde, les échancrures ou trous sacro-ischiatiques, et les ligamens du même nom.

La surface intérieure est divisée en deux portions par un rétrécissement appelé *détroit* supérieur ou abdominal. La portion qui est au-dessus de ce détroit s'appelle le *grand bassin*; et celle qui est au-dessous *petit bassin*. Le grand bassin est fort évasé, surtout suivant son diamètre transversal, et forme une sorte de pavillon à l'entrée du bassin. On y remarque en arrière une saillie formée par le corps des deux dernières vertèbres lombaires qu'on laisse ordinairement unies avec le bassin. Sur les côtés de cette saillie sont deux gouttières, en partie remplies par les muscles psoas, plus en dehors la partie supérieure des symphyses sacro-iliaques, puis les fosses iliaques internes couvertes par les muscles iliaques. En devant il n'y a qu'une grande échancrure que remplissent les muscles larges de l'abdomen. Le *détroit supérieur* ou *abdominal*, a encore été appelé l'*entrée de l'excavation du bassin*. On lui a donné ces noms, parce qu'il termine le petit bassin supérieurement. Il est formé par une ligne saillante, que l'on nomme la *marge du bassin*, et qui, partant de l'articulation du sacrum avec la dernière vertèbre des lombes, ou angle *sacro-vertébral*, se porte sur le sacrum dont elle sépare les faces supérieure et antérieure, passe au-devant de la symphyse sacro-iliaque, borne inférieurement la fosse iliaque, suit le bord supérieur de l'os pubis, et se termine à la symphyse de ces os. Cette saillie est plus prononcée en arrière et sur les côtés qu'en avant. Le détroit supérieur a la figure d'une ellipse dont le grand diamètre est placé transversalement, et dont la circonférence, interrompue en arrière par la saillie de l'angle sacro-vertébral, est déjetée en dehors dans la partie qui répond aux os pubis. Le plan de ce détroit n'est parallèle ni à l'horizon, ni à la ligne verticale, lorsque la femme est debout. Il est oblique; mais cette obliquité varie selon la disposition particulière du bassin, l'attitude du sujet, et l'état de vacuité ou de grossesse. Ainsi elle est moindre lorsque la femme est couchée que lorsqu'elle est debout, dans l'état de vacuité que dans l'état de grossesse. Levret pense que ce plan forme, avec une ligne tirée horizontalement sur la partie supérieure de la symphyse des pubis, un angle de 35 degrés. Cette estimation peut se trouver généralement vraie dans l'état de vacuité; mais elle est évidemment trop faible vers les derniers temps de la grossesse. Camper a représenté cette inclinaison d'une

manière beaucoup plus conforme à la vérité. L'*axe* du détroit
supérieur est une perpendiculaire abaissée sur le centre du plan
de ce détroit, et prolongée au delà; il forme, avec la ligne verticale, les mêmes angles que le plan lui-même avec l'horizontale, et
il est également difficile de fixer d'une manière générale la valeur
de ces angles, comme il est facile de le reconnaître en examinant
sur un certain nombre de bassins et de squelettes la direction de
cet axe, au moyen d'un petit instrument que j'ai fait construire
pour cela, instrument composé de deux règles qui se meuvent
l'une sur l'autre à angle droit, et dont une plus courte, partagée
en pouces et lignes, s'applique sur le diamètre antéro-postérieur du détroit, tandis que la plus longue en représente l'axe.
Heureusement cette précision mathématique n'aurait aucun avantage pour la pratique. On dit généralement que l'axe du détroit
supérieur peut être représenté par une ligne qui, partant de l'ombilic, traverserait le centre de ce détroit, et irait se terminer vers
le tiers inférieur du sacrum. Ce que je viens de dire, et ce que
j'aurai occasion d'exposer en parlant des *vices* du bassin, montre
assez que cette dernière assertion est encore loin d'être exacte
dans tous les cas. Il suffit au praticien de savoir que l'axe du
détroit supérieur est une ligne qui, se portant de haut en bas
et d'avant en arrière, irait traverser le sacrum plus ou moins près
de son sommet. Le *petit bassin*, qu'on nomme encore l'*excavation* du bassin, forme un canal courbe, que l'enfant doit nécessairement traverser, et que, sous ce rapport, il importe singulièrement à l'accoucheur de connaître parfaitement, ainsi que ses
deux orifices ou *détroits*. Pour s'en former une juste idée, il faut,
comme le conseille M. Chaussier, enlever d'un trait de scie tout
ce qui est au-dessus du détroit supérieur. Il reste alors une sorte
d'anneau dont la circonférence, étroite en devant, est beaucoup
plus large en arrière. On distingue à cette cavité quatre régions;
une antérieure, concave transversalement, est tournée en haut;
elle présente dans son milieu la partie postérieure de la symphyse des pubis, ordinairement saillante en forme de bourrelet
longitudinal; sur le côté, une surface plane formée par le corps
de l'os pubis; puis la fosse obturatrice ou sous-pubienne interne,
à la partie supérieure et externe de laquelle on remarque l'orifice
interne d'un canal oblique pratiqué sur cette partie de la circonférence du trou sous-pubien. Cet orifice mérite quelque attention,
parce que les vaisseaux et nerfs qui s'engagent dans le canal sont

quelquefois comprimés par la tête du fœtus, à l'instant où elle
glisse sur ce point de l'excavation; compression à laquelle on attribue avec assez de vraisemblance les crampes que certaines femmes
éprouvent dans les muscles de la partie interne de la cuisse. La
région postérieure, concave de haut en bas, est formée par la
face antérieure du sacrum et du coccyx ; elle regarde en bas. Il
est inutile d'indiquer les lignes, surfaces et trous qu'on y remarque, et qui seront décrits avec les os auxquels ils appartiennent. Les régions latérales présentent deux portions bien
distinctes; une antérieure, toute osseuse, qui répond à la partie
postérieure de la cavité cotyloïde, du corps et de la tubérosité
de l'ischion, et offre une obliquité telle qu'en avant et en bas elle
se rapproche de celle du côté opposé, tandis qu'elle en est plus
éloignée en arrière et en haut; une postérieure formée par le
bord supérieur du grand trou sacro-ischiatique, les ligamens
du même nom, et le muscle pyramidal dans l'état frais. Celle-ci
offre une obliquité en sens inverse de la précédente ; elle est
plus rapprochée de celle du côté opposé en arrière et en bas, plus
éloignée en devant et en haut. Ces deux portions de la région latérale forment ce qu'on appelle les *plans inclinés antérieurs et
postérieurs* de l'excavation, qui se répondent comme les côtés
d'un lozange. Les plans antérieurs se continuent avec la région
antérieure, et les postérieurs avec la face antérieure du sacrum.
L'épine de l'ischion se trouve sur la ligne de rencontre de ces
plans.

La *base* du bassin offre une circonférence fort évasée, tournée en haut et en avant. On y voit, en procédant d'arrière en
avant, la face supérieure de la vertèbre lombaire qu'on a laissée
en place pour compléter le bassin, le ligament iléo-lombaire, les
deux tiers antérieurs de la crête iliaque, les épines iliaques antérieures, la coulisse qui loge la masse des muscles psoas et iliaque
réunis, l'éminence iléo-pectinée, le bord supérieur de la branche
horizontale du pubis, l'épine de cet os, enfin la symphyse qui
l'unit à son congénère. Les parties latérales et antérieure de cette
circonférence sont voisines de la peau, et peuvent être facilement
explorées. Le *sommet* du bassin présente une ouverture que l'on
appelle *détroit inférieur* ou *périnéal*, parce qu'elle est l'orifice
inférieur du petit bassin. Sa circonférence paraît formée de trois
grandes échancrures, dont l'antérieure mérite une attention particulière. En appliquant sur cette ouverture une feuille de pa-

pier, sur laquelle on en trace le contour avec un crayon, on distingue
bien mieux sa figure qui est celle d'un ovale dont la grosse extrémité, tournée en arrière, est interrompue par la saillie que forme
le coccyx. Mais, comme le coccyx est mobile, et suit les mouvemens des parties molles qui forment le plancher du bassin,
cette saillie ne doit être comptée pour rien dans l'accouchement,
et l'ouverture qui livre passage à l'enfant doit être considérée
comme étant assez régulièrement ovale. La circonférence de ce
détroit est formée par la partie inférieure de la symphyse des
pubis, la branche descendante de ces os, la branche montante
et la tubérosité de l'ischion, le grand ligament sacro-ischiatique
et le coccyx. Sa partie antérieure, à partir des tubérosités de l'ischion, forme une échancrure dont le sommet répond au ligament
triangulaire de la symphyse des pubis. C'est ce que l'on appelle
l'*arcade des pubis*, parce que ces os la forment en grande partie.
Les côtés de cette arcade sont déjetés en dehors, comme si, les
os étant mous, un corps orbiculaire et volumineux était sorti
du bassin avec force, en les poussant au-devant de lui et les
écartant. Cette disposition favorise notablement la sortie de la
tête du fœtus. La circonférence du détroit inférieur ne circonscrit pas un plan, mais bien une surface courbe, de sorte que,
pour avoir exactement l'axe de ce détroit, il faut faire passer
une ligne perpendiculaire sur le milieu de son diamètre antéro-
postérieur. Cette ligne ira toucher l'angle sacro-vertébral, ou
même passera au-devant de ce point. Tout ce qui a été dit sur
l'impossibilité d'établir d'une manière exacte et générale l'axe du
détroit supérieur, est également applicable ici. Aussi est-il préférable, par rapport à l'application de ces connaissances anatomiques à la théorie de l'accouchement, de considérer comme
axe du détroit inférieur l'axe de la partie inférieure du canal
courbe formé par le petit bassin. Or cet axe peut être assez exactement représenté par une ligne droite, qui, partant du milieu
de la troisième pièce du sacrum, viendrait passer entre les tubérosités de l'ischion, vers leur partie antérieure. C'est en effet la
direction que suit le centre de la tête du fœtus, en franchissant
le détroit inférieur. La direction de cette ligne est de haut en
bas, et d'arrière en avant. Cette ligne croise dans l'excavation,
l'axe du détroit supérieur, et forme avec lui un angle obtus,
dont le sinus est en devant. Je me suis assez étendu sur la détermination de ces axes, parce que leur connaissance est de la plus

haute importance pour l'accoucheur, aucun corps un peu volumineux ne pouvant sortir de l'utérus, ou y pénétrer, sans suivre leur direction. Mais je croirais superflu d'examiner les recherches qui ont été faites pour assigner un axe au bassin. Ce qui a été dit sur les axes des détroits montre que le bassin ne peut avoir un axe qui soit représenté par une ligne droite; aussi Bang a-t-il décrit trois axes au bassin, un pour chaque détroit, et un pour l'excavation. Cet axe du bassin ne pourrait être qu'une ligne courbe également distante dans tous ses points des parois de l'excavation, et dont les axes des détroits supérieur et inférieur feraient les deux extrémités.

Dimensions du bassin.—Au lieu de donner les dimensions de chacune des parties du bassin en en faisant la description, j'ai préféré les réunir en un article à part, à l'exemple de plusieurs auteurs. En effet, en les rapprochant ainsi, on peut mieux les comparer, et tirer de cette comparaison des corollaires utiles. Le grand bassin, mesuré transversalement d'une crête iliaque à l'autre, offre dans le plus grand écartement dix à onze pouces, et d'une épine iliaque supérieure et antérieure à l'autre, neuf à dix pouces; d'arrière en avant l'étendue est plus ou moins grande, selon l'extension de la paroi antérieure de l'abdomen. Pour mesurer les dimensions du détroit supérieur, on a établi quatre diamètres : un antéro-postérieur, *sacro-pubien*, se porte de l'angle sacro-vertébral à la partie supérieure de la symphyse des pubis, il a quatre pouces; un transversal, *iliaque*, qui se porte du bas d'une fosse iliaque au point opposé directement, et a cinq pouces; deux autres sont moyens pour la grandeur ; on les appelle *diamètres obliques;* ils vont de la partie postérieure de la cavité cotyloïde à la symphyse sacro-iliaque du côté opposé, leur étendue est de quatre pouces et demi. La circonférence de ce détroit a de quinze à seize pouces de développement ; aussi Levret a-t-il estimé qu'elle formait le quart de la hauteur de l'individu, ou environ. Mais il s'en faut de beaucoup que ce rapport soit toujours exact. En effet on remarque qu'en général le bassin n'est pas moins vaste chez les femmes petites que chez celles dont la stature est plus élevée; il a seulement moins d'étendue en hauteur. Il résulte de là que l'accouchement se fait ordinairement chez elles avec plus de facilité et de promptitude. Au détroit inférieur on distingue deux diamètres : un antéro-postérieur, *coccy-pubien*, a quatre pouces de longueur, de la pointe du coccyx en place à la partie inférieure de la symphyse pubienne. Mais si on le mesure en supposant le coccyx repoussé en arrière, comme il l'est lors du passage de la tête, on trouve au moins quatre pouces et demi d'étendue. Le second diamètre est le transversal, ou *ischiatique;* pris de la partie postérieure de la tubérosité de l'ischion au point opposé, il offre quatre pouces. On a aussi établi deux diamètres obliques qui ont chacun quatre pouces d'étendue; mais leur considération n'est d'aucune importance. Quoique ces diamètres soient, dans l'état ordinaire, d'une égale étendue, cependant l'antéro-postérieur doit, d'après ce qui vient d'être dit, être regardé comme le plus favorable pour recevoir pendant l'accouchement le grand diamètre de la tête du fœtus. De la comparaison des diamètres des deux détroits, il résulte, 1° que le diamètre transversal de l'inférieur est moins grand d'un pouce que le même diamètre du supérieur, ce qui donne la mesure du rapprochement par en bas des plans inclinés du bassin; 2° que le plus grand diamètre du détroit inférieur croise la direction de celui du détroit supérieur, et que la tête de l'enfant, pour se présenter convenablement à chacun de ces détroits, doit exécuter un mouvement de rotation dans la cavité du petit bassin. L'arcade des pubis doit présenter de quinze à vingt lignes d'ouverture à sa partie la plus élevée, de trois pouces et demi à quatre pouces dans sa partie inférieure, et deux pouces de hauteur. Les dimensions de l'excavation comprennent sa largeur et sa hauteur. La largeur se mesure au moyen de deux diamètres pris au milieu de la hauteur, dont l'antéro-postérieur est de cinq pouces. Cet excès de longueur sur les diamètres parallèles des détroits est dû à la courbure de la paroi postérieure, courbure dont la profondeur est en effet d'à peu près un pouce. Le diamètre transversal est de quatre pouces et demi; il tient le milieu entre les diamètres qui lui correspondent aux détroits supérieur et inférieur. Ce diamètre doit être pris vers le bord du grand trou sacroischiatique. La hauteur de l'excavation est de dix-huit lignes en avant, trois pouces et demi sur les côtés, quatre à cinq pouces en arrière en tirant une ligne droite de l'angle sacro-vertébral au sommet du coccyx, et cinq à six pouces en suivant le développement de la courbure de cette face. J'ai exposé à l'article ACCOUCHEMENT l'influence que l'inégalité de longueur des parois de l'excavation exerce sur la progression de la tête du fœtus dans les différens cas d'accouchemens. A ces dimensions il faut ajouter la hauteur totale du bassin, mesurée de la partie la plus élevée de la crête iliaque au sommet de la tubérosité de l'ischion. Cette hauteur est de sept pouces; elle se trouve, à l'intérieur du bassin, partagée en deux portions égales par la marge du petit bassin.

Articulations des os du bassin. —Les os qui forment le bassin seront décrits dans des articles séparés; mais leurs articulations ne peuvent être convenablement décrites que dans cet article. On a donné à trois de ces articulations le nom de *symphyses.* Ainsi on 'appelle l'articulation des deux os coxaux symphyse des pubis ; celles du sacrum avec ces mêmes os ont reçu le nom de symphyses sacro-iliaques. La symphyse des pubis est formée par le rapprochement des surfaces ovales qui occupent la partie supérieure du bord inférieur des os coxaux. Ces surfaces sont légèrement convexes et inégales; elles sont recouvertes d'une lame cartilagineuse qui en fait disparaître les inégalités. Cette forme convexe et la direction de ces surfaces font qu'elles ne peuvent se toucher que dans une étendue peu considérable et vers leur partie interne ou postérieure, et qu'en haut, en devant et en bas, elles laissent un écartement qui devient de plus en plus grand en s'éloignant du centre de l'articulation. La facette par laquelle se fait le contact est ordinairement de six à sept lignes de haut en bas, et de deux à trois lignes d'arrière en avant. L'étendue de cette sorte d'arthrodie est quelquefois beaucoup plus considérable, et elle occupe presque toute la surface articulaire; d'autres fois elle est plus rétrécie. Ces facettes sont lisses, entourées d'une membrane synoviale, et lubréfiées par de la synovie, comme dans les articulations mobiles. Cette synovie, difficile à apercevoir dans l'état naturel, devient très-manifeste dans certains états de maladie. Cette articulation est entourée de lames courbes, concentriques, formées de fibres ligamenteuses, très-serrées, qui se portent directement d'une des surfaces articulaires à l'autre, et comblent l'espace qui se trouve entre elles, devenant plus longues à mesure qu'elles s'approchent de la circonférence. Vers la partie postérieure ces lames sont moins épaisses, et forment un bourrelet saillant à l'intérieur du petit bassin. En bas ces lames se prolongent jusque vers la partie supérieure de l'arcade des pubis; c'est le ligament sous-pubien, *triangulaire* de quelques auteurs. Outre ces fibres ligamenteuses, très-nombreuses et très-fortes, les piliers internes de l'anneau inguinal, entrecroisés au-devant de l'articulation, contribuent encore à l'affermir; il en est de même d'un plan aponévrotique dont les fibres se continuent avec les fibres tendineuses des muscles droit interne et adducteurs de la cuisse. La disposition de cette articulation n'est pas toujours la même. Chez les hommes, les femmes âgées qui n'ont point eu d'enfans, et même chez celles qui n'en ont eu qu'à un âge avancé, on ne trouve pas, le plus ordinairement, de surfaces lisses et contiguës; les deux lames cartilagineuses sont unies par une substance ligamenteuse, ou même sont soudées ensemble. On a quelquefois trouvé cette articulation complétement ossifiée.

Pour la formation des symphyses sacro-iliaques, l'os coxal offre une facette semi-lunaire échancrée, légèrement convexe, et d'une surface inégale, couverte d'une lame cartilagineuse qui en rend les inégalités moins sensibles; la partie supérieure du bord du sacrum présente aussi une facette de même figure, également inégale et couverte d'une lame cartilagineuse un peu plus épaisse que celle qui revêt l'os coxal; cette facette est légèrement concave. Ces deux surfaces articulaires sont appliquées l'une contre l'autre, de manière que leurs dépressions et leurs saillies se reçoivent réciproquement. Elles se touchent dans quelques points où elles sont lisses; dans le reste de leur étendue on trouve entre elles une substance jaunâtre, dont la nature est inconnue, et qui, molle et pulpeuse dans la jeunesse, devient ensuite plus consistante, et finit même par souder entre elles les deux lames cartilagineuses. Les principaux moyens d'union des os sont : vers les parties antérieure et supérieure, une membrane ligamenteuse assez mince, ayant le brillant des aponévroses, et qui se confond avec le périoste qui recouvre le sacrum et l'os coxal; et à la partie postérieure, des faisceaux ligamenteux très-forts, séparés par du tissu cellulaire graisseux, qui remplissent l'espace que l'on voit entre le sacrum et la surface rugueuse qui est à la partie interne de la tubérosité de l'os ilium, en se portant directement de l'un à l'autre. C'est ce qu'on nomme le *ligament sacro-iliaque.* Un de ces faisceaux, plus long que les autres, se porte de l'épine postérieure de l'os ilium aux tubercules qui sont placés près la partie externe des deux derniers trous sacrés postérieurs. On l'a appelé *ligament sacro-épineux* ou *sacro-iliaque inférieur.* De la moitié inférieure du bord du sacrum et de la partie voisine de l'ilium et du coccyx, partent deux ligamens qui vont se rendre à l'ischion. L'un, le *grand ligament sacro-ischiatique*, s'attache dans toute l'étendue que je viens d'indiquer par un grand nombre de fibres qui se portent en convergeant vers l'extrémité postérieure de la tubérosité de l'ischion, où l'extrémité externe du ligament s'implante, de manière cependant qu'il en part un prolongement falciforme dont le bord inférieur est attaché à la partie interne de la tubérosité et de la branche montante de l'ischion. Le bord interne de ces ligamens n'est pas terminé d'une manière bien distincte, mais il en part une expansion comme aponévrotique, qui s'étend vers l'anus, et soutient le releveur de l'anus. Cette expansion, suivant la remarque de Camper, ferme tellement le bassin, que dans une femme morte qui n'a jamais eu d'enfans, ou qui n'en a eu que long-temps avant sa mort, on ne peut, même avec violence, introduire la main dans sa cavité. Il faut cependant observer que cette difficulté dépend aussi de la rigidité de toutes les autres parties qui forment le plancher du bassin. Le second des ligamens que j'ai indiqués est le *petit ligament sacro-ischiatique.* Des mêmes points d'attache ses fibres se portent en convergeant en dehors, et l'extrémité externe de ce ligament embrasse, en s'y implantant, le sommet de l'épine de l'ischion. Sa face postérieure est confondue avec la face antérieure du grand ligament sacro-ischiatique, vers leurs attaches communes au sacrum. Ces ligamens servent à affermir puissamment l'union du sacrum avec l'os coxal, surtout en empêchant la partie inférieure du sacrum de se porter en arrière. Ils concourent aussi, d'une manière très-avantageuse, à compléter inférieurement la cavité du bassin, en offrant plus de légèreté, plus de souplesse et autant de solidité que des parties osseuses. L'articulation des os coxaux avec le sacrum est encore fortement maintenue par les ligamens ilio-lombaires, qui, du sommet des apophyses transverses de la cinquième vertèbre lombaire, se rendent directement à la partie voisine des crêtes iliaques, où ils s'attachent sur la convexité de leur courbure postérieure, en se continuant en pointe vers la partie antérieure. Souvent du bord supérieur de ces ligamens il se détache un faisceau qui va se fixer au sommet des apophyses transverses de la quatrième vertèbre lombaire. Il est à remarquer que les plus forts des ligamens que je viens de décrire sont placés sur une ligne excentrique relativement aux articulations qu'ils affermissent; disposition qui fait qu'on peut les comparer avec une parfaite analogie aux cercles qui maintiennent assemblées les douves d'un tonneau.

L'articulation sacro-coccygienne a beaucoup de ressemblance avec celle des corps des vertèbres entre eux. Chaque os présente une facette ellyptique transversalement, légèrement convexe, encroûtée d'une lame cartilagineuse mince. Entre ces facettes sont des fibres ligamenteuses, disposées en lames concentriques. Devant et derrière l'articulation est une couche très-mince de fibres ligamenteuses qui se continuent avec le périoste qui revêt les os, et semblent la continuation des ligamens vertébraux antérieur et postérieur. En outre, de chacun des tubercules qui terminent les lignes saillantes qui bordent l'orifice inférieur du canal sacré, il part un ligament qui va, par son extrémité inférieure, s'attacher au sommet du tubercule correspondant que l'on voit à la base du coccyx. Des fibres se détachent de ces ligamens, et se répandent sur la face postérieure du coccyx. Les différentes pièces qui forment cet os sont unies d'une manière analogue. Ces articulations sont mobiles, et permettent des mouvemens assez étendus en avant et en arrière, et même quelques mouvemens latéraux; mais, à un âge avancé, elles perdent peu à peu leur mobilité; elles finissent même par s'ossifier entièrement. Ce changement arrive plus tôt chez les hommes et chez les femmes qui n'ont pas eu d'enfans que chez les autres. C'est une des causes qui rendent les accouchemens plus longs et plus dificiles chez les femmes qui accouchent pour la première fois à un âge avancé. Enfin il est à remarquer que l'articulation de la première pièce du coccyx avec le sacrum s'ossifie plus fréquemment et plus promptement que celle de cette première pièce avec la seconde; la troisième et la quatrième se soudent de très-bonne heure.

L'opinion la plus généralement reçue jusqu'à ces derniers temps était que les symphyses pubiennes et sacro-iliaques sont absolument immobiles. Je crois bien qu'il en est ainsi dans les mouvemens ordinaires du corps; mais la nature arthrodiale ou amphiarthrodiale de ces articulations me fait penser, avec quelques anatomistes modernes, que dans quelques mouvemens violens, lors, par exemple, qu'on retombe avec une certaine force d'impulsion sur un pied, elles jouissent d'une certaine mobilité qui amortit l'ébranlement qu'une semblable chute communiquerait au tronc. Pendant la grossesse, les ligamens qui entrent dans leur composition s'abreuvent de sucs, se gonflent et se ramollissent, de sorte que l'union des os est moins ferme. Cette disposition très-remarquable chez quelques femelles d'animaux, dont le part ne pourrait avoir lieu sans l'ampliation du canal du bassin, est en général peu sensible chez les femmes, de sorte que la plupart d'entre elles restent dans la station, marchent, exécutent tous leurs mouvemens avec autant de fermeté à peu près vers la fin de la grossesse et après l'accouchement qu'à toute autre époque. La différence qu'on observe tient autant au moins à la difficulté de conserver le centre de gravité pendant la grossesse, et à la faiblesse après l'accouchement, qu'au relâchement des symphyses. Cependant chez quelques femmes ce relâchement est porté.très-loin ; il peut aussi avoir lieu dans d'autres circonstances chez des individus des deux sexes. Il constitue alors une affection qui mérite d'être traitée à part. *Voyez* SYMPHYSES DU BASSIN (relâchement ou séparation des).

Différences du bassin. Je dois ici ne parler que des différences que le bassin présente suivant le sexe, ou, pour mieux dire, exposer en quoi le bassin de l'homme diffère de celui de la femme. Dans son ensemble, il est moins ample, mais il a plus de hauteur; les os qui le composent sont plus épais, les empreintes musculaires y sont plus marquées, les articulations ont lieu par de plus larges surfaces, les ligamens sont plus courts et plus épais. Tout enfin, comme le dit Verheyen dans la conformation du bassin de l'homme, donne l'idée de la force, tandis que celui de la femme indique sa destination relative à l'accouchement. Examinant ces différences avec détail, nous remarquons que le grand bassin a moins d'évasement, les crêtes iliaques ne sont pas déjetées en dehors; le détroit supérieur, plus rétréci, a la figure d'un cœur de carte à jouer; l'excavation est moins large, mais a plus de hauteur, surtout en avant, la symphyse pubienne ayant plus de longueur; l'arcade des pubis a moins de largeur, le détroit inférieur est aussi plus étroit. Delà résulte que les trous sous - pubiens sont ovalaires, au lieu d'être triangulaires, et que les cavités cotyloïdes sont plus rapprochées l'une de l'autre ; ce qui fait que la marche est plus assurée, et que le mouvement latéral est moins marqué pendant la progression.

Usages du bassin. Le bassin est la base du tronc. Il forme un anneau complet que l'on peut décomposer en deux cintres, dont le postérieur et supérieur reçoit tout le poids du corps, et l'antérieur et inférieur lui sert d'arc-boutant; de sorte que le poids du tronc et des membres supérieurs, transmis par le rachis au sacrum, qui est enchâssé entre les os coxaux comme la clef d'une voûte entre les voussoirs, se répartit sur les os des iles, puis sur les pubis qui pressent l'un contre l'autre avec plus de force. Sur les parties latérales de ce cercle viennent s'attacher les membres inférieurs qui, dans certaines postures, supportent à leur tour tout ce faix, soit ensemble, soit séparément. Cet usage du bassin, intéressant à connaître pour le physiologiste, l'est encore plus pour l'accoucheur, parce qu'il donne la raison des formes vicieuses et bizarres que prend cette cavité, lorsque l'ossification des os qui en forment les parois se fait trop lentement, ou rétrograde. Le bassin a encore pour usage de renfermer et protéger la vessie, l'intestin rectum, et les vésicules séminales chez l'homme; chez la femme, l'utérus, les trompes utérines et les ovaires. Dans la grossesse, il soutient l'utérus, et lui donne une direction convenable; dans l'accouchement, il livre passage à l'enfant, en lui imprimant la direction la plus favorable, et donnant un point d'appui aux parties molles de la génération.

Du bassin dans l'état frais. Il ne suffit pas à l'accoucheur de connaître le bassin tel qu'il se présente sur le squelette; il faut encore qu'il sache apprécier les modifications que la présence des parties molles qui le revêtent à l'intérieur apporte à ses dimensions. La masse des muscles psoas et iliaque, les vaisseaux et nerfs iliaques, placés sur les côtés du détroit supérieur, diminuent le diamètre transversal, de sorte que sur un cadavre l'ouverture de ce détroit, au lieu d'être elliptique transversalement, offre une forme à peu près circulaire. On observe qu'alors les diamètres obliques sont ceux qui présentent le plus de longueur; et on regarde généralement leur direction comme la plus favorable pour recevoir le grand diamètre de la tête. Cependant il faut remarquer que ces parties molles se laissent facilement déprimer, surtout quand on a eu le soin de mettre les muscles psoas dans le relâchement, et qu'alors le diamètre transversal reprend tous ses avantages. C'est en effet suivant sa direction que se trouve placé le plus ordinairement le grand diamètre de la tête, quand le bassin est resserré d'avant en arrière. Dans l'excavation, les muscles pyramidaux, les vaisseaux fessiers et sciatiques, les nerfs du même nom, en passant à travers le grand trou sacro-ischiatique, en remplissent l'ouverture, et complètent de ce côté la paroi du bassin ; en avant, le muscle obturateur interne comble la fosse obturatrice, et remplit le petit trou sacro-ischiatique qui lui donne passage, ainsi qu'aux vaisseaux et nerf honteux. J'ai examiné à l'article ACCOUCHEMENT l'influence que l'on a attribuée à l'action de ces muscles sur le mouvement de rotation de la tête du fœtus. Les dimensions de l'excavation en largeur sont encore diminuées par la présence du rectum, de la vessie et du tissu cellulaire, surtout quand celui-ci est chargé de graisse. Aussi remarque-t-on que chez les femmes très-grasses la tête de l'enfant éprouve quelque difficulté à descendre à travers l'excavation. Le détroit inférieur est occupé par des parties molles qui forment le fond de la cavité du bassin, et ne laissent que l'ouverture de l'anus en arrière, et celles du vagin et du méat urinaire en avant. Cette espèce de plancher est composée de deux plans de muscles dont on a comparé la disposition à celle des parois abdominales. De ces deux plans, l'intérieur est formé par les muscles releveur de l'anus et ischio-coccygien, l'extérieur par le sphincter de l'anus, le transverse du périnée, le constricteur du vagin et l'ischio-caverneux. Les vaisseaux et le nerf honteux, du tissu cellulaire assez abondant, et la peau, complètent ce plancher, qui, à l'instant du passage de la tête du fœtus, doit s'étendre en tous sens, se laisser fortement déprimer, s'amincir excessivement, et enfin permettre la dilatation de l'orifice externe du vagin.

Difformités du bassin. — On appelle *bassin difforme* ou *vicié* celui qui présente une forme et des dimensions notablement différentes de celles que j'ai décrites comme appartenant au bassin bien conformé. Il ne faut pas croire cependant que la plus grande partie des bassins offre toutes ces conditions ; on en rencontre au contraire très-peu qui les réunissent, et on regarde comme bien conformés tous ceux qui ne s'éloignent pas à un degré considérable de cette espèce de type que les anatomistes et les accoucheurs ont adopté d'après l'étude et la comparaison d'un grand nombre de bassins.

Le bassin peut être vicié par excès ou par défaut de grandeur, sans que sa forme soit altérée d'une manière remarquable. Un bassin trop vaste, qui paraît au premier aspect, et qui est réellement une condition favorable pour la terminaison prompte et facile de l'accouchement, est loin d'être sans inconvéniens pour la femme. En effet celle-ci, pendant et hors le temps de la grossesse, est beaucoup plus disposée au prolapsus, à l'antéversion et à la rétroversion de l'utérus, et il est beaucoup plus difficile d'y remédier. Pendant l'accouchement l'utérus, n'étant pas soutenu par le cercle du détroit supérieur, est poussé dans l'excavation, vient faire entre les lèvres de la vulve une saillie plus ou moins grande. La sortie du fœtus ayant lieu d'une manière trop brusque dans beaucoup de ces cas, et avant que l'utérus ait eu le temps de se contracter, cet organe est alors très-exposé à se renverser sur lui-même ou à devenir le siége d'une hémorrhagie grave. Cet excès de grandeur peut n'exister que pour un des détroits, ou l'excavation, ou même un des diamètres de ces parties. Les conséquences en sont alors moins fâcheuses; je les exposerai plus loin. Un bassin trop étroit, quoique d'une figure régulière, comme on en voit quelques-uns, entraîne des inconvéniens plus immédiats, en opposant à l'accouchement des obstacles proportionnés au degré de rétrécissement qu'il présente, ainsi qu'au volume et à la solidité de la tête du fœtus.

Le plus souvent la figure du bassin est altérée en même temps que ses dimensions. Ces difformités offrent des variétés presque sans nombre, de sorte qu'il serait impossible d'en présenter dans des bornes rétrécies une esquisse même imparfaite. Je crois parvenir à en donner une idée plus exacte en les analysant, si je puis parler ainsi, en décrivant séparément leurs élémens, pour montrer comment chacun d'eux influe sur la grossesse et l'accouchement, et en indiquant ensuite comment ces vices partiels se combinent le plus ordinairement, car presque jamais ils ne se rencontrent ainsi isolés dans la nature. Toutes ces difformités se réduisent à la diminution des diamètres que nous avons considérés aux diverses parties du bassin, et que nous allons de nouveau passer en revue sous ce nouveau rapport, et en suivant le même ordre.

Le diamètre transversal du grand bassin peut être diminué à un degré assez considérable pour que le développement de la matrice en éprouve quelque gêne dans les derniers temps de la grossesse. Cela peut dépendre de ce que les deux os des iles sont trop rapprochés de la ligne médiane, ou bien, ce qui est le plus fréquent, de ce qu'un seul offre cette direction vicieuse. Dans ce cas, le côté correspondant du bassin est plus élevé que l'autre, et la matrice, en se distendant, devient nécessairement oblique du côté opposé. Au détroit supérieur, le diamètre antéro-postérieur

peut n'avoir que six à huit lignes d'étendue, comme on l'a
vu quelquefois; tous les degrés intermédiaires entre cette longueur et l'étendue ordinaire de ce détroit ont également été observés. Ce vice peut dépendre de ce que l'angle sacro-vertébral
est trop saillant, de ce que le corps des pubis est porté trop en
arrière, ou de ces deux causes réunies. Ce vice est celui qui se
rencontre le plus fréquemment, et qui oppose à l'accouchement
les obstacles les plus grands. Le diamètre transverse gagne ordinairement quelque longueur lorsque l'antéro-postérieur est plus
court qu'il ne doit être; et réciproquement quand il est lui-même
plus court, l'antéro-postérieur se trouve plus long. Il est rare cependant de rencontrer cette conformation vicieuse portée au
point de rendre l'accouchement difficile. Les diamètres obliques
peuvent aussi être singulièrement raccourcis. Il y a dans la collection de la Faculté de médecine de Paris des bassins sur lesquels on ne trouve pas plus d'un pouce entre la partie postérieure d'une des cavités cotyloïdes et l'angle sacro-vertébral.
Cette difformité dépend de la courbure en dedans de l'os coxal,
à l'endroit de l'union de sa région iliaque avec la région pubienne;
et cette courbure, qui offre des degrés fort divers, peut exister
des deux côtés ou d'un seul. Dans le premier cas, le détroit supérieur présente la même figure que sur un bassin d'homme.
Un bassin que possède M. Joffrion, et dont le modèle en plâtre a
été offert à la Faculté par M. Maygrier, est configuré de telle sorte
que les deux os pubis sont placés parallèlement, ne laissant entre
eux que cinq à six lignes d'intervalle; à la hauteur des cavités cotyloïdes, les deux os coxaux commencent à s'écarter pour former
réellement le contour du détroit supérieur, dont cette partie antérieure forme comme un appendice. Weidmann, dans sa *Dissertation sur l'usage du forceps*, a donné la figure et la description
de deux bassins absolument semblables. On voit assez que sur des
bassins ainsi conformés la distance qui se trouve entre la partie
antérieure de la symphyse des pubis et le sommet du tubercule
épineux supérieur du sacrum est très-grande, tandis que la partie
du bassin perméable, à la tête du fœtus, est en effet très-rétrécie.
Quand un seul des os coxaux est rentrant, celui du côté opposé
présente ordinairement une concavité plus grande que dans l'état
ordinaire, et la partie la plus large de la tête se place ordinairement de ce côté, disposition favorable pour l'accouchement. Ce
que la nature fait dans ce cas, l'accoucheur doit le faire dans

d'autres circonstances lorsqu'il a bien su reconnaître la forme du bassin, et apprécier la nature de l'obstacle qui s'oppose à l'expulsion du fœtus. Le diamètre antéro-postérieur de l'excavation est trop court quelquefois, parce que les pubis sont portés en arrière; mais le plus ordinairement cela a lieu parce que la concavité du sacrum n'est pas assez prononcée. La face antérieure de cet os est quelquefois plane. J'ai dans ma collection un bassin qui offre cette disposition, et en même temps l'inclinaison en dedans de la partie inférieure des pubis; de sorte que le sacrum et les pubis présentent deux plans inclinés, très-éloignés en haut et rapprochés en bas, entre lesquels la tête du fœtus était d'autant plus serrée qu'elle avançait davantage, et qu'on ne put l'amener au dehors qu'après l'avoir ouverte et vidée. D'autres fois le sacrum, au lieu d'être concave sur sa face antérieure, est convexe, comme on le voit dans un bassin qui existe dans la collection de la Faculté. Le premier bassin décrit par Choulant (*decas pelvium spinarumq., def.*) offre une disposition semblable. Il arrive souvent au contraire que la concavité du sacrum est trop grande, et dans la plupart de ces cas le diamètre antéro-postérieur des deux détroits ou d'un seul est diminué dans la même proportion. Le diamètre transversal n'est jamais vicié au point d'apporter de grandes difficultés à l'accouchement, à moins que les tubérosités de l'ischion ne soient singulièrement rapprochées. L'épine de l'ischion est quelquefois déjetée en dedans au point 'de nuire à la progression et à la rotation de la tête du fœtus dans l'excavation. Je ne puis cependant admettre que cette épine puisse jamais s'introduire dans la fontanelle antérieure pour arrêter la tête. Les diamètres du détroit inférieur sont susceptibles d'être diminués, même à un degré fort considérable, l'antéro-postérieur par la saillie extraordinaire du sommet du sacrum et du coccyx, le transversal par le rapprochement excessif des tubérosités de l'ischion. Ce rapprochement a souvent lieu d'une manière inégale, une des tubérosités se portant plus que l'autre vers la ligne médiane. L'étroitesse de l'arcade des pubis est la conséquence nécessaire de ce vice de conformation; et l'accouchement est rendu difficile, non-seulement parce que l'étroitesse du diamètre transversal oppose un obstacle au passage de la tête, mais encore et surtout parce que l'arcade des pubis ne peut plus en recevoir une partie.

La cavité du bassin est encore quelquefois rétrécie, et même presque complétement obstruée par des exostoses de diverses formes; des végétations osseuses, dont on voit un exemple très-remarquable dans les collections de la Faculté ; des saillies en forme d'apophyses styloïdes, comme celles que décrit Sev. Pineau (*de notis virgin.*), et celle dont parle Plessman dans sa *Médecine puerpérale* , si on pouvait donner quelque créance à une obser-vation plus que extraordinaire dans toutes parties.

Outre ces altérations de la figure du bassin, les modifications trop grandes de son inclinaison peuvent aussi avoir une influence défavorable sur la terminaison de l'accouchement. C'est au détroit supérieur que cette difformité est surtout remarquable. L'angle sacro-vertébral, au lieu de l'élévation qu'il doit avoir au-dessus d'une ligne horizontale tirée au niveau du bord supérieur de la symphyse des pubis, se trouve quelquefois beaucoup au-dessous de cette hauteur. J'ai vu des bassins dans lesquels il était placé sur le même plan que cette partie supérieure des pubis ; son axe alors était vertical, et passait à travers le détroit inférieur bien au de-vant du sommet du coccyx. Le sacrum, dans ces cas, offre ordi-nairement une courbure trop considérable. D'autres fois, et c'est ce qui a lieu le plus ordinairement quand le sacrum est trop droit, l'inclinaison du plan du détroit supérieur se rapproche de la ligne verticale, et même se confond avec elle, l'angle sacro-vertébral, qui est peu marqué dans ce cas, étant directement au-dessus de la partie inférieure de la symphyse des pubis.

S'il est quelques bassins qui offrent ces vices de conformation réu-nis en grand nombre, et de manière à présenter les formes les plus bizarres, il en est un beaucoup plus grand nombre dans lesquels ils offrent une certaine combinaison régulière qui permet de tirer quelques corollaires généraux. Ainsi on remarque en général que lorsqu'un des diamètres du bassin est raccourci, celui qui le croise est plus long. Il en est de même pour les détroits; quand le su-périeur est resserré, l'inférieur est très-ample, et réciproquement. J'ai précédemment indiqué quelques autres de ces combinai-sons, suffisamment pour ne pas entrer ici dans de plus grands détails.

L'influence que ces conformations vicieuses exercent sur l'ac-couchement varie suivant leur nature et leurs degrés. Quand le bassin est vaste au détroit supérieur, et rétréci à l'inférieur, l'ac-couchement suit dans les commencemens une progression très-rapide, mais ensuite il se rallentit. Le contraire a lieu quand il

existe une disposition opposée, et cela exige beaucoup d'attention de la part de l'accoucheur, car la tête de l'enfant, se dégageant enfin du détroit supérieur après des efforts violens et multipliés, dont l'énergie se continue, arrive brusquement au détroit
inférieur ; et n'y trouvant pas de résistance, elle le franchit avec
tant de vitesse, que l'enfant est quelquefois lancé à une certaine
distance. Le moindre inconvénient est l'erreur de pronostic, dont
on peut à bon droit accuser l'accoucheur ; mais ce qui est réellement fâcheux, c'est que la déchirure du périnée, la rupture du
cordon ombilical, le décollement prématuré du placenta, et le
renversement de l'utérus, peuvent être la suite de cette extrême
précipitation. L'étroitesse du détroit supérieur dans son diamètre
antéro-postérieur, portée au point de ne laisser que trois pouces
et demi d'écartement entre l'angle sacro-vertébral et la face postérieure des pubis, rend déjà difficile le passage de la tête du
fœtus, et nécessite quelquefois l'usage du forceps. A trois pouces
d'écartement, la difficulté est encore plus grande, et l'usage de
l'instrument plus impérieusement exigé ; il peut même être insuffisant. Alors la division de la symphyse des pubis procure un
agrandissement convenable du détroit. Au-dessous de ce degré
de largeur, cette opération est encore utile, et jusqu'au point
où le diamètre antéro-postérieur n'a plus que deux pouces et
demi de longueur ; mais au delà de ce terme on ne peut guère
espérer de succès de cette opération, et la section césarienne, ou
les moyens proposés pour la suppléer, sont les seules ressources
de l'art. Il est facile de sentir que ces règles ne peuvent être ici
posées que d'une manière approximative, et que les exceptions
doivent être nombreuses. On a vu, par exemple, dans l'amphi-
théâtre de Solayrès, et dernièrement à la maison d'accouchement,
l'expulsion du fœtus se faire naturellement à travers un bassin qui
n'offrait que deux pouces et demi dans son diamètre antéro-postérieur ; mais ces fœtus étaient petits, et chez eux l'ossification des
os de la tête était peu avancée. Quand un des côtés du bassin
offre beaucoup d'ampleur, la tête du fœtus, en se dirigeant de ce
côté, peut encore traverser un détroit dont le diamètre antéro-
postérieur a fort peu d'étendue. Le rétrécissement de l'excavation empêche le mouvement de rotation de la tête, et l'accouchement devient impossible par les seules forces de la nature, à moins
que le détroit inférieur n'ait de très-grandes dimensions transversalement. A un degré plus considérable, la progression de la tête

se trouve complétement empêchée. Si au contraire la concavité
du sacrum est trop grande, la tête du fœtus se loge dans cet enfoncement, et a d'autant plus de difficulté à en sortir pour se porter
en avant, suivant la direction de l'axe du détroit inférieur, que
l'angle formé par les axes des détroits est alors plus marqué, et
que l'action des forces expultrices n'agit que suivant la direction
de l'axe du détroit supérieur. Trop de profondeur de l'excavation
rend nécessairement l'accouchement plus long et plus difficile. Le
défaut de dimensions suffisantes au détroit inférieur entraîne en
général des suites moins graves que la plupart des difformités précédemment exposées, parce que la tête de l'enfant étant plus près
de l'extérieur, on peut plus facilement agir sur elle. Dans les cas
où la direction convenable imprimée à la tête, et l'action du
forceps, quand elle a été jugée nécessaire, sont insuffisans, la
section de la symphyse présente des avantages plus grands que
lorsqu'il s'agit de remédier aux vices du détroit supérieur et de
l'excavation. L'opération césarienne a cependant aussi été quelquefois indispensable dans ces cas. Il est à remarquer que, dans
certains bassins difformes, l'arcade des pubis étant remarquable-
ment rétrécie, la partie inférieure du sacrum et le coccyx sont
tellement portés en arrière, que la tête du fœtus peut passer dans
l'espace qui se trouve derrière les tubérosités de l'ischion. L'inclinaison trop grande ou trop peu considérable du plan du détroit
supérieur a aussi une influence marquée sur la direction de la matrice dans les derniers mois de la grossesse, et sur la marche de
l'accouchement. Cette influence, due principalement au défaut de
parallélisme entre la direction de l'axe de l'utérus et la direction
de l'axe du détroit supérieur, indiquée par quelques auteurs, a
été bien appréciée par M. Lobstein, dans un mémoire particulier.

Le rachitis est la cause la plus ordinaire des difformités du
bassin. On conçoit en effet que les os du bassin ramollis par cette
affection, ne peuvent plus supporter le poids du corps, et que,
pressés entre ce poids qui agit sur le sacrum et successivement
sur les os coxaux, et les résistances offertes par les plans sur
lesquels posent les tubérosités de l'ischion, ou par les têtes des
fémurs pendant la station, ils doivent obéir à ces deux forces
opposées, se courber, se contourner en divers sens. Les diverses
combinaisons produites dans la direction de ces forces, selon
les attitudes diverses que l'habitude engage à garder le plus constamment, expliquent assez clairement toutes les variétés de dé-

formation que présente le bassin. Le rachitis agit pendant l'enfance principalement sur les os des membres. Aussi les os coxaux sont-ils alors, parmi les os du bassin, ceux qui reçoivent le plus l'impression de ce vice. Vers l'époque de la puberté, c'est la colonne vertébrale qui en éprouve particulièrement les effets; ses courbures naturelles sont augmentées; il s'en forme de nouvelles dans d'autres sens; la direction suivant laquelle le poids du corps pèse sur le sacrum est changée, et cet os subit diverses déformations. Choulant remarque avec justesse que lorsqu'une des courbures de la colonne vertébrale est devenue plus marquée, les autres courbures éprouvent successivement un changement analogue, et que le sacrum, qui forme la quatrième courbure du rachis, suit la même loi. Il en est de même par rapport au redressement de ces courbures. Il explique ce phénomène d'une manière fort plausible, pour les efforts que font les muscles pour conserver la position du centre de gravité; il rend compte aussi des exceptions que l'on rencontre quelquefois. On voit évidemment que l'effet dont je viens de parler sera d'autant moins sensible, que les os du bassin auront acquis plus de solidité. On observe en effet que, chez les femmes qui deviennent rachitiques à l'époque de la puberté, le bassin conserve souvent des dimensions convenables, quoique la colonne vertébrale soit horriblement déformée, ce qui est facile à expliquer d'après ce qui vient d'être dit. Le rachitis se développe aussi quelquefois à un âge avancé; on a vu les os du bassin devenir difformes chez des femmes qui étaient déjà accouchées plusieurs fois, et les accouchemens subséquens être rendus extrêmement difficiles ou même impossibles, sans le secours d'une opération. Mais le rachitis, n'est pas la seule cause de la déformation du bassin. Toutes les causes qui peuvent changer la direction de la colonne vertébrale, telles que la carie du corps des vertèbres, les coups violens, les chutes, agissent aussi sur la forme du bassin; quand leur action a lieu à l'époque où les os n'ont pas encore acquis leur développement et leur solidité. D'autres causes agissent directement sur le bassin, comme la carie, les fractures de ses os, la syphilis, qui produit des exostoses, la pression produite par la tête du fémur déplacée par suite d'une coxalgie, et même d'une luxation non réduite. On assure aussi que la tête du fémur, faisant saillie à travers le trou sous-pubien, dans un cas de cette nature, a été un obstacle au passage de la tête. Quelques vices du bassin ne peuvent être attribuées qu'à la première conformation de l'individu. Théoph. de Meza (*tract. de quib. notab. objectis ad art. obstet. spectantibus*), admet encore que les convulsions qui surviennent dans l'enfance peuvent agir sur les os du bassin encore mous, et les déformer.

Le diagnostic des difformités du bassin peut s'acquérir au moyen de l'examen extérieur du sujet, de l'examen·intérieur du bassin ou du toucher, et de l'emploi d'instrumens généralement appelés *pelvimètres*. Ces instrumens présentent, pour la plupart, des inconvéniens qui les ont fait abandonner; un seul, le compas de proportion de Baudelocque, est encore en usage. Je les examinerai avec le degré d'intérêt qu'ils méritent à l'article PELVIMÉTRIE, ainsi que tout ce qui a rapport au toucher, considéré dans son application spéciale à la mesure du bassin. Je me bornerai à faire connaître ici les caractères extérieurs de la mauvaise conformation du bassin. Ces caractères sont le défaut d'ampleur et de saillie des hanches, l'inégalité de cette saillie et de la hauteur des crêtes iliaques, la trop petite distance des épines antérieures et supérieures, la saillie trop considérable du pénil, ou son aplatissement, la longueur trop grande de la symphyse des pubis facile à reconnaître à l'extérieur, le resserrement de l'arcade des pubis que l'on juge sans difficulté, en suivant les branches de cette arcade avec le doigt porté dans le pli de la peau situé entre la grande lèvre et la cuisse, le rapprochement et l'inégalité d'élévation des tubérosités de l'ischion, qui deviennent saillantes, et se font aisément sentir quand le sujet est assis sur le bord d'un siége, l'enfoncement trop ou ·trop·peu considérable de l'angle que forme en arrière l'union de la dernière vertèbre lombaire avec le sacrum, la courbure trop grande, ou l'aplatissement de la face postérieure de cet os, la direction du coccyx et sa mobilité ; enfin l'aplatissement d'une ou des deux fesses qui ne sont plus convenablement soutenues par la convexité de l'os coxal. Il est aisé d'appliquer chacun de ces caractères extérieurs au vice de conformation dont il est l'indice ; les détails dans lesquels je suis entré dans le courant de cet article, me dispensent d'insister sur cette application.   (DESORMEAUX.)

BASSIN OCULAIRE, s. m., *pelvis ocularis, scaphicum oculare.* On a donné ce nom à un petit vase soutenu par un pied d'une forme elliptique, et dont on se sert pour appliquer sur l'œil des liquides de diverse nature, tels que de l'eau fraîche, des collyres émolliens, narcotiques ou résolutifs. Cet instrument est fait de verre, de porcelaine ou de métal. Lorsqu'on veut s'en servir, on le remplit du liquide convenable, on penche la tête, on le pose sur les paupières, auxquelles il s'adapte exactement, à raison de sa forme; on peut alors relever la tête et la pencher en arrière, afin que le liquide, par son poids, tombe sur les paupières et à la surface du globe de l'œil. Le plus souvent on remplace le bassin oculaire par une petite éponge, avec laquelle on instille entre les paupières et sur l'œil les médicamens liquides appropriés à la maladie.   (J. CLOQUET.)

BASSINET, s. m. *pelvis, infundibulum*. C'est le nom que l'on donne à l'extrémité supérieure de l'uretère, qui est évasée. (*Voyez* REIN et URETÈRE.)   (A. B.)

BASSORINE, principe immédiat des végétaux, trouvé d'abord par M. Vauquelin dans la substance nommée *gomme de Bassora*, et ensuite par moi-même dans un grand nombre de gommes-résines, et dans quelques fruits ou semences. La bassorine est insoluble dans l'eau froide et chaude, dans l'alcohol, l'éther, les huiles et les acides faibles. L'acide hydrochlorique, dans un certain degré de concentration, la dissout, mais lui fait subir une sorte d'altération qui tend à la rapprocher des gommes. L'acide nitrique concentré la convertit en acide oxalique.

Pour obtenir la bassorine, il faut traiter les matières qui la recèlent par les différens menstrues qui, n'ayant pas d'action sur elles, peuvent lui enlever les substances qui l'accompagnent. C'est ainsi qu'on peut la retirer du bdellium et de quelques autres gommes-résines, en les soumettant successivement à l'action de l'alcohol et de l'eau. La bassorine résiste à l'action dissolvante de ces deux corps, et reste quelquefois mêlée avec des débris de fibres ligneuses : on la sépare de celles-ci en la mettant macérer dans de l'eau ; elle se gonfle, devient légère, et peut être enlevée par décantation.

Si l'amidon se rencontrait avec la bassorine, on le séparerait par l'eau presque bouillante.

La bassorine ne paraît pas avoir d'action marquée sur l'économie animale; jusqu'ici on ne l'a pas employée en médecine.
                          (J. PELLETIER.)

BAS-VENTRE, s. m. *Voyez* ABDOMEN et VENTRE.

BATITURES, s. f. pl., *batitura*. Ecailles ou parcelles des métaux qui se détachent d'une masse que l'on forge. Les médecins font quelquefois usage des batitūres de fer, de cuivre, etc. *Voyez* ces mots.   (ORFILA.)

BATTEMENT, s. m., *pulsatio*, *pulsus*. On donne ce nom aux mouvemens de contraction et de dilatation du cœur et des artères; on a également appelé ainsi les pulsations dont on éprouve quelquefois la sensation dans certaines parties enflammées. Les contractions rapides, spasmodiques, qui se manifestent dans quelques muscles, surtout dans ceux de la face, des membres, et dans plusieurs organes de l'abdomen, sont encore nommés battemens, quoique, dans ce dernier cas, on se serve plus particulièrement du mot palpitation.   (R. DEL.)

BAUMES NATURELS. Dans les anciens traités de matière médicale, on désignait sous le nom général de baumes toutes les résines ou térébenthines liquides; mais aujourd'hui l'on a restreint cette dénomination aux substances résineuses qui contiennent de l'acide benzoïque et une huile essentielle. Les baumes naturels sont tantôt solides, tantôt liquides. Leur odeur est aromatique, souvent très-suave; leur saveur est tantôt douce et agréable, tantôt un peu amère et âcre. Soumis à l'action de la chaleur, ils se fondent, brûlent et laissent dégager l'acide benzoïque; ils se dissolvent en totalité dans l'éther, les huiles essentielles et l'alcohol. L'eau et les acides les précipitent de leur dissolution. Traités par les alcalis, ils forment un sel soluble, un benzoate, et laissent précipiter la résine.

On connaît six espèces de baumes naturels, qui sont, 1° le Benjoin; 2° le baume du Pérou; 3° le baume de Tolu; 4° le Liquidambar; 5° le Storax solide; 6° et le Storax liquide. Quant aux baumes de Copahu, de la Mecque ou de Judée, de Giléad, etc., ce sont simplement des *térébenthines*. (*Voyez* ce mot.) Nous allons traiter ici des baumes du Pérou et de Tolu; pour les quatre autres espèces, *Voyez* les mots BENJOIN, LIQUIDAMBAR et STORAX.

BAUME DU PÉROU, *balsamum peruvianum*. Il est produit, suivant Linné fils, par le *myroxylum peruiferum*, grand arbre qui appartient à la famille naturelle des Légumineuses, à la décandrie monogynie, et qui croit au Pérou, au Brésil et dans d'autres parties de l'Amérique méridionale; et, suivant Jacquin, Jussieu et Lamarck, par le *myrospermum pedicellatum*, qui fait partie de la même famille, et croît dans les mêmes lieux. Ce point de l'histoire naturelle du baume du Pérou est resté long-temps indécis et obscur; cependant l'examen attentif et la comparaison des caractères des deux genres *myroxylum* et *myrospermum* nous ont convaincus qu'ils étaient identiques, et par conséquent devaient être réunis en un seul, pour lequel on pouvait conserver le nom de *myroxylum*.

Cette substance présente trois variétés dans le commerce, savoir: 1° le baume du Pérou *blanc*, qui est liquide et presque transparent, et qui s'obtient par de simples incisions pratiquées au tronc de l'arbre; 2° le baume du Pérou brun ou *roux*, qui est solide; il est recueilli de la même manière que le précédent. Ces deux espèces sont extrêmement rares dans le commerce européen; elles sont ordinairement renfermées dans des fruits de calebassier; ce sont les plus estimées, à cause de leur pureté et de la suavité de leur odeur. On vend souvent, à la place du premier, le baume liquidambar, et l'on falsifie le second avec le baume de Tolu. 3.° La troisième espèce est celle que l'on trouve le plus communément répandue dans le commerce; elle y est connue sous le nom de baume du Pérou *noir*. Il est liquide, d'une consistance sirupeuse, d'une couleur brune rougeâtre foncée. Son odeur est forte et très-agréable; sa saveur est âcre, amère et désagréable. Il se dissout en totalité dans l'alcohol. Lorsqu'on en met sur un brasier, il s'enflamme, et répand une fumée épaisse. Il cède la plus grande partie de son acide benzoïque à l'eau bouillante. Lorsqu'il séjourne pendant long-temps dans un vase, il dépose sur ses parois de petits cristaux blanchâtres, analogues aux fleurs de benjoin, et qui sont en effet formés d'acide benzoïque.

Propriétés médicales et usages du baume du Pérou. Ce médicament a été célébré par plusieurs auteurs fort estimables comme une substance des plus précieuses. Frédéric Hoffmann a écrit sur ses propriétés un ouvrage où il le vante comme un puissant stomachique, et comme possédant la merveilleuse propriété de guérir la phthisie confirmée. D'autres en ont recommandé l'usage dans les maladies des voies urinaires et les catarrhes pulmonaires chroniques. Mais aujourd'hui les praticiens emploient peu ce médicament à l'intérieur. Cependant, de même que toutes les autres substances balsamiques, il jouit de propriétés excitantes très-marquées, et peut être mis en usage dans les mêmes circonstances que le Benjoin, le baume de Tolu, etc. A l'extérieur, on l'employait autrefois à la cicatrisation des plaies récentes; mais on en a encore abandonné l'usage, depuis que l'on a reconnu

l'inutilité et même les mauvais effets des substances balsamiques,
pour obtenir la cicatrisation des plaies simples.

Mode d'administration. Lorsque l'on veut faire usage du baume
du Pérou, on en verse depuis vingt jusqu'à trente gouttes sur un
morceau de sucre. Cette substance fait partie de plusieurs préparations officinales, telles sont : les pilules balsamiques de Morton, le sirop balsamique de Fréderic Hoffmann, le baume apoplectique, l'essence de benjoin composée, etc., etc..

BAUME DE TOLU, *balsamum Tolutanum.* On le retire du *Tolui-
fera balsamum.* L. Arbre de la famille des Térébenthacées, de la
décandrie monogynie, qui croît dans l'Amérique méridionale, et
que l'on cultive abondamment aux environs de Tolu, non loin
de Carthagène. Il s'écoule du tronc de l'arbre, par des incisions
que l'on a soin d'y pratiquer. Il est ordinairement solide, sec et
cassant. Quelquefois cependant, mais plus rarement, il est à demi
liquide ; il se prend facilement en masse en se solidifiant. Sa
couleur est d'un fauve clair, à demi transparente ; son odeur est
extrêmement suave, et rappelle un peu celle du citron. Sa saveur
est douce et assez agréable ; elle n'a ni l'âcreté, ni l'amertume du
baume du Pérou. Projeté sur des charbons ardens, il s'y fond,
brûle en répandant une fumée blanche d'une odeur aromatique. Il
est soluble en totalité dans l'éther et l'alcohol. L'eau chaude lui
enlève la plus grande partie de son acide benzoïque.

Dans le commerce le baume de Tolu est ordinairement contenu dans de grandes bouteilles de terre cuite, que l'on nomme
potiches ; plus rarement on l'apporte dans de petites calebasses.
Dans ce dernier cas, il est en général plus pur ; plus suave, et
c'est alors qu'on le donne quelquefois pour du baume du Pérou
fauve ou sec.

Propriétés médicales et usages du baume de Tolu. La grande
analogie de composition, nous dirons presque l'identité qui existe
entre le baume de Tolu et le baume du Pérou doivent faire soupçonner dans ces deux substances une manière analogue d'agir sur
l'économie vivante. C'est ce qui a lieu en effet, et le baume de
de Tolu possède absolument les mêmes propriétés que le baume
du Pérou, quoique cependant elles y soient moins actives. Ainsi
ce médicament doit être rangé parmi ceux qui exercent un action
stimulante sur nos organes. On l'emploie principalement dans
les catarrhes pulmonaires chroniques, dans cette forme de la
phthisie pulmonaire désignée par les pathologistes sous le nom

de phthisie muqueuse. Dans ces circonstances, le baume de Tolu agit d'une manière directe ou sympathique sur la membrane muqueuse qui tapisse les bronches et leurs ramifications ; il modifie ses propriétés organiques, rend l'expectoration plus facile, et finit même quelquefois par en tarir la source.

Pour remplir cette indication, on met en usage plusieurs des préparations du baume de Tolu. Ainsi l'on peut administrer les tablettes ou le sirop dont cette substance balsamique forme la base. Mais il est un autre procédé qui agit avec d'autant plus d'énergie, que son action est plus directe et plus immédiate. Il consiste à mettre dans un flacon à double tubulure une once de baume de Tolu et deux onces d'éther sulfurique. Le malade aspire alors par l'un des tubes les vapeurs d'éther chargées des parties balsamiques du baume de Tolu. J'ai vu quelquefois ce moyen calmer la toux, faciliter la respiration et l'expectoration chez des personnes consumées par des phthisies confirmées, et du moins alléger une maladie devenue incurable. Autant cette substance peut être avantageuse, lorsqu'il y a ainsi faiblesse générale, atonie des organes pulmonaires, autant ses effets seraient pernicieux, si on l'administrait lorsque la peau est chaude, le pouls vif, la sensibilité exaltée, en un mot, qu'il y a fièvre ou phlegmasie locale.

Il est encore une autre circonstance dans laquelle le baume de Tolu peut être donné avec quelque avantage, c'est lorsqu'il s'agit de provoquer l'action perspiratoire de la peau. M. Alibert place ce médicament parmi les substances qui peuvent augmenter l'action exhalante du système cutané.

Modes d'administration et doses. Les deux préparations dont on fait le plus souvent usage en France sont le sirop et les tablettes de Tolu. Le sirop se fait avec l'eau bouillante, dans laquelle on a laissé infuser cette substance, qui lui cède une grande partie de l'acide benzoïque qu'elle contient. Sa dose est de demi-once à une once et demie. Les tablettes ne renferment également que de l'acide benzoïque. On prépare aussi une teinture alcoholique de baume de Tolu, qui est plus active, parce qu'elle renferme une plus grande quantité des principes de sa base. Sa dose est d'un à deux gros, dans un verre d'eau sucrée. On peut encore administrer ce baume sous forme de pilules ou d'électuaire, en l'incorporant dans un mucilage, du sucre ou du miel. Sa dose est alors de six à dix-huit grains.   (A. RICHARD.)

BAUMES PHARMACEUTIQUES. On donnait jadis, et l'on donne encore aujourd'hui vulgairement le nom de baume à des préparations pharmaceutiques qui diffèrent entre elles par leur composition et leurs usages, de telle sorte qu'il serait difficile d'établir une définition exacte de ces médicamens. En général ce sont des préparations auxquelles on a cru reconnaître de grandes vertus et des propriétés médicales toutes particulières. Dans un traité méthodique de pharmacie, on ne pourrait faire un chapitre sur les baumes : il faudrait en parler dans des articles divers et éloignés les uns des autres. Une des meilleures classifications des baumes est toutefois celle qu'a adoptée M. Guersent : considérant les baumes d'après leur composition, il les divise en baumes huileux, onguentacés, savonneux et spiritueux.

Les baumes huileux sont principalement formés d'huiles fixes ou volatiles. Ils peuvent contenir en solution ou en suspension des résines, des baumes naturels, des extraits, des poudres, et même des substances minérales. Ils ont toujours une consistance liquide. Rarement on les emploie à l'intérieur. Ils sont principalement usités comme linimens; tels sont les baumes acoustique, hystérique, de Laborde, nerval, samaritain, saxon, de soufre, tranquille, vert de Metz.

Les baumes onguentacés sont ordinairement composés de graisses, d'huiles, de cire, de résines. Ils diffèrent principalement des baumes huileux par leur consistance plus épaisse. Ils sont employés surtout extérieurement; tels sont les baumes apoplectique, d'arcéus, de Geneviève, hypnotique, de Lucatel.

Les baumes savonneux ont le savon pour base : celui-ci est dissous dans l'eau ou l'alcohol. On y joint des huiles volatiles, du camphre, etc., selon l'espèce du baume. Ils ont une consistance molle, et ne sont employés qu'à l'extérieur. Ils comprennent les baumes acétique, d'aiguilles, opodeldoch.

Enfin les baumes spiritueux sont des alcoholats ou des teintures très-chargées de résines, de substances aromatiques. Ils participent en général des propriétés thérapeutiques des teintures; ils sont par conséquent stimulans. On les emploie à l'intérieur à petites doses, ou à l'extérieur en frictions. Dans cette classe se trouvent les baumes du Commandeur, de Fioraventi, de vie.

D'après cet exposé, on voit qu'on pourrait répartir ce qu'on aurait à dire sur les baumes, entre les articles HUILES, ONGUENS, SAVONS, TEINTURES : c'est la méthode adoptée par les auteurs du

nouveau Codex. Cependant, comme dans un dictionnaire l'ordre
alphabétique doit être interrompu le moins possible, et doit s'appliquer principalement aux noms généralement usités, nous préférons passer ici en revue les baumes principaux qui se préparent
encore en pharmacie, quelle que soit leur nature et leur composition.

BAUME ACÉTIQUE. Ce baume, dont j'ai donné la formule dans
le *Journal de Pharmacie*, n'est qu'une solution de savon dans
l'éther acétique. Ce médicament, qui, par son aspect et sa consistance, se rapproche beaucoup de l'opodeldoch, est principalement employé en frictions dans les douleurs rhumatismales.
L'éther acétique enchaîné par le savon se volatilise moins facilement; il est plus-long-temps en contact avec la peau. On ajoute
souvent du camphre au baume acétique, qui alors prend le nom
de baume acétique camphré.

BAUME ACOUSTIQUE. Nous trouvons sous la même dénomination des recettes très-diverses. Il se réduit toujours cependant à
un amalgame d'huiles et d'essences. Celle de l'ancien Codex,
suivie par Baumé, offre un mélange de teintures d'asa-fœtida,
d'ambre gris et de castoréum, unies au baume tranquille, au
baume de soufre térébenthiné, et à l'huile de rue par infusion.
Cette préparation stimulante peut être utile dans quelques cas
de surdité; ce qui lui a fait donner le nom qu'elle porte. On
l'introduit dans le conduit auditif à l'aide d'une petite éponge
ou d'un peu de coton.

BAUME D'AIGUILLES OU D'ACIER. On fait dissoudre de l'acier
dans de l'acide nitrique. On ajoute dans la solution de l'huile
d'olive et de l'alcohol; on chauffe pendant un quart d'heure. On
pourrait supprimer sans inconvénient l'alcohol, qui se volatilise
pendant l'opération. Ce baume paraît être un mélange ou plutôt
une combinaison de nitrate de fer avec l'huile solidifiée par l'action
de l'excès d'acide nitrique. Du reste, l'action de l'acide nitrique
et des sels métalliques sur les huiles est encore peu connue.
Lorsque l'on verse dans du nitrate de fer une solution de savon,
il se fait un précipité qui n'est autre qu'un savon métallique à base
d'oxyde de fer. Cette composition est différente de la précédente.
Le baume d'acier est peu usité. Il est résolutif, et peut être employé dans les engorgemens lymphatiques. Lorsque ce baume est
trop dur, on le ramollit en le broyant avec de l'huile d'olive.

BAUME ANODIN DE BATHE. *Voyez* BAUME OPODELDOCH OPIACÉ.

BAUME APOPLECTIQUE. Ce baume, auquel on attribuait gratuitement de grandes vertus, et qu'on croyait propre à combattre l'apoplexie, est épais, brun et très-odorant. On le conserve dans de petites cassolettes pour en respirer l'odeur. Il est très-stimulant. Le musc et l'ambre gris à petite dose y sont associés au benjoin, au styrax et aux huiles volatiles les plus suaves. On l'administre rarement à l'intérieur. Sa dose est alors de douze à trente-six grains. On s'en sert plus souvent en friction.

BAUME D'ARCÉUS. Le nouveau Codex indique cette préparation sous le nom d'*onguent composé de térébenthine et de graisses*. Il est en effet composé de suif de mouton, de graisse de porc, de térébenthine et de résine élémi, unies par fusion. Il a une consistance molle, et une belle couleur blanche ; sa propriété excitante le fait quelquefois employer dans le pansement des ulcères atoniques et des plaies qui prennent un caractère gangréneux.

BAUME DU COMMANDEUR. (*Teinture balsamique du Codex.*) C'est une teinture alcoholique très-chargée de substances résineuses et balsamiques : l'oliban, la myrrhe, le styrax, le benjoin en sont la base. On y joint l'ambre gris, l'angélique, l'hypéricum. Ce baume est stimulant. On peut le donner à l'intérieur à la dose de dix à quarante gouttes. Employé à l'extérieur, il paraît quelquefois accélérer la cicatrisation des plaies et des ulcères atoniques.

BAUME DE FIORAVENTI. Le Codex désigne maintenant cette préparation par le nom d'*alcohol de térébenthine composé*. En effet, c'est un alcohol très-chargé des principes odorans et volatiles d'un assez grand nombre de matières résineuses ou aromatiques, telles que la térébenthine, la myrrhe, la résine élémi, la cannelle, le gérofle, le gingembre, etc. Après avoir fait macérer dans l'alcohol, pendant quelques jours, les substances qui entrent dans ce baume, on distille le tout au bain-marie pour obtenir l'alcohol aromatique, qui est limpide, piquant, et dans lequel on distingue surtout l'odeur de térébenthine.

Le baume de Fioraventi, tel que ce médecin de Bologne le composait, était plus compliqué que celui du Codex. Il y entrait du musc et de l'ambre gris. Nous ne voyons pas pourquoi on a supprimé ces deux matières, tandis qu'on a conservé le dictamne de Crète.

Le baume de Fioraventi est très-stimulant. On l'emploie à l'extérieur dans le traitement des rhumatismes chroniques : réduit en vapeur par la chaleur de la main, il est mis ainsi en contact avec la cornée dans certains cas d'amaurose et d'ophthalmie. Il est rarement administré à l'intérieur. Sa dose serait de cinq à dix gouttes.

Si, dans la préparation du baume de Fioraventi, après avoir séparé l'alcohol aromatique, on continue de distiller le résidu à feu nu, on obtient un phlegme aqueux et une huile volatile d'abord citrine, ensuite noire et en partie pyrogénée. On désignait la première sous le nom de *baume de Fioraventi huileux*, et la seconde, sous celui de *baume de Fioraventi noir*. Ces deux huiles ne sont plus employées en médecine.

BAUME DE GENEVIÈVE. (*Onguent de térébenthine camphré du Codex.*) Il est formé de cire jaune, de térébenthine, d'huile d'olive, fondues ensemble et colorées par de la poudre de santal rouge, auxquelles on a joint $\frac{1}{300}$ de camphre. Ce baume se rapproche beaucoup du baume d'arcéus par sa composition et ses propriétés.

BAUME HYPNOTIQUE. Des sucs de plantes narcotiques, de l'opium, du safran, de l'huile de noix muscade, unis à un corps gras ou à de l'onguent populéum, constituent ce baume, dont la recette varie d'ailleurs dans les formulaires. Il est employé en friction seulement, et dans les mêmes circonstances que le baume tranquille. Son nom lui vient de ce qu'on a prétendu qu'il provoquait le sommeil.

BAUME HYSTÉRIQUE. Ce baume est un mélange de plusieurs gommes-résines fétides, telles que le galbanum, l'asa-fœtida, de bitume asphaltique, de castoréum, d'opium, d'huiles essentielles de rue, de sabine, et autres analogues. Il a été employé dans les affections hystériques. On en faisait respirer l'odeur, ou on l'appliquait sur la région ombilicale. On l'administrait aussi à l'intérieur comme emménagogue, à la dose de quelques grains.

BAUME DE LABORDE OU DE FOURCROY. Des substances résineuses, telles que l'oliban, la térébenthine, le storax, le benjoin; des plantes aromatiques, comme de l'angélique, de l'hypéricum; du genièvre, de la thériaque, le tout mis en infusion dans de l'huile d'olive : telle est la composition de ce baume. Il est appliqué sur les gerçures de la peau et du sein; il calme les douleurs, et paraît faciliter la cicatrisation.

BAUME DE LUCATEL. Ce baume se rapproche beaucoup, par sa composition et ses propriétés, du baume de Geneviève. Il contient de plus du baume du Pérou. On a quelquefois donné ce baume intérieurement, à la dose d'un demi-gros à deux gros, dans le trai-traitement des maladies du poumon. On le croyait propre à cica-triser les ulcères internes. Ses propriétés étant analogues à celles des substances balsamiques, il doit participer de leurs avantages et de leurs inconvéniens.

BAUME NERVAL OU NERVIN. A ce nom le nouveau Codex a substitué une phrase tout entière: *Onguent composé d'huiles vo-latiles, de baume du Pérou et de camphre.* Si on ajoute *de beurre de muscade et de moelle de bœuf,* on aura fait connaître sa composition. Il se prépare en faisant fondre ensemble toutes ces substances, le camphre et le baume du Pérou étant préalable-ment dissous dans l'alcohol. On faisait aussi entrer dans ce baume des graisses d'ours, de cerf et de blaireau. Le baume nerval est excitant; il est employé en embrocation, plus rarement dans le pansement des plaies ou ulcères. En pharmacie, il entre souvent avec des liqueurs spiritueuses dans la composition de linimens. La présence de la moelle de bœuf, qui ne s'unit pas facilement aux liqueurs alcoholiques, rend ces linimens difficiles à préparer. Nous pensons qu'on pourrait, dans ce cas, employer avec avan-tage un baume savonneux.

BAUME OPODELDOCH. (*Savon ammoniacal camphré, préparé avec la moelle de bœuf,* du *Codex.*) Le baume opodeldoch n'est qu'une solution de savon animal, à base de potasse ou de soude, dans de l'alcohol chargé de camphre et d'huiles volatiles. Ce baume li-quide, à la température de 40 à 50 degrés, devient presque opaque par le refroidissement. C'est quelques momens avant sa congéla-tion que l'on y ajoute la petite quantité d'ammoniaque qui doit entrer dans sa composition. L'expression de savon ammoniacal employée par le Codex est impropre, puisque l'ammoniaque est libre, et que le savon est à base d'alcali fixe. Les herborisations qui se forment dans ce baume ne sont pas dues, comme on l'a cru, à une cristallisation du camphre : ce phénomène a lieu dans l'opo-deldoch non camphré; elles sont produites par le surtartrate de potasse. *Voyez* SAVON.

L'opodeldoch de l'ancien Codex était plus composé que celui-ci; il était d'ailleurs liquide, parce qu'on n'employait pas pour le faire un *savon animal.* Cet ancien opodeldoch n'est plus em-ployé.

L'opodeldoch est un des baumes les plus usités maintenant. Il est stimulant, il s'emploie en friction dans les contusions, les rhumatismes chroniques, l'affaiblissement des membres: plus chargé d'ammoniaque, il est vésicant et employé comme tel en Allemagne. En ajoutant de l'opium à l'opodeldoch, on a le *baume anodin de Bathe*, ou du moins une préparation très-analogue.

BAUME SAMARITAIN. Mélange de vin et d'huile, très-souvent employé par les anciens dans le pansement des plaies. Il est question de ce mélange dans une des plus belles paraboles de l'Évangile, et de là vient son nom. Ce baume a une propriété relâchante, corrigée un peu cependant par l'action tonique du vin. On en fait usage en embrocation; on l'emploie aussi dans le traitement des plaies douloureuses produites par les armes à feu, ou résultant d'amputations.

BAUME DU Dr SANCHEZ, ou *baume antiarthritique*. Le savon animal aromatique, uni aux huiles de muscade, de gérofle, de menthe, etc., et dissous dans l'éther acétique, forme ce baume, qui remplace avec avantage le baume opodeldoch, et s'emploie dans les mêmes circonstances.

BAUME SAXON. Ce baume, dont l'huile concrète de muscade fait la base, contient en outre un grand nombre d'huiles volatiles fournies par des plantes pour la plupart de la famille des labiées. Il est âcre, très-odorant et employé seulement en frictions.

BAUME DE SOUFRE ANISÉ, *huile de soufre anisé*. Il se prépare en faisant dissoudre une partie de fleurs de soufre dans quatre parties d'huile essentielle d'anis, à l'aide d'une douce chaleur. Le baume de soufre anisé est d'une belle couleur rouge; son odeur est celle de l'huile d'anis modifiée par celle de l'hydrogène sulfuré qui s'y développe. Il entre dans la composition des pilules balsamiques de Morton. Son emploi pour autre usage est abandonné. On le donnait autrefois comme stimulant diurétique et carminatif.

On préparait de la même manière un *baume de soufre térébenthiné*, en substituant à l'huile d'anis l'essence de térébenthine, un *baume de soufre de Rulland*, en employant de l'huile de noix, comme dissolvant du sulfure; un *baume de soufre succiné*, en se servant d'huile du succin. Les premiers ne s'employaient qu'à l'extérieur; le second intérieurement était donné à petites doses, comme antispasmodique.

BAUME TRANQUILLE, *balsamum tranquillum*, *huile narcotique du Codex*. Le baume tranquille est un infusum huileux d'un assez grand nombre de plantes narcotiques, telles que le

stramonium, la morelle, la belladone, la jusquiame, la nicotiane
et le pavot, et de plantes aromatiques en plus grand nombre ;
telles que le romarin , la lavande, le thym, la sauge, la rue, etc.
Ce baume se fait par macération au soleil et en vaisseaux clos ;
il est d'une couleur verte foncée, d'une odeur aromatique. Il est
employé en linimens pour calmer les douleurs , dans les cas de
rhumatisme , de névralgie, de goutte. On le fait entrer dans les
cataplasmes.

BAUME DE VIE D'HOFFMANN. Teinture alcoholique dans laquelle
entrent les huiles volatiles , de cannelle, de girofle, de macis, de
citron, de succin, l'ambre gris, etc. Ce baume est administré
quelquefois à l'intérieur, jusqu'à un demi-gros, dans les cas de
coliques spasmodiques. On l'emploie aussi à l'extérieur, comme
excitant.

BAUME DE VIE DE LELIÈVRE. *Voyez* ÉLIXIR DE LONGUEVIE.

BAUME VERT DE METZ , ou *de Feuillet*. Ce baume est un mélange d'huile d'olive, de lin et de laurier unies à la térébenthine et aux essences de gérofle et de genièvre. A ce mélange on
ajoute de l'aloès, du sous-acétate de cuivre (vert-de-gris) et du
sulfate de zinc. Selon la remarque de Baumé, la partie gommeuse de l'aloès et le sulfate de zinc se précipitent avec une
partie du vert-de-gris ; une portion de ce dernier se dissout dans
les huiles qu'elle colore en vert.

Le baume vert de Metz est employé comme modérément phagédénique dans le traitement des plaies et des ulcères fongueux.

BAUME VULNÉRAIRE. Il diffère du baume samaritain, en ce
que dans l'huile et le vin on fait macérer un certain nombre
de plantes dites vulnéraires. On y met aussi de l'eau-de-vie.

Nous pourrions encore parler d'un grand nombre de baumes ;
mais nous avons cru devoir nous borner à ceux encore usités en
médecine et en pharmacie.   (J. PELLETIER.)

BAVE, s. f. , *saliva ex ore fluens*. On appelle ainsi la salive
qui , dans quelques maladies, et surtout chez les enfans et les
vieillards, s'écoule involontairement de la bouche. On donne aussi
ce nom à la salive écumeuse qui s'échappe de la bouche des personnes atteintes d'*épilepsie*, de la *rage. Voyez* ces mots et les articles SALIVATION, SALIVE.   (R. DEL.)

BDELLIUM, s. m. C'est une gomme résine qui nous est apportée du Levant et des Indes-Orientales, et qui est produite par
un arbre encore inconnu, mais que Lamarck soupçonne avec

raison pouvoir être une espèce de balsamier (*amyris.*) Cette gomme résine est en masses solides, ordinairement arrondies, d'une couleur terne, tantôt rougeâtre, tantôt verdâtre ; sa cassure est terne, et présente l'aspect de la cire. Son odeur est aromatique, et a quelque analogie avec celle de la myrrhe ; sa saveur est amère et âcre ; elle adhère fortement aux dents lorsqu'on la mâche. D'après l'analyse qui en a été faite par M. Pelletier, le bdellium est composé de résine 59,0 ; de gomme soluble, 9,2 ; de gomme insoluble ou bassorine, 30,6 ; d'huile volatile, 1,2 ; total, 100,0 parties. Cette substance n'est point employée à l'intérieur. Elle jouit à peu près des mêmes propriétés que la myrrhe, et fait partie de plusieurs prépartions pharmaceutiques, entre autres, de l'emplâtre diachylon gommé.

(A. RICHARD.)

BDELLOMÈTRE, s. m., de βδελλα, je suce, j'aspire, et de μετρον, mesure. Tel est le nom d'un instrument imaginé par le docteur Sarlandière, principalement pour remplacer l'usage des sangsues, et pour mesurer la quantité de sang qu'on obtient dans les saignées capillaires. Comme cet instrument, par sa manière d'agir et par les différens usages qu'il peut remplir, se rapproche des ventouses ordinaires, nous croyons devoir en renvoyer la description au mot VENTOUSE ; il nous sera plus facile d'en apprécier la valeur. (R. DEL.)

BEC, s. m., *rostrum.* On a donné ce nom à plusieurs espèces de pinces plus ou moins longues et courbées, dont la forme offrait quelque ressemblance avec le bec de divers oiseaux. On trouve décrits et gravés dans plusieurs auteurs, le bec de canne, *rostrum anatis,* le bec d'oie, *rostrum anserinum ;* le bec de cygne *rostrum cygni ;* le bec de grue, *rostrum gruis ;* le bec de corbin, *rostrum corvinum ;* le bec de vautour, *rostrum vulturinum ;* le bec de perroquet, *rostrum psittacinum ;* le bec de lézard, *rostrum lacertinum.* Toutes ces dénominations sont peu propres à donner une idée exacte des instrumens auxquels on les a appliqués. Ils étaient destinés, les uns à l'extirpation des corps étrangers ou des esquilles, les autres à l'extraction des dents. La plupart d'entre eux ont été abandonnés ou modifiés. *Voyez* PINCE, TIREBALLE. (MARJOLIN.)

BEC-DE-CUILLER, *cochlear.* Instrument dont le nom indique à peu près la forme ; il fait partie de deux autres instrumens destinés à l'extraction des corps étrangers, le *bouton* em-

ployé dans l'opération de la taille, et le *tribulcon* ou *tire-balle de*
Percy. *Voyez* ces mots. (m.)

BEC-DE-CUILLER, *processus cochleari-formis*. Lame osseuse
très-mince, recourbée sur elle-même, que l'on trouve dans le
canal situé entre les portions pierreuse et écailleuse du temporal.

BEC-DE-GRUE, nom vulgaire de plusieurs espèces du genre
geranium, et en particulier du *geranium gruinum*. L. *Voyez*
GÉRANION. (a. richard.)

BEC-DE-LIÈVRE, s. m., *labium leporinum*. C'est le nom par lequel on désigne deux états de l'une des lèvres, très-différens quant à
leur origine, mais ayant l'un avec l'autre de nombreuses analogies.
Ces deux états sont, 1° une fente ou division verticale de la lèvre
supérieure par vice originel de conformation, division, tantôt
simple, tantôt double, fréquemment accompagnée de quelque
autre difformité de l'arcade dentaire supérieure, de la voûte
palatine, et même du voile du palais; 2° une division également
permanente de l'une ou de l'autre lèvre, résultant d'une plaie
dont les bords, n'ayant pas été mis en contact immédiat, se sont
cicatrisés chacun isolément. Le dernier de ces deux vices de
conformation est appelé *bec de lièvre accidentel*. Nous n'appelons pas de ce nom une plaie de la lèvre, quand elle est toute
récente, ou bien actuellement en suppuration, comme l'ont fait
beaucoup d'auteurs, qui, donnant à ce terme une extension
vraiment abusive, ont distingué deux becs de lièvre accidentels,
l'un récent et l'autre ancien. L'autre difformité est *le bec de
lièvre naturel, congénial*, dont quelques modernes ont proposé
de changer la dénomination en celle de *division labiale de naissance*.

§. I. Tel que nous le considérons, *le bec de lièvre accidentel*
succède rarement aux plaies des lèvres qui sont faites par un
instrument tranchant, de même qu'aux plaies simplement contuses, parce qu'on peut toujours les réunir. Il est plus commun
à la suite des coups de feu au visage, lesquels produisent, dans
les parties molles, des plaies dont il n'est guère possible, le plus
ordinairement au moins, de tenter la réunion immédiate. Il succède encore assez fréquemment à des affections gangréneuses,
comme la pustule maligne, le charbon, qui, par les escharres auxquelles elles donnent lieu, font éprouver aux lèvres ou aux joues
une perte de substance considérable.

Ainsi donc, une origine assez variée est une première particularité remarquable du bec de lièvre accidentel; d'autres traits le distinguent du bec-de-lièvre naturel. On le voit à la lèvre inférieure comme à la supérieure, peut-être même plus souvent à la première; il se pourrait qu'elles en fussent affectées l'une et l'autre chez un même individu; et tandis que le bec de lièvre naturel n'est jamais situé plus en dehors que l'aile du nez, celui-là se montre sur tous les points de la longueur de l'une des lèvres : quelquefois même il existe au niveau des commissures, du côté des joues. Il est toujours simple, en ce sens qu'on ne voit jamais coïncider avec lui d'autres conformations vicieuses des parties voisines des lèvres, sur lesquelles il ait ou qui aient sur lui quelque influence, mais il peut être avec perte de substance à la lèvre : dans ce cas, et selon que la perte de substance est plus ou moins considérable, la curation en est ou tout-à-fait impossible, ou seulement plus difficile que dans les circonstances ordinaires. Il est quelques autres particularités moins importantes du bec de lièvre de cette sorte. Quand la division répond au bord même de l'une des lèvres, au lieu d'être toujours parallèle à l'axe du corps, comme dans le bec de lièvre naturel, elle est quelquefois oblique, soit en dedans, soit en dehors. Quelque part qu'elle existe, ses bords, tantôt droits et réguliers, tantôt irrégulièrement configurés, sont le plus ordinairement assez minces : tout au plus ont-ils l'épaisseur de la lèvre elle-même; et jamais ils ne présentent ce léger bourrelet qu'on remarque toujours sur ceux d'un bec de lièvre congénial. Dans tous les cas, ils sont recouverts, non par une pellicule molle et rosée, comme celle dont est pourvu le bord libre des lèvres, mais par une cicatrice blanchâtre et plus ou moins épaisse. Quelquefois enfin les deux parties de la lèvre, ainsi divisée, ont contracté par leur surface interne de fortes adhérences avec le bord alvéolaire correspondant; et si l'on suppose que par la même cause qui a provoqué cette union contre nature, il y a division de la lèvre avec perte de substance, deux circonstances qui coïncident quelquefois, l'on concevra comment dans certains cas de bec de lièvre accidentel, on doit s'attendre à éprouver, tant pour l'avivement de ses bords que pour leur rapprochement au moyen de la suture, des difficultés plus grandes que celles qu'on éprouve jamais dans le bec de lièvre naturel. Dans l'opération qu'on pratique pour ce dernier, ce sont des difficultés, ou, pour mieux dire, des embarras d'un autre genre, lesquels naissent, comme nous le verrons, de complications qui lui sont particulières.

Le *bec de lièvre naturel* n'a de commun avec celui que nous venons de décrire, que d'être, comme lui, une solution de continuité permanente de l'une des lèvres : encore ne l'a-t-on observé qu'un très-petit nombre de fois à la lèvre inférieure. C'est la lèvre supérieure qu'il affecte le plus ordinairement, on pourrait dire presque constamment. Placé, sinon sur la ligne médiane même, au moins toujours très-près de cette ligne, il a pour dispositions communes celles-ci. Qu'elle comprenne ou non toute la hauteur de la lèvre, la fente est verticale : ses bords sont assez épais, arrondis, et recouverts par une membrane rouge et molle, semblable à celle de l'ouverture de la bouche : chacun d'eux forme avec la partie du bord libre de la lèvre qui lui correspond, un angle ou droit ou légèrement obtus, dont le sommet est tronqué et arrondi : toujours enfin ils sont séparés par un intervalle plus ou moins grand, qui laisse voir une partie du rebord alvéolaire de la mâchoire supérieure, et les dents incisives, quand ces dents sont sorties de leurs alvéoles. Cet intervalle, dont la forme est différente selon que le bec de lièvre est de telle ou telle sorte, c'est-à-dire qu'il se présente sous telle ou telle des variétés que je vais indiquer bientôt, est aussi quelquefois fort irrégulier à cause de l'inégale rétraction des deux portions de la lèvre, qui ont elles-mêmes presque toujours des dimensions différentes. Dans tous les cas, il augmente lorsque l'enfant sur lequel on observe un bec de lièvre, pleure, rit, ou fait agir de quelque autre manière les muscles des joues : il est tel, je veux dire, si considérable dans quelques cas, que d'anciens observateurs, trompés par les apparences, ont prétendu qu'il y avait à la lèvre une véritable perte de substance. On doit à Louis d'avoir démontré le peu de fondement de cette opinion, et d'avoir établi d'une manière positive ce que Franco, Paré et quelques autres avaient déjà entrevu, que dans le bec de lièvre naturel, quel qu'il soit, il n'y a jamais que division de la lèvre avec écartement des bords de la fente. (*Voyez Mém. de l'Acad. de Chirurgie*). Mais Louis, entraîné par sa prévention contre la suture dans le traitement des plaies, et plus particulièrement encore dans l'opération du bec de lièvre, est allé au delà de l'exacte vérité, en assimilant ce vice de conformation, quant à l'écartement des bords de la fente, à une plaie récente : c'est une chose très-certaine, au contraire, et qu'il importe beaucoup de savoir, que dans le bec de lièvre, cet écartement des bords de la division est beaucoup plus considérable, et la force qui l'entretient bien plus difficile à maîtriser que dans une plaie proprement dite, sans doute à cause du temps toujours assez long depuis lequel existe la difformité lorsqu'on entreprend de la guérir.

Mais il s'en faut beaucoup que le bec-de-lièvre naturel se montre toujours sous les mêmes apparences, qu'il ait une seule et même manière d'être. Ce vice de conformation présente des variétés assez nombreuses : elles sont de deux sortes très-distinctes, et se trouvent d'ailleurs très diversement combinées entre elles. Les unes lui appartiennent en propre ; c'est à la lèvre même qu'on les remarque. Ainsi la division peut être ou simple, c'est-à-dire unique, ou bien double. Dans le bec-de-lièvre simple, la lèvre est encore divisée ou dans une partie seulement ou dans la totalité de sa hauteur : le dernier cas est plus commun que l'autre ; alors la fente de la lèvre est placée sous l'une des ouvertures des narines, avec laquelle elle se continue : cette ouverture est plus évasée que l'autre ; il y a rétraction plus ou moins grande de l'aile du nez. Le bec-de-lièvre est-il double, la lèvre se trouve divisée en trois portions. Selon que la double fente s'étend ou qu'elle ne s'étend pas jusqu'aux deux ouvertures des narines, la portion moyenne de la lèvre est entièrement isolée des deux autres, ou bien elle leur est continue par sa partie la plus élevée. Cette dernière circonstance est beaucoup moins désavantageuse que l'autre, quand vient le temps de faire l'opération par laquelle on peut remédier à tout bec-de-lièvre, la base du nez n'étant point déformée, ou l'étant à peine, et chacun des deux espaces compris entre les trois portions de la lèvre n'étant ni plus ni moins considérable qu'à la partie inférieure. D'ailleurs, dans ce cas, bien plus souvent que dans l'autre, la portion moyenne de la lèvre présente assez de largeur pour qu'on puisse et qu'on doive la conserver en pratiquant l'opération. En effet, cette portion moyenne de la lèvre dans ce qu'on nomme le bec-de-lièvre double, n'a pas toujours ni la même forme, ni les mêmes dimensions. Tantôt c'est une sorte de lambeau triangulaire qui a sa base en haut, et dont le sommet arrondi se trouve sur la même ligne horizontale que le bord libre de la lèvre ; et ce lambeau peut encore être plus ou moins large : tantôt, au contraire,

c'est un simple mamelon charnu, qui tient à la sous-cloison du
nez et au tissu des gencives par une base fort étroite, ou même par
une sorte de pédicule.

D'autres variétés du bec-de-lièvre n'appartiennent point
essentiellement à ce vice de conformation : étrangères à la
lèvre elle-même, elles résultent de la coïncidence avec la
division labiale de quelque autre conformation vicieuse des
parties situées derrière la lèvre supérieure. Il peut donc y
avoir avec un bec-de-lièvre ou simple ou double, mais bien
plus souvent avec le bec-de-lièvre double, tantôt, une simple déviation des dents incisives qui font saillie en avant; tantôt, séparation d'avec les os maxillaires supérieurs, et proéminence de
la portion du rebord alvéolaire qui supporte ces mêmes dents
incisives et qui contient leurs germes; quelquefois, écartement
des deux moitiés de la voûte palatine dans sa partie antérieure
seulement, mais toujours avec communication de la bouche et
des narines; d'autres fois, division de la voûte du palais dans toute
son étendue; et dans quelques cas, enfin, avec cette séparation entière des deux parties de la voûte palatine, division complète
du voile du palais sur la ligne médiane; ou bien encore division
du voile du palais avec ou sans séparation des deux moitiés de
la voûte du palais dans la partie postérieure seulement, cette
voûte ayant sa conformation naturelle en avant.

Lorsque ces conformations vicieuses des dents incisives, du
rebord alvéoaire, de la voûte palatine, et du voile du palais,
coïncident avec le bec-de-lièvre, on a coutume de dire qu'elles en
sont des complications, parce qu'en effet elles ajoutent plus ou
moins à la difformité déjà si grande qui résulte du bec-de-lièvre
le plus simple; parce qu'elles causent un surcroît d'incommodités; parce que, lorsqu'il s'agit d'en venir à l'opération pour
le bec-de-lièvre lui-même, quelques-unes sont une source d'embarras et de difficultés, ou du moins nécessitent des modifications importantes dans le procédé opératoire; parce que
d'autres, enfin, sont de nature à n'éprouver aucun changement par
le fait de cette première opération, à subsister encore avec toutes
les incommodités qu'elles peuvent produire, après même qu'elle
a le mieux réussi, et à nécessiter quelque autre application des
secours de l'art; telle est particulièrement, la division du voile
du palais.

Je m'arrête un moment sur cette division du voile du palais

seulement, ou du voile du palais et d'une partie de la voûte
palatine, qui complique assez fréquemment le bec-de-lièvre.
Elle existe quelquefois sans division de la lèvre supérieure.
Les observateurs ont à peine fait mention de cette sorte de bec-
de-lièvre intérieur, s'il est permis de s'exprimer ainsi. Ils n'ont
guère parlé que du cas dans lequel il coïncide avec le même vice
de conformation à la lèvre supérieure, en même temps qu'il y a
séparation entière des deux moitiés de la voûte palatine; et
qu'ont-ils dit ? rien autre chose, sinon que la division du voile
du palais doit persister et persiste indéfiniment après l'opération
pratiquée pour le bec-de-lièvre, et que l'art ne peut en aucune
manière remédier aux incommodités qui résultent, soit seulement de l'énorme ampliation de l'isthme du gosier, soit de la
communication établie en même temps entre la bouche et les
narines. Personne, que je sache du moins, n'avait imaginé qu'il
fût possible de pratiquer, sur le voile du palais divisé dans toute
sa hauteur, une opération analogue à celle qu'on pratique depuis si long-temps aux lèvres pour le bec-de-lièvre proprement dit. Il y a deux ans, je conçus l'idée de cette opération, que j'exécutai à cette époque pour la première fois dans
la circonstance la plus favorable qui puisse se présenter. Il y
avait division au voile du palais seulement : cette division, qui
était congéniale, avait toujours existé sans conformation vicieuse de la voûte palatine, sans bec-de-lièvre : ses effets principaux avaient été une altération vraiment extraordinaire dans
le timbre de la voix, et une difficulté des plus grandes dans la
prononciation. L'individu qui portait ce vice de conformation
était un jeune homme du Canada, qui, livré depuis plusieurs années à l'étude de la médecine, connaissait parfaitement la nature
de son incommodité : il pouvait prévoir les avantages que lui
procurerait l'opération que je lui proposai, dans le cas où cette
opération serait suivie de réussite. Aussi la supporta-t-il avec une
patience admirable. Il est vrai que nous fûmes servis à souhait
par une sensibilité peu vive de l'isthme du gosier, par une facilité très-grande de cette partie à souffrir l'approche et le jeu
des instrumens. A peine ai-je besoin de dire que le malade fut
soigneux autant qu'il était possible de l'être, de garder le silence
le plus absolu, et de n'exécuter aucun mouvement de déglutition
pendant tout le temps que furent laissés en place les fils dont je m'é-
tais servi pour tenir en contact immédiat les bords avivés des

deux portions du voile du palais, et pendant quelques jours encore
après que j'eus retiré ces fils. Le succès répondit à notre attente,
ou plutôt dépassa nos communes espérances; et le temps n'a fait
que fortifier, chez le sujet dont il s'agit, le changement opéré
dans le timbre de la voix et dans le caractère de la prononciation, par le rétablissement de la continuité du voile du palais. Depuis, j'ai fait quatre autres fois la même opération, mais dans des
cas où il y avait, en même temps que division du voile du palais,
séparation, soit entière, soit partielle seulement, des deux moitiés de la voûte palatine : les résultats en ont été variés. Ce n'est
point ici le lieu de les faire connaître, ni moins encore d'agiter
toutes les questions relatives à l'opération elle-même, considérée
d'une manière générale. A défaut d'un terme qui soit en usage
pour exprimer le vice de conformation du voile du palais dont il
vient d'être parlé, terme sous lequel auraient été décrits le vice
de conformation lui-même, et l'opération qu'il comporte,
j'ai trouvé plus convenable et surtout plus facile d'en créer
un pour indiquer cette dernière. Ce terme est celui de *staphyloraphie.* J'y renvoie donc tout ce qui concerne la suture du
voile du palais, et bien entendu aussi l'exposition des cas
divers dans lesquels cette opération est praticable. D'ailleurs,
lorsque viendra le temps de traiter ce mot, j'aurai probablement recueilli de nouveaux faits concernant la staphyloraphie,
et je serai plus à même que je ne le serais maintenant de résoudre
plusieurs questions qu'a fait naître dans mon esprit cette opération nouvelle.

§. II. Tout bec-de-lièvre cause une difformité des plus cho-
quantes : plus grande est cette difformité dans le bec-de-lièvre
naturel quand il est double ; plus grande encore quand il est
compliqué, soit de la déviation des dents incisives et de leur
projection en avant, soit de l'avance formée par l'un des os intermaxillaires ou par ces deux os en même temps, et surtout
enfin, quand il y a séparation des deux moitiés de la voûte palatine. Car cette dernière disposition n'est guère apparente au premier coup-d'œil; mais elle ne peut exister sans qu'il y ait élar-
gissement ou augmentation du diamètre transversal de la portion
de la face à laquelle répond la mâchoire supérieure. Ce serait
peu toutefois que la difformité inséparable d'un bec-de-lièvre
quelconque, s'il n'était en même temps la source d'incommodités
plus ou moins graves. Il est toujours temps en effet de corriger

la première, tandis que parmi les incommodités qui résultent d'un bec-de-lièvre, quelques-unes sont telles qu'il est avantageux d'en délivrer le plus tôt possible l'individu qui les éprouve. A cet égard ne confondons pas le bec-de-lièvre de la lèvre supérieure, et celui de la lèvre inférieure. Ce dernier, presque toujours accidentel, et quelquefois avec perte de substance, apporte de la gêne dans la prononciation; mais il a surtout pour effet, et pour effet bien plus grave, la perte habituelle d'une quantité plus ou moins considérable de la salive. On peut très-bien croire que des sujets, naturellement faibles, ont éprouvé par cette cause un amaigrissement notable, et qu'il a fallu se hâter ou de rétablir la continuité de la lèvre, ou d'adapter à la mâchoire inférieure une lèvre artificielle. Dans quelques cas, en effet, le bec de lièvre de la lèvre inférieure ne comporte aucune opération, à cause de l'énorme perte de substance que cette lèvre a éprouvée; du moins il ne comporte pas l'opération ordinaire du bec-de-lièvre : on pourrait seulement essayer de former une lèvre nouvelle aux dépens d'une portion des tégumens du cou.

Ce sont des effets différens que produit le bec-de-lièvre de la lèvre supérieure. Quand il est congénial, et c'est le cas le plus ordinaire, quelques-uns se manifestent immédiatement après la naissance, et d'autres se déclarent à une époque plus avancée de la vie. Les uns et les autres appartiennent principalement, ou même exclusivement, au bec-de-lièvre compliqué de l'ouverture de la voûte palatine, avec ou sans division du voile du palais. On ne remarque pas, en effet, que les enfans qui naissent avec un bec-de-lièvre ou simple, ou double, ou même accompagné de la saillie des os intermaxillaires, mais sans communication de la bouche avec les narines, éprouvent de grandes difficultés pour exercer la succion : ces difficultés ne sont que momentanées ; bientôt ces enfans s'habituent à téter sans le secours de la lèvre supérieure; il est très-rare qu'on soit obligé de les nourrir au biberon. Plus tard, je veux dire lorsqu'ils commencent à parler, et à mesure que cette faculté se développe chez eux, il ne résulte de leur difformité qu'un embarras léger dans la prononciation. Mais un bec-de-lièvre existe-t-il, au contraire, avec écartement des deux moitiés de la voûte palatine, alors la bouche communique avec les narines, et l'enfant ne peut exercer la succion, ou ne l'exerce qu'avec une extrême difficulté : une partie du lait qu'il tire du sein de sa nourrice pénètre dans les narines, et s'écoule au dehors par

les ouvertures antérieures de ces cavités, et cela d'autant plus
que la fente du palais se prolonge davantage en arrière. On peut
donc avoir la crainte de voir l'enfant périr d'inanition. Le danger
à cet égard est encore plus grand lorsqu'il y a division du voile
du palais avec écartement des deux moitiés de la voûte palatine.
Dans ce cas, en effet, la bouche, le pharynx et les narines, ou
du moins l'une des narines (parce qu'il est ordinaire que la cloison reste fixée à l'un des os maxillaires et palatins) ne forment
qu'une même cavité : toutes les circonstances sont réunies pour
empêcher, ou du moins pour rendre extrêmement difficiles à la
fois la succion des liquides, et leur déglutition. Si l'on parvient à
élever un enfant venu au monde avec un bec-de-lièvre compliqué de l'une des deux manières que je viens d'indiquer,
d'autres incommodités seront le résultat d'une conformation aussi
vicieuse. Qui ne prévoit qu'après même qu'il se sera habitué à
vaincre une partie des difficultés qu'il éprouvait pour la préhension des alimens, cet enfant ne pourra cependant ni boire ni
manger sans qu'une partie des boissons et des alimens ne pénètre
dans les narines ? A cela se joint une altération extraordinaire dans
le timbre de la voix, et une difficulté si grande dans l'articulation des sons, que les sujets qui conservent encore leur difformité
après que leur intelligence est développée, ont beaucoup de
peine à se faire comprendre en parlant. Quelques autres actions
qui s'exécutent avec la bouche sont également empêchées chez
eux: c'est ainsi qu'ils ne peuvent siffler, et que l'usage des instrumens à vent leur est interdit.

Mais ce qu'il faut surtout considérer dans les becs-de-lièvre extrêmement compliqués, c'est l'obtacle qu'ils apportent à l'allaitement d'un enfant nouveau-né. Bien entendu qu'il s'agit de l'allaitement naturel, et non point de l'alimentation. Il s'en faut, en
effet, qu'il soit impossible de nourrir et d'élever les enfans qui
viennent au monde avec un bec-de-lièvre de l'espèce que nous
supposons. Très-rarement même en a-t-on vu périr faute d'alimentation, quand ils ont été confiés à des personnes intelligentes,
et qui leur prodiguaient les soins tout particuliers qu'exige alors
l'allaitement par des procédés artificiels. Il est surtout une attention qu'il faut avoir, et sans laquelle les autres soins seraient
infructueux ; c'est celle de tenir l'enfant dans une position verticale pendant qu'on introduit dans sa bouche du lait ou tout
autre aliment liquide avec une cueiller ou avec un biberon. Ceci

nous conduit naturellement à déterminer l'époque à laquelle il
est le mieux indiqué et le plus convenable de faire l'opération
applicable au bec-de-lièvre.

§ III. Le bec-de-lièvre accidentel n'affectant guère que des sujets qui ont au moins quelques années, ou même des sujets adultes,
il y a indication d'y remédier dès le moment qu'il existe. Il en
est tout autrement à l'égard du bec-de-lièvre naturel. Un enfant
nouveau-né est, sous quelques rapports, dans des circonstances
très favorables pour subir l'opération que ce vice de conformation nécessite; sous quelques rapports aussi il peut y avoir de l'avantage à ce que cette opération soit pratiquée dans les premiers mois,
dans les premières semaines de la naissance, ou plus tôt encore.
Comme, à cet âge, l'enfant n'a point encore de discernement,
on n'a point à craindre que consécutivement à l'opération, il soit
effrayé à la vue du chirurgien, et que les apprêts de chaque nouveau pansement lui fasse jeter des cris. Chez lui, les lèvres étant
pourvues de beaucoup plus de vaisseaux qu'à aucune autre époque
de la vie, et jouissant d'une plus grande vitalité, la réunion de
la plaie devra se faire très-promptement. Délivré bientôt de la
difformité, il le sera pareillement des incommodités qui y étaient
jointes : il pourra donc bientôt exercer les mouvemens nécessaires
pour la succion ; et la trace inévitable de cette difformité sera
bien moins marquée pendant tout le cours de la vie, qu'elle ne
l'est après l'opération faite sur un sujet qui a déjà quelques années.
C'est du moins ce qu'ont prétendu Roonhuysen, Busch, Ledran,
B. Bell, et quelques autres chirurgiens du siècle dernier, qui ont
voulu que l'opération pour le bec-de-lièvre congénial soit pratiquée à une époque très-rapprochée de la naissance. Mais en
agissant ainsi, à quels inconvéniens ne s'expose-t-on pas ! La douleur ou la gêne toujours très-grande que causent la suture et le
bandage unissant, feront jeter à l'enfant des cris continuels. Il pourrait donc arriver que l'appareil contentif se dérangeât, et que les
bords de la plaie fussent déchirés par les aiguilles. Ce dernier accident est d'autant plus à craindre chez un enfant, que le tissu des
lèvres est plus mou et moins susceptible de résister à l'effort de
rétraction des muscles : c'est ce qui fait qu'on ne doit pas laisser
les aiguilles en place aussi long-temps chez un enfant, que chez
un sujet adulte. D'ailleurs, on sera obligé de priver l'enfant de
nourriture jusqu'à ce qu'il puisse exécuter sans inconvénient la
succion, ou du moins pendant plusieurs jours. Or une telle abs-

tinence ne le fera-t-elle pas maigrir? ne causera-t-elle pas le relâchement de l'appareil contentif, celui des points du suture? et
de tout cela ne pourra-t-il pas résulter la diduction des bords de
la plaie, et leur adhésion incomplète, en supposant qu'ils résistent à
l'effort de rétraction des muscles? Ainsi l'enfant conservera encore
en partie sa difformité. Quand même on échapperait à tous ces
dangers, est-il donc si avantageux de guérir promptement un bec-
de-lièvre, qui n'apporte qu'une gêne légère et momentanée dans
l'acte de la succion (tel est tout bec-de-lièvre qui existe sans division de la voûte palatine, ou du voile du palais), puisqu'il est
démontré par l'expérience que les vestiges d'un ancien bec-de-
lièvre sont absolument les mêmes après l'opération faite dans la
plus tendre enfance, comme après celle qui a été pratiquée sur
un sujet plus avancé en âge. Ainsi la prudence exige qu'on n'opère
pas les enfans qui naissent avec un bec-de-lièvre, avant qu'ils
aient trois ou quatre ans; et si l'on n'était pas forcé le plus souvent de céder à l'impatience et aux instances des parens, on
ferait mieux encore de retarder l'opération jusqu'à une époque
plus éloignée, et d'attendre que l'enfant ait le très-grand désir
d'y être soumis.

Ce que je viens de dire concerne particulièrement le bec-de-
lièvre simple, celui qui existe sans division, soit de la voûte palatine seulement, soit de cette voûte et du voile du palais. Mais que
penser des cas où l'une de ces dernières conformations vicieuses
accompagne le bec-de-lièvre? Nous savons qu'elles ajoutent beaucoup à la difformité, qu'elles sont par elles-mêmes une source
d'incommodités, et, ce qu'il importe surtout de considérer, qu'elles
peuvent s'opposer au mécanisme de la succion chez l'enfant nouveau-né, dont la vie est par cela même en danger. D'un autre
côté, l'observation a appris que dans le bec-de-lièvre avec division de la voûte palatine, cette voûte tend à revenir à son état
naturel après qu'on a obtenu la réunion des deux parties de la
lèvre. On sait aussi que la fente du palais s'efface d'autant plus
promptement que l'opération pour le bec-de-lièvre a été pratiquée dans une âge plus tendre. Tout cela étant, ne devrait-on
pas se hâter de pratiquer l'opération à la lèvre dans ces cas de
bec-de-lièvre accompagné d'ouverture à la voûte palatine, avec
ou sans division du voile du palais? c'est ce qu'on s'est demandé
depuis long-temps, et ce que se demandent encore, parmi les praticiens modernes, ceux-là même qui sont le moins partisans de

l'opération du bec-de-lièvre pratiquée sur les enfans à la mamelle dans les cas simples. On verrait cesser bientôt, a-t-on dit, l'obstacle qui s'opposait à l'allaitement naturel, ou du moins les difficultés de l'allaitement par des procédés artificiels : bientôt l'enfant rentrerait dans les conditions communes. Ces vues sont séduisantes au premier abord : j'y avais applaudi dans un temps : de nouvelles réflexions, les leçons de l'expérience me font penser maintenant d'une tout autre manière ; et je ne saurais trop détourner les jeunes praticiens d'entreprendre l'opération sur un enfant à la mamelle, dans les cas de bec-de-lièvre avec ouverture de la voûte palatine. Alors, en effet, l'opération est plus difficile, et le succès en est plus incertain que dans toute autre circonstance, parce que de tels becs-de-lièvre sont presque toujours doubles ; parce qu'alors même qu'ils sont simples, l'écartement des deux moitiés de la voûte du palais rend très-considérable l'intervalle qui sépare les deux parties de la lèvre ; enfin, parce qu'il y a très-fréquemment avec la complication si grave dont il s'agit, saillie de l'un des os ou des deux os intermaxillaires. Puis, imaginez qu'on triomphe de toutes les difficultés, et qu'on obtienne la réunion de la lèvre, plusieurs mois ne doivent-ils pas s'écouler, si ce n'est même un temps encore plus long, avant que toute communication ait cessé entre la bouche et les narines ? Il faudrait toujours pendant ce temps suppléer à l'allaitement naturel par des procédés artificiels : on aurait surmonté les plus grands obstacles à l'époque à laquelle on pourrait soumettre l'enfant au premier de ces deux modes d'alimentation ; et l'opération n'aurait procuré qu'un avantage tardif. On ne l'obtiendrait même pas cet avantage, si l'ouverture de la voûte palatine était avec division du voile du palais ; car ce dernier état devant persister après et malgré la réunion de la lèvre, après et malgré le rapprochement des deux parties de la voûte palatine, il y aura toujours même empêchement à la succion, et mêmes difficultés pour la déglutition.

§ IV. C'est par une opération, avons nous dit, qu'on guérit le bec-de-lièvre. Mais selon que la lèvre seule est affectée, ou bien que le bec-de-lièvre est compliqué, et selon aussi que la complication est de telle sorte ou de telle autre, tantôt on agit sur la lèvre seulement ; on fait une opération simple, ou pour mieux dire une seule opération : tantôt, au contraire, cette même opération doit être plus ou moins immédiatement précédée ou suivie de quelque autre manœuvre.

A la lèvre, et pour la division dont elle est le siége, l'opération comprend deux choses; l'avivement des bords de cette division, et leur coaptation ; c'est-à-dire qu'il faut les rendre tels que sont les bords d'une plaie récente, puis les rapprocher et les maintenir dans un contact immédiat et régulier pendant le temps nécessaire à leur agglutination. Deux méthodes différentes ont été proposées et mises en usage pour l'avivement des bords du bec-de-lièvre; 1° l'application d'un caustique, du cautère actuel, ou de quelque autre moyen pareillement destiné à détruire la membrane qui recouvre chacun de ces bords, à les excorier, et à y faire naître un certain degré d'inflammation, sans en changer autrement la forme, sans faire éprouver à la lèvre aucune perte de substance; 2° leur excision avec l'instrument tranchant. Cette seconde méthode a prévalu; c'est la seule qu'on emploie de nos jours. L'autre n'a été généralement employée dans aucun temps : recommandée à diverses époques, et par quelques chirurgiens seulement, elle était déjà tombée dans un juste oubli, lorsque Louis fit encore d'inutiles efforts pour la remettre en faveur. Lui-même n'était pas convaincu des avantages de cette méthode; et s'il s'y montra tant soit peu favorable, c'est parce que prévenu contre la suture comme moyen de coaptation des bords d'un bec-de-lièvre, et prétendant qu'on pourrait se borner à l'usage des seuls emplâtres agglutinatifs, il voulait obtenir l'inflammation de ces bords sans faire éprouver à la lèvre une perte de substance. Mais leur réunion ne ferait disparaître la difformité qu'incomplétement : il resterait, tant en devant qu'en arrière de la lèvre, une rainure plus ou moins profonde, ces bords épais et arrondis n'ayant pu se toucher que par une surface étroite : de toute nécessité aussi il resterait une large échancrure sur le milieu du bord libre de la lèvre.

On a à choisir entre les ciseaux et le bistouri, pour faire l'excision. Ces deux instrumens sont à peu près également bons; avec quelque adresse et quelque habitude on peut également bien faire l'opération avec l'un et avec l'autre. Chacun des deux a quelques avantages sur l'autre : avec le bistouri, la coupe est peut-être plus nette, plus régulière qu'elle ne l'est avec les ciseaux ; peut-être parcourt-on plus exactement la ligne qu'on s'est proposé de suivre : mais, d'un autre côté, avec les ciseaux, l'opération exige moins d'apprêts; on n'a pas besoin de disposér successivement sous chacune des deux parties de la lèvre une petite plaque de bois, de carton, ou de liége, comme il le faut, au contraire, pour opérer avec le bistouri; la section se fait aussi plus promptement. On a dit que les ciseaux causaient plus de douleur que le bistouri : cela n'est pas; on connaît de B. Bell une épreuve dont le résultat ne laisse aucun doute à cet égard : ayant à faire une opération de bec-de-lièvre sur un sujet adulte, il excisa l'un des bords de la division avec les ciseaux, et l'autre avec le bistouri; le patient affirma que la douleur avait été la même des deux côtés. On a dit aussi que, d'après le mode de construction des ciseaux, les deux lames agissant sur deux plans, parallèles, à la vérité, et fort rapprochés l'un de l'autre, leur coupe produisait une surface inégale; c'est contre l'emploi de cet instrument une objection par trop frivole, et qui ne mérite pas qu'on la réfute. Quant à moi, je préfère les ciseaux au bistouri, pour l'opération du bec-de-lièvre: c'est d'eux que je me sers presque constamment. Mais, alors même qu'on doit employer ce dernier instrument pour exciser les bords de la division, on a presque toujours besoin d'un bistouri pour séparer chaque partie de la lèvre d'avec le tissu des gencives jusqu'au-dessus de l'angle de réunion des deux bords de la division. Les ciseaux qu'on destine à l'opération du bec-de-lièvre, construits d'ailleurs sur les principes des bons ciseaux à incision (*Voyez* ciseaux), doivent être très-forts; ils ne peuvent pas l'être trop, surtout dans la partie qui comprend les branches et les anneaux.

Des quatre moyens généraux de réunion des plaies, trois seulement peuvent être mis en usage dans l'opération du bec-de-lièvre pour mettre en contact les bords sanglans de la division : ce sont les emplâtres agglutinatifs, un bandage unissant, et la suture; il est évident qu'on ne peut tirer ici aucun parti de la position. Mais ni l'un ni l'autre des trois premiers, employé seul, n'est suffisant : ensemble même, un bandage unissant et des emplâtres agglutinatifs n'ont qu'un certain degré d'efficacité. Sans doute en associant ces deux moyens on obtiendrait une coaptation plus parfaite, plus régulière des lèvres de la division, qu'en se servant de l'un d'eux seulement; mais la guérison ne serait pas autant exempte de difformité qu'elle peut l'être et qu'elle l'est dans le plus grand nombre des cas, lorsqu'on emploie la suture;

alors que le résultat serait le plus favorable, il resterait au niveau du bord libre de la lèvre une échancrure, assez difforme peut-être pour nécessiter une seconde opération. Je n'hésite pas à mettre en doute les succès que Purmann, Muys, Sylvius, Franco, dont Louis invoque l'autorité, prétendent avoir obtenus dans l'opération du bec-de-lièvre sans avoir recours à la suture : et remarquez que Louis, qui a tant déclamé contre ce dernier moyen, et qui comptait tant sur l'efficacité des seuls emplâtres agglutinatifs associés au bandage unissant, ne s'est jamais dispensé de faire un point de suture simple à la partie inférieure de la division.

Il est bien reconnu maintenant que la suture, dont l'usage remonte à une époque si éloignée pour l'opération qui nous occupe, est le seul moyen par lequel on puisse établir une coaptation exacte entre les deux bords du bec-de-lièvre. Avec elle, ces bords sont mis en contact dans tous les points de leur épaisseur ; il ne reste ni gouttière en dedans de la lèvre, ni échancrure inférieurement; on peut même parvenir à former le petit bouton qui existe naturellement au milieu du bord libre de la lèvre : c'est avec elle seulement qu'on peut obtenir une guérison exempte, autant que possible, de difformité, chose importante et que n'ont point assez considérée ceux qui ont voulu proscrire la suture de l'opération du bec-de-lièvre. Assurément il serait heureux qu'on pût se passer d'un tel secours, dont l'application est toujours accompagnée de douleur, en même temps qu'il expose à quelques dangers : mais nul doute aussi que les inconvéniens de la suture dans l'opération du bec-de-lièvre n'aient été un peu grossis par la prévention ; ici, comme ailleurs, tout dépend de la bonne ou de la mauvaise application de ce moyen. Toutefois, ce qui vient d'être dit touchant la suture comme moyen de réunir les bords du bec-de-lièvre, doit s'entendre spécialement de la suture entortillée, dans laquelle les aiguilles et les fils concourent à opérer une coaptation exacte : la suture enchevillée, que Louis faisait exécuter à ses élèves dans ses cours d'opérations, et la suture simple, qu'il employait dans l'opération sur le vivant, ne procureraient pas les mêmes avantages.

Mais le résultat de l'opération serait compromis si l'on employait la suture seulement, et si l'on négligeait le secours des emplâtres agglutinatifs, ou d'un bandage unissant. En effet, les muscles de la lèvre et des joues sont distendus par le fait même du rapprochement des bords de la division; et ces muscles ont par cela même une tendance plus ou moins grande à se rétracter : cette tendance est augmentée par l'irritation que détermine la présence des aiguilles : donc si la lèvre et les joues sont abandonnées à elles-mêmes, les parties que ces aiguilles traversent pourront céder soit à l'effort qui résulte de la simple rétraction spontanée des muscles, soit à cette rétraction rendue plus forte par quelque mouvement extraordinaire et imprévu des lèvres et des joues, comme celui qui a lieu dans le rire, les cris ou l'éternument. Et comment s'opposer à de telles actions, chez un enfant surtout, pendant plusieurs jours de suite! Que dans quelques cas on n'ait point eu à se repentir d'avoir terminé l'opération du bep-de-lièvre par le seul usage de la suture, je veux bien le croire; mais la prudence veut qu'on seconde les effets de ce moyen, et qu'on aille au-devant des risques auxquels il expose. Il y aurait superfluité dans l'usage simultané des emplâtres agglutinatifs et d'un bandage unissant : l'un des deux moyens suffit; et quoiqu'on puisse très-bien se borner à l'emploi si simple et si facile du premier, cependant un bandage unissant est encore préférable. Il faut le faire, comme l'ont proposé Louis et Desault, avec de simples pièces de linge, qu'on taille et qu'on dispose d'une manière appropriée à la forme et aux dimensions des parties sur lesquelles elles doivent être appliquées. Je ne laisserai par ignorer qu'à diverses époques de l'art, on a substitué à un tel bandage unissant simple, des machines ou plutôt de petits bandages mécaniques. On connaît ceux de Franco, de Verduc, de Lacharrière, d'Heister, de Quesnay, de Dent, de Terras, et celui, plus récemment inventé que tous ceux-là, que M. Chaussier avait adressé, en 1776, à l'Académie de chirurgie. Mais ces divers appareils, presque tous fort ingénieux d'ailleurs, ont l'inconvénient d'être assez compliqués, et de ne pas se trouver sous la main au moment où l'on voudrait en faire usage : comme tant d'autres machines imaginées dans d'autres vues, ils sont du nombre de ces inventions qui ont embarrassé l'art plutôt qu'elles n'ont contribué à ses progrès; on en a complétement abandonné l'usage. C'est avec plus de raison encore qu'on a voué à l'oubli l'agrafe de Valentin, instrument défectueux sous tous les rapports, que l'inventeur destinait à tenir lieu de tous les autres moyens de réunion.

Pour ce qui est de la suture entortillée, considérée spécialement dans l'opération du bec-de-lièvre, de combien de sortes d'aiguilles ne s'est-on pas servi ! On en a employé de flexibles en argent, qui avaient l'avantage, disait-on, mais bien plutôt au contraire l'inconvénient de s'adapter à la convexité de la lèvre et de la mâchoire supérieures : il fallait qu'elles eussent une pointe en acier, ou qu'elles fussent conduites au moyen d'un autre instrument, tel que l'espèce de lardoire imaginée par J. L. Petit. La plupart des chirurgiens ont préféré avec raison les aiguilles roides ou inflexibles. Mais quelques-uns les ont voulues en or, bien qu'il n'y ait aucun risque attaché à la rouille légère des aiguilles d'acier ou de cuivre : on en a fait dont la pointe, amovible sur la tige, pouvait en être dégagée après l'introduction de l'instrument. Il est généralement admis de nos jours que les aiguilles inflexibles sont préférables aux aiguilles flexibles; qu'elles peuvent être à pointe fixe sans inconvéniens, et que l'usage des aiguilles d'or serait un luxe inutile ; et l'on emploie indifféremment de longues épingles d'Allemagne, dont on doit avoir le soin d'aiguiser la pointe, et qu'on retire du côté par lequel elles ont été introduites, ou bien des aiguilles d'acier terminées en fer de lance, cylindriques dans leur corps, et dépourvues de tête, pour qu'on puisse les retirer sans faire passer de nouveau la pointe à bords tranchans dans le trajet qu'elles ont parcouru. Peut-être celles-ci pénètrent-elles mieux que les autres dans l'épaisseur des chairs, et éprouve-t-on plus de facilité à les introduire; mais aussi quand vient le moment de les retirer, la rouille qui s'est formée à leur surface en rend toujours l'extraction assez difficile, ce qui n'a jamais lieu pour les épingles en cuivre étamé.

Nous venons de voir ce que doit être l'opération du bec-de-lièvre dans les cas simples, nous réservant d'entrer bientôt dans les détails de son exécution : disons maintenant, et de manière à n'avoir plus besoin de revenir sur ce sujet, comment elle doit être modifiée, et quel autre moyen de l'art doit y être ajouté dans chacune de ces principales variétés du bec-de-lièvre qu'on nomme complications. Comme, loin de s'exclure les unes les autres, ces diverses complications existent quelquefois toutes ensemble chez un même sujet, il suit qu'on peut avoir à faire concourir dans un seul cas plusieurs procédés de l'art, et que l'opération du bec-de-lièvre peut être dans quelques circonstances une opération des plus complexes.

Un premier cas se présente assez fréquemment parmi ceux que

nous avons à examiner; c'est celui d'un bec-de-lièvre double ,
qui lui-même se montre sous deux manières d'être assez différentes l'une de l'autre. Tantôt il existe à l'angle de la division
de la lèvre un simple mamelon charnu, à base étroite, ou presque
à pédicule: tantôt, au contraire, un véritable lambeau triangulaire, dont la base est en haut, sépare deux fentes très-distinctes l'une de l'autre. Dans le premier cas, le tubercule qui sur-
monte la division de la lèvre, et qui tient à la fois au tissu des
gencives et au bord libre de la cloison des narines, est presque
toujours si peu considérable, qu'on peut le comprendre entre les
deux incisions latérales pratiquées comme pour un bec-de-lièvre
simple, sans qu'il soit besoin de prolonger beaucoup en haut ces
incisions. Ce qu'il y a donc de mieux à faire alors, c'est d'enlever
ce tubercule charnu : sa présence ne modifie presque en rien
l'opération ordinaire. S'agit-il, au contraire, d'un véritable
bec-de-lièvre double, c'est-à-dire de deux fentes séparées par un
lambeau ; soit que cette portion moyenne de la lèvre ait autant
d'étendue en hauteur que chacune des parties latérales, soit qu'elle
finisse au-dessus du bord libre de la lèvre, il faut la conserver ;
on ne pourrait pas même l'enlever sans se mettre dans l'impossibilité de réunir la plaie qui résulterait d'une perte de substance
aussi considérable : ainsi exciser les bords du lambeau en même
temps que ceux des deux portions latérales de la lèvre, pour opérer
ensuite une coaptation exacte entre ces trois parties, voilà ce que
comporte le bec-de-lièvre double, et ce qu'on fait journellement.
Le temps n'est plus où l'on croyait qu'un bec-de-lièvre de cette
espèce était incurable. Mais faut-il faire cette double opération
dans le même moment, en un seul temps, comme on dit;
ou bien faut-il la diviser, et pratiquer deux opérations simples,
à deux époques différentes et plus ou moins éloignées l'une
de l'autre ? Louis, Heister, B. Bell, et d'autres chirurgiens,
se sont déclarés en faveur de l'opération en deux temps ;
mais l'autre méthode, qui consiste à ne faire qu'une seule et
même opération, est celle qu'on suit le plus généralement. L'expérience a démontré que la crainte qu'on a eue de voir le lambeau moyen éprouver une inflammation violente, et tomber en
gangrène, était chimérique. Du reste, pratiquée en un seul temps,
l'opération pour un bec-de-lièvre double ne diffère pas essentiellement de celle qu'on pratique pour le bec-de-lièvre simple.
On excise les quatre bords de la double fente, chacun de ceux

du lambeau moyen formant un angle aigu avec celui de la portion correspondante de la lèvre ; et dans le placement des aiguilles
pour la suture, on traverse le lambeau avec les aiguilles, dont les
extrémités sortent à la surface des deux parties latérales de la
lèvre. Les deux divisions se réunissent donc en même temps,
après quoi il reste pour trace de la difformité qui existait, une cicatrice en V ou en Y, selon que le lambeau moyen s'étendait ou
ne s'étendait pas jusqu'au niveau du bord libre de la lèvre.

En même temps que la lèvre est divisée, il y a quelquefois déviation d'une ou de plusieurs des dents incisives : ces dents sont
inclinées en avant, et proéminent entre les bords de la fente dont
la lèvre est le siége. Comme elles géneraient beaucoup dans l'application qui doit être faite de la suture et d'un bandage unissant
pour la réunion de la plaie des parties molles, il faut, ou bien
en faire l'évulsion immédiatement avant l'opération principale ;
ou bien, en s'y prenant quelque temps d'avance, chercher à leur
donner la direction qu'elles devraient avoir, et pour cela les
attirer en arrière au moyen d'un fil métallique prenant un point
d'appui sur les dents voisines.

Au lieu de la seule déviation des dents incisives, c'est quelquefois la portion du rebord alvéolaire à laquelle elles correspondent qui fait une saillie plus ou moins grande en avant. Tantôt les dents qu'elle supporte sont bien implantées ; tantôt elles
sont elles-mêmes déviées en avant : tantôt encore, et cela suivant
l'âge du sujet sur lequel on a à opérer un bec-de-lièvre ainsi
compliqué, l'avance intermaxillaire est encore un peu mobile ;
et tantôt l'ossification ayant fait plus de progrès, elle est soudée
à la cloison des narines. Quand elle est tant soit peu mobile, on
pourrait, imitant en cela Desault et un autre chirurgien dont
il rapporte une observation dans son Journal de Chirurgie,
qui affirment que ce procédé leur a réussi, on pourrait, dis-je,
avoir recours à la compression pour reporter en arrière la portion du bord alvéolaire qui se trouve au-devant de sa courbe
naturelle : on éviterait ainsi la difformité qui résulte du resserrement de la mâchoire supérieure quand on a enlevé l'a-
vance osseuse dont nous parlons. Mais lorsqu'elle tient au reste
de la mâchoire par une base solide, on ne peut pas se dispenser
de l'enlever ; et pour cela il faut employer, soit une tenaille in-
cisive, soit une petite scie. On fait cette ablation, ou bien immédiatement avant l'opération du bec-de-lièvre même, ou, si

l'on veut, quelques jours auparavant. On a presque toujours à
découvrir l'avance intermaxillaire avant de l'abattre, en en dé-
tachant le mamelon charnu ou le lambeau qui la recouvre ; car
la complication sur laquelle nous venons de nous expliquer accompagne plus souvent le bec-de-lièvre double que le bec-de-
lièvre simple. Il en est de même des suivantes.

Fréquemment, avons-nous dit, et qu'il y ait en même temps
ou non déformation du rebord alvéolaire, le bec-de-lièvre
existe avec division de la voûte du palais sur la ligne médiane,
et séparation des deux parties de cette voûte par un intervalle
de quelques lignes. L'écartement se prolonge plus ou moins en
arrière, et quelquefois jusque très-près du voile du palais. Ce
cas ne présente aucune indication spéciale qui doive être remplie
avant l'opération à faire pour le bec-de-lièvre lui-même. Mais,
durant l'opération, la circonstance de l'écartement des deux
moitiés de la voûte palatine fait naître quelque difficulté pour
le rapprochement des deux parties de la lèvre, de même qu'elle
peut faire concevoir des craintes plus grandes sur les fâcheux
effets de la suture. Toutefois il est fort remarquable que consécutivement à l'opération, et par le seul fait de la réunion de la
lèvre, il y a rapprochement des deux moitiés de la voûte palatine, à tel point que la communication qui existait entre la bouche et les narines peut cesser entièrement ; comme si la division
du palais avait été l'effet de celle de la lèvre. La force qui produit
ce phénomène est sans doute dans les muscles des lèvres et des
joues, dont le mode d'action a changé. Qu'on ne croie pas, au
reste, qu'il s'effectue promptement, et dans tous les cas absolument : il faut à la nature des mois, des années même pour l'accomplir ; et quelquefois il n'a pas lieu, parce que l'opération a
été faite sur la lèvre à une époque trop éloignée de la naissance.
Que si la conformation vicieuse du palais tend à subsister indéfiniment, on peut encore pallier les incommodités qui en résultent au moyen d'un obturateur.

Mais, en même temps qu'il y a séparation complète des deux
moitiés de la voûte palatine, le voile du palais peut être divisé
dans toute sa hauteur : c'est la complication extrême dont le bec-
de-lièvre soit susceptible. L'opération sur la lèvre n'est pas
moins indiquée que dans le cas précédent ; et maintenant il convient plus que jamais qu'elle soit faite, non pas dans les premiers
temps de la vie, mais aussitôt que l'âge et les forces de l'enfant le

permettront, afin qu'il y ait rapprochement des deux parties de la voûte du palais, au moins en avant, et que la division de cette voûte étant seulement maintenue en arrière par la division du voile du palais, à laquelle l'opération du bec-de-lièvre n'apporte aucun changement, on puisse faire plus tard la staphyloraphie avec des probabilités plus grandes de succès.

Il faudrait, au contraire, différer beaucoup l'opération pour le bec-de-lièvre même, dans un cas où ce dernier serait accompagné d'une division du voile du palais, avec ou sans division de la voûte palatine en arrière seulement. C'est un cas qui n'est pas très-rare, et que j'ai déjà vu plusieurs fois : la voûte du palais est parfaitement bien conformée dans sa moitié ou dans ses deux tiers antérieurs, ou même dans toute son étendue; et les deux divisions congéniales, celle de la lèvre et celle du voile du palais, n'ont entre elles aucune connexion, et sont entièrement isolées l'une de l'autre. Je m'explique sur le précepte que je viens de donner. A quoi servirait de pratiquer de bonne heure l'opération pour le bec-de-lièvre ? Il sera toujours temps et toujours facile de la faire pour corriger la difformité : c'est ce résultat seulement qu'on peut en obtenir dans le cas dont il s'agit ; il ne se peut pas que la division du voile du palais en éprouve aucun changement favorable. Mais l'opération que comporte ce dernier vice de conformation, opération qui n'est exécutable, et qu'on ne peut entreprendre avec quelque espérance de réussite que sur des sujets dont la raison est parfaitement développée, cette opération, dis-je, est rendue plus facile par l'ampliation de la bouche qui accompagne tout bec-de-lièvre. Dès lors n'est-il pas convenable de ne songer à l'opération qu'exige celui-ci, qu'après avoir pratiqué l'autre, soit avec succès, soit sans succès? Voilà, du reste, une de ces questions qui nous occuperont particulièrement à l'article *staphyloraphie* : de même que nous nous demanderons alors si, dans un cas de bec-de-lièvre avec division complète de la voûte palatine et du voile du palais, qui existerait encore sur un sujet ayant déjà plusieurs années, ou même d'un âge plus avancé, on ne pourrait pas tenter d'opérer le rapprochement des deux parties de la voûte du palais, au moyen d'un appareil mécanique qui pousserait l'un contre l'autre les deux os maxillaires supérieurs : peut-être, à force de temps et de patience, réduirait-on le désordre de la face à deux simples divisons de la lèvre et du voile du palais, pour lesquelles on aurait à faire avec plus de facilité et plus de chances pour un résultat heureux, d'abord la suture du voile du palais, puis l'opération du bec-de-lièvre.

Il nous reste maintenant à décrire cette dernière opération telle qu'elle doit être faite, et dans le bec-de-lièvre le plus simple, et dans un bec-de-lièvre compliqué de telle ou de telle autre manière, soit qu'il ait fallu détruire en premier lieu la complication, soit qu'on doive s'en occuper plus tard. Nous aurons en vue particulièrement le bec-de-lièvre congénial, surtout celui de la lèvre supérieure : il sera facile d'appliquer les règles que nous allons tracer au bec-de-lièvre congénial de la lèvre inférieure, si tant est qu'il ait été observé quelquefois, et qu'on puisse l'observer encore, de même qu'à tout bec-de-lièvre accidentel.

§ V. C'est bien plus souvent sur de jeunes sujets que sur des sujets adultes qu'on a à pratiquer l'opération du bec-de-lièvre. Comme elle n'est jamais suivie d'accidens généraux, il est inutile d'y préparer les malades par la diète, par la saignée ou par d'autres moyens généraux, que quelques auteurs ont cependant prescrits. Mais, suivant le précepte qu'en a donné Juncker, on devrait éviter de la faire dans le moment où l'enfant aurait un coryza, soit parce que l'éternument, qui est un symptôme ordinaire dans cette maladie, pourrait occasioner le déplacement des moyens de réunion, soit parce que les mucosités qui découlent des narines pourraient mettre obstacle à l'agglutination des lèvres de la plaie. Dans quelques cas, on pourrait habituer les joues et les deux parties de la lèvre qui est divisée à la distension qu'elles doivent éprouver, en appliquant, pendant plusieurs jours avant l'opération, des emplâtres agglutinatifs, ou le bandage unissant dont on fera usage. On ne doit point oublier de faire peigner la tête de l'enfant, afin de la débarrasser de tout ce qui pourrait, en excitant la démangeaison, le porter à se gratter, et à déranger le bonnet sur lequel sont fixées plusieurs pièces du bandage. Voilà les seules précautions relatives au malade qu'il convienne de prendre avant de faire l'opération du bec-de-lièvre.

Pour l'opération elle-même, on dispose, 1° un bistouri droit, ou bien de forts ciseaux, selon qu'on a décidé d'employer l'un ou l'autre de ces deux instrumens pour faire l'excision; 2° l'une des choses dont on se sert pour faciliter le jeu de l'un ou de l'autre,

comme une plaque de bois ou de carton, quand on doit se servir
du bistouri; 3° deux ou trois épingles d'Allemagne un peu longues
et un peu fortes, et dont on a acéré la pointe, ou bien autant
d'aiguilles en fer de lance; 4° un long fil ciré, composé de plusieurs
brins; 5° un autre fil et plus mince et plus court ; 6° des emplâtres agglutinatifs seulement, si c'est un enfant très-jeune
qu'on va opérer ; ou, si l'opération doit être faite sur un sujet
déjà plus avancé en âge, et à plus forte raison si c'est un adulte,
toutes les pièces nécessaires pour le bandage unissant de Louis
ou pour celui de Desault, et qu'il sera temps d'énumérer au
moment où nous indiquerons la manière de les appliquer successivement. Tout étant ainsi préparé, on place le malade sur
une chaise ou sur les genoux d'un aide, qui est chargé de le
rendre immobile : un autre, placé derrière , lui assujettit la tête,
en même temps qu'il pousse les joues en avant, et qu'il tâche de
comprimer les artères maxillaires externes à leur passage au-devant des muscles masseters. Le chirurgien est assis en face de
l'enfant.

Soit qu'on doive exciser les bords de la division avec un bistouri, ou bien qu'on doive employer les ciseaux, il est toujours un
peu difficile, chez un enfant surtout, de bien saisir avec les doigts
seulement chacune des deux portions de la lèvre pour cette première
partie de l'opération. Cependant, on y parvient dans le plus
grand nombre des cas. Mais quelquefois aussi on est contraint de
substituer aux doigts quelque autre moyen. Celui que j'emploie
ordinairement, c'est une petite pince-airigne à quatre crochets ,
avec laquelle je saisis l'angle de chacune des deux portions de
la lèvre. On pourrait, comme je me rappelle l'avoir vu faire à
M. Dubois, engager avec une petite aiguille courbe, une anse de
fil dans les deux angles inférieurs de la division. Dans le même
but, et surtout en opérant avec le bistouri, on se servait autrefois
de *morailles*, espèce de pince en bois, dont le mors postérieur
était un peu plus large que l'autre pour recevoir la pointe du
bistouri après qu'on avait saisi convenablement la portion de
la lèvre qu'on voulait exciser. Enaux de Dijon avait imaginé de
fixer les deux portions de la lèvre sur une plaque de liége qui
devait servir de point d'appui au bistouri, au moyen de trois
épingles, dont une était placée immédiatement au-dessus de la
commissure du bec-de-lièvre, les deux autres étant implantées
dans l'épaisseur des angles arrondis qui terminent la division.

De quelque moyen, au reste, qu'on doive se servir pour tenir fixe et un peu tendue chacune des deux portions de la lèvre, et de quelque manière aussi qu'on doive exciser les bords de la division, il faut toujours commencer par détacher de chaque côté la lèvre du bord alvéolaire auquel elle tient par un repli de la membrane muqueuse. On fait cette sorte de dissection avec la pointe d'un bistouri : on l'étend jusqu'au-dessus de l'angle de réunion des deux bords de la division, jusque-là où doivent se joindre les deux incisions.

Opère-t-on avec les ciseaux, on fait agir l'instrument des deux côtés avec la main droite, en commençant par le bord gauche de la division. L'opérateur saisit ce bord à sa partie inférieure, soit avec une pince-airigne qu'il tient de la main gauche, soit immédiatement avec le pouce et le doigt indicateur de cette main, placés, celui-là sur la lèvre, et l'indicateur en dessous : puis, embrassant la lèvre entre les deux lames de l'instrument, il la coupe obliquement de bas en haut et de dehors en dedans, et d'un seul trait, s'il se peut, jusqu'au-dessus de l'angle supérieur de la fente. Il est inutile d'enlever séparément le lambeau qui résulte de cette première section : on procède incontinent à la formation du second, qu'on fait de la même manière que celui-là, mais avec cette particularité pour ce qui est de saisir la portion droite de la lèvre, que si on se sert des doigts immédiatement, il faut que l'indicateur soit placé sur la lèvre, et le pouce en dessous, et que tous deux le soient, non sur le bord même de la division et en dedans de la ligne sur laquelle doit agir l'instrument, comme on le fait à gauche, mais en dehors de cette ligne. On confierait l'airigne-pince à un aide, si l'on s'était servi de cet instrument pour saisir et fixer ce côté droit de la lèvre. La seconde section étant faite, et se trouvant réunie à angle aigu avec la première, les deux lambeaux tombent; quelquefois cependant on a à couper une portion charnue qui les tient encore attachés au tissu des gencives.

Pour former ces deux lambeaux avec le bistouri, on place d'abord sous le bord gauche de la division, et jusqu'au-dessus de la commissure, le morceau de carton ou la petite lame de bois qui doit servir de point d'appui à l'instrument. Ce bord est ensuite tendu et fixé sur ce corps solide avec le pouce de la main gauche qu'on applique sur l'angle inférieur. Après cela, le bistouri étant tenu avec la main droite, on en plonge la pointe au-dessus de la commissure de la fente, et l'on divise la lèvre dans toute

son épaisseur obliquement de haut en bas et de dedans en dehors.
Ce premier lambeau terminé, on place le point d'appui sous la
portion droite de la lèvre : on assujettit le bord correspondant
de la division, comme cela a été fait pour l'autre, mais en se
servant de la main droite : on saisit le bistouri avec la main gauche, et l'on fait une seconde incision oblique qui commence au
même point que la première, et finit comme elle au bord libre de
la lèvre.

Dans l'une comme dans l'autre de ces deux manières de faire
l'excision des bords du bec-de-lièvre, il faut enlever toute la
portion arrondie, qui est revêtue par une pellicule rouge : par
conséquent il faut anticiper sur la peau ; et la base de chacun
des deux lambeaux qu'on retranche doit comprendre tout l'angle
tronqué qui réunit chacune des deux parties du bord libre de la
lèvre avec le bord correspondant de la division contre nature :
à quoi il faut joindre, pour autre condition d'une excision bien
faite, que les bords sanglans doivent être égaux en longueur, et
coupés bien carrément. Quoique le sang jaillisse ordinairement
avec assez de force des artères coronaires, il est tout-à-fait inutile de faire la ligature de ces artères : la coaptation exacte des
bords de la plaie suffit toujours pour la suspension de l'hémorrhagie. Il faut attribuer à une mauvaise application des moyens
de réunion la continuation de cet accident, et son issue funeste,
dans un cas rapporté par Louis.

On procède donc à la réunion des bords de la division immédiatement après que l'excision a été faite. Dans le bec-de-lièvre
congénial, jamais l'obstacle au rapprochement des deux parties
de la lèvre n'est assez considérable pour qu'il soit nécessaire
de pratiquer, ou ces incisions en forme de croissant à l'intérieur
des joues, recommandées par Celse, ou celles de même forme,
que Guillemeau, Thevenin et Manget avaient conseillé de faire
à la peau pour suppléer à l'extensibilité des parties. Dans le cas
contraire, supposable jusqu'à un certain point pour le bec-de-
lièvre accidentel, la seule chose qu'il conviendrait de faire serait
de détacher intérieurement la lèvre et les joues d'avec l'os maxillaire, ainsi qu'on est fort souvent obligé de le faire après l'a-
blation d'une tumeur cancéreuse à la lèvre inférieure : c'est ce
qu'avait recommandé Fabrice d'Aquapendente, et ce que, d'a-
près les remarques de Valentin, ont vraisemblablement voulu
prescrire Vanhorne, Pauli, Nuck et Roonhuysen.

Pour faire la suture entortillée, que nous avons dit être le
moyen principal de synthèse dans l'opération du bec-de-lièvre ,
voici comment on s'y prend. On place trois aiguilles ou deux
seulement, selon que la lèvre a plus ou moins de hauteur. L'inférieure est introduite la première , afin que les deux parties du
bord libre de la lèvre soient parfaitement de niveau. Chaque aiguille doit pénétrer à gauche de la division, et sortir du côté droit,
à quatre lignes environ des deux bords sanglans. Chacune d'elles
aussi doit être engagée dans l'épaisseur de la lèvre jusque très-
près de la membrane interne. Pour placer l'inférieure ou la première, en particulier, l'opérateur saisit la portion gauche de la
lèvre à peu près comme pour l'excision ; puis, tenant l'aiguille
avec la main droite, comme une plume à écrire, il l'enfonce dans
l'épaisseur même du bord vermeil de la lèvre , et obliquement
de bas en haut : aussitôt que la pointe paraît sur la surface sanglante, entre la couche charnue et la membrane muqueuse, il saisit
la portion droite de la lèvre , et la traverse obliquement de haut
en bas avec l'aiguille, dont il a soin pour cela de relever la tête ,
et dont la pointe, engagée sur le bord sanglant entre la membrane interne et la couche musculeuse, vient sortir sur le bord
vermeil de la lèvre et sur un point correspondant à celui par
lequel son trajet a commencé du côté opposé. On fait donc décrire à cette aiguille inférieure , dans son trajet, une sorte de
courbe dont la concavité est en bas : c'est pour essayer de former le petit bouton qui existe naturellement sur le milieu du bord
libre de la lèvre supérieure, au moins pour faire que ce bord soit
droit et ne présente pas d'échancrure. Les lèvres de la plaie étant
ainsi traversées, on les tient rapprochées l'une de l'autre et un
peu tendues, au moyen d'une anse de fil qui embrasse les deux
extrémités de cette première aiguille, et dont les chefs pendans
sont confiés à un aide. On place ensuite une seconde aiguille immédiatement au-dessous de la commissure; et, si le cas l'exige, on
en met une troisième au milieu de l'intervalle qui sépare les deux
autres. Chaque nouvelle aiguille doit suivre dans l'épaisseur des
deux parties de la lèvre un trajet parfaitement horizontal, de
telle sorte qu'il y ait entre elle et la première le plus parfait parallélisme. Il ne s'agit plus que de compléter les points de suture
en embrassant les extrémités de chaque aiguille avec un lien composé de plusieurs brins de fil. On pourrait arranger ce lien ou ce
fil de plusieurs manières : il en est une qu'on préfère à toute au-

tre. Elle consiste à faire des croisés en huit de chiffre et en travers sur chaque aiguille, et d'autres croisés en X dans l'intervalle qui sépare une aiguille d'une autre, avec l'attention de disposer ces croisés, tant en ∞ qu'en X, de telle sorte que la plaie soit couverte par le fil dans tous les points de son étendue. Pour cela donc on pose le milieu du fil sur l'aiguille d'en bas : on en croise deux ou trois fois les deux bouts, de manière à ce que les deux boucles ou les deux anneaux de chaque huit de chiffre embrassent les extrémités de l'aiguille. On fait de même sur la seconde aiguille, après avoir croisé les extrémités du fil dans l'intervalle qui la sépare de la première ; de même aussi sur la dernière en haut, s'il a fallu en placer trois. Soit qu'on revienne ou qu'on ne revienne point sur les aiguilles inférieures, on finit au-dessus de cette aiguille d'en haut, en assujettissant les deux bouts du fil l'un à l'autre par un nœud simple. Dans tout cet arrangement du fil, on doit faire en sorte que les différens points d'entre-croisement soient les uns au-dessus des autres, et non pas les uns sur les autres, afin que la plaie en soit recouverte dans tous ses points. Il y a un degré de compression, ou plutôt de traction, à exercer avec le fil sur les bords de la plaie, qui est le plus convenable pour atteindre le but qu'on se propose, et pour que la suture ne cause aucun accident : il faut, en effet, que les points de suture, ou les espèces d'anneaux formés par les aiguilles et les anses du fil, ne soient ni trop serrés, ni trop lâches : trop lâches, ils permettraient aux lèvres de la division de s'écarter, ou du moins ne les tiendraient pas dans un contact assez immédiat; d'où la possibilité d'une hémorrhagie consécutive à l'application de l'appareil : trop serrés, ils causeraient la gangrène, au moins l'ulcération des parties qu'ils embrassent immédiatement, et une inflammation plus ou moins violente dans les parties circonvoisines : double obstacle au succès de l'opération. Mieux vaudrait assurément commettre la première faute que la seconde; on peut la réparer sans que cela nuise au résultat qu'on attend de l'opération. L'habitude apprend à éviter l'une et l'autre.

Supposons qu'à l'exemple de Garengeot, de Ledran, on veuille associer à la suture, comme moyen secondaire de réunion, les emplâtres agglutinatifs seulement, la meilleure manière de le faire est celle-ci. On applique sur chaque joue une pièce carrée d'un emplâtre fortement adhésif, dont le bord antérieur est percé

d'ouvertures dans lesquelles sont placées deux ou trois anses de
fil : on engage celles d'un côté dans celles du côté opposé ; ces
anses se croisent ainsi sur la lèvre entre les aiguilles : en les tirant
en sens contraire, on amène en avant les joues, auxquelles tiennent
les deux emplâtres agglutinatifs. Il ne reste plus qu'à tenir ces
différentes anses de fil tendues, en les fixant au bonnet du malade. Ce moyen suffit à la rigueur chez un enfant en très-bas
âge. Pour un sujet plus âgé, et surtout pour un adulte, on ne
peut guère se dispenser d'employer un bandage unissant. Voici celui qu'on met le plus communément en usage.

On commence par couvrir la tête du malade d'un bonnet qu'on
assujettit par quelques tours de bande circulaire. On place ensuite
de chaque côté une petite pièce de linge ou compresse sous les
extrémités des aiguilles, qui sans cela blesseraient la lèvre et les
joues. Ce premier soin pris, on place en travers, sur le sommet
de la tête, le milieu d'un bout de bande ou d'une compresse
étroite et longue, dont les chefs sont assez longs pour qu'ayant
été appliqués sur les joues, jusqu'à la base de la mâchoire inférieure, on puisse les ramener sur la tête, et les fixer au bonnet. On place ensuite sur les chefs de cette bande, au niveau des
joues, deux compresses graduées, très-épaisses, que l'aide qui
soutient la tête du malade assujettit momentanément avec ses deux
mains, en même temps qu'il les pousse en avant ; double effet qu'il
s'agit de rendre permanent, ce qu'on obtient au moyen d'une autre
pièce d'appareil. Cette autre pièce est une bande d'une largeur
égale à la hauteur de la lèvre : elle doit être roulée à deux globes.
Le chirurgien en applique le plein ou le milieu sur le front : les
deux globes sont ensuite conduits sur les parties latérales de la
tête jusqu'à l'occiput, d'où, après les avoir croisés, on les amène
en avant, d'abord sur les compresses graduées, puis sur la lèvre,
où ils sont croisés de nouveau, pour être reportés par-dessus les
compresses graduées à l'occiput et autour de la tête. La bande doit
être assez longue pour qu'on puisse faire suivre à chaque globe
deux ou trois fois le même trajet : les bouts en sont enfin attachés
au bonnet. Après cela on relève les bouts pendans de la bande
qui a été placée sous ces compresses graduées ; on les fixe de
même au bonnet du malade avec des épingles. C'est ce qu'on fait
enfin pour les quatre chefs d'une fronde, dont le milieu embrasse
le menton, laquelle fronde soutient la mâchoire inférieure, empêche ses mouvemens, en même temps qu'elle contribue à tenir

en place les compresses graduées qui sont appliquées sur les joues.

Telle est l'opération du bec-de-lièvre dans tous ses détails. Quelques soins ultérieurs sont nécessaires pour en assurer le succès, particulièrement si c'est sur un enfant qu'on l'a pratiquée. On le confie à une personne qui doit veiller attentivement à ce qu'il ne touche point à l'appareil qui couvre le visage en si grande partie. Si l'on avait trop de peine à calmer son impatience, à vaincre son indocilité, il faudrait lui procurer un sommeil presque continuel, au moyen de légers hypnotiques. Il doit prendre pour nourriture du bouillon seulement, ou tout au plus du riz, de la semoulle, du vermicelle en potage, ou tel autre aliment mou, qu'il puisse avaler sans exercer les mouvemens de la mastication. On éloigne de lui tout ce qui pourrait exciter le rire, l'éternument, la toux, et conséquemment donner lieu à des mouvemens brusques des joues et des lèvres. On a vu, en effet, de pareils mouvemens occasioner la désunion des bords de la plaie encore mal agglutinés, et même l'arrachement d'une portion de la lèvre.

Quand rien ne trouble le travail de la nature, l'adhésion s'opère très-promptement entre les deux parties de la lèvre. Cependant il ne faut commencer à retirer les aiguilles qui ont servi à faire la suture, qu'à la fin du second jour au plus tôt, et mieux encore après trois jours. Avant ce temps, il se pourrait que la réunion ne fût pas faite, et j'ai peine à croire que Garengeot n'ait jamais eu à se repentir d'avoir ôté toutes les aiguilles après vingt-quatre heures. On retire donc d'abord l'aiguille supérieure, si l'on en avait mis deux seulement, ou bien les deux d'en haut, quand on en a mis trois; et le lendemain on retire l'inférieure engagée dans le bord vermeil de la lèvre. Il est facile de retirer toutes ces aiguilles sans déranger le fil qui était contourné sur leur extrémité ; c'est même ce qu'on doit faire, en laissant en place pendant quelques jours les anses de ce fil : comme elles sont collées ensemble, et à la peau, par le sang que la plaie a fourni, elles font l'office de petits emplâtres agglutinatifs. Pour ôter chaque aiguille, on lui imprime des moumens de rotation, au moyen desquels elle se détache du fil ; puis on la tire à soi, ou bien on lui communique un mouvement d'impulsion, selon qu'on s'est servi d'aiguilles à tête ou d'aiguilles sans tête, et que le petit instrument doit être retiré du côté par où il a pénétré, ou bien du côté opposé. Dans tous les cas, on a grand soin de ne communiquer aucune secousse à la lèvre : pour cela il faut la soutenir, en la poussant tant soit peu sur les aiguilles du côté où celles-ci sortent, et à mesure qu'on fait glisser chacune d'elles dans le petit canal qu'elle occupait. Bien entendu que, pendant qu'on retire les aiguilles, le bandange unissant n'étant plus en place, et l'enfant s'abandonnant à des cris violens, il faut qu'un aide tienne les joues fortement poussées en avant. On réapplique ensuite ce bandage unissant, que l'enfant doit garder pendant quatre ou cinq jours encore, après lesquels il est remplacé par une ou deux bandelettes d'emplâtre adhésif placées en travers sur la lèvre et les joues. Vers le dixième ou douzième jour, la cicatrice est autant solide qu'elle puisse l'être. Alors aussi l'enfant peut prendre des alimens solides, et se livrer sans aucun risque à toutes les actions dans lesquelles les lèvres sont plus ou moins distendues.

(ROUX.)

BECCABUNGA, s. m. On désigne sous ce nom une espèce du genre véronique (*veronica beccabunga*, L.), petite plante vivace qui croît sur le bord des ruisseaux, qui porte des feuilles opposées, dentées, lisses, épaisses et charnues, et des petits épis de fleurs bleues, axillaires. Elle fleurit aux mois de mai et de juin. On fait usage en médecine de l'herbe fraîche du beccabunga. Cette plante a la plus grande analogie avec le cresson de fontaine; en effet, elle offre la même saveur, quoiqu'un peu plus faible et moins piquante. Mais on l'emploie absolument dans les mêmes circonstances que le cresson; c'est-à-dire, dans le scorbut, les maladies chroniques de la peau, les engorgemens indolens des viscères abdominaux; dans ce dernier cas, on l'unit ordinairement aux préparations savonneuses et aux extraits amers.

La seule manière d'administrer le beccabunga est d'en extraire le suc et de le clarifier. La dose est de deux à quatre onces.

(A. RICHARD).

BÉCHIQUE, s. m. et adj., *bechicus*, de βηχικός, *ad tussim pertinens*. Médicament relatif ou propre à la toux. Cette expression, prise dans le sens très-étendu de son étymologie, a été appliquée collectivement par quelques auteurs, et en particulier par le professeur Fourcroy, à toutes les substances médicamenteuses qu'on emploie indistinctement dans les différentes espèces de toux. La dénomination de béchique devient alors synonyme de celle de pectorale, que Lieutaud et quelques autres avaient adoptée de préférence, quoiqu'elle soit peut-être encore plus vague et insi-

gnifiante. Les béchiques ou pectoraux ainsi considérés sont divisés par ces écrivains en trois classes, les adoucissans, les vulnéraires et astringens, les résolutifs et incisifs. Ils placent dans les
béchiques adoucissans la plupart des substances émollientes, et
particulièrement toutes celles qui contiennent des corps muqueux
sucrés ou du mucilage. Ils rangent dans la série des prétendus vulnéraires plusieurs substances astringentes, les racines de fraisier,
d'ortie, d'alchimille, les fougères connues sous le nom de capillaire, plusieurs sortes de baumes, et des excitans résineux, comme
le goudron et les gommes-résines. Enfin ils considèrent sous le
nom de béchiques résolutifs et incisifs des excitans plus énergiques encore, tels que l'iris, la scille, tous les amers camphrés
qui appartiennent à la famille des labiées, et plusieurs substances
minérales dont les propriétés n'ont aucun rapport avec celles des
substances précédentes, comme l'hydrosulfure d'antimoine, le
soufre et les eaux minérales hydrosulfureuses.

L'observation semble bien indiquer que, parmi les médicamens
émolliens et excitans, quelques substances ont une affinité plus
grande pour certains rganes oque pour d'autres, et dans ce sens
peut-être pourrait-on dire qu'il y a des excitans et des émolliens
pulmonaires; mais prétendre réunir, d'après cette sorte de spé-
cialité très-secondaire, des médicamens qui n'ont aucune analogie dans leur action, et qui par conséquent ne peuvent être employés dans les mêmes circonstances, c'est vouloir confondre les
idées les plus distinctes. Ceux qui, s'attachant exclusivement,
d'après la signification du mot béchique, au seul symptôme de
la toux, ne voient que cet effet, quelle qu'en soit la cause, suivent une route tout aussi fausse, et arrivent par un chemin différent au même but, en rapprochant les médicamens les plus dis-
parates. La toux est un symptôme qui peut dépendre de beaucoup
de maladies différentes des organes de la respiration et de la
circulation, et même de plusieurs maladies des organes abdominaux. Elle ne peut par conséquent fournir par elle-même aucune
indication constante; et les affections morbides accompagnées
de ce symptôme réclament des médications qui n'ont souvent
entre elles aucun rapport. Il n'y a pas plus de raison pour mettre
au nombre des médicamens pectoraux l'iris et la scille, qu'il n'y
a de motifs pour en exclure l'ipécacuanha, la manne et la digitale. Les purgatifs drastiques et les amers peuvent être aussi très-
convenables pour faire cesser quelques espèces de toux, surtout

celle qui dépend de la présence des vers dans le canal intestinal. On pourrait alors, en s'attachant à la signification rigoureuse du mot béchique, considérer les trois quarts des médicamens comme appartenant à cette division. La plupart des praticiens ont reconnu l'inconvénance de cette dénomination, qui est au reste d'invention moderne, car les anciens ne s'en servaient pas, au moins dans un sens aussi étendu. D'après toutes ces raisons, Cullen voulait qu'on la retranchât en entier de la matière médicale, comme absolument impropre ; cependant l'usage l'a emporté sur la raison. On a conservé l'expression de béchique ou de pectorale, mais on l'a principalement réservée aux médicamens émolliens qui ont pour effet particulier d'adoucir la toux dépendante de la lésion directe des organes pulmonaires. C'est ainsi qu'on a admis jusqu'à ce jour dans la plupart des matières médicales des pharmacopées et des formulaires, des fleurs, des fruits, des sirops des potions et des lochs béchiques ou pectoraux.

Les émolliens qui ont plus particulièrement la propriété d'adoucir la toux, ou les béchiques proprement dits, sont en assez grand nombre. On range dans cette division les racines de réglisse, de guimauve, de nénuphar, de tussilage, de grande consoude, de navet ; les oignons et les choux, lorsque la matière sucrée qu'ils contiennent a été développée par la cuisson, et que le principe âcre et volatil a été dégagé par ce moyen. On compte au nombre des feuilles et fleurs béchiques, celles de mauve, de guimauve, d'alcée, de tussilage, de bouillon-blanc, de violette, et même de gnaphale dioïque ou pied-de-chat, quoique celles-ci ne contiennent point de mucilage, et soient absolument inertes. On range parmi les fruits béchiques les pignons doux, les amandes, les dattes, les jujubes, les sebestes, les raisins secs, les figues, l'orge, le gruau ; parmi les produits immédiats des végétaux, les huiles grasses, et en particulier l'huile d'olive et l'huile d'amande douce, les gommes adragant et arabique, l'amidon, le mucilage, le miel et le sucre. Enfin les décoctions gélatineuses préparées avec la chair et les poumons de veau, celle de tortue, de grenouille, de limaçon, de limace, et le lait, sont aussi regardés comme béchiques. En résumant la longue série des émolliens pectoraux, on voit que, excepté le lait, qui est un aliment médicamenteux d'une nature particulière, tous doivent leurs propriétés soit au mucilage, au sucre, à la gomme, à l'huile, à l'amidon, à la gélatine ou à la combinaison de plusieurs de ces principes entre eux.

Les émolliens béchiques sont très-fréquemment employés en décoction ou en infusion, soit comme bouillons ou comme simples tisanes; on les concentre pour en faire des sirops, des potions. On pulvérise aussi plusieurs substances émollientes, et on les associe avec le sucre à l'état solide, sous forme de pâte, de conserve, de tablettes, de pastilles qui prennent une foule de dénominations différentes, et que chaque officine exploite à sa manière avec d'autant plus de succès que ces friandises sont sans inconvénient pour la santé des citoyens.

Toutes ces substances ont la propriété de relâcher, d'adoucir et de nourrir. Elles relâchent surtout lorsqu'elles sont dissoutes ou suspendues dans une grande quantité de liquide chaud, et que leur usage est assez long-temps continué. Elles sont simplement adoucissantes et légèrement nutritives sous forme de potions, de sirops, ou à l'état solide. Les béchiques liquides ou solides diminuent la douleur et l'irritation du larynx, de la trachée-artère et des bronches, et calment la toux qui dépend de la lésion directe de ces organes. Leur action est si prompte, qu'elle se manifeste presque aussitôt qu'ils sont introduits dans la bouche et dissous par la salive; de sorte que les émanations béchiques, comme celles de beaucoup d'autres substances médicamenteuses, se transmettent directement du pharynx au larynx, et peut-être même de l'œsophage à la trachée-artère, par la porosité du tissu cellulaire qui unit ces organes, de la même manière que les topiques placés au devant du cou communiquent par absorption leurs propriétés aux parties les plus profondes. Les effluves émollientes continuent d'agir sur les organes pulmonaires pendant le temps que ces substances séjournent dans l'estomac, mais ne s'étendent pas beaucoup au delà, parce qu'elles sont promptement assimilées par les organes de la digestion.

La propriété relâchante des béchiques débilite en général les forces digestives à la manière des matières sucrées, et détermine même quelquefois une espèce de dyspepsie. Aussi leur usage ne peut-il pas être long-temps continué dans tous les cas sans inconvénient. Ils sont principalement utiles sous forme liquide dans toutes les affections catarrhales, et dans toutes les inflammations des organes de la respiration, si la toux est sèche et accompagnée d'irritation, de chaleur et de fièvre. Lorsque la période aiguë est passée, on augmente quelquefois l'effet adoucissant de ces béchiques, en y ajoutant une petite proportion d'opium; c'est à cette combinaison qu'est due la vogue de certains sirops pectoraux qui tomberaient bientôt dans l'oubli comme une foule de préparations semblables, si leur composition cessait d'être secrète. Il faut néanmoins observer que les opiacés, unis aux relâchans, produisent souvent le fâcheux effet de diminuer l'expectoration, et ne conviennent en général qu'à la fin des affections catarrhales. Lorsque ces maladies dégénèrent à l'état chronique, et ne sont accompagnées ni de fièvre, ni d'irritation, ni de lésions organiques, il est quelquefois nécessaire, surtout chez les individus d'un tempérament muqueux, de diminuer l'effet relâchant des béchiques en leur associant, suivant les cas, de légers excitans, comme l'hydrosulfure d'antimoine, l'ipécacuanha à petites doses, ou même des amers combinés avec un mucilage, comme dans le lichen d'Islande, ou une très-petite proportion de substances balsamique unie au sucre, tel que dans le sirop et les pastilles de baume de tolu. Ces médicamens mixtes, très-légèrement stimulans, et auxquels on donnait autrefois le nom de béchiques incisifs, provoquent quelquefois une réaction modérée, et une résolution de l'inflammation catarrhale; mais ils ne doivent être employés qu'avec beaucoup de réserve et de précaution, parce qu'ils ne peuvent jamais convenir à certains individus très-irritables, et réveillent facilement chez eux les symptômes inflammatoires.   (GUERSENT.)

BÉDÉGAR ou BÉDÉGUAR, *spongia cynobasti officinarum.* C'est un excroissance ou galle développée sur les rosiers sauvages, par la piqûre d'un insecte du genre cynips (*cynips rosæ,* L.) Elle est spongieuse et remplie de cellules intérieurement, irrégulièrement arrondie, de la grosseur du pouce, recouverte d'une espèce de mousse ou de bourre très-serrée; sa couleur est verte mélangée de rouge. Sa saveur est austère. Cette production végétale a été autrefois employée en médecine; les auteurs anciens la plaçaient parmi les médicamens propres à dissoudre les calculs urinaires; on l'a également administrée comme un puissant vermifuge. Mais aujourd'hui on ne l'emploie plus, si ce n'est quelquefois comme un léger astringent.

                                        (A. RICHARD).

BÉGAIEMENT, s. m., *balbuties, hæsitatio linguæ,* ψελλισμός, vice de la parole qui consiste spécialement à prononcer avec difficulté, et à répéter par secousses convulsives un plus ou moins grand nombre de fois, celles des lettres ou des syllabes dont l'articulation exige le plus d'effort et de précision de la part des organes de la voix et de la parole.

Le bégaiement, ainsi défini, constitue un vice propre et essentiel du langage, qu'on doit distinguer de plusieurs autres altérations de celui-ci, confondues avec lui, et notamment du balbutiement regardé à tort comme une de ses variétés. *Voyez* BALBUTIEMENT.

Le bégaiement ne laisse aucun doute sur son existence, et ce vice de prononciation frappe au premier aperçu l'oreille la moins délicate. Les bègues ne peuvent, en effet, parler quelques instans sans se trouver arrêtés avec plus ou moins de persévérance dans la prononciation des mots ou des syllabes, qui leur offrent comme une pierre d'achoppement sur laquelle ils semblent buttés. Les efforts auxquels ils se livrent pour surmonter cet embarras ne tendent le plus souvent qu'à l'augmenter, en multipliant le nombre de fois qu'ils répètent la syllabe importune; ils la franchissent toutefois; mais à peine sont-ils parvenus à surmonter cette première difficulté, qu'une foule d'autres du même genre, se reproduisant incessamment, rendent leur langage alternativement suspendu et précipité, vraiment entrecoupé, ce qui devient à la fois des plus fatiguans, et pour eux et pour ceux qui les écoutent. Dans l'état ordinaire, le bégaiement a particulièrement lieu dans l'articulation des consonnes K, T, G, L; mais dans un degré plus avancé, non-seulement ce vice s'étend à un plus grand nombre de consonnes, comme les labiales, les linguales et les nasales, qui se trouvent également répétées, mais il porte son influence jusque sur les sons primitifs, qui, momentanément arrêtés et suspendus, paraissent comme étranglés dans le larynx lui-même. Tantôt les bègues, arrêtés tout à coup sur une syllabe donnée, prononcent la suivante précipitamment et avec effort, d'autrefois ils reproduisent la syllabe déjà formée pour la joindre à celle qui suit, en les répétant ainsi toutes ensemble avec précipitation, ce qui donne lieu à une sorte de battement choquant, que les Latins nommaient dans leur langue imitative *battarismus*.

Certains bègues n'hésitent pas seulement dans l'articulation franche des différens sons isolés; mais, comme l'observe M. Itard, ce vice s'étend encore aux rapports mutuels de ces mêmes sons.

Telle syllabe en effet, qu'ils prononcent aisément, si elle est précédée d'une autre qui laisse la langue dans une situation favorable pour franchir la difficulté, offre moins de facilité, si elle vient à la suite de quelque autre qui ne présente pas cet avantage, ou si elle forme le commencement d'un mot ou d'une phrase; de même que telle consonne est plus souvent et plus fortement bégayée si elle se trouve liée avec telle ou telle voyelle, plutôt qu'avec telle ou telle autre. Entre autres exemples évidens, les bègues prononcent plus difficilement le C suivi de l'A, que le C suivi de l'O.

Le bégaiement, qui par rapport à son intensité revêt une foule de nuances comme insensibles, depuis le plus léger jusqu'au plus fort, rapproché alors du mutisme, présente cependant trois degrés particuliers et distincts: dans le premier, ce vice de prononciation, suivant les caractères que lui donne M. Voisin, dans un opuscule récent et estimable, consacré au bégaiement, est à peine sensible, et n'offre qu'un léger défaut, qui, loin de nuire au langage, lui donne au contraire une sorte de charme ou de grâce naïve. Dans le second, l'organe plus embarrassé permet toutefois au bègue d'énoncer ses idées et d'entretenir, quoiqu'avec peine, une conversation suivie. Dans le troisième enfin, qui est le bégaiement porté au plus haut point, et qui prive en quelque sorte l'homme de la parole, la langue comme enchaînée demeure immobile et soulevée, et tous les muscles qui servent d'une manière immédiate ou éloignée à la production de la voix entrent simultanément dans un état de contraction spasmodique: Cette disposition des puissances inspiratrices, et notamment du diaphragme, suspendant brusquement la respiration, produit ce grand nombre de sons aspirés, qui précédent ou coupent par intervalles, dans le discours, les mots les plus aisés à prononcer. Les vains efforts auxquels se livrent alors les bègues donnent à la figure, animée, rouge, vultueuse, toute couverte de sueur, et dans un violent état de mobilité convulsive, l'expression de la plus vive impatience; le cou lui-même se gonfle, et ses veines distendues se durcissent, ainsi qu'on l'observe dans les plus grands efforts.

Les bègues, plus ou moins privés par leur infirmité du premier moyen de communication intellectuelle et affective avec leurs semblables, se montrent réservés et timides dans la société: ils s'y renferment en eux, et le silence obligé qu'ils y gardent, paraît y devenir le principe de la finesse d'observation qu'ils acquièrent. Leur sensibilité naturelle, sans cesse exaltée par l'état de peine ou d'effort dans lequel ils se trouvent pour exprimer la moindre idée, ainsi que par les railleries auxquelles ils sont exposés, les rend d'ordinaire très-susceptibles, et les dispose ainsi à l'impatience et à la colère. Il importe, toutefois, à ce sujet de remarquer que la sorte de violence qui devient la condition ordinaire et nécessaire d'expression de toutes leurs pensées, imprimant à leur langage, à leur ton et à leur physionomie un caractère de force et de vivacité, en tout semblable à celui de la colère et de l'emportement, il est très-facile à l'observateur peu attentif de prendre le change, et d'attribuer dès lors au bègue un sentiment auquel, au fond, il demeure cependant entièrement étranger. Mais en y réfléchissant, on sent assez que chez lui l'imperfection de la parole motive suffisamment l'exagération des moyens auxiliaires d'expression qu'il reçoit du ton particulier de la voix et du jeu de la physionomie.

Diverses circonstances que nous allons successivement parcourir, et parmi lesquelles nous indiquerons spécialement l'âge, le sexe, les affections de l'âme, etc., influent sur le bégaiement.

Quant à l'*âge*, ce vice n'existe point dans la première enfance. On ne doit pas, en effet, regarder comme un véritable bégaiement les défectuosités inséparables de la formation primitive du langage, et qui constituent le balbutiement. L'enfant ne bégaie véritablement qu'à l'époque de l'âge, variable suivant plusieurs circonstances, et dans laquelle il doit naturellement parler avec netteté. Aussi ce n'est guère qu'aux environs de quatre à cinq ans que le bégaiement se distingue, en effet, par ses caractères propres, du langage enfantin. De cet âge à l'époque de la puberté, le vice qui nous occupe ne fait que s'accroître, et il se maintient stationnaire durant la jeunesse. Il diminue manifestement dans l'âge mûr, et on le voit s'affaiblir de plus en plus, et disparaître enfin tout-à-fait dans l'âge avancé. Plusieurs vieillards, très-bègues dans leur jeunesse, présentent à peine des traces de leur première affection ; interrogés sur la cause de cet amendement, ils l'attribuent généralement à ce que, moins vifs ou beaucoup plus modérés que par le passé, ils sont parvenus à se moins presser qu'ils ne faisaient alors pour exprimer leurs idées.

Une chose fort digne de remarque touchant le *sexe*, est l'extrême rareté du bégaiement chez les femmes. M. Itard, dont l'excellent Mémoire sur le bégaiement, publié dans le tome VII du *Journal universel des Sciences médicales*, nous a beaucoup servi dans cet article, dit en son particuler qu'il ne connaît aucun exemple de femme bègue, et nous aurions fait ici le même aveu, si nous n'avions rencontré ces jours passés, pour la première fois de notre vie, une femme adulte qui bégayait de la manière la plus sensible. Nous verrons bientôt, en examinant les causes du bégaiement, comment on peut essayer de se rendre raison, au moins jusqu'à un certain point, de l'absence de ce vice chez les femmes.

La plupart des *affections de l'âme* ont sur le bégaiement une action évidente, et, suivant leur caractère, elles l'augmentent ou elles le diminuent. La timidité, l'embarras, le respect, le plus léger état de contrainte qu'éprouvent les bègues, aggravent tellement leur état, qu'ils demeurent comme muets, ou qu'ils ne peuvent parler qu'avec la plus grand difficulté. L'aisance, la confiance, l'intimité qui s'établit dans la conversation privée, en donnant aux bègues de l'assurance, effacent, pour ainsi dire, le vice de leur langage. S'ils s'animent dans une discussion intéressante, qui leur offre un attrait vif et soutenu, momentanément guéris, ils se distinguent par une facilité d'élocution qui étonne les assistans. Quelques passions véhémentes, comme l'indignation et la colère, peuvent donner encore à leurs discours l'expression la plus franche et la plus énergique. Leurs juremens, remplis de force, ne laissent le plus souvent apercevoir aucune trace de l'hésitation qui leur est habituelle.

Un fait cité par M. Itard, et qui confirme bien jusqu'à quel point les plus légères affections de l'âme peuvent modifier le bégaiement, est celui d'un enfant de onze ans, très-bègue lorsqu'il parle en présence de personnes qui le regardent, et chez lequel le bégaiement n'a plus lieu dès qu'il cesse d'en être vu, qu'il leur parle, par exemple, dans l'obscurité. On avait cependant vainement tenté de le guérir, lorsqu'il était plus jeune, en lui bandant les yeux.

Quelques circonstances propres à fixer l'attention sur un objet accessoire au sens du discours, comme l'action de mettre les paroles sur un air, de les énoncer en les asservissant à la mesure, de les réciter par cœur dans le ton élevé et posé qui con vient à l'orateur, suffisent encore pour suspendre le bégaiement. On sait en effet que les bègues chantent et déclament sans bégayer. Nous tenons de M. Dupuytren, qu'un jeune avocat excessivement bègue, et qui suivit rigoureusement les conseils de ce grand praticien, était parvenu à s'énoncer nettement et sans hésitation, en s'habituant à parler dans un ton chantant assez analogue au récitatif de nos opéras et soumis à une certaine mesure, qu'il battait d'abord, mais que, dans les derniers temps, il lui suffisait seulement de marquer par un léger mouvement du pied.

L'*éducation*, qui favorise les progrès de l'esprit, et l'ignorance, qui resserre les limites de la pensée, apportent au bégaiement cette modification importante, que ceux qui jouissent des bienfaits de la première peuvent seuls parvenir par un travail opiniâtre et dont ils sentent l'importance à corriger ou guérir la défectuosité de leur langage, tandis que les seconds ; qu'aucun stimulant n'excite, trouvent dans l'accroissement progressif d'une infirmité dont ils n'ont aucun désir de guérir, un motif de séquestration ou d'isolement du commerce des hommes, le plus propre à entraîner la dégradation successive de leurs facultés morales et intellectuelles. Aussi finissent-ils par tomber dans l'idiotisme, et ils sont condamnés dès lors à une sorte de mutisme absolu.

Quelques exemples prouvent que le bégaiement s'acquiert par l'imitation, et nous tenons de M. le professeur Désormeaux, qu'un homme fort distingué dans les lettres, vivant dans sa jeunesse avec un de ses camarades, très bègue, l'était devenu lui-même. Il s'était fait d'abord un jeu de parler comme son ami ; mais insensiblement il devint tout-à-fait bègue, et ne parvint que tard, dans la suite, et à l'aide de beaucoup d'efforts, à se défaire de cette vicieuse habitude. Ce fait fort curieux peut être mis à profit dans les grandes réunions de jeunes gens, pour prévenir la propagation du bégaiement qui pourrait naître de la même source.

Les phénomènes du bégaiement étant connus, il nous sera plus facile de remonter aux *causes* et au véritable caractère de cette lésion. Une opinion ancienne, qui remonte aux médecins grecs, attribue le bégaiement à certaines dispositions physiques de la langue et de la plupart des parties qui contribuent à l'articulation de la voix. C'est ainsi qu'on a successivement accusé le

volume, l'épaisseur considérable de la langue, le relâchement
de ses ligamens, la longueur de son frein, et l'implantation vicieuse des dents de la mâchoire supérieure sur l'arcade alvéolaire correspondante; que, parmi nos devanciers, des faits d'a-
natomie pathologique ont fait indiquer la division de la luette,
observée par Deluis, la singularité de conformation de l'hyoïde,
vue par Hahn ; l'existence de maladies du cerveau, rencontrées
par Morgagni et De Haen, et enfin celle de vomiques du poumon, vues par ce dernier.

Mais aucune de ces nombreuses circonstances ne peut être envisagée comme une cause véritable de bégaiement : simples coïnci-
dences fortuites de cette affection, elles n'y sont point essentielles,
attendu que l'immense majorité des bègues, même au plus haut degré, ne présentent aucune trace de semblables lésions, et deviennent
même remarquables par la parfaite intégrité de conformation et
de structure de tous les organes de la voix et de la parole. On peut
enfin ajouter contre l'admission de l'ensemble de ces diverses
causes, qu'étant toutes physiques, agissant essentiellement d'une
manière constante et mécanique, elles ne sauraient donner aucune raison satisfaisante de cette série continuelle de variétés
apportées dans les phénomènes du bégaiement, suivant l'âge, le
sexe, et surtout la plupart des affections morales précédemment
indiquées.

Quelles sont donc les vraies causes du bégaiement, celles qui
forment le caractère de cette affection, et qui peuvent naturellement en expliquer les différens phénomènes ?

En remontant à la formation de la voix et de la parole dans
l'état physiologique, rappelons que celle-ci, placée sous l'influence immédiate et nécessaire du cerveau, trouve sa source
dans l'irradiation émanée de ce centre, et transmise par les nerfs
cérébraux aux muscles dont les mouvemens volontaires, aussi
divers que variés, concourent, soit à la production de la voix
primitive dans le larynx, soit à celles des modifications ulté-
rieures qui transforment, à l'aide de l'articulation, celle-ci en
parole, dans les diverses parties de la bouche. Or, dans cette
série d'actions nécessaires à la formation du langage, quelle est
celle au vice de laquelle il convient d'attribuer spécialement le
bégaiement ?

La plupart des auteurs ont invoqué l'état de débilité ou de
faiblesse dans l'action des muscles qui servent à l'articulation,

et notamment de ceux de la langue. Sauvages, en plaçant le bégaiement parmi ses *dyscinésies*, semble avoir embrassé cette opinion, et M. Itard, qui l'adopte également, la croit d'ailleurs confirmée par l'analogie qui lui paraît exister entre le véritable bégaiement et l'état d'hésitation de la langue, qu'on observe pendant l'ivresse ou dans la disposition à l'apoplexie, affections qui diminuent bien évidemment les forces musculaires. Cependant comment concilier cette idée avec l'extrême facilité suivant laquelle les bègues exécutent tous les mouvemens possibles, apparens de leur langue et de leurs lèvres? Comment la faire cadrer encore avec l'état convulsif ou spasmodique que présentent, dans le bégaiement, tous les organes de la voix : caractère qui ne permet pas de rapprocher cette affection du balbutiement asthénique, symptôme de l'ébriété ou de la congestion cérébrale? Ajoutons d'ailleurs enfin que ce que l'on sait de l'influence avérée de l'âge avancé, qui, tout en affaiblissant très-sensiblement l'énergie de l'action musculaire, n'en produit cependant pas moins la guérison spontanée du bégaiement, ne permet guère de s'arrêter davantage à l'idée que nous combattons.

D'autres, au sentiment desquels nous nous rangeons, font remonter plus haut la cause du bégaiement, et la placent, non dans les muscles vocaux, non dans les nerfs qui les animent, mais bien dans le cerveau lui-même. Les raisons qui appuient cette idée sont que, dans l'état physiologique ordinaire, les phénomènes de la voix et de la parole sont dans un rapport constant avec les différens degrés d'excitation cérébrale, et répondent toujours, pour leur précision et leur facilité, à l'énergie des sentimens et à la clarté des idées. On sait à ce sujet que le trop et le trop peu d'excitation cérébrale ont sur notre langage une influence si marquée, que nos paroles faciles, jaillissent comme d'une source féconde, ou, se traînant avec lenteur et difficulté, attestent alors tout ce qu'elles coûtent de travail à l'intelligence. Or, ce que nous avons dit précédemment de l'influence analogue et si marquée des diverses affections de l'âme, excitantes ou sédatives, du centre nerveux cérébral, comme la crainte, la timidité, la confiance, la colère, l'impatience, etc., sur les phénomènes du bégaiement, prouve que ceux-ci découlent de la même source, et doivent se rapporter dès lors à quelques modifications de l'action du cerveau. Mais en quoi consiste cette modification ? Sans prétendre l'expliquer, voici peut-être la conjecture que l'on peut hasarder. Chez le bègue, l'irradiation cérébrale qui suit la pensée, et devient le principe propre à mettre en action les muscles nécessaires à l'expression orale des idées, jaillit avec une telle impétuosité et se reproduit avec une si grande vitesse, qu'elle passe la mesure de mobilité possible des agens de l'articulation. Dès lors ceux-ci, comme suffoqués par cette accumalation de la cause incitante ordinaire de leurs mouvemens, tombent dans l'état d'immobilité spasmodique et de secousses convulsives qui caractérisent le bégaiement, et qui ont été déjà notés dans l'exposition des phénomènes de cette affection. D'après cette conjecture, l'hésitation de la langue ne serait alors qu'une débilité purement relative des organes de l'articulation, résultant du défaut de rapport établi entre l'exubérance des pensées, la vitesse concomittante d'irradiation cérébrale qui leur correspond, et la vitesse possible des mouvemens successifs et variés, capables d'exprimer les idées par la parole. Nous ferons observer, du reste, comme pouvant servir à étayer l'hypothèse que nous présentons, que la plupart des bègues sont remarquables par la vivacité de leur esprit et la pétulance de leur caractère ; qu'ils bégaient beaucoup moins, lorsque leur état de tranquillité morale rend la succession de leurs pensées moins impétueuse ; qu'à mesure que l'âge avancé calme l'élan de leur imagination, et mûrit leur esprit, ils cessent de bégayer ; que le bégaiement diminue singulièrement, ou même s'arrête tout-à-fait, lorsque le bègue, dispensé de frais d'esprit, fait un simple appel à sa mémoire, et que la fidélité de celle-ci le sert dans un discours qu'il récite, une chanson qu'il met sur un air, ou des vers qu'il déclame ; que les soins continuels et particuliers que mettent les bègues à exercer les agens de l'articulation, diminuent le bégaiement en facilitant assez l'action de ces derniers, pour mettre la vitesse de celle-ci en équilibre avec celle de l'irradiation cérébrale ; que, si les passions véhémentes et explosives qui s'emparent des bègues font momentanément disparaître le bégaiement, cela tient à ce que la secousse vive et inaccoutumée qu'en reçoivent tous les muscles et par conséquent ceux de la langue en particulier, les met alors en harmonie d'action avec l'état des affections de l'âme ; que les femmes enfin, qui pensent vite, mais qui ont en revanche reçu de la nature une prononciation si facile et si déliée, qu'elles se montrent capables de la plus grande volubilité de paroles, ne bégaient, comme on sait, que fort rarement.

En privant l'homme d'une manière plus ou moins complète de la parole, le bégaiement peut, suivant son degré, nuire au développement de ses facultés, paralyser ses moyens et le priver de la plupart des avantages que présente la vie sociale : il devient donc dès lors bien important de mettre en pratique les divers moyens propre à les combattre.

Les médecins de l'antiquité, et parmi nos devanciers, Menjot, Fick et Bergen, qui ont spécialement écrit sur le bégaiement, également détournés de la véritable route, par les idées particulières qu'ils avaient sur les causes de cette affection, ne pouvaient lui rien opposer d'utile : aussi se taisent-ils tout-à-fait sur son traitement, ou ne donnent-ils, à ce sujet que les préceptes, les plus insignifians. Plutarque, parmi les historiens, nous apprend toutefois que Démosthènes, affligé dans sa jeunesse d'un vice du langage, qui l'avait éloigné de la tribune aux harangues, parvint à force de soins et de peine à devenir l'un des premiers orateurs d'Athènes. Il s'appliquait, suivant cet auteur, à rectifier sa prononciation, soit en récitant *par cœur* quelques vers d'Euripide et de Sophocle, soit en répétant de *mémoire*, et pendant qu'il avait la bouche remplie de petits cailloux, quelques-unes de ses propres oraisons. Ces moyens très-rationnels doivent encore être pris pour modèle. Remarquons, en effet, que pour maîtriser l'abondance de ses pensées, et s'habituer ainsi à les adapter à la sorte de lenteur indispensable de leur émission, par la parole, Démosthènes s'astreint long-temps à ne prononcer ou n'émettre que des idées préconçues, arrêtées, et dont l'expression est gravée dans la mémoire; il s'attache de plus à les énoncer suivant la mesure des vers, ou dans le ton grave, et comme cadencé que comportent le nombre et les diverses périodes de l'oraison. D'autre part, à l'aide des obstacles mécaniques apportés au mouvement des muscles propres à l'articulation des sons, ces mouvemens qui long-temps ne s'exercent qu'avec peine, acquièrent enfin par-là l'étendue, la précision, et la facilité qu'un exercice continuel et soutenu donne constamment, comme on sait, à l'ensemble des mouvemens volontaires. Or, cet exemple ancien, que confirment plusieurs autres faits récens, prouve que le bégaiement est susceptible de guérison ; et sans attendre celle-ci des progrès de l'âge, toujours beaucoup trop lents, ou de ces circonstances singulières et fortuites dont parlent Blankard et quelques autres, on lui opposera les divers moyens que nous allons indiquer, et qui varieront d'ailleurs suivant le degré et l'état d'ancienneté de ce vice.

Le bégaiement de l'enfance, qui ne cède pas à l'âge dans lequel la consistance des muscles de la voix amène ordinairement une prononciation nette et franche, exige que l'on oppose à la grande volubilité et à la confusion de paroles qui le constituent les soins les plus assidus à faire épeler, lire et parler à haute voix, distinctement et posément, les enfans, et que l'on insiste particulièrement sur l'énonciation des syllabes qui coûtent le plus à prononcer. M. Itard recommande, lorsque ces premiers moyens ne sont pas suivis du succès désiré, de recourir à l'interdiction absolue de la parole pendant un certain laps de temps. Ce médecin conseille encore, d'après son expérience propre, de forcer les enfans, à qui l'on peut donner, à cet effet, une gouvernante étrangère, à parler dans une langue différente de celle dont ils ont fait un trop brusque apprentissage.

Mais lorsque le bégaiement subsiste après la puberté, résultat alors d'habitudes vicieuses invétérées, il exige l'emploi d'autres moyens. Les bègues qui sentent bien, à cet âge, tous les inconvéniens attachés à leur infirmité, et à qui il est dès lors facile d'inspirer la volonté ferme de s'en délivrer, s'initieront avec avantage à la théorie des sons vocaux, par la lecture attentive des ouvrages de Wallis, d'Ammann et de l'abbé de l'Épée. Ils se formeront, sans relâche, à une articulation nette, tant des sons isolés, que de ceux qui résultent des rapports mutuels que ceux-ci ont entre eux. Après cette étude, en quelque sorte élémentaire, le bègue qui méditera Quintilien, s'appliquera, en récitant quelques discours, à la *correction* de la prononciation, ou pureté de chaque son, à une articulation *claire*, par la prononciation rigoureuse de toutes les syllabes, à l'*ornement* enfin, c'est-à-dire aux qualités pures, flexibles et harmonieuses du timbre. La prédication de la chaire, la déclamation des vers, surtout de ceux des tragiques, formeront des exercices d'autant plus utiles, qu'ils seront plus souvent répétés, et que les bègues les pratiqueront en public, et successivement devant les personnes qui leur imposeront le plus, afin de surmonter leur timidité. Le chant répété, et l'étude de la musique vocale, particulièrement l'action de filer des sons, seront encore efficacement mis en usage par les bègues, et cela principalement par ceux chez lesquels le vice du langage s'étend, non-seulement aux agens de l'articulation, mais encore à ceux de la voix brute, dont le spasme arrête alors celle-ci dans le larynx lui-même. C'est au reste dans les cas de cette espèce, qui sont ceux qui offrent le plus de gravité, qu'il pourra paraître utile d'appliquer comme moyen auxiliaire la moxa sur les côtés de l'hyoïde et du larynx, ainsi qu'on le fait avec succès dans le mutisme essentiel et dans l'aphonie chronique.

Lorsque le bégaiement est des plus considérables, et qu'il s'étend à la fois aux sons simples et à un grand nombre de syllabes, M. Itard conseille d'ajouter à l'emploi des moyens précédens, l'usage d'une machine de son invention, et qu'il a déjà lui-même mise en pratique plusieurs fois avec un plein succès. Le but de cet appareil, que son auteur place dans la bouche au-dessous de la langue, est de gêner tellement les organes de l'articulation, qu'ils soient nécessairement contraints à une action forte, soutenue et continuelle, capable de prévenir leur état spasmodique, et même d'assurer à la longue la régularité de leurs mouvemens. Cette machine fort simple, et que M. Pernet, dentiste, exécute avec des dimensions variables, nécessitées par les dispositions individuelles des bègues, consiste en une espèce de petite fourche de platine, ou d'or, qui s'élève du centre concave d'une tige plate et courbe, qui répond par sa convexité à la courbure de l'arcade alvéolaire de la mâchoire inférieure. La fourchette supportée par cet arc a ordinairement un pouce environ de longueur ; placée dans une situation horizontale, vis-à-vis le frein de la langue, elle reçoit celui-ci dans sa bifurcation, et elle va s'appuyer par l'extrémité de ses deux branches, que termine un bouton aplati de la grosseur d'une fève, à la face inférieure de la langue, dans l'angle rentrant que forme cette organe, en s'unissant à la paroi inférieure de la bouche.

Cette sorte d'entrave n'est pas plus tôt mise en son lieu, que la voix devient confuse et embarrassée ; elle ressemble à celle que produit la division congénitale de la luette ; mais en même temps tout bégaiement cesse absolument, et ce changement heureux subsiste alors même que les organes de la voix, peu à peu accoutumés à la gêne qu'ils éprouvent d'abord, ont récupéré l'entière liberté de leurs mouvemens, et sont devenus capables de produire des sons nettement articulés.

Cet instrument que quelques bègues peuvent ne quitter jamais, est enlevé momentanément par d'autres, pour manger et pour dormir. Ces derniers doivent alors rigoureusement s'abstenir de parler pendant son absence. La durée générale de l'application de cette machine ne peut encore être définitivement fixée. M Itard a vu une guérison complète après dix-huit mois, et une autre assez avancée, en huit seulement. Ce médecin aide d'ailleurs à l'action de ce moyen mécanique par l'usage journalier d'un gargarisme, dans lequel entrent les teintures de quinquina, de cantharides et de cabaret.

Nous terminerons ici l'histoire du bégaiement, en faisant remarquer que les détails dans lesquels nous sommes entrés à son sujet se trouvent peut-être justifiés par le silence presque absolu que gardent, sur le véritable caractère de ce vice, et principalement sur le traitement qu'il réclame, les différens traités généraux de médecine, tant anciens que modernes.   (RULLIER.)

BEHEN BLANC ou BEHMEN ABIAD. C'est le nom que l'on donne, dans les anciennes pharmacopées, à une racine blanchâtre, d'une saveur austère, d'une odeur aromatique, qui paraît être celle du *centaurea behen*, plante qui croît sur le mont Liban. Cette racine n'est plus employée.

On peut en dire autant du BEHEN ROUGE, autre racine qu'on pense être celle du *statice limonium*, et que l'on apportait autrefois par tranches rougeâtres du mont Liban et de la Syrie. Elle est astringente : on l'employait contre les hémorrhagies et la diarrhée. Mais elle est entièrement tombée en désuétude.

On donne encore le nom de *behen* à une petite plante de la famille des caryophyllées, désignée par Linnée sous le nom de *cucubalus behen*, et que les auteurs modernes rapportent au genre *silène*, qui fait partie de la même famille.

(A. RICHARD.)

BELLADONE., s. f., *atropa belladona*, L. Plante vivace, qui croît dans les lieux incultes, sur le bord des chemins, la lisière des bois, etc. Sa racine est rameuse, d'un jaune brunâtre à l'extérieur, blanchâtre en dedans; elle répand une odeur vireuse et désagréable; sa tige est herbacée, rameuse, haute de trois à quatre pieds, dichotome; ses feuilles sont alternes, solitaires ou géminées; elles sont grandes, ovales, aiguës, entières, d'un vert foncé, un peu pubescentes : ses fleurs sont solitaires, axillaires, d'une couleur pourpre obscure. Il leur succède des fruits charnus, d'abord verts, puis rougeâtres et presque noirs, quand ils sont parvenus à leur état parfait de maturité, ayant à peu près la grosseur d'une cerise.

Le genre *atropa* fait partie de la famille naturelle des Solanées, de la pentandrie monogynie; il se reconnait aux caractères suivans : son calice est monosépale, à cinq divisions profondes, ovales aiguës; sa corolle est monopétale, régulière, subcampanulée, à cinq lobes : les cinq étamines ont les anthères ovoïdes, presque rondes. Le fruit est une baie arrondie, un peu déprimée, environnée par le calice persistant; elle offre deux loges et un assez grand nombre de graines réniformes, chagrinées dans chaque loge.

Analyse chimique.—M. Vauquelin a soumis le suc aqueux des feuilles de la belladone, à une analyse soignée, et en a retiré les matériaux suivans : 1° une matière albumineuse, coagulable par la chaleur; 2° une autre matière animalisée, insoluble dans l'alcohol, soluble dans l'eau, précipitable par la noix de galle; 3° un principe soluble dans l'alcohol, jouissant à un haut degré de la propriété stupéfiante de la belladone; 4° de l'acide acétique libre; 5° beaucoup de nitrate de potasse; 6° quelques autres sels, du fer et de la silice. M. Brande en a plus récemment retiré un principe immédiat nouveau, qu'il regarde comme de nature alcaline, et qui est combiné dans la belladone avec un excès d'acide malique. Il donne à cette substance le nom d'*atropine*. Elle paraît être le principe actif de la belladone.

Propriétés médicales et usages. — La belladone est une plante vireuse, dont toutes les parties exhalent une odeur nauséeuse, très-désagréable. C'est un poison extrêmement violent, qui agit à la manière des substances narcotico-âcres. Il ne nous appartient point dans cet article de faire connaître son action délétère sur l'économie animale, action qui sera traitée avec tous les développemens convenables au mot POISON.(*Voyez* ce mot.) Nous avons dû seulement la signaler en passant. Sous le rapport des qualités délétères, les fruits sont la partie de la plante la plus dangereuse et la plus redoutable, à cause des méprises funestes auxquelles ils peuvent donner lieu. En effet, dans leur maturité, ils ont beaucoup de ressemblance avec des cerises ou des guignes, au point que des enfans ou des personnes plus âgées, poussées par la soif, ont été plusieurs fois victimes de méprises de ce genre. On concevra comment de pareils accidens ont eu lieu, lorsque l'on saura que ces fruits bien mûrs ont une saveur douceâtre, fade, il est vrai, mais nullement désagréable.

De même que la plupart des autres poisons tirés du règne végétal et du règne minéral, la belladone est devenue dans plusieurs circonstances un médicament fort important, dont le praticien peut tirer un parti avantageux. On emploie particulièrement la racine et les feuilles, la première surtout, qui paraît douée de propriétés plus actives. Voici les phénomènes développés chez les individus soumis à l'influence de ce médicament. Quelques grains de la poudre de racine de belladone n'exercent qu'une action bien faible, qui détermine dans l'estomac un léger sentiment de chaleur, lequel se propage aux organes respiratoires. Si la quantité du médicament introduit dans l'estomac est plus considérable ; si, par exemple, la dose en est portée à douze, à vingt, ou même à trente grains, dans le courant de la journée, alors la belladone suscite des changemens très-remarquables dans l'organisme. La bouche devient sèche, aride, la déglutition pénible. L'estomac est le siége d'une chaleur incommode et douloureuse qui annonce un léger état de phlogose. Cette ardeur s'étend aux autres parties du canal alimentaire : la sécrétion muqueuse de l'intestin est augmentée, et fort souvent on voit survenir des déjections alvines plus ou moins abondantes. Tels sont les phénomènes primitifs développés par la belladone. On voit qu'ils ne se déclarent d'abord que dans les organes de la digestion, dans ceux avec lesquels le médicament a été directement mis en contact. Mais bientôt il s'en montre d'autres, déterminés, soit par l'absorption de la substance médicamenteuse, soit par son action médiate, au moyen du système nerveux. Ainsi la tête devient lourde, pesante ; un sentiment particulier de constriction se fait sentir aux tempes ; le pouls présente les variations les plus fréquentes ; il est tantôt vif, accéléré, impétueux, et devient presque subitement lent et irrégulier. La sueur et les urines sont fort souvent plus abondantes ; la vision est plus ou moins troublée ; il y a des éblouissemens, des vertiges : les pupilles se dilatent et restent fixes et immobiles. A cet état succède une faiblesse musculaire, une prostration plus ou moins considérable, et le malade tombe dans une somnolence qui dure quelquefois plusieurs heures ; cependant ces différens phénomènes n'ont qu'une durée déterminée, et ordinairement ils s'affaiblissent et cessent presque entièrement au bout de trois ou quatre heures.

Après avoir décrit la série des phénomènes suscités dans l'économie animale par l'action de la belladone, nous devons faire connaître les applications que la thérapeutique peut faire de ce médicament au traitement de certaines maladies. Une des affections pathologiques contre laquelle on a le plus employé la racine de belladone, est la toux convulsive des enfans, ou la *coqueluche*. Wetzler, Schœffer, Hufeland et plusieurs autres praticiens recommandables ont donné à ce médicament une sorte de célébrité par les succès qu'ils ont obtenus de son emploi dans cette maladie. Wetzler composait une poudre avec une partie de racine de belladonne, et cinq parties de sucre; il la donnait de manière que l'enfant prît matin et soir, depuis un quart de grain, jusqu'à un grain de la racine. Cette dose devait être modifiée suivant l'age du malade. Les auteurs que je viens de citer ne balancent point à regarder ce médicament comme un spécifique assuré contre la coqueluche. A leur témoignage on pourrait encore ajouter celui du docteur Marc, qui l'a également mise très-souvent en usage, et qui paraît en avoir obtenu des effets presque constamment heureux. Cependant il est important de remarquer que la belladone ne convient point dans toutes les périodes de la coqueluche. En effet cette maladie dépend très-souvent, ou du moins est accompagné, dans son principe, d'une irritation plus ou moins vive de la membrane muqueuse qui tapisse les voies aériennes. Or, dans ce cas, la belladone, loin d'être avantageuse et de calmer les accès convulsifs de toux qui menacent de suffoquer les enfans, pourrait être nuisible en augmentant l'irritation qui entretient la maladie. Aussi est-ce à juste titre que le docteur Marcus, de Bamberg, s'élève fortement contre l'emploi de la belladone et des autres narcotiques, dans la première période de la coqueluche. Il pense que ce médicament n'a d'heureux effets que lorsqu'il est administré à l'époque où les symptômes nerveux et spasmodiques prédominent d'une manière notable sur l'irritation bronchique.

On a vanté l'emploi de la belladone dans l'épilepsie, la manie, etc. Stoll surtout a recommandé ce médicament contre cette première maladie. Dans la danse de St. Guy, Bergius nous dit s'être servi avec avantage de la poudre des feuilles de belladone, donnée à la dose d'un à quatre grains, répétée deux fois dans la journée. Quelques auteurs prétendent avoir guéri plusieurs fois les personnes affectées d'hémiplégie, par l'usage de ce médicament. D'autres disent l'avoir administré avec succès dans le tic douloureux de la face, soit en faisant prendre la poudre intérieurement, soit en faisant *fumer* les feuilles en place de tabac.

Enfin on a prétendu que la belladone pouvait être mise en usage d'une manière avantageuse, dans les affections cancéreuses, dans l'hydropisie, dans la syphilis, dans l'ictère, dans les scrofules. Le docteur Huffeland, dans son traité de la maladie scrofuleuse, regarde la belladone comme un médicament très-efficace contre certains symptômes, mais incapable, de même que les autres médicamens de la même classe, de guérir radicalement le vice scrofuleux. La belladone est principalement recommandable, dit-il, dans les tumeurs glanduleuses qui menacent de dégénérer en squirrhe, dans les ulcères chroniques et calleux, et dans les spasmes convulsifs, qui sont le produit d'une *irritation scrofuleuse.*

Parlerons-nous ici de la propriété que lui a attribuée si gratuitement le docteur Muench, de guérir la rage, maladie si redoutable, à laquelle la cautérisation seule a pu jusqu'à présent être opposée avec avantage.

En décrivant les phénomènes déterminés par l'emploi de la belladone, nous avons dit que l'usage de ce médicament donnait constamment lieu à la dilatation de la pupille, qu'il rendait fixe et immobile. La chirurgie a su tirer parti de cette singulière propriété, pour faciliter certaines opérations qui se pratiquent sur le globe de l'œil, et en particulier la cataracte. En effet, chez les personnes craintives ou très-nerveuses, la pupille est quelquefois tellement resserrée, qu'il serait impossible de pouvoir suivre à travers son ouverture l'instrument introduit dans la chambre postérieure, pour extraire ou abaisser le cristallin. Dans ce cas on instille sur l'œil quelques gouttes du suc des feuilles de la belladone, ou l'on applique sur cet organe un cataplasme arrosé avec une solution de l'extrait de cette plante. Plusieurs oculistes, entre autres Saunders et Demours, recommandent encore l'usage des topiques, dans lesquels on fait entrer la belladone dans le rétrécissement spasmodique de la pupille.

Modes d'administration et doses. — La forme la plus simple et la plus convenable d'administrer la belladone, est la poudre. Sa dose varie beaucoup ; celle de la racine doit être en général plus faible que celle des feuilles. On doit toujours commencer par de petites quantités, que l'on augmente d'une manière progressive, jusqu'à un, deux et même trois scrupules dans la journée ; quant à l'extrait préparé avec le suc épaissi des feuilles ou des baies, il est bien moins employé. Pour faciliter l'administration de ce médicament, surtout chez les enfans, on prépare un sirop de belladone dont la dose est de demi-once à une once.

(A. RICHARD.)

BEN (huile de). C'est une huile grasse, liquide, que l'on extrait par expression des graines du *moringa oleïfera,* de Lamarck, ou *guilendina moringa,* de Linné, grand et bel arbre qui fait partie de la famille naturelle des Légumineuses, de la décandrie monogynie, et qui croît dans les Indes orientales. L'huile que l'on retire de ses amandes est remarquable par la propriété qu'elle a de ne pas rancir, et de pouvoir être conservée pendant très-long-temps, sans éprouver d'altération; cependant elle finit par se séparer en deux parties, l'une qui prend de la consistance et devient presque solide, l'autre qui reste liquide. L'huile de ben est très-purgative, mais elle agit avec trop de violence sur l'estomac; aussi en a-t-on abandonné l'usage à l'intérieur. Elle est encore recherchée par les parfumeurs pour fixer certains arômes fugaces, tels que ceux de la tubéreuse, du jasmin, de l'essence de roses; et par les horlogers, à cause de sa grande liquidité.

(A. RICHARD.)

BENIN, adj. *benignus.* On désigne généralement par cette dénomination, opposée à celle de malin, les maladies qui tendent, dans la plupart des cas, à une terminaison favorable. Elle s'applique cependant plus particulièrement à certaines affections dont elle indique celle de leurs variétés qui n'offre aucun danger; c'est ainsi qu'on dit : muguet benin, variole bénigne.

(R. DEL.)

BENJOIN, BENZOIN ou ASA DULCIS, *bensoe, gummi benzoe.* C'est un baume solide dont on a long-temps ignoré la véritable source. En effet, les uns le croyaient produit par le *laurus benzoin* de l'Amérique septentrionale; d'autres, avec Linné, par le *croton benzoin.* Jacquin pensait qu'il découlait d'une espèce de badamier, qu'il nomma pour cette raison *terminalia bensoe.* La divergence de ces opinions provenait de ce qu'aucun naturaliste n'avait observé sur les lieux le végétal, sur lequel on récoltait cette précieuse substance. Marsden et Dryander, ayant fait à Sumatra des recherches pour découvrir l'arbre au benjoin, le reconnurent pour une espèce d'aliboufier, que ce dernier, botaniste distingué, décrivit sous le nom de *styrax benzoin.* Le genre *styrax* appartient à la famille naturelle des Ebénacées et à la décandrie monogynie. L'aliboufier benjoin croît dans la partie méridionale de Sumatra ; on le trouve également à Java et dans le royaume de Siam. C'est par des incisions pratiquées au tronc que s'écoule le benjoin. Il est d'abord liquide et blanchâtre ; mais il ne tarde pas à se colorer et à se solidifier.

Le benjoin est en masses solides, plus ou moins volumineuses, d'un brun rougeâtre. On en distingue deux variétés dans le commerce ; savoir, le benjoin *amygdaloïde*, ainsi nommé, parce qu'il offre des larmes ovoïdes, blanchâtres, ayant quelque ressemblance avec les amandes, agglomérées dans une pâte plus brune, et le benjoin *en sorte*, qui est moins pur et d'une teinte brunâtre, presque uniforme.

Ce baume a une odeur extrêmement suave, qui a de l'analogie avec celle du baume du Pérou ; sa saveur est aromatique, un peu acidule, et légèrement âcre. Sa cassure est nette, luisante, et comme vitreuse. Il est friable, et crie en s'écrasant sous la dent, lorsqu'on le mâche. Placé sur des charbons ardens, il se fond, brûle en laissant dégager une fumée blanche et épaisse, qui a une odeur forte et un peu aromatique. Cette fumée reçue et condensée dans des vases froids, forme des cristaux blancs d'acide benzoïque. C'est même un des moyens d'obtenir cet acide, que l'on purifie de nouveau, par une seconde sublimation, afin de le priver de l'huile empyreumatique qu'il contient. Le benjoin est soluble en totalité dans l'alcohol ainsi que dans l'éther. Il est précipité de ses dissolutions par l'eau. C'est par ce moyen que l'on obtient le *lait virginal*, préparation cosmétique fort en vogue chez les dames de la grande société. Elle stimule légèrement la peau, la rend plus lisse et plus tendue.

Analyse chimique.—M. Bucholz a trouvé que vingt-cinq gros de benjoin choisi, se composaient de résine, 20 gros 50 gr. ; acide benzoïque, 3 gros 7 gr. ; substance analogue au baume du Pérou, 25 gr. ; principe particulier aromatique soluble dans l'eau et dans l'alcohol, 8 gr. ; débris ligneux, 30 gr.

Propriétés médicales et usages.—Comme toutes les substances balsamiques, le benjoin agit à la manière des médicamens puissamment excitans. Il détermine dans nos organes une impression vive et forte, dont les effets amènent de grands changemens dans l'exercice des différentes fonctions. Son action excitante paraît s'exercor d'une manière plus notable sur les organes de la respiration. Il stimule la membrane qui revêt l'intérieur des bronches et de leurs ramifications, et quand cette membrane semble frappée d'atonie, comme par exemple dans les catarrhes pulmonaires chroniques, le benjoin est quelquefois très-efficace pour faciliter l'expectoration des matières muqueuses qui s'y accumulent.

Schwilgué dit s'être servi quelquefois avec avantage du benjoin dans le traitement des fièvres intermittentes tierces. Il en administrait un demi-gros avant l'accès, et il a observé que cette substance agissait dans cette circonstance à la manière des médicamens toniques et amers.

Le benjoin, de même que tous les autres médicamens stimulans, peut, dans certains cas, agir comme diaphorétique, emménagogue ou diurétique. On fait quelquefois, avec les vapeurs blanches qu'il dégage lorsqu'on le brûle, des fumigations ou des frictions sèches qui réveillent l'action perspiratoire de la peau, et ont souvent été avantageuses dans traitement des affections cutanées chroniques, et même dans celui de certaines tumeurs indolentes.

Modes d'administration et doses.—Le benjoin peut s'administrer en poudre, à la dose d'un scrupule à un demi-gros. On fait ordinairement, avec cette poudre, des bols, après l'avoir incorporée dans un sirop. On prépare avec cette substance un sirop balsamique, dont la dose est d'une à deux onces. Enfin on conserve dans les pharmacies une teinture alcoholique de benjoin, que l'on peut administrer directement dans une potion à la dose d'un gros. C'est avec cette teinture que les parfumeurs préparent le lait virginal. Il est encore un autre procédé très-avantageux d'administrer le benjoin dans les catarrhes pulmonaires chroniques, l'asthme humide, etc.; c'est de faire respirer au malade les vapeurs blanches que dégage le benjoin lorsqu'il est projeté sur des charbons ardens. Par ce moyen, le médicament est mis directement en contact avec l'organe sur lequel il doit exercer son action.   (A. RICHARD.)

BENOITE, *radix caryophillatæ* pharm. C'est la racine du *geum urbanum* de Linné, petite plante herbacée, vivace, qui croît sur le bord des chemins, au pied des murs, et qui fait partie de la famille des Rosacées, section des Fragariacées, de l'icosandrie polygynie. Le genre *benoîte* très-voisin des potentilles en diffère principalement par ses petits akènes terminés par une longue pointe acérée et crochue à son sommet.

Cette racine, à peu près de la grosseur d'une plume à écrire, est brune rougeâtre, entourée d'un grand nombre de fibrilles grêles, de la même couleur. Sa saveur est astringente, un peu amère et aromatique; son odeur a quelque analogie avec celle des géroffes, surtout lorsqu'elle est fraîche; de là le nom de *radix caryophyllata*, qu'on lui donne dans les anciennes pharmacopées.

Elle contient une substance résinoïde, analogue à celle que l'on retire des quinquinas; une huile volatile plus pesante que l'eau, du tannin, de l'adragantine, de la gomme, et quelques traces de soufre, de fer et de manganèse.

Propriétés médicales et usages. — La benoîte est un des végétaux indigènes avec lesquels on a proposé de remplacer les écorces de quinquina. Quelques auteurs, qui se sont plus à exagérer ses propriétés, n'ont pas craint d'assimiler entièrement l'action et les vertus de la racine de benoîte à celles des écorces du Pérou. Quoique ces éloges nous paraissent trop pompeux, nous ne saurions partager l'opinion de Cullen, qui semble douter entièrement des propriétés de cette plante. La racine de benoîte, surtout lorsqu'elle est récente, exerce une action trop manifeste sur les organes du goût, pour ne pas admettre en elle une action, même assez énergique, sur l'économie animale. D'ailleurs plusieurs auteurs, particulièrement en Danemarck et en Allemagne, ont rapporté un grand nombre d'observations propres à constater ses propriétés. Elle paraît agir à la manière des autres substances végétales astringentes et toniques. Aussi a-t-on particulièrement recommandé son usage dans les fièvres intermittentes, dans la diarrhée, les catarrhes pulmonaires chroniques, et les hémorrhagies passives, etc.

Modes d'administration et doses. — C'est ordinairement en poudre que s'administre la racine de benoîte. La dose est d'une once que l'on divise en plusieurs prises à prendre avant l'accès d'une fièvre intermittente. Quelquefois on fait infuser une once ou une once et demie de racine de benoîte dans une livre d'eau ou de vin rouge. La teinture alcoholique, la décoction et l'extrait sont des préparations dont on fait moins fréquemment usage.

La benoîte aquatique ou des rivages, *geum rivale*, L. jouit

absolument des mêmes propriétés, et peut être employée aux mêmes usages.
(A. RICHARD.)

BENZOATES. *Voyez* BENZOÏQUE (acide).

BENZOIQUE (acide). L'acide benzoïque, dont le nom provient du benjoin, qui en fournit beaucoup, et d'où il fut retiré pour la première fois en 1608 par Blaize de Vigenère, se trouve généralement dans ces résines odorantes qui ont reçu le nom de *baume*. Le styrax, les baumes de Tolu, du Pérou en contiennent; on en trouve aussi dans les capsules de vanille, le pois-chiche, quelques champignons. L'acide benzoïque peut aussi être regardé comme un produit du règne animal; car on le trouve uni à la potasse et à la soude, dans l'urine des animaux herbivores, et dans celle des enfans.

L'acide benzoïque pur et obtenu par sublimation, que l'on appelle aussi *fleurs de benjoin*, se présente sous forme d'aiguilles longues et déliées, d'un blanc nacré. Il est sans odeur par lui-même, mais il participe souvent de celle des corps dont il est extrait; ce qui, dans ce cas, prouve qu'il n'est pas absolument pur. Il rougit légèrement le tournesol; sa saveur est âcre et piquante, mais non sensiblement acide. L'au froide n'en dissout que $\frac{1}{100}$ de son poids. Il est soluble dans 24 parties d'eau bouillante, et cristallise par le refroidissement. Les acides minéraux n'ont pas d'action sensible sur l'acide benzoïque; les bases salifiables se combinent avec lui, et forment des sels neutres nommés *benzoates*. Les benzoates alcalins, ceux de baryte, de chaux et de strontiane sont solubles.

L'acide benzoïque est formé, selon M. Berzélius, de carbone, 74,86; oxygène, 19,87; hydrogène, 5,27; et le poids de sa molécule est de 15,09.

Il existe plusieurs procédés pour obtenir l'acide benzoïque; le premier, le plus anciennement connu, consiste à chauffer le benjoin dans une terrine surmontée d'un cône de carton terminé par une très-petite ouverture. L'acide se dégage du benjoin, et vient se condenser sur les parois internes du cône. Nous ne parlerons pas des précautions qu'il faut prendre pour réussir dans cette opération, parce qu'elles sont bien connues. Un procédé plus avantageux, et que l'on doit à l'illustre Schéele, consiste à faire bouillir cinq parties de benjoin et une de chaux dans douze parties d'eau : après une demi-heure d'ébullition, on filtre et on concentre les liqueurs; on y verse de l'acide hydrochlorique, qui s'empare de la chaux, et détermine la précipitation de l'acide benzoïque.

Pour retirer l'acide benzoïque de l'urine des animaux herbivores, on concentre cette urine, et on y verse de l'acide hydrochlorique : l'acide benzoïque se précipite aussitôt ; on le lave, et l'on peut le sublimer pour lui donner l'aspect des fleurs de benjoin. Dans un travail récent sur l'acide benzoïque, M. Bouillon-Lagrange s'élève avec force contre l'emploi en pharmacie de l'acide benzoïque retiré des matières animales, et signale les inconvéniens qui résultent de l'usage de ces prétendus fleurs de benjoin.

L'acide benzoïque n'est plus guère employé aujourd'hui en médecine. Ses propriétés sont analogues à celles du benjoin, des baumes de Tolu et du Pérou ; il est stimulant : il pourrait donc s'administrer dans les mêmes cas que ces substances. On le donne, sous forme de poudre, de pastilles ou d'électuaire, à la dose de neuf à trente-six grains. Il fait la base du sirop de Tolu, préparé d'après l'ancienne pharmacopée de Paris, et préconisé contre la troisième période des catarrhes pulmonaires. On l'a aussi employé sous forme de vapeurs qu'on fait respirer au malade. Mais l'irritation et la toux qu'il provoque alors doivent le faire rejeter lorsqu'il s'agit de remplir la même indication que précédemment.

(J. PELLETIER.)

BERBERIS. *Voyez* ÉPINE VINETTE.

BERCE ou SPHONDYLE, *heracleum sphondylium*. L. Plante vivace, qui croît communément dans les prés et sur le bord des ruisseaux ; elle fait partie de la famille naturelle des Ombellifères, de la pentandrie digynie. Sa racine ressemble beaucoup à celle du panais ; mais elle est plus âcre, et d'une couleur plus jaune ; ses fleurs sont blanches. Ses feuilles très-grandes, et profondément pinnatifides, ont quelque ressemblance avec celles de l'acanthe ou branc-ursine ; de là le nom vulgaire de fausse *branc-ursine* donné au sphondyle. Les feuilles et la racine de cette plante ont été pendant long-temps recommandées comme un excellent apéritif ; mais aujourd'hui les praticiens n'en font plus usage. Quelques auteurs avaient prétendu que les Polonais s'en servaient pour traiter la plique. Herndtel a prouvé que ces assertions étaient inexactes. Dans quelques contrées septentrionales de l'Europe, on cultive la berce comme les autres plantes potagères de la même famille, telles que les carottes et les panais. Comme sa racine et sa tige contiennent une quantité notable de matière sucrée, on peut par la fermentation en retirer une boisson alcoholique très-enivrante, et dont on fait grand usage en Lithuanie.

Suivant Willdenow, la gomme ammoniaque est produite par une espèce du genre berce, qu'il a nommée *heracleum gummiferum*. Quelques auteurs y rapportent également l'opoponax.

(A. RICHARD.)

BERCEAU, s. m., *cunnæ, cunnabula,* κοιτὶς; petit lit destiné à recevoir l'enfant pendant les premiers mois. Tout ce qui concerne son usage sera exposé à l'article de l'éducation physique des enfans.

(DESORMEAUX.)

BERIBÉRI, s. m., *beriberii*, maladie qui paraît être propre au climat de l'Inde, ou qui du moins a été plus particulièrement observée dans ces contrées : elle est ainsi nommée parce que ceux qui en sont atteints, font, en marchant, des mouvemens qui se rapprochent de ceux de la brebis. Bontius pense que les causes les plus fréquentes de cette maladie sont les pluies continuelles qui ont lieu dans l'Inde depuis les premiers jours de novembre jusqu'au mois de mai ; les alternatives de froid et de chaud auxquelles les Indiens sont sans cesse exposés avec des vêtemens légers qui les couvrent à peine ; l'abus des boissons aqueuses, principalement du suc de palmier, dont ils boivent avec excès pour étancher la soif qui les dévore. Quoique dans le plus grand nombre de cas, le *béribéri* ne se manifeste que par degrés, et que ses progrès soient lents, on le voit quelquefois se déclarer presque subitement, et marcher avec une grande intensité. Les malades éprouvent d'abord un abattement général, des lassitudes spontanées ; peu à près les membres deviennent engourdis ; les mains et les pieds ne se meuvent qu'avec peine ; la sensibilité s'émousse, et il survient des soubresauts, précédés d'une sorte de titillation. Chez quelques malades la voix s'altère, s'éteint au point de ne produire que des sons faibles, inarticulés. Bontius éprouva lui-même cet accident. Quelques pathologistes européens ont jugé, d'après la description de Bontius que le *béribéri* de l'Inde n'était autre chose que le lumbago de nos climats, et ils en trouvent une preuve dans l'identité des causes. Cette manière de raisonner est peu rigoureuse, et ne saurait être adoptée par ceux qui mettent un peu d'ordre et de sévérité dans leurs études. On reconnaît parmi les caractères assignés au *béribéri* plusieurs symptômes qui semblent se rapporter à la chorée; mais il faut attendre de nouvelles observations avant de donner quelque valeur à cette conjecture.

On regarde, en général, la maladie comme peu grave, tant qu'elle est bornée aux membres; mais lorsqu'elle attaque le tronc, la respiration devient irrégulière, et si difficile quelquefois, qu'on a vu, dit-on, des malades mourir d'asphyxie.

Le traitement qu'on oppose au béribéri est fort actif; il consiste dans des frictions stimulantes, des fomentations aromatiques, des onctions sur les pieds avec l'huile de girofle ou celle de macis. Bontius accorde surtout un grand crédit aux onctions faites avec une espèce de naphte de Sumatra. On seconde l'effet de ces stimulans par un exercice actif, auxquel on force les malades. Si le béribéri se prolonge et passe à l'état chronique, on a recours aux sudorifiques alternés avec les drastiques, et le plus souvent la maladie cède à ces moyens. (L. BIETT.)

BERLE, s. f., *sium*, genre de plantes de la famille des Ombellifères, de la pentandrie digynie, dont deux espèces, savoir, le *sium latifolium*, L., et le *sium angustifolium*, L., passaient autrefois pour d'excellens apéritifs et antiscorbutiques. Ces deux plantes sont aujourd'hui tout à fait inusitées. (A. R.)

BERLUE, s. f., *suffusio oculorum*. Cette affection consiste dans une erreur du sens de la vue, qui transmet au cerveau l'image d'objets qui n'existent pas réellement. Elle se présente sous deux formes très-différentes. Tantôt on croit voir voltiger devant les yeux un insecte, une mouche, qui suit leurs mouvemens, et semble se reposer sur les objets qu'ils fixent; ou bien ce sont des ombres légères, des lignes et des points noirâtres représentant des espèces de réseaux déliés, des toiles d'araignée, des flocons de laine, et autres objets semblables, qui sont fixes ou qui paraissent s'approcher ou s'éloigner des yeux, et se porter dans diverses directions. Cette variété a reçu plus particulièrement le nom d'*imaginations*. Tantôt, au contraire, l'organe de la vue donne la sensation d'une foule de points brillans qui descendent verticalement en forme de pluie, dans quelque position que se trouve la tête; de bluettes, de lignes étincelantes, droites ou se coupant à angles aigus, et agitées d'un mouvement continuel; de globes ou de croissans lumineux, d'éclairs, qui produisent un éblouissement, comme dans le cas où les yeux sont réellement exposés à une lumière très-vive.

La berlue est idiopathique ou symptomatique; elle se manifeste particulièrement chez les individus qui ont la rétine d'une sensibilité extrême, chez ceux qui s'exposent habituellement ou accidentellement à une lumière très-vive, dont la profession exige un travail sur des objets très-petits et très-éclairés. Les affections du cerveau, comme les congestions et les inflammations cérébrales, l'ivresse, l'épilepsie, la folie, etc., peuvent donner lieu à ce phénomène. Il accompagne souvent la cataracte. Il fournit quelquefois des signes qui annoncent l'imminence de l'une de ces maladies. Chez plusieurs personnes, une céphalalgie violente est précédée par des vertiges, des éblouissemens qui durent plus ou moins de temps, et diparaissent aussitôt que celle-ci se manifeste. « Les flocons, les brouillards que l'on croit voir pendant les maladies aiguës sont au nombre des signes précurseurs du délire. Chez les sujets pléthoriques, quand les feux, les bluettes, les étincelles ne sont pas accompagnés de fièvre, ils doivent faire appréhender l'apoplexie. » (Landré-Bauvais.)

On ne doit pas confondre les imaginations avec la perception d'objets également imaginaires, comme on l'observe dans le délire, dans la folie. Les deux phénomènes peuvent exister simultanément; mais dans l'un, l'organe du sens est affecté; dans l'autre, c'est l'organe de la perception.

La berlue est le plus souvent une affection légère et momentanée. Elle disparaît avec la maladie ou l'accès de la maladie dont elle est symptomatique, ou bien avec les causes qui ont affecté directement la rétine. D'autres fois, elle dure plus ou moins long-temps; elle est même permanente; mais dans ce cas, elle ne se présente que sous la première forme que nous avons indiquée. La fausse sensation qui est produite est d'abord incommode, et provoque un mouvement continuel et automatique pour chasser les corps dont elle donne la perception. Plus tard, l'habitude semble l'affaiblir, quelquefois même la faire disparaître entièrement, quoique l'attention, dirigée de ce côté, démontre qu'elle existe toujours.

Cette erreur de l'organe de la vue paraît dépendre constamment d'une affection de la rétine, soit idiopathique, soit sympathique. On l'a long-temps attribuée et on l'attribue encore, dans certains cas, à l'opacité morbide de quelqu'une des parties que doivent traverser les rayons lumineux pour arriver jusqu'à la rétine. Mais, comme Sauvage l'a remarqué, cette opacité n'est pas sus-

ceptible de produire l'effet dont elle est accusée; elle peut seulement rendre la vue confuse, ou faire paraître les objets moins
éclairés, en interceptant une partie des rayons qui en partent,
mais non cacher une portion de ces objets. D'ailleurs l'examen
de l'œil démontre que ses parties ont, dans la plupart des cas,
conservé leur transparence. Si, dans le commencement de la cataracte, on observe souvent des imaginations qui, pour se manifester, exigent qu'un certain degré de lumière parvienne au fond
de l'œil, devra-t-on s'étonner que cette maladie du cristallin
soit accompagnée d'une paralysie partielle de la rétine, lorsqu'on
sait que cette dernière se développe sous l'influence de causes
à peu près semblables, et qu'on voit l'amaurose ou la paralysie
totale en être si souvent la complication ?

On a également cherché la cause de la berlue dans l'injection
de la rétine, dans le développement de quelqu'une de ses artérioles. Cette opinion ne paraît pas très-fondée : il est rare de voir
cette erreur de la vision accompagner l'ophthalmie intense; cependant l'injection sanguine de toutes les parties apercevables du
globe de l'œil, et l'extrême sensibilité de la rétine font présumer
que cette membrane participe à la lésion des premières.

L'affection de la rétine qui donne lieu à la berlue semble de
même nature que celle qui produit l'amaurose idiopathique. Ces
deux maladies reconnaissent des causes analogues; la première est
dans quelques cas le premier degré de l'autre.

Le traitement de la berlue se borne le plus souvent à éviter les
causes qui l'ont fait naître, ou à combattre les maladies auxquelles
elle est liée. Lorsqu'on ne peut pas apprécier exactement la cause
dont elle dépend, on met en usage les topiques froids, les vapeurs excitantes dirigées sur l'œil, et les dérivatifs, tels que les
pédiluves, les sinapismes, les vésicatoires, les errhins, les émétiques, etc. Les indications générales qu'elle présente alors sont à
peu près les mêmes que celles que l'on a à remplir dans l'amaurose.   (RAIGE DELORME.)

BESOIN, s. m. Ce mot, dans le langage familier, est synonyme de *nécessité*, et désigne cet état dans lequel on est privé,
dans lequel on manque d'une chose utile ou qu'on désire. Mais
en physiologie et en médecine, il exprime certains sentimens intérieurs qui se produisent spontanément dans l'homme et dans les
animaux, et qui les sollicitent plus ou moins impérieusement à
des actes plus ou moins prochainement nécessaires à leur conser-

vation, et au développement complet de leurs facultés. Les sentimens de la *faim* et de la *soif*, par exemple, qui excitent l'homme
et les animaux à prendre les alimens et les boissons que leur nutrition réclame ; *les sentimens qui les portent à exercer ou à
laisser reposer leurs muscles et leur esprit*, selon que ces organes et ces facultés sont depuis quelque temps en repos ou en
exercice, sont *des besoins.*

Tout être vivant, et qui par conséquent se nourrit et se reproduit, doit, pour ce double objet, établir des relations avec
les corps extérieurs à lui : d'une part, c'est à eux qu'il emprunte
les matériaux nouveaux qu'il s'approprie sans cesse, comme c'est
à eux qu'il rend les matériaux anciens, dont sans cesse aussi il se
dépure ; d'autre part, c'est parmi eux que se trouve l'individu
de l'autre sexe, dont le concours lui est nécessaire pour sa reproduction. Or on sait que dans l'homme et les animaux, l'établissement de ces rapports extérieurs qui commencent la nutrition et la reproduction, c'est-à-dire la préhension des matériaux
nutritifs et le rapprochement des sexes, sont laissés à la volonté
de ces êtres ; et de là, la nécessité de l'existence en eux de la *sensibilité*, qui leur donne la connaissance d'eux-mêmes, celle des
corps extérieurs, et le sentiment de la nécessité des rapports qu'ils
ont à établir avec ceux-ci.

Cette sensibilité, qui est le guide, le conseil des animaux, le
moyen que la nature s'est ménagé en eux, pour les forcer à agir
dans le but de leur conservation, se compose en effet, et devait
se composer de deux sortes d'actes ; les uns par lesquels on acquiert la connaissance des corps extérieurs, les autres par lesquels
on est sollicité à établir avec eux les rapports nécessaires. Les premiers sont ce qu'on appelle les *sens externes ;* et les seconds, ces
sentimens intérieurs que nous appelons *besoins*, et dont nous
avons à traiter ici. Il est évident qu'il ne suffisait pas aux animaux
obligés à puiser sans cesse, dans les corps extérieurs à eux, les
élémens de leur nutrition, d'avoir des *sens* pour connaître ces
corps ; il leur fallait aussi des sentimens intérieurs propres à les
avertir des instans où il est nécessaire d'en user ; et encore une
fois, ces sentimens sont ce qu'on appelle les *besoins.* Tandis que
les sens externes sont les sentinelles qui veillent au dehors du
corps, et font juger les contacts divers auxquels il est soumis ; les
sentimens intérieurs dits *besoins*, sont les sentinelles qui veillent au
dedans, et avertissent des nécessités auxquelles il doit subvenir.

Ces besoins sont assez multipliés dans les animaux supérieurs, et par conséquent dans l'homme; et on peut les partager selon qu'ils servent à la nutrition ou à la reproduction, ou bien selon qu'ils sont *physiques* ou *moraux*, *naturels* ou *acquis*. Nous les classerons d'après leur but, qui est double, ou de faire établir avec l'univers une relation utile à la vie, ou de régler la mesure dans laquelle nous devons exercer celles de nos fonctions qui sont volontaires.

1° Pour que tout être vivant se nourrisse et se reproduise, il faut, avons-nous dit, qu'il établisse des relations avec les corps extérieurs à lui; que, par exemple, il puise en eux les matériaux nouveaux qu'il s'approprie, et se rapproche de l'individu de l'autre sexe, sans lequel il ne peut effectuer sa reproduction. La nature a laissé, chez l'animal, l'accomplissement de ces actes à sa volonté; mais comme il lui importait beaucoup qu'ils ne fussent pas omis, elle ne s'en est pas reposée, pour cet accomplissement, sur l'intérêt seul qu'y a l'animal; elle a fait se produire irrésistiblement en lui des sentimens intérieurs qui l'y sollicitent. Ces sentimens généralement fort impérieux, se faisant obéir sans retard, constituent une première classe de besoins. Ils sont d'autant plus nombreux dans un animal, que le mécanisme de sa nutrition et de sa reproduction est plus compliqué, et exige avec l'extérieur des relations plus étendues. En voici l'énumération dans l'homme.

D'abord ceux qui concernent la nutrition sont de deux ordres, selon qu'ils ont pour but de faire puiser dans l'univers des matériaux nouveaux, ou selon qu'ils tendent à faire rejeter dans ce même univers quelques-uns des matériaux qui composaient anciennement le corps. Au premier ordre se rapportent, 1° le *besoin des alimens solides* ou le *sentiment intérieur de la faim*, qui à un premier degré est appelé *appétit*, et nous sollicite à prendre les alimens destinés à renouveler la masse du sang; 2° le *besoin des alimens liquides* ou le *sentiment intérieur de la soif*, qui excite à prendre les liquides, propres à renouveler la partie liquide du sang; 3° enfin, le *besoin de l'air*, le *sentiment intérieur de l'inspiration*, qui fait introduire dans le poumon l'air nécessaire à la formation du sang. Ce dernier se subdivise comme le mouvement inspirateur auquel il préside; et de même que l'inspiration est souvent un soupir, un bâillement; de même on reconnaît le *besoin* de *soupirer*, de *bâiller*. Au second ordre, au contraire, se rapportent tous les *besoins des excrétions*, tous ces sentimens intérieurs qui se produisent en nous quand les réservoirs des matières excrémentitielles sont suffisamment pleins, et éprouvent la nécessité de se vider. Tels sont les *besoins* du *moucher*, du *cracher*, du *tousser*, le *besoin de vomir*, celui de *la défécation*, celui de *l'excrétion urinaire*, celui de *l'expiration*.

Les besoins relatifs à la reproduction sont aussi de deux ordres. L'un comprend le *besoin de la reproduction*, ce sentiment intérieur particulier, qui, dans le bel âge de la vie, excite les deux sexes à se rapprocher pour se reproduire. L'autre comprend le *besoin d'accoucher*, qui, présidant à une action d'excrétion, doit être vraiment assimilé aux divers besoins que nous avons dit précéder les excrétions de la nutrition.

2° D'autre part, il est plusieurs de nos fonctions dont l'exercice est laissé à notre volonté, et que nous pouvons conséquemment, ou épuiser par un emploi excessif, ou laisser rouiller par une inaction non moins funeste, ou enfin étendre et développer par un usage convenable. On sait en effet que l'exercice convenable d'une fonction donne à cette fonction toute la perfection possible, parce que son organe est alors mieux nourri, et a acquis plus de prestesse dans son jeu; qu'au contraire, et par des raisons inverses, l'inaction d'une fonction la laisse au-dessous du degré de perfection qu'elle peut atteindre; et qu'enfin l'exercice abusif d'un organe l'épuise à la longue, et le rend impuissant. Or combien n'était-il pas important pour nous de connaître la mesure précise dans laquelle nous devons exercer nos fonctions volontaires pour les développer sans les épuiser? Pour guider en cela notre volonté, la nature toujours prévoyante a attaché à chacune de nos fonctions volontaires un de ces sentimens intérieurs appelés *besoins*, et qui ici avertissent quand nos organes souffrent de trop de fatigue ou de trop d'inaction. Cette seconde classe de besoins est encore, en raison de la complication de l'animal; le nombre de ceux qui s'y rapportent est fixé par celui des fonctions volontaires que possède l'animal; et chez l'homme elle est assez riche.

On peut aussi partager ces besoins en deux ordres selon qu'ils tendent à faire mettre en exercice des facultés qui sont depuis trop long-temps inactives, ou selon que leur but sera au contraire de faire reposer des facultés dont l'exercice dure depuis trop long-temps. Ainsi, au premier ordre, nous rapporterons : 1° le *besoin d'exercer les sens externes.* A la vérité, la nécessité où sont les sens de s'exercer par le fait seul de l'état de veille ne laisse jamais éprouver ce sentiment intérieur qui succéderait à leur inaction prolongée ; mais d'après l'analogie des autres fonctions volontaires, on doit admettre la réalité de ce besoin ; 2° le *besoin d'exercer ses facultés intellectuelles.* Ici encore, l'état de veille nécessitant toujours l'emploi de son esprit, on ne paraît pas éprouver jamais le besoin dont nous parlons, et on peut être tenté de le révoquer en doute ; mais les habitudes, les professions, en étendant ce besoin, le rendent souvent si impérieux, qu'il est alors impossible de le méconnaître. Quel est l'homme, qui, accoutumé à une vie intellectuelle, n'éprouve un besoin de travail d'esprit, ne sent redoubler son zèle studieux, après quelques jours coulés dans l'oisiveté ? En général, toute faculté demande à être exercée ; et quand elle n'a pas été encore mise en jeu, quoique son organe soit suffisamment développé, ou qu'elle est depuis trop long-temps inactive, elle vous fait éprouver un *besoin* qui vous sollicite à l'exercer. Cela est vrai des facultés intellectuelles comme de toutes les autres. 3° Nous en dirons autant de cette autre partie de la psycologie de l'homme comprenant ce qu'on appelle les *facultés affectives :* ces facultés destinées à établir notre état social, à nous guider dans cet état, à nous faire former nos liens de famille, d'amitié, de patrie, demandent aussi à être satisfaites ; et plusieurs de nos besoins se rapportent à elles. Tels sont les *besoins d'aimer, d'avoir des attachemens, des amis, une famille ;* en général tout ce qu'on appelle *les besoins du cœur* par opposition aux précédens, qu'on appelle les *besoins de l'esprit.* Les uns et les autres sont appelés *moraux ;* à la différence des premiers que nous avons énumérés, qu'on appelle *physiques ;* ils sont nombreux chez l'homme, parce qu'il a le plus grand nombre de facultés intellectuelles et affectives, parce qu'il est l'être social par excellence ; et même ils s'étendent chez lui à mesure qu'il développe davantage cette belle partie de lui-même, et se montre plus homme qu'animal. Aux besoins des facultés affectives, se rapportent encore, par exemple, les *besoins de la gloire, de la célébrité, de l'estime publique,* etc. 4° Les *besoins d'agir,* de se *mouvoir,* qui vous entraînent après quelques heures d'immobilité, et qui obligent, par exemple, la plupart des hommes à faire alterner les occupations de l'esprit et les exercices du corps. 5° Enfin les *besoins des expressions*, qui ne permettent pas plus aux hommes de rester muets, par exemple, qu'immobiles. Qui pourrait en effet méconnaître le *besoin de parler?* Cependant il serait possible de concevoir autrement la nécessité des expressions, et de les dériver de la sensibilité dont elles sont une suite irrésistible.

Au second ordre se rapportent tous les besoins inverses qui excitent à laisser reposer des facultés trop long-temps exercées. Tels sont les sentimens intérieurs de fatigue, qu'on éprouve après un exercice trop prolongé des fonctions des sens, des facultés intellectuelles et affectives, des fonctions locomotrices, et des actions d'expression. On ne peut contester le *besoin de repos* qui suit les fatigues musculaires, le *sentiment de lassitude* qui invite à ce repos. Les lassitudes qui sont relatives aux autres fonctions volontaires sont tout aussi réelles. On a le *besoin du loisir*, celui *des distractions*, celui *d'un changement d'occupations*, etc.

Cette seconde classe de besoins n'était pas moins utile que la première; et comme tous les actes qui s'y rapportent constituent un même état, celui de la veille, et exigent l'action d'un même système, le système nerveux, il y a même deux besoins généraux qui se rapportent à tous à la fois, et qui ont trait à la réparation et à l'emploi du système commun qui agit. Ce sont, 1° le *besoin du sommeil*, qui annonce la nécessité de la suspension de l'état de veille, pour que le système nerveux répare les pertes qu'il a faites pendant cet état; 2° le *besoin du réveil*, qui appelle le retour de l'état de veille, et la nécessité pour le système nerveux d'employer la force qu'il a recouvrée. Peut-être qu'un sentiment intérieur précède le réveil, et contribue à l'amener, comme un sentiment intérieur spécial annonce le sommeil.

Tels sont tous les besoins physiques et moraux de l'homme; et c'est ainsi que cet être a tous les avertissemens intérieurs propres, à le faire user convenablement de l'univers et de ses facultés. Tous sont des phénomènes sensoriaux, c'est-à-dire sont des actes dont on a perception, conscience, et qui, dans le mécanisme de leur production, sont aussi peu connus que les sensations, et exigent le concours des mêmes organes. Il faut aussi pour eux, comme pour les sensations externes, la succession de trois actions; celle d'un organe éloigné, auquel le sentiment du besoin est rapporté, et qui dans son élément nerveux a subi une modification, parce qu'il est depuis trop long-temps en action ou en repos; celle du cerveau qui perçoit cette modification, qu'on désigne par le mot général d'*impression;* et celle d'un nerf, intermédiaire à ces deux parties, et qui transmet l'impression de l'une à l'autre : il faut en excepter cependant les besoins moraux qui se produisent exclusivement dans les parties du cerveau, qui sont les instrumens des facultés auxquelles ils appartiennent. Du reste nous n'entrerons pas ici dans le détail de ce point de doctrine, il se retrouvera aux mots *sensation* et *facultés*, où les besoins reparaîtront sous le nom de sensations internes.

Ce genre de phénomènes sensitifs, le besoin, a ceci de particulier, qu'il n'est jamais indifférent, mais a toujours le type du plaisir ou de la douleur, selon qu'on cède ou résiste à l'impulsion qui le constitue. Qui peut méconnaître qu'il y a *plaisir* à satisfaire ses besoins, et *douleur* à ne pas les satisfaire ? Cette proposition est vraie de tous, sans exception; et c'est même par cela seul qu'ils pouvaient remplir leur but, celui de forcer notre volonté, et de nous faire agir dans l'intérêt de notre conservation. Par eux en effet, nous sommes sollicités aux actes qui nous importent, par l'attrait du plaisir d'abord; et si ce mobile ne nous suffit pas, nous y sommes contraints ensuite par la voix plus impérieuse de la douleur. Cependant les besoins diffèrent beaucoup les uns des autres à cet égard; ils sont d'autant plus impérieux, que les actes auxquels ils nous sollicitent nous sont plus nécessaires : les besoins physiques, ceux des excrétions surtout, doivent être plus promptement satisfaits : les uns et les autres passent par mille degrés d'activité ou d'affaiblissement, selon la mesure dans laquelle on leur résiste, ou celle dans laquelle on leur obéit.

Tous ont leur source dans l'organisation : destinés à ordonner les actes qui assurent la conservation de notre être, et nous font jouir de la plénitude de nos facultés, les organes qui les développent ont dû être édifiés d'avance, de manière à les produire dans les conditions dans lesquelles ils doivent se faire entendre. A tort quelques philosophes ont voulu considérer les besoins, d'un côté, comme déterminant tous les actes des animaux, et de l'autre, comme modifiant l'organisation de ces êtres, et la changeant entièrement à la longue. D'une part, jamais le besoin ne développe dans un animal une faculté dont la nature ne l'a pas doué. D'autre part, loin que les besoins soient les modificateurs des organisations animales, et ce qui les a amenées aux formes très-compliquées qu'elles présentent dans les animaux supérieurs, ils en sont toujours des produits, et sont réglés par elles.

Seulement l'habitude a ici une très-grande prise, et les besoins peuvent être, selon la mesure dans laquelle on les écoute, ou très-étendus ou très-limités. Cela est vrai, même de ceux qui provoquent aux actes les plus nécessaires, du besoin de la faim, par exemple; non-seulement le besoin de la faim se fait sentir à des heures régulières; mais il s'accroît quand on le satisfait trop, et diminue par une conduite inverse; on se fait plus ou moins un appétit vorace, ou un petit appétit. De plus, il se modifie d'après les alimens dont on a contracté l'habitude : on a le besoin de tel ou tel aliment. Il en est de même d'autres besoins physiques fort impérieux, de celui du sommeil, par exemple; on se fait aussi petit ou grand dormeur, on prend l'habitude de ne presque pas dormir, comme de dormir beaucoup. Mais c'est surtout sur les besoins moraux que l'habitude et le régime de vie ont influence. Il est sûr que parmi les facultés de l'homme, il n'en est aucune qui réclament plus la culture et l'exercice, que les facultés intellectuelles et affectives; abandonnées à elles-mêmes, ces facultés sont bien loin d'acquérir la même activité, et de produire les mêmes résultats, que lorsqu'elles sont étendues par l'éducation et l'usage : partant elles offrent mille différences dans l'intensité des besoins qui les concernent. Sans vouloir dégrader ici la nature humaine, il est certain que dans l'état actuel des sociétés, la plupart des hommes sont condamnés à des travaux grossiers, qui leur font négliger l'exercice de leurs facultés d'esprit et de cœur : il n'est qu'un petit nombre qui donnent à cette belle partie de nous-mêmes tout l'empire qu'elle doit avoir. Or que de différences dans les besoins des uns et des autres! Les premiers n'ont qu'un petit nombre de besoins, des besoins en quelque sorte tout physiques : leurs facultés intellectuelles, affectives, peu exercées, peu actives, leur font former peu de désirs; ils ne tendent guère qu'à satisfaire des appétits grossiers, et pour cela même ils ne réclament aucun apprêt. Comme ils sont surchargés de travaux, c'est généralement le *besoin de repos* qui les poursuit. Les hommes de la classe aisée et instruite de la société ont au contraire bien plus de besoins : d'abord ils ont de même les besoins physiques qui ne peuvent être étouffés; et si quelquefois ces besoins ont sur eux moins d'empire, souvent aussi le luxe les a étendus, et ils exigent pour être satisfaits des raffinemens qui n'étaient pas nécessaires d'abord. Ensuite ils ont de plus beaucoup de besoins moraux ; et ce sont ceux-ci, surtout, qui, tour à tour, charment ou empoisonnent leur vie ; il faut alors, pour les satisfaire, toutes les merveilles des arts, tous les trésors des sciences; toutes les passions alternativement se partagent leur âme. Loin que le besoin du repos les poursuive, comme ils ont trop de loisirs, c'est au contraire le *besoin d'agir* qui les presse; et comme c'est lorsqu'on éprouve des sensations seulement qu'on paraît vivre, ils éprouvent un *besoin de sentir* qui les fait courir après toutes les sensations nouvelles, et leur fait faire mille efforts pour en trouver. C'est ainsi qu'ils étendent leurs besoins, et multiplient pour eux les chances du bonheur et du malheur; car c'est par la satisfaction et la non-satisfaction des besoins qu'on est heureux ou malheureux. Raisonnables sont ceux qui ne se donnent que des besoins qui peuvent être satisfaits aisément, sans dangers pour le corps, sans regrets pour l'âme, et qui impriment à la sensibilité tout son développement sans l'épuiser. ・   (ADELON.)

BETEL. On appelle ainsi, dans les Indes, une espèce de poivrier, *piper betel*, de Linné, qui croît sur les côtes, et s'enlace aux arbres voisins, à la manière des lianes ; ses fruits sont extrêmement recherchés par les Indiens, qui les mâchent continuellement avant les repas; il sert à exciter l'appétit, et facilite la digestion lorsqu'on en fait usage après avoir mangé. Cette espèce, inusitée dans la thérapeutique européenne, jouit à peu près des mêmes propriétés que le poivre. *Voyez* ce mot.   (A. RICHARD.)

BÉTOINE, s. f., *betonica officinalis*, L. Cette plante, qui est très-commune à la fin de l'été dans nos bois, appartient à la famille naturelle des Labiées, à la didynamie gymnospermie. Le genre bétoine se reconnaît facilement à son calice tubuleux, à cinq dents aiguës, à sa corolle, dont le tube est arqué, la lèvre supérieure entière, dressée et presque plane. La bétoine officinale est vivace; sa racine est fibreuse; ses feuilles subcordiformes, crénelées, pétiolées, velues; ses fleurs, purpurines, forment un épi lâche à la partie supérieure de la tige, qui est simple et haute d'environ un pied. On emploie en médecine les feuilles et la racine. Les premières sont peu odorantes; leur saveur est légèrement aromatique, un peu astringente, et âcre. La racine a une odeur et une saveur nauséabondes et assez désagréables ; son âcreté est plus marquée.

La bétoine était connue et employée du temps des Grecs et des Romains, car Pline s'étend avec complaisance sur les propriétés merveilleuses de cette plante. On en faisait usage, tant à l'intérieur qu'à l'extérieur, dans une foule de circonstances très-différentes les unes des autres. Aujourd'hui cet usage est fort restreint ; cependant ses feuilles, desséchées et réduites en poudre très-fine, sont assez souvent employées comme sternutatoires. Elles font la base de la poudre de bétoine composée. Quant à la racine, on la regarde comme émétique et purgative. MM. Coste et Villemet disent qu'elle jouit, d'une manière remarquable, de la propriété de déterminer le vomissement et la purgation. Cependant M. Loiseleur Deslongchamps, dans son *Mémoire sur les succédanées indigènes de l'ipécacuanha*, dit avoir employé ce médicament sans succès, soit pour faire vomir, soit pour provoquer la purgation. Il suit de là que les praticiens prudens doivent avoir peu de confiance dans les vertus de cette plante.

La racine de bétoine s'administre en poudre, à la dose d'un demi gros à un gros, suspendue dans six ou huit onces d'un véhicule convenable. L'emplâtre de bétoine, aujourd'hui tombé en désuétude, s'employait particulièrement autrefois dans le traitement des plaies de la tête. (A. RICHARD.)

BETTE, s. f., *beta*. Genre de plante de la famille des Atriplicées, de la pentandrie digynie, qui se reconnaît aux caractères suivans : son calice est monosépale, à cinq divisions très-profondes, donnant attache à cinq étamines ; l'ovaire, qui est en partie enfoncé dans la substance du calice, est surmonté de deux styles et de deux stigmates, et se change en un akène enveloppé par le calice persistant.

La *bette ordinaire* (*beta vulgaris*, L.), est une plante herbacée bisannuelle, qui croît naturellement sur le littoral de l'Europe, et que l'on cultive très-abondamment dans les jardins potagers, et même en grand et en plein champ dans certaines provinces de la France. Elle offre trois variétés principales, qui toutes les trois sont alimentaires ; ce sont la poirée, la carde-poirée et la betterave.

La poirée et la carde-poirée diffèrent peu l'une de l'autre ; ce sont leurs feuilles que l'on mange. Celles de la *poirée* sont douces, assez fades. Il est rare qu'on les mange seules ; ordinairement on les mêle à l'oseille pour en corriger la trop grande acidité. Lorsqu'elles ont été bouillies dans l'eau, on peut les employer à faire

des cataplasmes émolliens. On s'en sert quelquefois dans le pansement des vésicatoires et des cautères.

La carde-poirée diffère de la précédente par la côte ou nervure
médiane de ses feuilles, qui est large, plane, très-développée. Cette
côte est la seule partie que l'on mange.

Enfin la troisième variété, ou la *betterave*, est sans contredit
la plus importante. Elle se reconnaît à sa racine, qui est charnue, conoïde, de la grosseur du bras., et qui offre plusieurs variétés de couleur; tantôt en effet elle est d'un rouge de vin, tantôt elle est jaunâtre, tantôt enfin elle est blanche ou légèrement
rosée. Cette racine intéresse à la fois l'économie domestique,
l'agriculture, et même l'économie politique. En effet elle peut
non-seulement servir d'aliment à l'homme, mais encore à la plupart des bestiaux. Elle contient une si grande quantité de sucre,
qu'il y a peu d'années, à une époque où la guerre entravait les
libres communications du commerce, on l'en extrayait avec avantage, et qu'on pouvait le livrer aux consommateurs à un prix
inférieur à celui que l'on tire à grands frais des Indes occiden-
tales. Mais aujourd'hui que le prix des denrées coloniales a subi,
par l'effet de la paix, des diminutions considérables, la fabrication du sucre de betterave offre bien moins d'avantages aux spé-
culateurs. Toutefois elle se soutient encore dans quelques provinces de la France.

C'est à Marcgraff qu'est due la première découverte du sucre
renfermé dans les racines de la betterave ; depuis ce temps
M. Achard, à Berlin, est le premier qui ait cherché à en faire
l'extraction en grand, afin de le mettre dans le commerce. On
s'est ensuite beaucoup occupé, en France surtout, de tous les
perfectionnemens dont cette branche d'industrie était susceptible. *Voyez*, pour de plus grands détails, le mot SUCRE.

(A. RICHARD.)

BETTERAVE, s. m. *Voyez* BETTE.

BEURRE, s. m., *butyrum*. On désigne par ce mot la substance
grasse qu'on retire du lait de vache. On l'a ensuite employé pour
exprimer non-seulement le beurre extrait du lait d'autres animaux, mais encore des substances qui en diffèrent plus ou moins,
mais qui ont quelques rapports avec le beurre par leur apparence onctueuse, leur mollesse. Le beurre est un des principes
constituans du lait. On ne peut cependant le regarder comme
un principe immédiat des animaux, puisque, d'après les travaux

de M. Chevreul, il est lui-même composé d'une huile particulière, de stearine, d'élaïne, d'une matière colorante, et d'un
principe odorant acide (acide butyrique). Ces substances existent en différentes proportions dans les beurres des divers animaux : de là les différences que ces beurres présentent dans leur
consistance, leur couleur, leur odeur et leur saveur même. Le
beurre de vache que nous prendrons pour type, parce que ce
beurre est d'un emploi plus général, est d'une consistance molle.
Il devient dur dans l'hiver, et se liquéfie presque dans les chaleurs
de l'été. Sa couleur est le jaune pâle ; quelquefois il est blanc. Sa
couleur jaune provient souvent de quelque substance colorante
étrangère, telle que le safran, la fleur de souci, la carotte, etc. Son
odeur est agréable et sa saveur douce, lorsqu'il est récemment
préparé, car en peu de temps il rancit. Cependant, lorsque, par une
fusion à une douce chaleur on l'a débarrassé de tout le fromage
et de tout le sérum qu'il peut retenir, il se conserve pendant
long-temps sans s'altérer. Tel est le beurre connu dans les mé-
nages sous le nom de beurre fondu. D'après l'analyse de M. Be-
rard, le beurre est formé de carbone, 66,31 ; oxygène, 14,02 ;
hydrogène, 19,64. Mais lorsqu'il s'agit d'un corps composé lui-
même de plusieurs principes immédiats, l'analyse élémentaire ne
peut donner de résultats constans, à moins que les principes
immédiats qui le constituent n'y soient en proportions constantes. Le beurre bien dépouillé de caséum ne contient pas d'azote.

Nous parlerons de l'action que les acides et les alcalis exercent
sur le beurre, en traitant des corps gras en général. Nous nous
bornerons à dire ici que le beurre forme avec les alcalis fixes
des savons solides, solubles dans l'alcohol et dans l'eau.

Soumis à l'action du calorique, il se fond. Une température
plus élevée l'altère et le décompose ; il donne à la distillation
à feu nu les produits qu'on retire également des huiles et des
graisses.

Lorsque le lait est abandonné quelque temps à lui-même, le
beurre uni à une certaine quantité de matière caséeuse et de
sérum, monte à la surface, et constitue la crême. Pour obtenir le
beurre, on introduit la crême dans une *barate*, espèce de petit
tonneau conique ; là on la bat fortement avec un disque de
bois placé à l'extrémité d'un bâton. Dans quelques endroits, on
remplace le disque de bois par une machine à volans verticaux
mise en mouvement circulaire au moyen d'un rouage et d'une

manivelle. Par l'agitation, les parties similaires de la crême étant
mises en contact plus immédiat, se réunissent, et le beurre se
prend en masse, en se séparant du sérum qui entraîne avec lui
la plus grande partie de la matière caséeuse. Le beurre est ensuite malaxé et lavé à grande eau.

Le beurre ainsi préparé est employé à divers usages économiques et médicaux : il entre en pharmacie dans plusieurs médicamens, tels que l'onguent de la mère, l'onguent de Tuthie, l'onguent
d'arthanita. On le fait entrer dans des pommades, des cataplasmes, etc. On s'en sert communément dans le pansement des
des plaies de vésicatoires qui ne doivent pas suppurer long-
temps.

Le beurre est un aliment très-nourrissant, d'une facile digestion, lorsqu'il est récemment préparé. Le temps, en le rancis-
sant, lui fait acquérir des propriétés âcres, irritantes, qui peuvent
déterminer des accidens plus ou moins graves, selon la susceptibilité individuelle. Il est une des substances dont on se sert le
plus pour assaisonner les alimens, soit à l'état frais, soit qu'on
le conserve après l'avoir salé ou fondu. Il entre dans les divers
ragoûts, dans les fritures, etc.

BEURRE D'ANTIMOINE *Voyez* ANTIMOINE (chloruré d'.)

BEURRE DE BAMBOUC ou de CALAM, de CACAO, de COCO. *Voyez*
HUILE.   (J. PELLETIER.)

BÉVUE, s. f. de *bis* et de *visus*, vue double. *Voyez* DI-
PLOPIE.

BÉZOARD, s. m., *lapis bezoardicus.* Ce mot, d'origine arabe,
tout en rappelant au médecin philosophe l'influence de l'imagination sur l'effet des médicamens et sur l'espèce de vogue qui les
fait quelquefois rechercher avec un véritable enthousiasme, semble
signaler également à son esprit une des époques brillantes de
l'histoire de l'art. Préconisé effectivement par les Arabes, comme
également puissant pour préserver du mal futur et pour délivrer
du mal présent, occupant une place distinguée parmi ces substances qui ont dû leur célébrité aux éloges pompeux prodigués
par l'école de Cordoue, qui faisait prospérer la Médecine au sein
d'un peuple qui ne respirait que les combats, le bézoard n'est
autre chose qu'une concrétion calculeuse formée dans l'estomac,
dans les intestins et quelquefois même dans la vessie de certains animaux, et plus particulièrement dans le quatrième des estomacs

de la gazelle des Indes, *antilope cervicapra*. D'un volume assez
variable, ce calcul a une surface lisse, brillante, brune ou d'un
vert foncé; une odeur forte et aromatique, quand on le chauffe ;
une saveur un peu âcre et chaude. Il est composé de couches superposées, minces et fragiles. Il est soluble dans l'alcohol, et
paraît d'une nature résinoso-bilieuse. Aujourd'hui l'usage de ce
médicament est tellement abandonné, qu'on ne le trouve dans
aucune officine; mais anciennement on affirmait qu'aucun poison, qu'aucune maladie exanthématique ou pestilentielle, ne pouvaient résister à sa merveilleuse puissance, qui poussait vers la
peau tous les principes délétères qui devaient exister dans l'é-
conomie. Telle était même la réputation de ce bézoard, que, lors
de la découverte d'un nouveau Monde, les voyageurs, croyant
donner du prix à leurs pas et de la valeur à leurs peines, en rap-
portèrent un grand nombre de médicamens analogues et qu'ils
donnaient sous le même nom. C'est de ce moment que date la
distinction des bézoards en *orientaux* et en *occidentaux*. Les premiers sont ceux dont nous avons déjà fait l'histoire; les seconds
sont fournis spécialement par la chèvre sauvage du Pérou, et ne
sont que des composés salins, blancs ou gris, formés de carbonate de chaux ou de phosphate ammoniaco-magnésien. Ils étaient
beaucoup moins estimés. Nous devons dire, au reste, que la gazelle de l'Inde et la chèvre du Pérou ne sont pas les seuls animaux qui aient donné de ces concrétions, recherchées en raison
de la peine qu'on avait à se les procurer. C'est ainsi que les bézoards de cayman, de porc-épic, de tatou, etc., se louaient autrefois à très-haut prix en Espagne et en Portugal, pour être portés en amulettes. A peine les connaît-on actuellement. Quel est
aussi le médecin de nos jours qui oserait proposer l'usage du
bézoard humain, c'est-à-dire des calculs urinaires de l'homme,
que nos ancêtres croyaient d'excellens alexipharmaques ?

(HIPP. CLOQUET.)

BÉZOARDIQUE, adj., *bezoardicus*, qui tient à la nature du
bézoard, qui participe de ses propriétés. Cette dénomination s'appliquait non-seulement aux substances désignées sous le nom de
bézoards, mais encore à toutes celles auxquelles on supposait les
mêmes propriétés, telles que les alexipharmaques, les anti-
dotes, etc. (R. DEL.)

BICEPS, adj. pris substantivement; *biceps*, qui a deux têtes. On donne ce nom à deux muscles qui ont chacun deux attaches à leur partie supérieure.

BICEPS BRACHIAL, *biceps brachii, scapulo-radial.* (Chauss.); muscle long, bicipité, situé verticalement à la partie anté-rieure du bras. De ses deux portions, l'externe, plus longue, naît de la partie supérieure du contour de la cavité glénoïde, où elle est unie au bourrelet glénoïdien par un long tendon qui se contourne sur la tête de l'humérus; l'interne est atta-chée au sommet de l'apophyse coracoïde par un tendon qui lui est commun avec le muscle coraco-brachial. Aux deux ten-dons supérieurs, élargis en aponévroses, succèdent d'abord à l'in-terne, puis à l'externe, les fibres charnues qui s'insèrent à la face postérieure de ces aponévroses; les deux faisceaux se rappro-chent et se confondent au-dessous du milieu de la longueur du bras, en se terminant à un tendon élargi supérieurement dans l'épaisseur du muscle, arrondi ensuite, et qui s'insère à la partie postérieure de la tubérosité bicipitale du radius.

Le tendon de la portion externe est entouré dans l'articula-tion scapulo-humérale par une gaîne de la membrane synoviale qui l'abandonne au bas de la coulisse bicipitale. Entre le tendon inférieur et la tubérosité bicipitale qui lui est contiguë, il y a une bourse synoviale qui facilite le glissement de ces parties l'une contre l'autre. Enfin il se détache de la partie interne de ce même tendon une expansion aponévrotique qui s'étend obliquement en bas et en dedans, et se confond avec l'aponévrose de l'avant-bras.

Le biceps brachial produit par sa contraction la flexion de l'avant-bras sur le bras, la supination de la main, et le mouve-ment de la totalité du bras en avant et en haut; il peut aussi mouvoir réciproquement le scapulum sur l'humérus, et celui-ci sur l'avant-bras.

BICEPS CRURAL, *biceps cruris, ischio-fémoro-péronier* (Chauss.). Muscle long, épais, bicipité, situé verticalement à la partie pos-térieure de la cuisse. De ses deux portions la plus longue s'at-tache à la partie postérieure et externe de la tubérosité de l'is-chion par un tendon commun avec le demi-tendineux; ce tendon élargi donne naissance par sa face postérieure aux fibres char-nues, qui forment un faisceau renflé dans le milieu de sa lon-gueur; la courte portion naît de la lèvre externe de la ligne âpre

du fémur par de courtes fibres aponévrotiques auxquelles succède un faisceau aplati de fibres charnues. Ces fibres, ainsi que
celles de la longue portion, se terminent à la face antérieure d'un
tendon élargi supérieurement, arrondi par en bas et bifurqué,
qui embrasse le ligament latéral externe du genou, qui s'attache
au sommet du péroné, et qui envoie un prolongement en devant
sur l'articulation tibio-péronière, et un en arrière dans l'aponévrose de la jambe. Ce muscle fléchit la jambe sur la cuisse,
produit sa rotation en dehors, et étend le bassin sur la cuisse; il
peut aussi mouvoir la cuisse sur la jambe et sur le bassin.

(A. BÉCLARD.)

BICIPITAL, adj. *bicipitalis*, qui a rapport au biceps. On donne
ce nom à une coulisse et à une tubérosité.

BICIPITALE (coulisse). C'est un enfoncement longitudinal situé entre les deux tubérosités rotatoires de l'humérus, et qui se
prolonge en bas, en devenant superficielle, sur la surface interne
de l'os. Cette coulisse est revêtue de périoste cartilagineux, et tapissée par un prolongement de la membrane synoviale de l'articulation. Elle reçoit le tendon de la longue portion du biceps.
Les tendons réunis du grand dorsal et du grand rond s'attachent
à son bord postérieur. Son bord antérieur, qui est en même
temps celui de l'humérus, donne attache au tendon du grand
pectoral.

BICIPITALE (tubérosité). C'est une apophyse située au-dessous
du col du radius, et qui donne attache au tendon inférieur du
muscle biceps brachial. (A. BÉCLARD.)

BICORNE RUDE, *Voyez* DITRACHYCEROS.

BICUSPIDÉ, adj. *bicuspidatus*, qui a deux pointes. On appelle
ainsi les dents petites molaires de la seconde dentition. *Voyez*
DENTS.

BIÈRE. s. f., *cerevisia*, boisson fermentée, composée de graines
céréales et de houblon, mais dont les ingrédiens varient beaucoup,
suivant les lieux. Cette boisson est fort usitée dans les pays où le vin
est peu abondant: elle est peu connue dans nos départemens mé-
ridionaux; mais elle est très-employée dans les départemens du
nord, en Belgique, en Hollande, en Angleterre, etc. La bière contient moins d'alcohol que le cidre et le poiré, et par conséquent beaucoup moins que le vin. Ses qualités varient d'ailleurs singulièrement,
tant par la nature des matières premières, qui entrent dans sa com-

position, que par leurs proportions, et surtout par les procédés employés pour sa confection. La bière forte et le porter des anglais, sont en général plus alcoholiques et plus nutritifs que les bières de Paris, qui sont en général légères. La bière de la Belgique et de la Flandre approche d'ailleurs beaucoup de la bière anglaise pour la force et les autres qualités. Aucune analyse chimique complète de la bière n'a été faite jusqu'à ce jour ; celles que l'on connaît ont démontré qu'il existait dans cette liqueur : 1° une matière saccharine, plus ou moins abondante ; 2° une assez grande quantité de mucilage ; 3° un extrait provenant principalement du houblon ou des autres amers employés ; 4° un principe amer et huileux ; 5° une proportion plus ou moins grande d'alcohol ; 6° un peu d'amidon, au moins dans les *ailes* récemment faites ; 7° une très-petite quantité de gluten ; 8° de l'acide carbonique ; 9° enfin une petite proportion d'acides malique, acétique, et quelques alcalis. Ne pouvant entrer dans les détails de toutes les manières de préparer cette boisson, nous allons exposer simplement le mode le plus usité.

C'est l'orge dont on se sert ordinairement pour cette préparation. On la laisse dans l'eau pendant quarante-huit heures pour la ramollir ; on l'étend sur un plancher, de manière à former une couche peu épaisse ; au bout de vingt-quatre heures on la retourne avec des pelles de bois pour qu'elle ne s'échauffe pas trop, et on recommence cette opération plusieurs fois par jour : vers le cinquième, il se manifeste des signes extérieurs de germination, que l'on arrête vingt-quatre heures après, en soumettant l'orge à une température de 60° + o., alors les germes se détachent par le frottement ; le grain est desséché, c'est le *malt ;* il doit être grossièrement moulu, pour former la *drèche ;* on le fait bouillir ensuite pendant deux ou trois heures, l'eau dissout le sucre, une matière analogue au froment, de l'albumine, du mucus ; et suivant Thomson, du gluten, de la fécule, du tannin. Ce liquide est susceptible de fermenter et de donner de la bière ; pour cela on le met dans une chaudière de cuivre ; on y ajoute du houblon, dans la proportion de deux ou trois millièmes de la poudre d'orge employée pour faire le suc ; on concentre par l'évaporation, on fait refroidir promptement, en versant le liquide dans des cuves larges et peu profondes. Lorsqu'il est à 12°, on l'introduit dans la cuve de fermentation, et on y délaye un peu de levure ; bientôt la liqueur fermente, s'agite, écume. Dès que le mouvement est apaisé, on transvase la liqueur dans de petits tonneaux, que l'on expose à l'air pendant quelques jours, et dans lesquels la fermentation continue. Quand il ne se forme plus d'écume, on colle. Trois jours après, le dépôt étant entièrement formé, on la met en bouteille, où elle ne mousse qu'au bout de huit ou dix jours. On a employé, pour faire de la bière, à peu près toutes les céréales; on a mis en usage les tiges, les écorces, les pousses, les racines de pins, de sapins, de réglisse, etc. La meilleure de toutes les bières est celle dont nous venons de donner la fabrication. La bière est très-sujette à s'altérer et surtont à passer à l'acide. Les marchands ont imaginé plusieurs moyens de masquer les saveurs désagréables qu'elle acquiert; mais les substances qu'ils employent, sont presque toutes fort nuisibles à l'économie animale. Ce sont ordinairement des préparations de plomb, de la craie, etc. La chimie connaît les moyens propres à déceler ces supercheries; nous exposerons ces procédés à l'article VIN.

La bière naturelle, fabriquée d'après le procédé que nous avons exposé, est une boisson salutaire : elle excite peu; elle est nutritive et tonique. Les peuples qui en font un usage habituel acquièrent souvent un embonpoint démesuré, auquel concourent aussi beaucoup d'autres circonstances. Ses effets sont aussi variés que les matières qui la composent, et que les procédés employés à sa préparation; l'un des plus singuliers, est la production d'une espèce d'écoulement muqueux des parties génitales, écoulement dont le meilleur remède est, dit-on, un verre d'eau-de-vie. On lui attribue une foule de propriétés, parmi lesquelles, la plus remarquable, serait de mettre à l'abri de la pierre. On a imaginé de préparer des bières aromatiques, résineuses, médicamenteuses. On a fait des bières antiscorbutiques, purgatives, etc. Pour cela on a fait fermenter les substances médicamenteuses, ce qui a détruit leurs propriétés, ou bien l'on a mêlé à la bière des teintures alcoholiques, ce qui a singulièrement changé son mode d'agir; enfin on a fait macérer ces substances dans cette liqueur, ce qui vaut beaucoup mieux; mais ces préparations ne remplissent pas le but des vins médicinaux, et se conservent peu. On a aussi appliqué la bière à l'extérieur, comme moyen résolutif.

(ROSTAN.)

BIFÉMORO-CALCANIEN. *Voyez* JUMEAUX et GASTROCNÉMIEN.

BIFURCATION, s. f. *bifurcatio.* On appelle ainsi la division

d'un tronc en deux branches. Ce mot est employé en botanique
et en anatomie. Quand la bifurcation se répète plusieurs fois régulièrement sur les divisions successives, on l'appelle dichotomie.
Ce dernier mot n'a point d'application exacte en anatomie, comme
il en a en botanique, les divisions successives des artères n'étant
jamais des bifurcations répétées, comme on le voit, par exemple,
dans la tige du gui (*Viscum album*. L.).   (A. BÉCLARD.)

BILE, s. f., *bilis*, χολή des Grecs. Liquide sécrété par le foie,
jouant un rôle important dans l'acte de la digestion (*voyez* ce
mot et FOIE), et que nous croyons devoir examiner successivement dans le bœuf, dans l'homme et dans quelques autres animaux.

Bile de bœuf. Elle est formée, suivant M. Thénard, sur 800
parties, de 700 d'eau, de 15 de matière résineuse, de 69 de
picromel, d'une quantité variable de matière jaune, de 4 de
soude, de 2 de phosphate de soude, de 3,5 d'hydrochlorates
de potasse et de soude, de 0,8 de sulfate de soude, de 1,2 de
phosphate de chaux, et peut-être de magnésie et de quelques
traces d'oxyde de fer. M. Berzélius la regarde au contraire comme
un composé de 907,4 d'eau, de 80,0 d'une matière semblable au
picromel, de 3 de mucus de la vésicule du fiel, et de 9,6 d'alcali
et de sels communs à tous les fluides des sécrétions. Ce célèbre
chimiste pense que la substance résineuse, indiquée plus haut,
est composée de l'acide employé pour la séparer, et de la matière particulière de la bile. Quelques chimistes ont encore an-
noncé dans la bile de bœuf l'existence de l'acide carbonique, du
soufre et de l'acide hydrosulfurique.

*Propriétés de la bile de bœuf renfermée dans la vésicule bi-
liaire.* Elle est liquide, plus ou moins consistante, limpide ou
troublée par la matière jaune, verdâtre ou d'un jaune verdâtre,
rarement d'un vert foncé, d'une saveur à la fois très-amère et
légèrement sucrée, d'une odeur nauséabonde faible, semblable à
celle de certaines matières grasses chaudes; sa pesanteur spécifique est de 1,026 à 6° th. centigr. Chauffée dans des vaisseaux
fermés, elle se trouble, devient écumeuse, s'épaissit et fournit
une masse solide connue sous le nom d'*extrait de fiel* (*voyez*
ce mot). Le liquide volatilisé est incolore, d'une odeur semblable
à celle de la bile, d'une saveur fade, et précipite légèrement en
blanc l'acétate de plomb. Abandonnée à elle-même, et avec le
contact de l'air, la bile s'altère lentement, dépose une matière

jaunâtre, et répand une odeur désagréable, qui n'est pas la même
à toutes les époques de la fermentation, et qui finit par se rapprocher beaucoup de celle du musc. Les acides forts, et surtout
l'acide sulfurique, versés en petite quantité dans ce liquide, en
saturent la soude libre, et laissent précipiter une portion de la
matière jaune unie à la substance résineuse. L'eau et l'alcohol
s'unissent parfaitement avec la bile. La potasse et la soude la
rendent moins visqueuse, et en augmentent la transparence.
L'acétate et le sous-acétate de plomb la précipitent; le dépôt est
formé, dans l'un et l'autre cas, de matière jaune, de la substance
résineuse, de protoxyde de plomb, et des acides sulfurique et
phosphorique qui entrent dans la composition de la bile; il contient en outre un composé de picromel et d'oxyde de plomb,
lorsqu'on a fait usage du sous-acétate de ce métal. Plusieurs matières grasses se dissolvent dans la bile, ce qui tient à la soude
libre et au composé ternaire de soude, de picromel et de résine
qu'elle renferme : cette propriété est mise à profit par les dégrais-
seurs, qui emploient la bile de bœuf de préférence au savon pour
dégraisser les étoffes de laine. La bile de bœuf est employée en
pharmacie pour préparer l'extrait de fiel, dont on exposera plus
tard les propriétés médicales.

Bile de chien, de mouton, de chat et de veau. Elle paraît différer à peine de la précédente.

Bile de l'homme. La bile cystique de l'homme contient, d'après
M. Thénard, sur 1100 parties, 1000 d'eau, 42 d'albumine, 41
de substance résineuse, 2 à 10 de matière jaune, 5 à 6 de
soude libre, 4 à 5 de phosphate, d'hydrochlorate et de sulfate de soude, de phosphate de chaux et d'oxyde de fer. Les expériences faites en 1818 par M. Chevallier prouvent qu'elle renferme en outre une certaine quantité de picromel, substance que,
dès l'année 1810, j'avais annoncée pour la première fois dans les
calculs biliaires de l'homme. Un fait assez remarquable, c'est que
la bile hépatique humaine ne paraît point contenir de picromel.
Les chimistes ne sont point d'accord sur la nature de la matière
que nous avons appelée albumineuse; il en est qui la regardent
comme du mucus. Cadet croyait que cette liqueur contenait de
l'acide hydrosulfurique.

La bile cystique de l'homme est verte, d'un brun jaunâtre,
rougeâtre ou incolore; sa saveur n'est pas très-amère; elle est
ordinairement peu limpide, ce qui tient à la matière jaune qu

y est quelquefois suspendue en assez grande quantité pour la rendre comme grumeleuse. Lorsqu'on la chauffe, elle répand l'odeur de blanc d'œuf, et se trouble. Les acides la décomposent et la précipitent. Lorsqu'on la traite par l'alcohol, on obtient un précipité d'albumine et de matière jaune; le liquide filtré, traité par l'acétate de plomb, laisse précipiter la matière verte; enfin, si on filtre de nouveau, on peut, en versant du sous-acétate de plomb dans la liqueur, obtenir un précipité de picromel et d'oxyde de plomb.

· La bile cystique est susceptible de subir quelques altérations dans diverses maladies; ainsi lorsqu'elle est retirée d'un *foie gras*, elle est presque entièrement formée d'albumine, ou si la maladie est moins avancée, d'albumine et de résine ; dans certaines affections ulcéreuses du canal intestinal, on ne trouve guère dans ce liquide que de la résine beaucoup plus amère qu'elle ne l'est ordinairement ; sa saveur est même âcre. Morgagni rapporte que la bile d'un individu mort subitement était tellement âcre, qu'il suffit d'en piquer deux pigeons avec la pointe d'un scalpel qui en contenait un atôme, pour les faire périr en peu d'instans. L'expérience prouve également que dans la plupart des ictères, la bile ou la matière verte qui en fait partie se mêlent au sang, à l'urine, et sont portées dans divers organes, dont elles changent la couleur.

· La *bile de porc* est formée de résine, de soude et de quelques sels. Celle des *oiseaux* contient de l'eau, de l'albumine, du picromel très-âcre et peu sucré, un peu de soude, de résine et différens sels. Celle de *raie* et de *saumon* renferme beaucoup de picromel légèrement âcre. Enfin la bile de *carpe* et d'*anguille* contient du picromel, un peu de soude et de résine; on n'y trouve point d'albumine.   (ORFILA.)

BILIAIRE, adj. *biliaris*, *biliarius*, qui a rapport à la bile. On donne le nom d'appareil biliaire, d'organes et de voies biliaires à la série des parties qui servent à sécréter, à conserver et à excréter la bile. Ces parties sont le foie, les pores biliaires ou les radicules du conduit hépatique, la vésicule biliaire, son conduit cystique et le conduit cholédoque qui est la continuation des conduits hépatique et cystique. *Voyez* FOIE ET VÉSICULE.

On appelle aussi biliaires les concrétions qui se forment dans les conduits ou dans les réservoirs de la bile. *Voyez* CALCULS.

                                        (A. B.)

BILIEUX, **euse**, adj., *biliosus*, qui abonde en bile, qui provient de la bile. Cette dénomination a plusieurs applications en médecine; on dit tempérament bilieux, état bilieux, fièvre bilieuse. Dans la doctrine de Galien sur les tempéramens, ces modifications de l'état physiologique de l'homme étant attribuées à la prédominance de l'une des quatre humeurs primitives, qui étaient selon lui le sang, la bile, la pituite et la mélancolie, on conçoit l'importance du rôle que le tempérament bilieux a dû jouer dans toutes les théories médicales pendant le long règne du galénisme et de l'humorisme. A peine la médecine est-elle sortie aujourd'hui de cette vieille ornière; beaucoup de médecins et tout le public croient encore à la puissance de la bile isolée de l'action vitale de l'organe qui la sécrète. Stoll admettait une pléthore bilieuse, appelée polycholie par les anciens, dans laquelle les élémens de la bile ou de l'humeur biliforme prédomine dans le sang, voyage avec lui dans toute l'économie, et par son abondance, son âcreté et les diverses altérations dont elle est susceptible, peut produire une multitude d'accidens et de maladies, mais particulièrement la fièvre que cet auteur appelle bilieuse. Nous ne pouvons plus admettre de semblables idées. L'état bilieux, qu'on a substitué à la pléthore bilieuse de Stoll, est une expression plus exacte. On entend par-là une surabondance de bile qui surcharge l'estomac ou les intestins, et qui se manifeste par des signes extérieurs, dont les plus ordinaires sont l'état saburral de la langue, le défaut d'appétit, le dégoût, un sentiment de plénitude ou même une légère douleur à l'épigastre, la pesanteur de la tête, la céphalalgie, la lassitude des membres, la couleur jaune de la sclérotique, les évacuations spontanées de bile par haut ou par bas, etc., etc. C'est, à proprement parler, l'embarras gastrique de M. Pinel. Il est toujours le produit d'une irritation de la muqueuse de l'estomac et du duodénum, qui peut se propager jusqu'au foie, et le premier degré de la fièvre gastrique. *Voyez* FIÈVRE.   (COUTANCEAU.)

BINOCLE, s. m., *binoculus.* Bandage roulé, destiné à maintenir un appareil sur les deux yeux, et qui représente un X, dont les croisés se trouvent en arrière sur l'occiput, et en avant sur la racine du nez et sur le front.   (MARJOLIN.)

BISCUIT, s. m., *Voyez* PAIN.

BISÈXE ou BISEXUEL, adj. *bisexuinus,* qui est des deux sexes, *Voyez* HERMAPHRODISME.

BISMUTH, s. m., *bismuthum* ou *wismuthum*. Métal rangé par M. Thenard dans la quatrième section. (*Voyez* MÉTAL.) Il existe dans la nature, 1° à l'état natif, en Saxe, en Bohème, en Souabe, en Suède. Dans ce cas, il est toujours uni avec un peu d'arsenic ; 2° à l'état d'oxyde ; 3° combiné avec le soufre et l'arsenic.

Propriétés. Il est solide, d'un blanc jaunâtre, très-cassant, composé de grandes lames brillantes. Sa pesanteur spécifique est de 9,822. Il est fixe et fusible à la température de 256° th. centigr. Si, après l'avoir fondu, on le laisse refroidir lentement, il cristallise en cubes disposés de manière à imiter une pyramide quadrangulaire renversée. Chauffé avec le contact de l'*air* ou avec l'*oxygène*, il se transforme en oxyde jaune, soluble dans l'acide nitrique, insoluble dans les alcalis, et composé de 100 parties de métal et de 12 d'oxygène. Cet oxyde que l'on obtient ordinairement en décomposant le nitrate de bismuth par l'ammoniaque, n'est employé que dans les arts où il sert de fondant aux dorures sur porcelaine. A la température ordinaire, l'air et l'oxygène n'agissent point sur le bismuth. Le *soufre*, l'*iode* et le *chlore* s'unissent directement avec le bismuth, et donnent des produits qui ne sont pas employés en médecine ; la combinaison de ce métal avec le *chlore* gazeux a lieu avec dégagement de calorique et de lumière d'un bleu pâle. L'*hydrogène*, le *carbone*, l'*azote* et le *phosphore* n'agissent point sur le bismuth ; néanmoins on peut, par des moyens indirects, obtenir un phosphure de bismuth.

Le bismuth peut s'allier avec plusieurs métaux. Uni avec $\frac{5}{8}$ de plomb et $\frac{3}{8}$ d'étain, il constitue l'*alliage* de Darcet, appelé fusible, parce qu'il fond au-dessous de 100° th. centigr. Combiné avec quatre parties de mercure, il produit l'amalgame dont on se sert pour étamer la surface interne des globes de verre. L'eau et les acides *borique*, *carbonique*, *phosphorique* et *sulfureux* n'exercent aucune action sur ce métal. L'acide *sulfurique* concentré, qui n'agit point sur lui à froid, est en partie décomposé à chaud, et il se forme du sulfate acide de bismuth ; il y a dégagement de gaz acide sulfureux : d'où il suit que l'oxygène de l'acide décomposé a servi à oxyder le métal. L'acide nitrique concentré oxyde rapidement le bismuth en se décomposant ; l'oxyde formé se combine avec l'acide non décomposé, et donne un nitrate ; il se dégage du gaz deutoxyde d'azote, qui provient de la portion d'acide décomposé. L'acide hydrochlorique liquide n'agit que très-lentement sur le bismuth.

Pour obtenir le bismuth, on fait fondre la mine qui le contient à l'état natif. Si elle ne renferme pas de cobalt, le métal ne tarde pas à se séparer de la gangue, et à se rassembler au fond des creusets. Dans le cas où le bismuth natif contiendrait du cobalt et de l'arsenic, il faudrait le chauffer dans des tuyaux de fer légèrement inclinés dans un fourneau. Le bismuth fondrait, coulerait et viendrait se condenser dans un récipient de fer : alors on le tiendrait en fusion pendant quelque temps pour volatiliser l'arsenic.

BISMUTH (sels de). On reconnaîtra les sels solubles de bismuth aux caractères suivans : leurs dissolutions sont incolores et précipitent en blanc par l'eau et par les alcalis ; le premier précipité est un sous-sel de bismuth ; l'autre est l'oxyde du même métal. Les hydrosulfates solubles y occasionnent un précipité noir de sulfure de bismuth ; l'*infusum* de noix de galle les précipite en jaune, légèrement orangé; l'hydrocyanate de potasse et de fer (Prussiate) y fait naître un précipité blanc-jaunâtre. On n'emploie en médecine que le sous-nitrate de bismuth.

BISMUTH (sous-nitrate de), OU BLANC DE FARD, OU MAGISTÈRE DE BISMUTH, OU BLANC DE PERLE, improprement OXYDE BLANC DE BISMUTH. Il est toujours le produit de l'art : solide, floconneux ou sous forme de paillettes nacrées, il est inodore et insoluble dans l'eau; l'acide nitrique le dissout à merveille, et il se forme du nitrate acide de bismuth, facile à reconnaître aux caractères indiqués, en parlant des sels de ce métal : il est noirci et transformé en sulfure par l'acide hydrosulfurique, ou par les hydrosulfates. Si on le met sur les charbons ardens, il est décomposé, et donne de l'oxyde jaune de bismuth et du gaz acide nitreux. L'acide sulfurique concentré s'empare de l'oxyde de bismuth, et laisse dégager l'acide *nitrique* sous forme de vapeurs blanches. Il est vénéneux à une certaine dose, (*Voyez* POISON). Pour l'obtenir, on prépare le nitrate acide de bismuth, en faisant dissoudre le bismuth métallique dans de l'acide nitrique affaibli; puis on verse peu à peu cette dissolution dans une grande masse d'eau; il paraît aussitôt un précipité blanc de *sous-nitrate de bismuth*, d'où il suit que l'eau a décomposé le nitrate acide : une grande quantité d'acide nitrique est restée en dissolution avec une certaine quantité d'oxyde de bismuth , tandis que la majeure partie de l'oxyde uni à un peu d'acide s'est précipitée ; il suffit d'agiter le mélange pendant long-temps, de laver le précipité à plusieurs reprises avec de l'eau , et de le faire sécher pour avoir le *blanc de fard* pur.

Poriétés médicales et usages. — Le sous-nitrate de bismuth employé à la dose d'un, deux, quatre ou huit grains, paraît agir comme sédatif du système nerveux épigastrique ; le plus souvent il ne détermine aucun changement remarquable dans l'état du pouls, des sécrétions ni des exhalations ; quelquefois cependant il a occasioné des nausées, des vomissemens, des coliques, la diarrhée ou la constipation, la cardialgie, des frissons, des vertiges, l'assoupissement, des anxiétés, etc. Ces accidens ont cessé au bout de quelques jours, tantôt parce qu'on a renoncé à continuer l'usage du remède, tantôt, ce qui paraît plus extraordinaire, parce qu'on en a fait prendre une plus forte dose. L'action sédative de ce médicament est ordinairement très-prompte, presque instantanée ; mais les bons effets qu'il produit sont quelquefois de peu de durée ; il faut alors réitérer souvent son emploi. Le sous-nitrate de bismuth a été souvent administré avec succès dans les crampes d'estomac (cardialgie), dans la dyspepsie, et dans plusieurs affections nerveuses dépendantes de l'irritabilité de l'estomac, et particulièrement dans des vomissemens nerveux et idiopathiques : on l'a même vu quelquefois calmer les vomissemens qui étaient la suite d'une affection d'un organe du bas ventre ou de la poitrine : on l'a également employé avec succès pour calmer les douleurs des dents, il suffisait alors de l'introduire dans la bouche. On l'administre depuis la dose d'un grain jusqu'à vingt-quatre, soixante, et même soixante-douze grains par jour, en commençant par un grain : on ne donne soixante-douze grains de sous-nitrate de bismuth qu'en plusieurs doses, et seulement lorsque le malade est déjà habitué à l'effet du médicament qu'il prend depuis plusieurs jours. Ordinairement on le délaye dans l'eau, dans du miel, du sirop ou du sucre ; mais il est préférable de l'administrer en électuaire : on peut aussi le faire prendre sous forme de pastilles, de pilules, etc. Le sous-nitrate de bismuth est employé aussi comme cosmétique, de là le nom de *blanc de fard* sous lequel il est connu ; je crois devoir renvoyer aux articles COSMETIQUE et FARD, pour les inconvéniens attachés à l'usage de cette préparation, et en général de toutes celles qui tendent à remplir le même objet. (ORFILA).

BISTORTE, s. f., *polygonum bistorta*, L. C'est une plante vivace qui croît dans les pâturages des montagnes, en Auvergne, en Suisse, etc.; sa tige est simple, haute d'environ un pied, terminée à son sommet par un épi dense de petites fleurs roses; ses feuilles sont ovales, obtuses, pétiolées, entières; la racine, qui est la partie dont on fait usage, est à peu près de la grosseur du doigt, deux fois coudée sur elle-même; elle est brune et rugueuse extérieurement, rougeâtre en dedans; son odeur est presque nulle; sa saveur est extrêmement astringente. Elle contient une très-grande quantité de tannin. Aussi sa décoction précipite-t-elle abondamment la gélatine et le fer. Elle renferme en outre beaucoup de fécule amilacée. Scheéle y a démontré la présence de l'acide oxalique.

La racine de bistorte doit être comptée parmi les médicamens astringens indigènes les plus énergiques; et d'après cette propiété, son usage a souvent été fort avantageux dans les maladies qui réclament l'emploi des médicamens de cet ordre; telles sont les diarrhées chroniques, les fleurs blanches, le scorbut, et même les fièvres intermittentes. Mais dans ce dernier cas il faut avoir soin de lui associer quelque substance amère, comme la gentiane, la petite centaurée, etc., afin d'augmenter son efficacité. Elle a aussi été fort souvent très-utile dans certaines hémorrhagies passives du poumon ou même des intestins, lorsque ces flux sanguins n'étaient accompagnés ni de douleur locale, ni de réaction fébrile. La bistorte est surtout fréquemment usitée dans les blénorrhées urétrales, lorsque l'inflammation et la douleur sont entièrement dissipées, et que l'écoulement est peu abondant et presque limpide. Dans cette circonstance, des injections faites avec une décoction légère de racine de bistorte suppriment cet écoulement sans danger.

La bistorte s'administre sous deux formes principales, en poudre ou en décoction. Pour obtenir des résultats bien certains, il faut en général employer la poudre à des doses un peu fortes, surtout pour combattre une fièvre intermittente. Ainsi Cullen ordonnait jusqu'à trois gros de cette poudre dans une journée, et y ajoutait un gros de gentiane. Si l'on veut administrer la décoction, on fait bouillir une demi-once et même une once de bistorte dans une pinte d'eau. Cette décoction peut servir de tisane, de lotion ou d'injection. (A. RICHARD.)

BISTOURI, s. m., *scalpellus*. Instrument tranchant dont on

se sert fréquemment en chirurgie, et qui a été ainsi appelé, suivant Huet, de la ville de Pistori, renommée autrefois pour la fabrication de ce genre d'instrumens. Les bistouris ont la forme de petits couteaux ; ils sont composés de deux parties principales, la lame et le manche ou la châsse.

On distingue dans la lame le talon ou la base, la pointe, le dos et le tranchant. Le talon sert à l'articulation de la lame avec le manche, et varie dans les diverses espèces de bistouris : la pointe est l'extremité libre de l'instrument ; le dos est le bord mousse opposé au tranchant. La forme de la lame dépend de celle des parties que je viens d'énumérer, et des différentes proportions dans lesquelles elles se trouvent entre elles.

Le dos des bistouris doit avoir environ une ligne d'épaisseur vers le talon, et aller en diminuant vers la pointe. Il est arrondi et soutient la lame, à laquelle il donne la résistance convenable.

Le tranchant résulte de l'angle très-aigu que forment en se réunissant les deux faces, lesquelles représentent un double plan incliné. Il faut qu'il soit bien acéré, et qu'il coupe avec la plus grande facilité. Cependant il doit offrir de la force, surtout lorsqu'il s'agit de diviser des tissus denses et serrés. Pour remplir ce dernier but, les faces de l'instrument devront être légèrement concaves à partir du dos jusqu'au milieu de leur largeur, et droites de ce point jusqu'au tranchant.

Comme tous les instrumens tranchans, les bistouris ne coupent qu'en agissant à la manière des scies, au moyen des innombrables dentelures qu'ils présentent, et qu'on peut toujours apercevoir au microscope, quel que soit le soin avec lequel ils aient été affilés. Leur tranchant devra être repassé sur une pierre douce, afin que ces dentelures soient fines, régulières et propres à couper le plus nettement et le plus promptement possible.

L'acier fondu, d'un grain très-fin, paraît le plus propre à la confection des bistouris. M. Sirhenry, coutelier de la Faculté de médecine, qui s'occupe avec ardeur du perfectionnement de son art, vient de fabriquer un acier semblable au damas de l'Inde, et de l'appliquer à la fabrication des instrumens de chirurgie. Les bistouris qu'il a faits avec son acier m'ont paru d'une excellente qualité. Les qualités de cet alliage le rendront peut-être un jour très-précieux pour faire les instrumens qui demandent beaucoup de force et de dureté. La lame des bistouris doit être trempée juste au point où le tranchant offre à la fois beaucoup de résistance et d'élasticité. Une trempe trop molle fait que le tranchant ploie et se déforme dès qu'il rencontre des corps durs; une trempe trop sèche le dispose à éclater et s'ébrècher, inconvénient encore plus grand que le précédent.

La lame des bistouris a le plus ordinairement de deux pouces et demi à trois pouces de longueur; sa largeur varie; elle est en général plus considérable vers le talon que vers la pointe. Il y a des bistouris simples et des bistouris composés, plus ou moins. compliqués. Sous le rapport de la forme de leur lame, les bistouris simples peuvent être rapportés à deux espèces principales, les *bistouris droits*, et les *bistouris courbes*.

Les premiers se distinguent par la direction de leur tranchant, qui est en droite ligne. Le plus souvent leur lame est pyramidale, fort allongée, c'est-à-dire qu'elle va en se rétrécissant insensiblement du talon vers l'extrémité libre, laquelle se termine par une pointe aiguë. Dans cette espèce de bistouri, le tranchant et le dos de l'instrument sont inclinés l'un vers l'autre, de manière que la pointe se trouve dans l'axe de la lame. Ces bistouris sont préférables à ceux dont le tranchant, dévié de la direction du talon, est seul incliné vers le dos, ou de ceux dont le dos, droit ou légèrement courbe, est seul incliné vers le tranchant. D'autres fois la pointe des bistouris droits est émoussée ou coupée carrément. M. Dubois emploie fréquemment des bistouris qui ont cette dernière forme. Ils sont très-commodes dans la dissection des tumeurs.

Les bistouris courbes ont leur tranchant convexe ou concave : dans les bistouris convexes, tantôt le tranchant est droit jusque vers le tiers antérieur de la lame, et commence seulement alors à se courber peu à peu, pour se terminer par une pointe obtuse ou arrondie; tantôt les deux tiers postérieurs du tranchant sont légèrement convexes, et la convexité de la lame augmente seulement à partir du tiers antérieur jusqu'à la pointe. Ces bistouris ont leur dos plus ou moins concave, et leur lame est à peu près d'une égale largeur dans toute son étendue, excepté vers la pointe, où elle se rétrécit.

Les bistouris concaves, à pointe aiguë, dont l'usage était très-fréquent autrefois, ne sont plus employés.

Dans certaines opérations, la pointe du bistouri pourrait, si elle était aiguë, intéresser des parties qu'il est important de ménager ; pour obvier à cet inconvénient, on l'a émoussée, ou bien on l'a terminée par un bouton olivaire. Les bistouris portent dans ce dernier cas le nom de *bistouris boutonnés;* leur lame, droite, concave ou convexe, est longue et étroite, afin qu'on puisse l'introduire facilement, en la conduisant sur le doigt indicateur, au milieu de parties serrées et profondes. Les bistouris boutonnés concaves sont les plus usités; la concavité de leur tranchant représente un segment de courbe régulière, ou bien se trouve plus prononcée vers la pointe que vers le talon. On se sert de ces bistouris dans les opérations de la fistule à l'anus, de la hernie, dans le débridement des plaies, dans l'excision des amygdales, etc.

Le talon de la lame est mousse et séparé du tranchant, dans la plupart des bistouris, par une échancrure peu profonde. Il est important que le petit angle formé par le tranchant au-devant de cette échancrure soit arrondi et fort acéré, afin qu'il n'accroche point les tissus qu'il peut rencontrer dans les opérations où l'on est obligé d'enfoncer toute la lame dans les parties. Il vaudrait même mieux, comme font quelques couteliers supprimer tout-à-fait l'échancrure, et faire naître le tranchant directement du talon, et dans la même direction.

Comme le tiers postérieur du tranchant des bistouris n'est presque jamais employé dans les opérations, les chirurgiens anglais ont en général prolongé le talon jusqu'au tiers de la longueur de la lame; avec cette forme on a l'avantage de pouvoir saisir l'instrument plus commodément, et de le tenir plus près de sa pointe, de le conduire avec plus de délicatesse et de sûreté sur les parties sur lesquelles on opère.

La lame des bistouris est articulée d'une manière différente avec le manche; quelquefois elle est immobile et fixée, au moyen d'une soie, sur un manche d'ébène ou d'ivoire taillé à pan, comme dans les couteaux de table; les bistouris sont alors appelés *à lame fixe* ou *dormante.* Ces instrumens, qu'on devrait plutôt nommer des couteaux ou des scalpels, ne peuvent entrer dans la trousse que le chirurgien porte habituellement sur lui; ils demandent une boîte à compartimens, ce qui fait qu'on ne les emploie que très-peu.

Le plus souvent la lame des bistouris est articulée d'une manière mobile sur la châsse, et peut s'ouvrir ou se fermer à volonté, comme celle des couteaux de poche. Le manche se compose, dans ce cas, de deux jumelles d'écaille, d'ivoire ou de corne, entre lesquelles la lame mobile est reçue pendant son repos. Les jumelles, à leur extrémité la plus étroite, sont articulées entre elles par un clou à rosettes ou rivé, et jointes à l'autre extrémité par un clou semblable avec le talon de la lame, qu'il traverse et auquel il sert de pivot; le talon, dans le bistouri ordinaire, porte en arrière une queue qui se prolonge dans sa direction au delà du trou dont il est percé, et se termine par un bouton lenticulaire. La queue dépasse le manche quand la lame est fermée; elle sert à ouvrir l'instrument, et lorsqu'il est ouvert, à retenir la lame, et à empêcher qu'elle ne se renverse en arrière, au moyen de son bouton lenticulaire qui vient se placer sur la partie postérieure des deux jumelles. Les bistouris construits de la sorte peuvent servir dans la plupart des cas. Ils se nettoient avec facilité, parce que les deux jumelles de leur châsse sont à jour, et qu'on introduit facilement un linge entre elles. Ce sont les bistouris dont les élèves doivent faire usage dans leurs dissections, afin d'apprendre de bonne heure à conduire adroitement ces instrumens, dont ils auront un jour occasion de faire un fréquent usage.

Dans bien des circonstances, il est indispensable que la lame du bistouri soit fixée sur le manche; pour remplir ce but, on a eu recours à différens moyens; ainsi on a armé les jumelles d'un ressort d'acier placé en arrière dans toute leur longueur, et portant en avant une petite crête qui s'engage dans une échancrure du talon de la lame, quand celle-ci est ouverte, absolument comme les couteliers le pratiquent pour les couteaux de poche. Cette manière de fixer la lame est bonne, mais on a de la peine à nettoyer la châsse après les opérations; néanmoins ce sont ces bistouris, qu'on appelle *à ressort*, dont on se sert le plus souvent. D'autres fois, pour arrêter la lame, on fait à son talon une ouverture arrondie fort large, terminée en avant, du côté de la pointe, par une fente étroite, et traversée par un pivot aplati d'avant en arrière; lorsque la lame est ouverte, et qu'on veut l'arrêter, on pousse en sens contraire, l'un contre l'autre, la lame et le manche, de manière que le pivot aplati s'engage dans la fente du talon, et fixe invariablement la lame. Ce mécanisme est très-simple et ingénieux; mais le plus souvent la lame des bistouris n'est point fixée assez solidement, et, au bout d'un certain temps, le pivot joue avec tant de facilité dans la fente, que la lame vacille et se dérange aisément. Quelques chirurgiens ont imaginé de fixer la lame au moyen d'un anneau d'argent courant sur le manche auquel ils donnent une largeur égale dans toute son étendue. L'anneau retient l'instrument ouvert ou fermé, suivant qu'on le fait glisser sur le talon dont la lentille est arrêtée, quand la lame est ouverte, dans une petite échancrure des jumelles, ou qu'on le place sur le milieu du manche et de la lame, lorsque cette dernière est fermée ; d'autres praticiens préfèrent fixer la lame du bistouri en entourant fortement le manche avec une bandelette de linge qui passe sur le prolongement du talon. On a encore imaginé d'autres procédés plus ou moins commodes pour remplir la même intention. Je pense inutile de les faire connaître. Ils ne sont pas en usage.

Relativement à leur manière d'agir, les divers bistouris que nous venons d'examiner sont plus ou moins avantageux, et doivent être préférés les uns aux autres, suivant les cas. Ainsi dans les ponctions, dans les ouvertures d'abcès on emploie de préférence les bistouris droits et pointus, à lame étroite ; dans les incisions de dehors en dedans, dans la dissection et l'extirpation de certaines tumeurs, on se sert plutôt de bistouris convexes, qui coupent seulement sur une partie de leur tranchant à la fois ; dans d'autres cas, on préfère les bistouris boutonnés, droits, concaves ou convexes. *Voyez* INCISION, PONCTION, DISSECTION, EXCISION.

On possède encore dans les arsenaux d'instrumens de chirurgie plusieurs espèces de bistouris composés que l'on employait dans diverses opérations ; tels sont : le *bistouri cannelé*, qui porte une cannelure longitudinale sur chaque côté de sa lame, et avec lequel on pratiquait l'opération de la fistule lacrymale ; — le *bistouri à la lime de J. L. Petit*. Ce bistouri est droit, à lame triangulaire, boutonnée à sa pointe, et fixée sur un manche à pans. Son tranchant, fait avec une lime, est propre à couper seulement les parties tendues, et à ménager celles qui sont lâches. Cet instrument était employé par J. L. Petit pour débrider dans l'opération de la hernie, pour dilater les plaies, etc. ; — le *bistouri royal*, dont on se servit pour opérer Louis XIV de sa fistule à l'anus ; sa lame est étroite, courbe, son tranchant concave, et son extrémité terminée par un stylet boutonné (*Voy.* SYRINGOTÔME) ; — le *bistouri gastrique* de Morand, inventé par ce chirurgien pour opérer le débridement dans les hernies et les plaies de l'abdomen ; — le *bistouri caché, herniaire* ou *attrape-lourdaud* de Bienaise. C'est un bistouri courbe, dont la lame est cachée dans une cannule, et peut en sortir à volonté en pressant sur un ressort. Il servait pour le débridement des plaies de l'abdomen, des hernies étranglées , pour l'opération de la taille. Il n'est pas en usage. (J. CLOQUET.)

BITUME, s. m., *bitumen*. On nomme bitumes des matières combustibles avec flamme et fumée, et que l'on trouve naturellement dans les entrailles de la terre. Leur odeur est très-forte, sans être ni piquante ni âcre; leur consistance varie; tantôt en effet les bitumes sont secs et friables, tantôt ils sont mous ou liquides ; même après leur combustion, ils ne laissent que très-peu de résidu terreux, et ils ne donnent point d'ammoniaque par la distillation. Ils s'électrisent par frottement, à la manière des corps résineux, et ils se présentent sous plusieurs aspects très-différens, ce qui fait qu'on les partage en plusieurs espèces, savoir, le *naphte*, le *pétrole*, le *malthe*, l'*asphalte* et le *pissasphalte*. (*Voyez* ces mots.) Le *succin* ou *ambre jaune* est également rangé, par un grand nombre de naturalistes et de chimistes, parmi les bitumes, substances dont nous venons de rappeler les caractères généraux, et dont l'origine est extrêmement variée, car tantôt on les trouve à une assez grande profondeur dans la terre, et tantôt on les voit sourdre des fissures de certaines roches, ou nager à la surface des lacs. Leurs usages ne sont pas aujourd'hui très-étendus ; néanmoins les anciens Égyptiens se servaient spécialement des bitumes pour embaumer les corps de leurs morts ; les Arabes les ont introduits plus tard dans la matière médicale, où quelques-uns d'entre eux figurent encore, et entrent dans un certain nombre de préparations pharmaceutiques que nous aurons soin de faire connaître en donnant l'histoire de chacun d'eux en particulier. (HIPP. CLOQUET.)

BLAFARD, adj., *pallidus*, *pallidulus*, qui est d'un blanc pâle, d'une couleur terne. Cette dénomination s'emploie particulièrement pour désigner la couleur blanchâtre de la peau et des chairs d'une plaie. Ainsi l'on dit teint blafard, peau et chairs blafardes. C'est à cause de le teinte de leur peau que l'on appelle également *Blafards* les albinos. (R. DEL.)

BLANC DE BALEINE. *Voyez* CÉTINE.

BLANC D'OEUF. *Voyez* ALBUMINE et OEUF.

BLANC DE PLOMB. *Voyez* PLOMB.

BLANC DE FARD. *Voyez* BISMUTH et FARD.

BLÉ. *Voyez* FROMENT.

BLÉ NOIR. *Voyez* sarazin.

BLÉ DE TURQUIE. *Voyez* maïs.   (a. r.)

BLÊME, adj., *pallidus, exalbescens*. On désigne par ce mot cet état de la face caractérisé par une pâleur de la peau, un léger affaissement des traits, joints à un amaigrissement plus ou moins considérable. Cet état est quelquefois naturel à certains individus; il dénote cependant un vice de la constitution, c'est à-dire un défaut de régularité dans l'exercice de quelqu'une des fonctions, particulièrement de celles des organes gastriques. Le teint blême est observé plus souvent dans les dernières périodes des maladies aiguës, dans la convalescence et dans un grand nombre de maladies chroniques.   (r. del.)

BLENNORRHAGIE, s. f., *blennorrhagia*, de βλέννα, *mucus*, et de ραγῶ ou ρήγυμι, rompre, jaillir, couler avec force. Ce mot, qui signifie écoulement de mucosités, sans indiquer d'ailleurs la cause ni le siége particulier du mal, pourrait aussi bien convenir à toutes les sécrétions morbides des membranes muqueuses en général, qu'elles soient affectées ou non de phlegmasies. Mais il est spécialement consacré aujourd'hui, d'après le docteur Swediaur, à désigner les écoulemens plus ou moins inflammatoires du canal de l'urètre, ou du gland et du prépuce chez l'homme, et du vagin, et quelquefois de l'urètre chez les femmes. Quoiqu'on ait souvent compris, sous cette dénomination, les flux muqueux des fosses nasales, des oreilles et de l'anus, quelqu'en soit du reste la cause première, ces diverses affections sont pourtant plus connues sous le nom générique d'écoulement, auquel on ajoute une ou plusieurs épithètes propres à en faire connaître le siége et l'origine. Cet article étant principalement destiné à faire connaître la blennorrhagie des parties génitales de l'un et l'autre sexe, il n'y sera plus question des autres espèces d'écoulemens. *Voyez* écoulement vénérien.

Dès le temps d'Hippocrate, l'abus des plaisirs de l'amour, même entre personnes saines, la lèpre, les affections herpétiques, rhumatismales ou goutteuses répercutées, et beaucoup d'autres maladies encore étaient susceptibles, comme de nos jours, d'occasioner des blennorrhagies plus ou moins contagieuses. Gallien, Celse, Rhasis, Mesué, et Cœlius-Aurélianus les ont également connues, et en ont parlé en termes non équivoques. Jean Ardern, médecin anglais, les a décrites sous le nom d'arsure en l'année 1370, et les règlemens et statuts des maisons de débauches de Londres et d'Avignon, datant de 1347 et de 1430, sont des monumens historiques qui prouvent jusqu'à l'évidence que ce genre d'affections était commun en Europe long-temps avant l'apparition de la maladie vénérienne. Depuis la fin du quinzième siècle, une nouvelle cause a donné lieu à de nouveaux écoulemens, ceux de nature syphilitique. Il est à remarquer pourtant que d'abord les auteurs contemporains ne firent aucune mention de la blennorrhagie, en énumérant les symptômes de la vérole, et ce n'a pas été un des moindres argumens qu'on a cru pouvoir alléguer depuis pour combattre l'identité des causes de ces deux affections; quant à moi, je crois ce symptôme de syphilis aussi ancien sur notre continent que tous les autres, et le silence que les auteurs ont observé à son égard me semble tenir à ce qu'on l'a confondu pendant les premières années avec les nombreux écoulemens non-vénériens qui y régnaient de temps immémorial. Quoi qu'il en soit, Alexandre Benedictus paraît être le premier qui en ait parlé, en 1497, c'est-à-dire quatre ans après l'apparition de la syphilis. Ses expressions sont même beaucoup moins obscures qu'on a bien voulu se le persuader; car il dit, *viris genituræ profluvium, quam γονοῤῥοιαν græci vocant, sæpe evenit, hoc præsertim tempore, dum hæc conscriberemus, veluti enim pestilentia plurimos afflixit.* (Medicin. universal. Lib. 24, cap. 6.) Jacques Bethencourt, de Rouen, le premier médecin français qui ait écrit sur la syphilis, en parle également en 1527; mais il est à présumer que la maladie n'a été bien observée qu'à dater de 1531, ainsi que le rapporte Antoine Musa-Brassavole, dans son ouvrage publié vingt ans après. Elle a été ensuite très-bien décrite par Botal, l'an 1563, et par tous les auteurs qui l'ont suivi.

Jusqu'à ces derniers temps on avait conservé aux différens écoulemens blennorrhagiques le nom de gonorrhée, que les anciens leur avaient donné, dans la fausse persuasion qu'ils étaient entretenus par une évacuation de sperme. La maladie était simple ou bénigne, lorsqu'elle provenait de toute autre cause que de la contagion vénérienne; dans le cas contraire, on la désignait sous le nom de gonorrhée virulente. Le vulgaire lui a depuis long-temps donné celui de *chaudepisse*, à raison de la douleur vive, et quelquefois brûlante qu'elle occasione, lorsque le malade rend ses urines. Ces dénominations sont assez vagues, et indiquent encore moins clairement que le nouveau mot, *blennorrhagie*, la nature précise du mal qu'elles sont destinées à définir.

1re section. *De la blennorhagie chez l'homme.* — 1° *Blennorrhagie urétrale.* Cette affection est caractérisée par un écoulement muqueux, abondant, puriforme, venant du canal de l'urètre, avec sentiment plus ou moins vif de chaleur et de cuisson douloureuse dans ce conduit, principalement lors de l'émission des urines. Ses causes sont multipliées : elles peuvent être rangées en deux grandes classes, les unes externes, et les autres internes. Les premières sont la présence d'une bougie ou de tout autre corps étranger dans le canal, les injections irritantes, l'équitation prolongée, la masturbation, le coït pendant la menstruation, durant l'écoulement de fleurs blanches âcres, ou trop souvent répété, bien qu'avec une femme saine ; la sanie que fournissent les ulcères cancéreux de l'utérus, et enfin l'application immédiate du virus syphilitique sur la membrane muqueuse de l'urètre. J'ajouterai à cette nomenclature l'impression d'une température froide et humide.

Au nombre des causes internes de la blennorrhagie, il faut compter la rétention forcée et prolongée des urines, certains gonflemens inflammatoires de la prostate, la présence d'un calcul dans la vessie, celle de vers ascarides dans le rectum, l'usage des cantharides, de la bierre bue avec excès, surtout lorsqu'elle est nouvelle, l'influence sympathique du travail de la dentition chez les enfans, des hémorrhoïdes, la répercussion d'une éruption dartreuse ou psorique, de la goutte ou d'un rhumatisme, les scrofules, le crétinisme, et l'existence d'un vice syphilitique ancien et constitutionnel.

Il résulte de ce qui précède qu'on doit admettre des blennorragies de nature très-différentes. Quelques-unes ne sont contagieuses dans aucune circonstance ; d'autres se communiquent, il est vrai, mais sous certaines conditions ; leur contagion n'est que relative. Ces deux séries d'écoulemens, presque tous provoqués par des causes extérieures non virulentes, n'en comprennent aucun qui soit susceptible de laisser dans l'économie un principe morbifique qui puisse donner lieu à des accidens généraux consécutifs. Dans une troisième se rangent celles occasionées par les différens virus, autres que le syphilitique ; elles ne sont contagieuses que dans quelques circonstances et pour certains individus ; mais elles donnent parfois lieu à des symptômes consécutifs divers, tels que dartres, éruptions anomales, aphthes, excoriations, engorgemens glanduleux ou articulaires, etc., suivant les causes

particulières auxquelles elles doivent leur naissance. Une quatrième série se compose de blennorrhagies qui se propagent avec
une extrême facilité, et paraissent occasionées par un virus particulier, virus *sui generis*, ou si l'on veut virus blennorrhagique
essentiel, dont l'action s'épuise entièrement sur le canal, sans
entraîner de suites fâcheuses pour la santé des malades. Enfin une
cinquième série est exclusivement formée par les blennorrhagies
de cause syphilitique, lesquelles sont éminemment contagieuses,
et susceptibles, lorsqu'elles sont abandonnées à elles-mêmes, ou
traitées seulement comme affections locales, de faire naître la syphilis confirmée ou constitutionnelle.

Les écoulemens syphilitiques peuvent être regardés comme les
symptômes les plus fréquens de la maladie vénérienne. Ils sont
primitifs lorsqu'ils se manifestent peu de jours après le coït; ils
sont consécutifs quand ils ne paraissent qu'après d'autres signes
d'infection.

La blennorrhagie urétrale a son siége immédiat dans la membrane muqueuse du canal. Elle affecte souvent, surtout lorsqu'elle
est récente et primitive, la partie antérieure de ce conduit, c'est-
à-dire la fosse naviculaire ; mais il est certain qu'elle s'étend fréquemment plus en arrière, vers la glande prostate, ce que prouvent assez les pesanteurs et les douleurs sourdes que les malades
ressentent au périnée, aussi bien que l'engorgement presque constant du canal, et les granulations ou nodosités qui se développent
si souvent dans toute sa longueur. D'ailleurs n'est-il pas démontré
que les coarctations ou rétrécissemens de l'urètre s'observent à des
points très-différens de ce conduit, dont la partie bulbeuse est
même encore plus fréquemment resserrée que l'extrémité antérieure.

La blennorrhagie contagieuse, qu'elle soit ou non syphilitique,
se manifeste communément du deuxième au huitième jour, à
dater de l'instant où l'on a eu commerce avec une personne in-
fectée. Quelquefois pourtant elle ne paraît qu'après quinze jours
et même un mois. Ce dernier cas est infiniment rare. J'en ai vu,
au contraire, commencer presqu'immédiatement après le coït. Le
premier symptôme qui l'annonce est une sensation de chatouille-
ment et de constriction à l'extrémité de la verge, si peu considérable d'abord, qu'elle est plutôt agréable que pénible, et occasionne bien souvent des désirs plus vifs qu'à l'ordinaire. Cette
faible excitation augmente ensuite progressivement, et devient,

vers le deuxième ou troisième jour, une cuisson très-incommode. Alors le méat urinaire rougit, se gonfle, ses lèvres sont collées par une mucosité peu consistante, limpide, qui suinte de l'intérieur du canal; de fréquens besoins de rendre les urines se font sentir, et chaque fois que le malade y satisfait, il éprouve un accroissement de douleur, qui finit par devenir brûlante et presque intolérable. L'irritation se communique quelquefois au gland, qui, acquérant plus de volume et de sensibilité, rend la progression difficile; le prépuce lui-même, quoiqu'assez rarement, se tuméfie, principalement sur les côtés du filet, à raison du voisinage de la fosse naviculaire, où siége ordinairement l'inflammation, et il existe un phimosis ou un paraphimosis; il survient en outre de fréquentes érections, toujours excessivement douloureuses, et qui sont encore augmentées par la chaleur du lit. Du sixième au huitième jour, à peu près, l'écoulement devient plus abondant, s'épaissit, est opaque comme du lait, puis se colore en jaune et en vert. Les phénomènes inflammatoires augmentent d'intensité jusqu'au douzième, quinzième ou vingtième jour, et quelquefois pendant un mois, suivant l'idiosyncrasie du sujet ou le mode de traitement auquel on l'aura assujetti. Dès lors ils décroissent; l'écoulement diminue; de vert qu'il était, il prend une teinte jaune, puis blanche, devient plus lié, plus visqueux, et disparaît enfin, mais plus ou moins promptement, selon une foule de circonstances. En général il cesse rarement avant le trentième ou quarantième jour, et se prolonge quelquefois durant plusieurs mois.

La blennorrhagie ne suit pas toujours cette marche simple et régulière. Dans certains cas, par exemple, elle est bénigne et indolente, au point de n'occasioner ni cuisson ni aucun autre signe d'irritation, les malades ne s'en apercevant que par les traces qu'elle laisse sur le linge. Mais bien souvent elle s'accompagne de symptômes plus graves, qui sont ordinairement proportionnés au degré de violence de l'inflammation. Dans cette circonstance, la douleur est très-vive; elle se propage tout le long de l'urètre jusqu'au col de la vessie. L'écoulement présente des stries sanguinolentes; une véritable strangurie a lieu par le gonflement extrême du canal, dont le diamètre se trouve resserré; et la sortie des urines, qui ne se fait que goutte à goutte, ou par un filet très-délié, est parfois précédée ou suivie de l'expulsion d'une certaine quantité de sang pur et vermeil. Des érections involontaires, fréquentes et extraordinairement douloureuses, tourmentent le malade jour et nuit, et l'urètre, qui se trouve distendu et phlogosé, ne pouvant se prêter à l'allongement que tendent à lui communiquer les corps caverneux dilatés outre mesure, la verge se courbe violemment en bas; il y a chaudepisse cordée. Enfin des ténesmes, des fourmillemens, une sensibilité morbide des cordons spermatiques et des testicules, ainsi qu'une tuméfaction plus ou moins marquée des glandes inguinales, se joignent quelquefois à cet appareil de symptômes.

Ici s'offre naturellement une question de grande importance pour la pratique, c'est celle de savoir s'il existe des signes au moyen desquels on puisse distinguer les écoulemens entre eux, et reconnaître avec certitude la cause particulière à chacun. Si l'on consulte de bonne foi l'expérienee, on n'hésitera pas à répondre négativement. Musa Brassavole, Fallope, Petronius, et beaucoup d'autres écrivains de grande autorité en cette matière, se sont attachés à faire ressortir les difficultés que présente ce diagnostic. Et en effet la couleur jaune ou verte d'un écoulement, son plus ou moins d'abondance, sa durée toujours très-variable, et les différences qu'on observe dans l'intensité de l'inflammation qui l'accompagne, ne sont assurément pas, quoi qu'en aient dit quelques auteurs, des circonstances d'après lesquelles un médecin prudent se croira en droit de prononcer. Les blennorrhagies syphilitiques, par exemple, celles qui fixent particulièrement ici notre attention, et pour lesquelles il serait si avantageux d'être éclairé sous ce rapport, sont fort souvent, bien qu'on ait voulu donner l'exagération de ces divers caractères comme leur étant exclusivement propre, tout-à-fait indolentes, de courte durée, et fournissent très-peu de matière, dont la couleur est presque toujours d'un blanc de lait; tandis qu'on voit chaque jour des écoulemens que tout porte à regarder comme exempts de virulence, offrir ces différens phénomènes à un haut degré. Tous ces prétendus signes caractéristiques seront donc de peu de valeur aux yeux de celui qui recherche sincèrement la vérité; et il se trouvera parfois très-embarrassé, si des aveux faits avec franchise, le genre de vie du sujet, l'examen scrupuleux de l'état de la santé avant l'apparition de l'écoulement, ou l'existence, au moment même, d'un ou de plusieurs autres symptômes d'infection, ne jettent plus de lumière sur la véritable cause de la maladie. Il est en général fort rare qu'avec un peu de tact et d'habitude on ne parvienne pas à apprendre tout ce qu'il importe de savoir en pareille occasion. Mais, tout en admettant que l'erreur soit quelquefois difficile à éviter, je suis convaincu qu'il est tout-à-fait dans l'intérêt des malades, je dirai même de la société, de se comporter dans les cas douteux, comme pour ceux où la nature syphilitique de l'écoulement est suffisamment prouvée : le faible traitement mercuriel que cette supposition autorise à prescrire n'est nullement susceptible de nuire aux individus affectés, quelque délicats qu'ils soient, lors même qu'il serait administré sans nécessité. Il a, bien au contraire, l'inappréciable avantage de les préserver des effets consécutifs de la contagion, si, en résultat, la maladie se trouve de nature à les faire naître.

Une seconde question doit encore nous occuper avant de passer outre : le virus qui produit la blennorrhagie dite syphilitique est-il identique avec celui qui donne naissance aux chancres et à tous les autres symptômes de la maladie vénérienne ? Hunter, Harrisson, Cirillo, Girtanner, Bosquillon, Petit-Radel et la grande majorité des médecins modernes sont de cet avis. Je le partage avec la plus entière conviction. J'ai consigné dans mon Traité de la Maladie syphilitique plusieurs faits très-propres à mettre en évidence la justesse de cette proposition; et si la forme et l'étendue de ce Dictionnaire le permettaient, il me serait facile d'en citer ici beaucoup d'autres. Mais il me suffira de dire qu'il résulte de nombreux exemples que j'ai rassemblés depuis près de vingt ans, que le virus blennorrhagique peut, étant appliqué sur une surface muqueuse saine, produire des chancres, des pustules humides, ou tout autre signe primitif d'infection vénérienne, et que, par contre, la suppuration provenant de ces derniers accidens, qu'ils soient primitifs ou consécutifs, est capable de produire des écoulemens syphilitiques.

On demande aussi, et la solution de cette troisième et dernière question doit être d'une grande influence sur la conduite à tenir dans le traitement de ces affections, si la blennorrhagie syphilitique peut donner naissance à la maladie vénérienne confirmée ou constitutionnelle. Les auteurs fourmillent d'observations à l'appui de cette opinion, et je pourrais, en mon particulier, citer bon nombre de chancres, d'ulcérations profondes de la gorge et des fosses nasales, d'exostoses, de douleurs nocturnes, de pustules cutanées, croûteuses ou ulcérées, de végétations et même d'alopécie, qui n'ont pas d'autre origine. Il est inutile de faire remarquer combien ces faits corroborent le précepte de l'administration des mercuriaux dans tous les écoulemens reconnus pour syphilitiques, et même dans tous ceux dont la véritable cause n'a pu être déter-minée avec précision.

Le pronostic de la blennorrhagie doit varier suivant la nature de sa cause, son siége, sa durée, le sexe, l'âge et le tempérament de l'individu qu'elle affecte ; suivant les accidens qui l'accompagnent et le traitement dont on fait usage, et enfin, quand on la suppose vénérienne, suivant qu'elle est primitive ou bien occasionée par un vice syphilitique ancien et constitutionnel. En général elle offre rarement beaucoup de gravité.

Le traitement de cette affection consiste, dans le principe, à prescrire des boissons délayantes et mucilagineuses, propres à calmer la disposition inflammatoire, tant en agissant par la voie de la circulation générale, qu'en faisant perdre aux urines, en les étendant, une âcreté qui ne manquerait pas d'augmenter l'irritation, déjà trop vive, du canal de l'urètre. Elles peuvent être choisies parmi les décoctions légères de graine de lin, de chènevis concassé, d'orge, de racine de saponaire, d'althœa, de gramen ou de fraisier ; les eaux de veau ou de poulet ; la solution de gomme arabique ; l'émulsion légère d'amandes douces ; le petit-lait, ou toutes autres boissons équivalentes, édulcorées avec le sucre ou un sirop adoucissant quelconque, tel que celui d'orgeat, d'althœa ou de capillaire. Il faut ajouter à ces tisanes, dont la quantité à prendre doit être de trois ou quatre livres par jour, depuis douze jusqu'à vingt grains de nitrate de potasse pour chaque pinte. En général on ne craindra pas de se montrer trop condescendant envers les malades, en leur permettant de passer d'une tisane à une autre aussi souvent qu'ils en auront le désir ; car leur principal mérite est d'introduire dans l'économie une grande quantité de liquide. Les alimens doivent être légers et rafraîchissans, tels que les viandes blanches, bouillies ou rôties, les végétaux herbacés, le laitage, les fruits cuits, les potages, le tout très-peu assaisonné. La boisson, pendant le repas, sera de l'eau commune pure, ou tout au plus légèrement rougie. Le vin pur, le café, le punch et toutes les liqueurs alcoholiques seront proscrits avec sévérité. Le malade peut se livrer à ses occupations ordinaires, mais avec modération. Il ne doit pas sortir sans porter un suspensoir bien fait, qui n'étreigne pas le canal de l'urètre, et soit appliqué de manière à ne pas gêner les bourses pendant la marche, afin de prévenir, autant que possible, le transport de l'irritation urétrale sur les testicules. On lui défendra, comme pouvant avoir le même inconvénient, la course, la danse, l'équitation, les lectures érotiques, la société des femmes, et surtout le coït, qui ne feraient qu'accroître la violence des symptômes.

Le traitement doit être encore plus rigoureux, lorsque la blennorrhagie est très-inflammatoire, quand la difficulté d'uriner est extrême, et que les érections occasionnent des douleurs intolérables par la courbure de la verge, c'est-à-dire s'il y a chaude-pisse cordée. Alors on recommande une diète plus ou moins sévère, le repos le plus absolu, des bains de corps répétés, des bains de siége, des lavemens, et des cataplasmes émolliens sur le périnée. Des antiphlogistiques plus actifs sont même encore quelquefois impérieusement exigés par l'état des symptômes; et dans ce cas, une ou plusieurs saignées du bras deviennent nécessaires; on fait des applications de sangsues le long du canal jusqu'au devant de l'anus. Ces évacuations seront toujours proportionnées à la force des individus et à la violence de leurs maladies. Un traitement analogue convient également, lorsque l'inflammation s'est étendue jusqu'à la vessie. L'usage des narcotiques devient souvent nécessaire dans les gonorrhées très-douloureuses et accompagnées d'érections fréquentes: on ajoute vingt ou trente gouttes de laudanum de Sydenham dans chaque pinte de tisane; des injections huileuses, avec deux ou trois grains d'extrait aqueux d'opium par once, parviennent aussi quelquefois à calmer l'irritation du canal. On donne également cette dernière substance à l'intérieur, depuis un demi-grain jusqu'à un grain, seule ou unie au nitrate de potasse, au camphre ou au musc. C'est toujours le soir qu'il faut l'administrer. Le camphre se prescrit encore avec grand avantage à la dose de 10 à 12 grains dans une livre d'émulsion, édulcorée avec une once de sirop diacode. Des bains locaux dans l'eau de guimauve et de pavot, ainsi que des cataplasmes tièdes, largement arrosés avec l'opium de Rousseau, dont on enveloppe la verge, peuvent également être de quelque utilité. Les malades doivent éviter, dans une semblable position, de reposer sur des lits trop mous ou trop chargés de couvertures.

Dès que l'inflammation a cédé à l'usage des moyens appropriés, il faut s'empresser, quand la blennorrhagie a été reconnue syphilitique, d'adminstrer les remèdes propres à s'opposer à l'infection consécutive, ce qu'on n'aurait pu faire avant la cessation des accidens inflammatoires, sans s'exposer à augmenter encore l'irritation, et à entretenir l'écoulement. Quatre au cinq grains de mercure doux toutes les vingt-quatre heures, huit ou dix pilules d'onguent mercuriel, contenant un quart de métal, celles d'Hahnemann ou de Plenck, ou toute autre préparation mercurielle équivalente, suffiront dans cette occasion, pourvu que l'on continue le traitement pendant dix ou quinze jours. Si pourtant la blennorrhagie n'était elle-même qu'un des symptômes d'une vérole constitutionnelle, il serait nécessaire, suivant la nature et l'ancienneté des autres signes d'infection, de prescrire un traitement plus complet, par le muriate de mercure suroxydé sous une forme quelconque, ou par les frictions, associées, selon les circonstances, avec les sudorifiques. *Voyez* SYPHILIS.

Je me suis souvent bien trouvé, lorsque le canal présentait des granulations et de l'engorgement sans douleur, de faire pratiquer, matin et soir, tout le long de la face inférieure de la verge, un légère onction avec gros comme un ou deux pois d'onguent napolitain.

Communément les blennorrhagies s'arrêtent du trentième au cinquantième jour, sans qu'on puisse attribuer leur cessation au peu de mercure qu'on a parfois administré; car ce métal est loin de jouir d'une semblable propriété. Cet avantage est exclusivement dû à la tendance toute naturelle qu'ont les membranes muqueuses à cesser de fournir une sécrétion surabondante aussitôt que la cause irritante qui l'occasionait cesse d'agir sur elles. On voit cependant beaucoup de flux blennorrhagiques qui subsistent après ce terme, quoique les symptômes inflammatoires soient entièrement dissipés. Alors l'écoulement devient chronique, c'est une vraie blennorrhée, qu'on désigne aussi sous le nom de suintement habituel quand elle est très-peu abondante. En général, ces écoulemens, lorsqu'ils ne sont pas entretenus par l'usage du coït, la masturbation ou des écarts de régime, sont essentiellement atoniques, et dépendent, soit du relâchement de la membrane du canal elle-même, soit de la faiblesse de tout le système, et en particulier des organes digestifs, qui ont souvent été fatigués, chez les sujets lymphatiques surtout, par l'excès des boissons mucilagineuses. Dans le premier cas, celui de l'atonie du canal de l'urètre, le moyen le plus efficace pour tarir l'écoulement, est l'usage des injections toniques ou astringentes. On les fait avec les solutions de sulfate de zinc (℥ß — ℥j pour ℔j d'eau), d'alumine (℥jj — ℥ß par ℔), ou de cuivre (℈j — ℈jß par ℔); de carbonate de chaux, d'acétate de plomb (℥ß par ℔); d'extrait de ratanhia (℥jj par ℔); de sublimé (gr. V par ℔), et même de nitrate d'argent (gr. X par ℔), ou de potasse caustique (gr. j par ℥), en ajoutant à chaque livre de véhicule de deux gros à une demi-once de laudanum liquide de Sydenham, ou de 8 à 16 grains d'extrait gommeux d'opium. Celles d'eau de Cologne étendue d'eau, de décoction d'angusture, de vin miellé, de gros vin et d'eau commune, d'eau de mer, d'eau à la glace ou d'oxycrat, ont aussi fort souvent réussi à redonner du ressort au canal, et mis fin à la maladie. Les injections, de quelque nature qu'elles soient, doivent être affaiblies d'abord, si elles sont un peu actives, avec une certaine quantité d'eau, afin d'essayer la sensibilité du canal, et d'arriver avec ménagement au degré de force propre à déterminer une excitation modérée de la membrane de l'urètre. Il faut les pratiquer quatre ou cinq fois dans les vingt-quatre heures; et dès que l'écoulement est arrêté, on diminue chaque jour d'une, jusqu'à ce qu'on ait terminé. Je ne m'arrêterai pas à la grande question relative aux avantages et aux inconvéniens des injections astringentes. Il me suffira de dire qu'elles ne peuvent nuire qu'autant qu'on les emploie pendant l'état inflammatoire de la blennorrhagie. Quand l'écoulement est indolent, et qu'il a passé à l'état chronique, ce moyen est très-convenable, et la crainte des rétrécissemens de l'urètre, pour une époque plus ou moins éloignée, est alors tout-à-fait chimérique.

Lorsque la blennorrhagie est entretenue par un état de débilité générale du système, il faut associer au traitement ci-dessus un régime fortifiant, et particulièrement l'usage du bon vin. La boisson ordinaire sera l'eau ferrée, ou des eaux minérales de Spa, de Passy, ou de Vichy. On prescrira les bains froids, les bains de mer et l'immersion fréquente des bourses dans l'eau glacée; le quinquina, les martiaux de diverses espèces, le ratanhia, le colombo, la térébenthine, le cachou ou le baume de Copahu, peuvent être employés sous différentes formes suivant les cas particuliers. Cette dernière substance se donne depuis trente gouttes jusqu'à un gros, deux fois par jour, sur du sucre, dans le vin, du bouillon gras, du lait ou une émulsion. Le baume de la Mecque, ou celui du Canada, dont la saveur est moins désagréable, peuvent être substitués à ce médicament.

Je dirai peu de chose du poivre cubèbe, recommandé par John Crawfurd, chirurgien anglais, attaché à la compagnie du Bengale, comme un spécifique contre la blennorrhagie. Plusieurs médecins de Londres, de Paris et de Montpellier en ont jusqu'à un certain point constaté les propriétés. Je dois pourtant avouer qu'il m'a assez mal réussi dans quelques essais que j'ai tentés, et je crois qu'il sera prudent d'attendre de nouvelles expériences avant de se déclarer en faveur de ce remède. Des blennorrhagies ont reparu, après avoir cessé pendant son usage, et dans quelques autres, qu'il n'a pas guéries, il a déterminé des irritations très-vives de l'estomac, du canal de l'urètre et de la vessie. Le poivre cubèbe se donne à toutes les époques de la blennorrhagie, et sous forme de poudre. La dose est d'un à trois gros par jour, qu'on divise en six portions égales; chacune est donnée dans une demi-tasse d'eau édulcorée avec le sirop de gomme arabique. Ce médicament paraît agir en irritant fortement les intestins.

Les purgatifs, qui pourraient avoir de graves inconvéniens au commencement d'une blennorrhagie, parce qu'ils exposeraient à la faire tomber dans les bourses, ont quelquefois l'avantage de l'arrêter complétement quand ils sont administrés vers son déclin. Mais dans aucun temps de cette affection la prudence ne peut permettre d'employer les drastiques, comme la résine de Jalap, la gomme-gutte ou la coloquinte, dont la classe peu instruite fait un grand abus en pareille occurrence; ils peuvent, aussi bien que la poudre à canon délayée dans l'eau-de-vie, autre remède incendiaire très en faveur parmi les militaires, occasioner des inflammations intestinales et gastriques fort dangereuses.

Certains écoulemens chroniques sont évidemment entretenus par de fréquentes irritations portées sur la verge, telles que celles qui résultent de la masturbation, du coït, ou bien d'actes habituels d'intempérance, lorsqu'on se livre à des excès de ce genre, avant la guérison parfaite de la blennorrhagie. On ne peut s'en débarrasser qu'en renonçant au genre de vie qui en prolonge le cours. Ceux qui sont fournis par une ulcération du canal, ce qui est infiniment rare, exigent un traitement mercuriel plus long du double que dans les autres blennorrhagies syphilitiques, l'absorption du virus étant beaucoup plus à redouter que dans ces derniers. On emploie localement des injections antivéné-riennes faites avec le sublimé ou le calomélas, dans une solution gommeuse opiacée, ou avec l'eau phagédénique, plus ou moins étendue.

Les blennorrhagies très-opiniâtres sont quelquefois arrêtées par l'application d'un vésicatoire au périnée, à la face interne d'une des cuisses, ou sur la région sacrée; d'autres fois il suffit de tirer des étincelles électriques dans toute la longueur du canal de l'urètre.

Il est des circonstances dans lesquelles les écoulemens, après s'être dissipés à la fin d'un traitement rationel, reparaissent avec une nouvelle intensité, pour un écart de régime, ou le coït exercé trop tôt après la guérison. On doit, dans ce cas, revenir au même traitement, dont on retranchera néanmoins l'usage des mercuriaux. Cette récidive, quoique souvent accompagnée des signes d'une vive irritation, est pour l'ordinaire de moins longue durée que la pre-mière maladie. Il est encore des gonorrhées, qui, à peine guéries pour la deuxième ou troisième fois, se montrent de nouveau, sans qu'aucune précaution puisse s'y opposer : on les nomme vul-gairement chaudepisses à répétition. Le plus souvent on est obligé de les abandonner à elles-mêmes, en prescrivant un bon régime, l'air de la campagne; et la continence, moyens dont l'influence est parfois très-avantageuse sur ces sortes d'affections. Lorsque, dans des cas de cette espèce, on soupçonne que l'opiniâtreté de l'écoulement tient à l'existence d'une diathèse herpétique, on se trouve en général très-bien de prescrire l'usage des eaux de Ba-règes, prises sur les lieux. D'autres écoulemens, enfin, ne cèdent en aucune manière aux diverses médications qu'on peut instituer. Ils annoncent communément un rétrécissement de l'urètre, occa-sioné par le gonflement de la glande prostate, état que le cathé-térisme seul peut faire reconnaître. Dès qu'on en a acquis la cer-titude, il faut chercher à rétablir le diamètre du canal, par l'introduction de sondes de gomme élastique. Ce résultat obtenu, l'écoulement s'arrête ordinairement de lui-même; s'il en était autrement, on le tarirait sans difficulté, dans le cas où le gon-flement prostatique ne serait pas très-ancien, en conseillant quelques potions balsamiques; on pourrait même, sans s'exposer à une nouvelle coarctation, employer, mais toujours avec pru-dence, et en ne commençant que huit jours après avoir retiré 'les sondes, les injections d'oxycrat, d'eau de Goulard ou d'eau de chaux plus ou moins étendue.

Quelques auteurs désignent sous le nom de gonorrhée sèche, une irritation vive de l'urètre, qui n'a aucun écoulement pour résultat. Ce ne pourrait être que par un étrange abus des mots qu'on conserverait une semblable dénomination à cette maladie, qui n'est qu'une espèce de dysurie plus ou moins intense, provenant, pour l'ordinaire, d'excès commis avec une personne saine, ou de toute autre cause capable de porter une irritation nerveuse directe ou sympathique sur le canal. Les bains, les délayans, un régime tempérant, le camphre et l'opium, sont les seuls moyens que cet état réclame, et pour lequel je n'ai jamais cru nécessaire de prescrire le mercure, lorsque d'autres symptômes plus réels de syphilis n'existaient pas chez le malade.

2° *Blennorrhagie du gland.* — Cette affection, qui est aussi connue sous les noms de gonorrhée bâtarde et de fausse blennorrhagie, n'a presque jamais lieu que chez les individus dont le gland est habituellement recouvert. Elle consiste en un écoulement muqueux, puriforme, sortant de l'ouverture du prépuce, et que fournit la face interne de ce prolongement cutané, et l'extérieur du gland. Comme celle qui a sa source dans le canal, cette espèce de blennorrhagie est ordinairement la suite d'un coït impur. Quelquefois aussi, mais bien plus rarement, elle naît spontanément chez les hommes mal propres, par l'acrimonie qu'un séjour trop prolongé fait acquérir à la matière onctueuse qui humecte les parties indiquées ci-dessus, et notamment à celle que sécrétent les glandes situées en arrière de la couronne du gland. Cette maladie est le plus souvent accompagnée d'un gonflement inflammatoire plus ou moins manifeste du gland, dont la surface devient d'un rouge vif, et se dépouille de son épiderme dans plusieurs points de son étendue. L'écoulement qui la caractérise, et qu'une légère pression exprime facilement de cet organe, offre les mêmes apparences, c'est-à-dire la même consistance et la même couleur que celui des blennorrhagies urétrales. Sa durée est communément un peu moins longue, parce que le passage fréquent des urines sur la partie phlogosée ne peut, comme dans ces dernières, y porter un surcroît d'irritation, qui augmente à chaque émission la sécrétion morbide.

Le traitement, quant au fond, est absolument identique dans les deux affections. On n'omettra même pas l'emploi du mercure, dès que l'inflammation sera calmée, à moins qu'on n'ait acquis la certitude que le mal n'est pas d'origine syphilitique. La seule différence que réclame la blennorrhagie bâtarde est relative à l'usage très-répété des bains locaux et des injections émollientes entre le gland et le prépuce.

2ᵉ SECT. *De la blennorrhagie chez la femme.*—Cette maladie est très-commune. Elle est caractérisée par un écoulement muqueux, opaque, puriforme, accompagné de plus ou moins d'inflammation, et exclusivement fourni, dans le plus grand nombre de cas, par la membrane qui tapisse le vagin et son orifice. Quelquefois pourtant la matière provient aussi de l'intérieur du canal de l'urètre, et même de la portion de la membrane muqueuse qui recouvre le clitoris et tout le pudendum. Indépendamment des différens virus, de l'abus du coït, et de toutes les autres causes qui peuvent donner naissance à cette maladie chez la femme aussi bien que chez l'homme (*voyez* section première de cet article), il en est encore beaucoup d'autres qui sont particulières aux personnes du sexe, telles que l'orgasme qui précède la première menstruation chez les jeunes filles, les tentatives de viol, les premières approches conjugales, les titillations fréquentes, l'abus des lavemens irritans, la suppression accidentelle, ou la cessation naturelle des règles, et l'état de grossesse.

La matière de l'écoulement est en tout semblable à celle de l'homme. Son âcreté est quelquefois telle que les grandes et les petites lèvres en sont excoriées.

Un prurit incommode, et une sensation pénible de tension et de chaleur au pudendum accompagnent presque toujours cette affection, lorsqu'elle est récente. Ces symptômes d'irritation augmentent très-sensiblement lors de l'émission des urines; les malades ont de la peine à marcher, et souvent même à rester assises, ce qui dépend de la tuméfaction des parties génitales externes, toujours plus ou moins enflammées dans cette circonstance, état qui explique aussi pourquoi le passage de l'urine a rarement lieu sans occasioner un accroissement très-marqué de douleurs dans toute la vulve.

Les moyens indiqués jusqu'à présent pour reconnaître si un écoulement est vénérien ou non sont encore plus insuffisans chez les femmes que chez les hommes, principalement lorsque les symptômes d'inflammation ont disparu. La fréquence des pertes blanches qu'elles éprouvent dans beaucoup d'occasions où l'on

ne peut supposer l'existence de la syphilis, leur donnent tant de
facilité pour faire prendre le change, quand elles ont le moindre
intérêt à cacher la vérité, qu'elles induisent souvent en erreur
les observateurs les plus attentifs. Aussi est-on presque toujours
obligé de former son opinion sur la vraie nature de ces sortes
d'écoulemens, d'après de simples probalités, à moins que l'existence simultanée de quelques chancres ou autres signes moins
équivoques d'infection ne lève toute incertitude.

Les boissons délayantes et nitrées, les bains, le repos, et
un régime approprié sont, comme pour le catarrhe urétral de
l'homme, les bases du traitement de cette affection. On y ajoute
l'usage des lotions et injections fréquemment répétées, avec le
lait tiède, les décoctions de mauve, de graine de lin, d'althæa,
de têtes de pavots, de morelle, ou tout autre liquide de propriétés analogues. Dès que l'inflammation est apaisée, il faut procéder à l'administration de quelque préparation mercurielle.
On peut faire ici une remarque dont l'utilité sera facilement
sentie, c'est que le siége de la maladie étant plus étendu, et les
parties qui ne participent pas à l'inflammation, offrant aussi
plus de surface constamment en contact avec la matière blennorrhagique, les femmes sont plus sujettes que les hommes à se
voir affectées de symptômes consécutifs, quand l'écoulement est
occasioné par la syphilis. Ce motif m'a toujours fait insister un
peu plus sur l'emploi des antivénériens dans le traitement de
cette maladie. Je joins ordinairement, à titre de supplément
aux remèdes internes, des frictions d'un scrupule d'onguent napolitain, faites tous les soirs, et quelquefois même deux fois par
jour, à la partie interne des grandes lèvres. Il m'est souvent
arrivé de ne pas administrer d'autres remèdes préservatifs, mais
alors j'en doublais la dose.

Le plus ordinairement on est forcé de recourir, dans ces
sortes d'écoulemens, aux injections astringentes, et même aux
plus actives (Voyez *blennorrhagie de l'homme*); car ils persistent presque constamment après la cessation de l'inflammation. La
résine de copahu et les autres balsamiques sont, dans ce cas, d'un si
faible secours, que je crois inutile d'en recommander l'usage.
En général ces écoulemens s'arrêtent avec la plus grande difficulté, parce que le retour des règles, à des époques très-rappro-
chées, les renouvelle le plus souvent à l'instant où ils paraissent
entièrement guéris. Dans ce cas, et surtout si la malade n'observe

pas une continence rigoureuse, ils deviennent habituels, et peuvent être regardés comme de vraies leucorrhées. Cet inconvénient est bien plus à redouter encore chez les femmes galantes
qui ont eu plusieurs blennorrhagies syphilitiques plus ou moins
mal traitées : elles conservent presque toutes des écoulemens
chroniques intarissables. Quelques-uns, il est vrai, ne sont plus
contagieux, ou ne le sont que d'une manière relative; mais il en
est d'autres, et beaucoup de filles publiques en fournissent des
exemples, qu'aucun traitement ne peut dépouiller de leurs propriétés virulentes, et qui sont d'inépuisables sources de contagion.
Je ne terminerai pas sans faire mention d'un accident qui survient quelquefois pendant le cours de la gonorrhée chez les
femmes; je veux parler d'un ou de plusieurs abcès qui se développent dans l'épaisseur des grandes lèvres, lorsque la maladie
est accompagnée d'une inflammation violente. Les personnes peu
habituées à voir les affections vénériennes sont ordinairement
fort effrayées de cette apparition, qu'on ne doit pourtant pas
regarder comme un nouveau symptôme de syphilis, ni comme la
preuve d'une plus grande quantité de virus introduit dans l'économie. C'est un simple phlegmon, résultat d'une très-vive inflammation de la face muqueuse des lèvres génitales, qui se communique au tissu cellulaire sous-jacent. Aussitôt qu'elles se
manifestent, ces tumeurs doivent être couvertes de cataplasmes
émolliens, qu'on arrose, lorsque la douleur est extrême, avec
le laudanum liquide, ou l'opium de Rousseau. On donne ensuite
issue au pus quand il est bien rassemblé. Quelquefois il s'ouvre
de lui même un passage; mais le plus souvent cette terminaison
est trop lente à s'effectuer. Dans l'un et l'autre cas, le foyer se
recolle très-facilement, et l'affection principale ne marche pas
différemment que dans les cas ordinaires. En général il est assez
rare qu'on parvienne à obtenir la résolution de ces sortes de
tumeurs.

La blennorrhagie des femmes est bien moins sujette à se supprimer accidentellement que celle des hommes. Il en existe pourtant des exemples; et souvent alors, si l'irritation vaginale ne se
porte pas sur les yeux ou sur les articulations, circonstances dont
il sera fait mention plus bas, elle s'établit plus profondément sur
la membrane interne de l'utérus, et s'étend parfois jusqu'au tissu
même de cet organe : tel est le cas d'une jeune femme qui me fit
appeler il y a peu de jours, et chez laquelle un premier écou-

lement, contracté quelques années auparavant, avait déjà présenté la même particularité. L'un et l'autre accidens avaient été provoqués par la cohabitation pendant le cours d'une blennorrhagie peu inflammatoire. Dans cette circonstance, le col de la matrice est gonflé, très - chaud, et jouit d'un surcroît de sensibilité que le moindre attouchement rend insupportable. Des douleurs se font sentir à la région hypogastrique, aux lombes et aux aines, et la malade ne peut marcher ni aller en voiture sans les augmenter au dernier degré. Cette inflammation utérine ne donne lieu à aucun écoulement, au moins est-ce le plus ordinaire. Elle exige l'emploi des grands bains et des bains de siége, des lotions, des fumigations et des injections vaginales avec la décoction de mauve et de morelle ; des fomentations émollientes sur le bas-ventre et les parties génitales externes ; on prescrit en outre un traitement antiphlogistique plus ou moins rigoureux, suivant l'opiniâtreté des symptômes. Lorsque par ces différens moyens on est parvenu à rappeler l'écoulement vaginal, tout rentre dans l'ordre, et l'on n'a plus affaire qu'à une blennorrhagie ordinaire.

Des accidens de la blennorrhagie. — Divers accidens peuvent survenir pendant le cours d'une blennorrhagie : les principaux sont l'engorgement des testicules, l'ophthalmie gonorrhoïque, le gonflement d'une ou de plusieurs articulations, et des éruptions cutanées.

1° *Le testicule vénérien*, ou la chaudepisse tombée dans les bourses, est un gonflement inflammatoire de l'un ou des deux testicules, coïncidant avec la diminution ou la suppression totale d'un écoulement urétral ; car il est à remarquer qu'il n'a jamais lieu dans les blennorrhagies du gland. Les écoulemens non syphilitiques peuvent aussi lui donner naissance. Cet accident est assez fréquent, et affecte plutôt le testicule gauche que l'opposé. On le voit parfois se porter d'un côté à l'autre, et quelques observations m'ont prouvé que ce déplacement pouvait s'opérer plusieurs fois de suite dans la même maladie et chez le même sujet. Tout ce qui peut arrêter une blennorrhagie avant qu'elle ait parcouru ses différentes phases, ou porter une irritation vive sur les testicules, est propre à déterminer cette affection. Ainsi l'usage intempestif des injections et potions astringentes, les bains froids, l'exposition à une température froide et humide, les efforts violens, le coït, les coups, la danse, les sauts, l'escrime, les longues marches sans suspensoir, les violens purgatifs, toute pression forte sur les bourses ou les cordons spermatiques, et beaucoup d'autres causes analogues, peuvent avoir cet inconvénient. En général, le testicule vénérien a plus souvent lieu vers le déclin de l'irritation inflammatoire du canal qu'à son début.

D'abord, une sensibilité obscure et un léger gonflement de l'épididyme annoncent cette inflammation, qui se communique bientôt au corps du testicule, dont le volume devient énorme, c'est-à-dire, quatre, six ou huit fois ce qu'il est dans l'état naturel. La douleur devient intolérable dans ce dernier cas; le cordon participe à l'engorgement, à la dureté, et la sensibilité se propage jusqu'aux lombes. Le scrotum lui-même et le tissu cellulaire des bourses sont quelquefois atteints par l'inflammation.

Le repos le plus absolu et la position horizontale sont les premières choses à recommander pour réussir dans le traitement de cette maladie. Les bains généraux, les demi-bains, les fomentations, les cataplasmes émolliens, arrosés, quand la douleur est excessive, avec trente ou soixante gouttes de laudanum de Sydenham, les lavemens, la vapeur de l'eau chaude, sont ensuite les moyens auxquels il faut recourir. On prescrit l'usage du petit-lait, ou d'une tisane de chiendent, d'orge ou de graine de lin, avec quinze ou vingt grains de nitrate de potasse par pinte. Les symptômes inflammatoires peuvent être assez violens pour occasioner de la fièvre et nécessiter la saignée du bras; mais, dans beaucoup de circonstances, il suffit d'appliquer une douzaine de sangsues sur la tumeur. Lorsqu'après quelques jours, le gonflement est devenu indolent, plus mou, qu'enfin la phlegmasie est à peu près dissipée, il faut remplacer les topiques émolliens par les astringens et les résolutifs, tels que l'eau de Goulard, l'oxycrat appliqué froid, les vapeurs de vinaigre, de légères frictions mercurielles locales, et des cataplasmes de farine de riz ou de seigle, saupoudrés avec le muriate d'ammoniaque, et arrosés avec l'acétate de plomb liquide. La boue de meule jouit, aux yeux du vulgaire, d'une grande réputation contre cette espèce d'engorgement. Mais cette substance peut être très-dangereuse, tant qu'il subsiste un reste de douleur dans l'organe affecté. Pendant le cours de la médication résolutive, on donnera, tous les deux ou trois jours, dix-huit ou vingt grains de pilules de savon ou de Belloste, afin de fixer un point d'irritation dérivative sur le tube intestinal.

Dans les cas ordinaires, lorsque la maladie marche vers une bonne solution, il importe peu en général que l'écoulement du canal reparaisse ou non. Mais quand l'irritation et l'engorgement persistent avec opiniâtreté, on doit chercher à le rappeler par l'introduction de bougies de gomme élastique, sèches ou couvertes de matière gonorrhoïque, ou par quelques injections alcalines. Des bains locaux et des applications de cataplasmes émolliens bien chauds sur la verge contribueront à en favoriser le retour.

Il subsiste, pour l'ordinaire, long-temps après que le testicule a repris son volume primitif, une tuméfaction de l'épididyme, qui est dure et de la grosseur d'une petite châtaigne. Elle se dissiperait presque entièrement sans faire aucun remède; mais la résolution peut en être hâtée par des onctions locales avec l'onguent napolitain, par les emplâtres de gomme ammoniaque, de vigo avec mercure, et de ciguë, ou bien par de simples frictions avec un liniment volatil. Quel que soit d'ailleurs le traitement mis en usage, on doit s'attendre à voir persister un petit noyau d'engorgement à l'épididyme pendant plusieurs années et même toute la vie. Il n'en résulte toutefois aucune incommodité.

Ces moyens sont encore les seuls qui puissent convenir dans les cas où le testicule lui-même ne revient pas tout-à-fait à son volume ordinaire, après un accident de la nature de celui qui nous occupe : le temps lui rend communément ses dimensions accoutumées, et la seule précaution que cet état exige est de porter un suspensoir. Il y a, du reste, peu d'exemples de squirrhe, et par conséquent de cancer, provenant d'une semblable origine; mais s'il s'en présentait, la castration deviendrait indispensable. Lorsque cet engorgement rebelle tient à l'existence d'une diathèse syphilitique ancienne et constitutionnelle, on y remédie aisément en administrant un traitement mercuriel complet et prolongé par les frictions ou la liqueur de Van-Swiéten. Dans ce cas, l'organe se ramollit et diminue de grosseur, à mesure qu'on avance dans l'emploi des remèdes.

Dans tous les cas de blennorrhagie syphilitique tombée dans les bourses, il faut terminer la cure par un traitement mercuriel, d'autant plus nécessaire dans cette circonstance, que l'absorption du virus est à peu près inévitable. Il doit même être continué huit ou dix jours de plus que pour les écoulemens dans lesquels un semblable incident n'est pas survenu.

Le testicule vénérien se termine rarement par la suppuration; mais lorsqu'elle a lieu, le foyer peut se trouver profondément situé dans le parenchyme de l'organe, ou bien être placé dans le tissu cellulaire qui l'entoure. Dans le premier cas, il s'ouvre quelquefois spontanément, et d'autres fois on le vide par le moyen de l'instrument. Quel que soit d'ailleurs le mode d'évacuation du pus, le testicule sort communément à travers l'ouverture, ou tout au moins se désorganise, s'atrophie, et peut être regardé comme inhabile à sécréter la semence. Ces inconvéniens ne sont pas à craindre, quand la suppuration n'intéressé que le tissu cellulaire des bourses; tout rentré bientôt dans l'ordre, comme après un phlegmon ordinaire.

L'état d'atonie qui succède parfois aux gonflemens des testicules peut occasioner, ainsi que j'en ai eu de fréquens exemples, le développement d'une hydrocéle de la tunique vaginale. La terre cimôlée, le gros vin avec addition de muriate d'ammoniaque, les sachets de tannin, de carbonate de chaux, et de potasse, et surtout les frictions alcalines et mercurielles, réussissent communément à dissiper cette hydropisie, surtout quand elle est récente. Lorsqu'elle a été long-temps méconnue ou négligée, l'opération est la seule ressource sur laquelle on puisse compter.

2º *Ophthalmie blennorrhagique.* — Me proposant de traiter au mot OPHTHALMIE des différentes inflammations de la conjonctive occasionée par le virus vénérien, je renverrai le lecteur à cet article, afin d'éviter les répétitions. (*Voyez* OPHTHALMIE SYPHILITIQUE.)

3º *Le gonflement de la glande prostate* et les tumeurs qui se développent quelquefois le long du canal de l'urètre sont des accidens qu'occasionne assez souvent une blennorrhagie très-inflammatoire. Dans le premier cas, il survient des pesanteurs et de la chaleur au-devant de l'anus, des ténesmes et des envies d'uriner fréquentes; des douleurs vives au col de la vessie, augmentant par les efforts nécessaires pour aller à la garde-robe, se manifestent bientôt; la glande se tuméfie sensiblement, ce qu'il est facile de reconnaître en introduisant le doigt dans l'anus; il y a difficulté pour la sortie des urines, et la fièvre tarde peu à paraître.

Les saignées, les sangsues, les bains et tout le cortége antiphlogistique sont les bases du traitement indiqué dans cette circonstance. On en exceptera pourtant l'usage des boissons, qui doivent être prises avec discrétion, dans la crainte d'accroître, en augmentant la fréquence des besoins d'uriner, les dangers qui résultent du resserrement du canal. On cherchera donc à tromper la soif par des tranches d'orange ou par quelques gorgées de limonade. Ces moyens suffisent, lorsqu'il n'y a que strangurie, c'est-à-dire quand les urines coulent encore, quoique avec difficulté; mais on est obligé de passer une sonde aussitôt que la rétention est complète. Si l'on ne pouvait parvenir à franchir l'obstacle, il faudrait faire la ponction de la vessie au-dessus du pubis.

La terminaison par suppuration, quand elle a lieu, ne diminue en rien le rétrécissement du canal. Cette circonstance est infiniment grave, parce que la collection purulente, ne pouvant se frayer une issue au dehors, occasionne la fièvre lente, l'amaigrissement, et souvent même la mort du malade. Quels que soient d'ailleurs les accidens déterminés par la présence du pus, il faut également songer à évacuer l'urine par les voies naturelles ou par la ponction. Du reste, on a quelques exemples de guérisons opérées par l'action mécanique d'une sonde un peu aiguë sur un point de la circonférence du foyer, qui faisait plus ou moins de relief dans l'intérieur de l'urètre.

L'engorgement prostatique n'est pas toujours un incident de la blennorrhagie très-inflammatoire. Plus souvent encore il a lieu après quinze ou vingt ans et même plus, chez les individus qui ont eu de nombreux écoulemens dans leur jeunesse. Quelquefois il attaque les personnes qui, sans avoir jamais eu de gonorrhées, ont cependant eu à se reprocher de grands excès dans les plaisirs de l'amour. Dans l'une et l'autre suppositions, le jet des urines devient progressivement plus délié; il se bifurque ou se contourne en spirale; l'émission est chaque jour plus lente et plus difficile, et finit par ne plus se faire que goutte à goutte; il existe presque toujours un écoulement blennorrhéique, et une tuméfaction plus ou moins douloureuse de la prostate. Dès lors le moindre excès dans le régime, le coït ou toute autre cause analogue, donne à cet engorgement chronique le caractère inflammatoire, et il survient une rétention complète d'urine, pour laquelle on se comporte comme il a été dit plus haut. Pour prévenir une semblable terminaison, on doit, aussitôt qu'un malade se plaint d'une difficulté d'uriner provenant de cette cause, lui prescrire des bains, quelques sangsues au périnée, et introduire jusque dans la vessie, d'abord des bougies emplastiques, et enfin des sondes de gomme élastique, dont on augmente successivement le calibre, jusqu'à ce qu'on ait redonné au canal ses dimensions ordinaires. *Voyez* RÉTENTION D'URINE, STRANGURIE, ISCHURIE, DÉPÔT et FISTULES URINAIRES.

Lorsque l'engorgement de la glande prostate est occasioné et entretenu par une diathèse syphilitique ancienne bien constatée, on doit ajouter aux moyens ci-dessus l'administration d'un traitement antivénérien régulier, sans lequel tous les efforts de la médecine seraient impuissans.

Une ou plusieurs autres tumeurs plus ou moins volumineuses se développent quelquefois pendant le cours d'une blennorrhagie aiguë très-inflammatoire. Elles ont leur siége dans les glandes de Cowper, ou dans le tissu graisseux qui recouvre le bulbe de l'urètre. Tous les irritans, le coït, les excès d'intempérance et l'équitation peuvent donner lieu à ces tumeurs qui occasionnent des douleurs très-vives, surtout après que le malade a uriné, et entraînent le plus souvent la suppression de l'écoulement. Aucun retard ne doit être apporté dans l'emploi des remèdes qui peuvent en faire obtenir la résolution. Les saignées, les sangsues, les demi-bains, les délayans, les topiques émolliens et anodins sont ceux sur lesquels on doit le plus compter. L'usage interne de l'opium à haute dose calme assez bien les douleurs et la fréquence du besoin d'uriner. On peut, en outre, chercher à rappeler l'écoulement par le procédé indiqué ci-dessus. Quand l'inflammation est arrêtée dans sa marche, que l'engorgement est devenu indolent, de légères frictions mercurielles locales, et des douches en facilitent la disparition totale. Si, au contraire, la suppuration ne peut être évitée, il faut se hâter d'évacuer le pus, aussitôt qu'il est rassemblé, en pratiquant une incision dans la direction du raphé, afin de prévenir les fusées et les clapiers qui pourraient se former dans les bourses et le tissu cellulaire de la verge. J'ai vu assez souvent ces sortes de phlegmons, et quoique les auteurs en fassent en général un tableau fort rembruni, j'ai eu la satisfaction de les voir se terminer heureusement, soit qu'ils prissent la voie de la résolution, ou que la suppression en fût le résultat.

4°. La blennorrhagie accidentellement supprimée, dans l'un et l'autre sexe, se porte fréquemment sur les articulations. Celles des genoux, des coudes et des pieds, sont plus souvent affectées que les autres, et deviennent alors le siége de tumeurs blanches, d'engorgemens plus ou moins inflammatoires, ou d'hydropisie. Notre estimable confrère, M. J. Cloquet, a recueilli nombre d'observations desquelles il résulte que, dans cette occasion, les articulations iléo-fémorales sont plus souvent attaquées chez les femmes que chez les hommes. Cette remarque est tout-à-fait neuve, et mérite d'être notée.

Ces différentes métastases peuvent être déterminées par toutes les causes capables d'arrêter un écoulement, surtout lorsqu'il existe préliminairement des circonstances propres à modifier la vitalité des surfaces articulaires, et des tissus blancs qui les entourent, telles que le froid, l'humidité, les grandes fatigues, les coups, d'anciennes blessures, les scrofules, le rhumatisme, la goutte, ou des infections syphilitiques antérieures, qui auraient été caractérisées par des douleurs ostéocopes. Le traitement que réclament ces engorgemens doit commencer par l'administration des moyens propres à rappeler l'irritation gonorrhoïque à son siége primitif. On prescrit ensuite les topiques émolliens et opiacés, les bains et les boissons délayantes, quand la tuméfaction est inflammatoire et très-douloureuse. Dans le cas d'indolence, qu'elle soit primitive ou simplement le résultat du traitement ci-dessus indiqué, l'administration intérieure des mercuriaux, les douches et les emplâtres de savon et de Vigo, aidés de quelques frictions locales, avec l'onguent napolitain, un liniment alcalin, ou l'alcohol de cantharides, et de quelques purgatifs savoneux, réussissent assez communément. Quelquefois cependant l'ankylose est la suite de ces différentes affections, soit que ce fâcheux état reconnaisse pour cause immédiate la soudure des surfaces cartilagineuses, après une vive inflammation, ou bien qu'elle soit due à l'induration des tissus environnant les articulations, par suite d'une trop longue immobilité du membre.

5° Des éruptions cutanées très-variées sont encore quelquefois les conséquences de la suppression intempestive d'une blennor-rhagie. Le *Bulletin de la société philomatique* du mois de ventôse an XII en contient un exemple fourni par M. Larrey. Chez un jeune homme que j'ai soigné, il y a quelques années, la suppression fut immédiatement suivie d'une éruption dartreuse qui envahit tout le corps sans en excepter le cuir chevelu et la face. Les bains, le régime, et surtout le retour de l'irritation urétrale sont parvenus à le guérir.

6° Les membranes muqueuses du conduit auditif externe, des fosses nasales, du pharynx, du larynx, et même des bronches, sont aussi des organes sur lesquels se porte quelquefois l'irritation d'une blennorrhagie urétrale, brusquement arrêtée. La sécrétion qui en résulte présente toujours plus ou moins d'analogie avec l'écoulement qui a précédé. La différence de ces accidens, relativement à leur siége, doit nécessairement en apporter dans la nature des moyens destinés à les combattre ; ainsi les fumigations, les injections émollientes, les sangsues, les ventouses sèches ou scarifiées, les exutoires de toute espèce, les boissons adoucissantes, et beaucoup d'autres remèdes qu'il serait trop long d'énumérer, pourront être différemment combinés, suivant le genre d'affection auquel on aura affaire ; mais il conviendra, dans tous les cas sans exception, de rappeler l'écoulement de l'urètre, par les procédés qui ont déjà été indiqués.

7° L'irritation du canal de l'urètre affecté de blennorrhagie, peut encore se fixer sur beaucoup d'autres organes. Par exemple, on a connaissance de cas où elle s'est portée sur le cerveau ou ses annexes, et a produit des céphalées violentes, l'hémiplégie, et même des aliénations mentales. Le retour naturel ou provoqué de l'écoulement a presque toujours été très-salutaire dans ces circonstances infiniment graves; mais il ne dispense pas d'employer tous les remèdes que le tempérament du sujet, et le degré de la maladie pourraient faire juger nécessaires dans les cas ordinaires. En terminant ce que j'ai à dire sur cet objet, je donnerai un conseil qui me paraît de quelque importance, et qui s'applique à tous les cas d'accidens résultant de la suppression des blennorrhagies; c'est qu'après avoir rappelé un flux urétral, comme un des premiers moyens de remédier aux divers symptômes que sa suppression prématurée a occasionés, on ne doit pas se presser d'y mettre fin par l'emploi des astringens locaux, lorsqu'il passe à l'état de blennorrhée, dans la crainte de donner lieu à de nouveaux accidens : mieux vaut temporiser; et si enfin il ne s'arrête pas spontanément après deux ou trois mois, on doit préférer en tenter la guérison par l'usage des balsamiques, des purgatifs, des ferrugineux et des astringens donnés à l'intérieur.

(LAGNEAU.)

BLENNORRHÉE, s. f. *blennorrhea*, de βλίννα, morve, mucus, et de ῥίω, je coule: écoulement d'un liquide légèrement visqueux, plus ou moins blanc ou jaunâtre, puriforme, provenant d'une cavité revêtue par une membrane muqueuse, et qui n'est accompagnée d'aucune inflammation, par même de douleur locale. A la rigueur, cette dénomination semblerait convenir à tous les flux muqueux passifs, quelle que soit la partie qui les fournit; mais un usage contraire a prévalu, et, de même que je l'ai déjà fait remarquer pour le mot *blennorrhagie*, qui a été appliqué aux seuls écoulemens inflammatoires des parties sexuelles, elle est à peu près exclusivement réservée aux écoulemens indolens de ces organes, et plus particulièrement encore à ceux du canal de l'urètre chez l'homme. Je n'aurai donc à parler d'une manière spéciale que de cette dernière affection, croyant plus convenable de renvoyer pour les autres espèces de blennorrhées aux articles ÉCOULEMENT, LEUCORRHÉE, etc.

Communément la blennorrhée, qu'on nomme aussi suintement habituel, n'est que le dernier temps d'un écoulement actif de l'urètre, ou, pour mieux dire, c'est la blennorrhagie, moins les symptômes inflammatoires. Quelquefois néanmoins elle est immédiatement produite par l'application d'un principe contagieux, ou de tout autre agent stimulant sur la membrane du canal, ou bien encore par l'effet d'une disposition intérieure, comme on en a la preuve dans ce qui arrive à certaines personnes affectées de syphilis constitutionnelle, de scrofules ou de dartres, chez lesquelles ces sortes d'écoulemens se déclarent spontanément. On peut même dire à cette occasion que, dans la plupart des cas où le flux urétral survient ainsi consécutivement par la seule influence d'une diathèse de la nature de celles dont il est ici question, il peut presque toujours être rangé parmi les blennorrhées; les phlegmasies actives de cette partie étant assez ordinairement primitives, et presque toujours provoquées par l'impression immédiate que les virus ou autres principes irritans venant du dehors font sur les surfaces absorbantes de l'organe malade.

La blennorrhée peut encore, aussi bien que la blennorrhagie elle-même, être déterminée par une infinité d'autres causes, dont les principales sont la masturbation, l'abus de liqueurs fermentées, et spécialement de la bierre; le coït trop souvent répété, quoique avec une femme saine, ou bien lorsqu'elle a ses règles ou des fleurs blanches; l'usage des sondes ou des bougies; des injections alcalines; les rétrécissemens de l'urètre; un ulcère profondément situé dans ce conduit; le gonflement de la

glande prostate et les métastases goutteuses ou rhumatismales.

Le flux blennorrhéique de l'urètre est blanc, plus ou moins
épais, puriforme, tantôt plus, tantôt moins abondant, et laisse
ordinairement sur le linge des taches d'un jaune clair. Quelquefois pourtant ces taches sont de couleur roussâtre, et comme
mêlées de sang, ce qu'on observe surtout quand la maladie est
entretenue par la tuméfaction de la prostate ou par une ulcération du canal de l'urètre. Cette affection a toujours lieu sans
douleurs, ni cuissons. Seulement un petit nombre de malades
ressentent de très-légers chatouillemens vers l'extrémité antérieure du canal, particulièrement lors de l'émission des urines et
du fluide séminal.

Quoi qu'il en soit de ces différens symptômes, ils ne peuvent
en général être d'aucun secours pour aider à distinguer les diverses blennorrhées entre elles; car toutes présentent, à peu
de chose près, les mêmes apparences, quelle que soit leur cause
particulière; et les variétés qu'on remarque sous ce rapport,
n'ayant rien de propre à telle ou telle espèce d'écoulement, ne
pourront jamais être regardées comme caractéristiques. De là
l'obscurité qui embarrasse si souvent dans le diagnostic de ces
sortes d'affections.

Les blennorrhées peuvent être distribuées en sept classes bien
distinctes, eu égard à leurs symptômes ou à la nature de leurs
causes: 1° les blennorrhées atoniques; 2° celle qui sont causées ou
entretenues par des excitations locales fréquemment renouvelées;
3° celles qui sont dues à un rétrécissement de l'urètre; 4° celles
qu'entretient un engorgement prostatique; 5° les blennorrhées ulcéreuses; 6° les blennorrhées sympathiques, et 7° enfin les blennorrhées constitutionnelles, qui tiennent à une disposition morbide générale de l'économie, telle que la syphilis, les scrofules,
les dartres, la gale, et les affections goutteuses et rhumatismales.

Les blennorrhées essentiellement atoniques, celles qui s'observent le plus fréquemment, sont dans le plus grand nombre
de cas des blennorrhagies urétrales arrivées à leur dernière période. La méthode curative qu'elles réclament dans les différentes circonstances, et qui consiste principalement dans l'emploi
des fortifians, tant intérieurement qu'à l'extérieur, et des injections toniques ou astringentes, a été tracée dans l'article précédent: il serait inutile d'y revenir.

Lorsque cette espèce de flux muqueux indolent a été provoquée par la cohabitation pendant l'écoulement menstruel ou par de simples fleurs blanches, elle se guérit aisément au moyen de quelques bains et des boissons délayantes; elle dure alors rarement plus de dix ou quinze jours. Les injections astringentes sont cependant quelquefois nécessaires pour en arrêter le cours.

L'écoulement urétral déterminé par l'usage de la bierre nouvelle, autre espèce de blennorrhée atonique, a principalement lieu chez les individus qui sont peu habitués à cette boisson. Ils ressentent alors une très-légère titillation dans l'intérieur du canal, et il s'établit un écoulement blanc, ordinairement peu abondant, qui se prolonge tout au plus jusqu'au cinquième ou sixième jour, et n'exige aucun traitement, pourvu que le malade renonce à la liqueur qui l'a occasioné. Du reste, on croit depuis long-temps avoir trouvé le moyen dn neutraliser cette propriété morbifique de la bierre; c'est de boire, après en avoir fait usage, un peu de rhum, de kirschenwasser ou de bonne eau-de-vie.

Les blennorrhées de la seconde classe, celles qui sont occasionées ou entretenues par des excitations fréquemment portées sur la verge, telles que l'abus du coït, la masturbation, la présence d'une bougie dans le canal, ou des injections trop stimulantes, se tarissent ordinairement peu après avoir éloigné les causes qui les avaient fait naître, ou dont la présence en prolongeait la durée. Les bains froids et quelques injections astringentes deviennent parfois très-utiles dans cette affection; c'est lorsque l'écoulement, au lieu de s'arrêter de lui-même après un certain laps de temps, devient atonique.

Quant aux blennorrhées qui dépendent d'une coarctation de l'urètre ou de l'engorgement de la glande prostate, leur méthode curative consiste à rétablir le canal dans ses dimensions ordinaires, par le moyen des bougies ou des sondes, dont on augmente progressivement la grosseur. (*Voyez* URÈTRE, PROSTATE, RÉTENTION D'URINE.) Des astringens donnés à l'intérieur ou appliqués extérieurement ne peuvent convenir dans ces espèces d'écoulemens, que lorsqu'ils subsistent encore après que ce conduit a récupéré son diamètre primitif.

Le traitement de la blennorrhée sympathique doit nécessairement varier, suivant qu'elle tient à la présence d'un calcul dans la vessie, de vers ascarides dans l'intestin rectum, ou qu'elle n'est qu'un accident produit par une dentition difficile.

La blennorrhée ulcéreuse se reconnaît à un écoulement de pus mêlé de sang, et à une douleur légère, mais fixe, dans un seul point de l'urètre, notamment lors du passage de l'urine et de la liqueur spermatique, et lorsqu'on presse sur ce point la verge entre deux doigts. Elle veut être traitée ainsi qu'il a été indiqué dans l'article prédédent, auquel je renvoie pour éviter les répétitions. Toutefois je ne puis me dispenser de rappeler qu'il m'a toujours paru nécessaire, dès qu'on est parvenu à calmer la faible irritation du lieu ulcéré, de faire usage d'une manière non interrompue jusqu'à parfaite guérison, des sondes de gomme élastique, afin d'obtenir une cicatrice régulière, et de prévenir par-là la formation des brides ou des rétrécissemens du canal.

Les blennorrhées constitututionnelles sont celles qui exigent la plus grande variété de moyens. On pourrait, dans le plus grand nombre de cas, les appeler métastatiques, parce que, naissant spontanément chez un sujét atteint d'une diathèse morbide, elles succèdent presque toujours à quelques-uns des symptômes qui annoncent cette disposition générale du système.

1° La blennorrhée herpétique se montre, pour ainsi dire, constamment rebelle aux médications ordinaires. On ne réussit dans son traitement que par l'usage du soufre à l'intérieur, des boissons amères, des bains simples ou sulfureux, et d'un régime doux et tempérant, comme pour toutes les affections dartreuses en général. Celle-ci offre, en outre, cela de particulier, qu'il est parfois utile de prescrire, vers la fin de son traitement, des injections d'eau de Goulard, de solution de proto-chlorure de mercure, ou d'eau de Barége. Le plus communément il est indispensable de rappeler à la peau l'éruption dartreuse, cause première du mal, par l'application d'un vésicatoire sur l'endroit même où elle existait. Quelquefois il suffit de l'établir à la région sacrée ou à la face interne d'une cuisse. Tous les écoulemens primitivement contractés par la cohabitation avec une femme dont les parties génitales externes sont affectées de dartres exigent une méthode curative semblable.

2° La blennorrhée psorique, qui succède presque toujours immédiatement à la suppression de la gale, peut être combattue avantageusement par les mêmes moyens. Si pourtant elle se montrait opiniâtre, il pourrait devenir nécessaire de chercher à réveiller l'irritation habituelle de la peau, à l'aide de quelques lotions très-actives, telles que celles faites avec une solution de sublimé, de sulfure de potasse, ou de tout autre stimulant, dont toutefois l'emploi doit constamment être réglé avec beaucoup de prudence.

3° Le traitement de la blennorrhée causée ou entretenue par une diathèse scrofuleuse consiste à prescrire un régime forti-fiant, l'air vif et sec des pays élevés, l'exercice, et l'usage des substances amères et toniques, telles que la gentiane, le hou-blon, les crucifères, le quinquina, le muriate de baryte, le fer, le carbonate de potasse, les bains froids, et surtout ceux de mer. Ces écoulemens ne demandent pas à être arrêtés trop pré-cipitamment; il faut, autant que possible, attendre ce bénéfice du régime et du traitement. Une petite fille de six ans m'a offert un exemple remarquable des inconvéniens que peut avoir la suppression trop prompte de ces sortes de blennorrhées. Dès que la sienne fut arrêtée, il lui survint une tuméfaction indo-lente au poignet de la main droite, et un engorgement de même nature à l'articulation de la première avec la deuxième phalange du doigt auriculaire de la main gauche, état pour lequel le trai-tement général ci-dessus indiqué a eu tout le succès qu'on pou-vait en attendre. On voit, du reste, assez souvent les écoulemens scrofuleux alterner avec des engorgemens des glandes sous-maxillaires ou cervicales.

4° Les écoulemens blennorrhéiques, considérés comme symp-tômes d'une affection syphilitique confirmée, n'exigent pas un traitement autre que celui des accidens vénériens consécutifs. *Voyez* blennorrhagie et syphilis.

5° Les blennorrhées arthritiques doivent être principalement traitées par les boissons délayantes légèrement nitrées, et les frictions ou applications propres à rappeler la goutte vers les articulations qu'elle affecte le plus ordinairement chez l'individu. Sur la fin de ces écoulemens, on emploie le baume de Tolu, du Pérou, ou celui de Copahu; dans tout état de cause, il faut être très-réservé sur l'usage des injections toniques ou as-tringentes.

Lorsque la maladie est combinée avec la syphilis, on doit d'abord s'occuper à combattre l'affection goutteuse, qui s'exas-pérerait indubitablement par l'effet des mercuriaux, avant de passer au traitement de la complication.

6° La blennorrhée rhumatismale, dont on rencontre d'assez fréquens exemples, réclame l'usage des boissons diaphorétiques, des bains de vapeurs, des rubéfians de différentes espèces; et même des vésicatoires sur la région du corps qu'affectait en dernier lieu le rhumatisme.

En terminant là ce que j'avais à dire sur les blennorrhées, je dois prévenir que ces écoulemens, lorsqu'ils sont supprimés brusquement et sans précautions, peuvent donner lieu, à peu de chose près, aux divers accidens que nous avons passés en revue à la fin de l'article BLENNORRHAGIE *Voyez* ce mot.

(LAGNEAU.)

BLÉPHARITE, s. f., *blepharitis*. On a donné ce nom à l'inflammation des paupières. *Voyez* OPHTHALMIE.

BLÉPHAROPHTHALMIE, s. f., *blepharophthalmia*, de βλέφαρον, paupière, et de ὀφθαλμία, ophthalmie. On a ainsi nommé l'inflammation des paupières, ou l'*ophthalmie palpébrale. Voyez* OPHTHALMIE.

(J. CLOQUET.)

BLÉPHAROPTOSE ou BLÉPHAROPTOSIS, s. f., *blepharoptosis*, de βλέφαρον, paupière, et de πῶσις, chuté. Cette maladie consiste dans le relâchement ou la chute de la paupière supérieure, qui demeure constamment abaissée au-devant de l'œil. Les malades qui en sont atteints ne peuvent voir les objets extérieurs qu'en relevant la paupière avec les doigts, et dès qu'ils cessent de la soutenir, elle retombe, et l'œil se ferme. Lorsque l'affection est incomplète, ils sont exposés à devenir louches; parce que leur œil se dirige habituellement en bas et de côté. On ne doit pas confondre l'occlusion de l'œil produite par la blépharoptose avec celle que détermine la contraction spasmodique du muscle orbiculaire des paupières dans les affections douloureuses de l'œil ou certaines névroses. Dans l'abaissement passif de la paupière, cette partie reste unie à sa surface, et peut être facilement relevée; dans son abaissement actif, elle est couverte de plis, remarquables surtout vers son angle externe : le sourcil est abaissé, et on ne peut découvrir l'œil qu'avec beaucoup de difficulté et en excitant ordinairement une douleur plus ou moins vive.

La blépharoptose peut être congénitale : on en trouve une observation dans Janin. Le plus ordinairement elle est accidentelle, et dépend de causes variées; telles que l'allongement, le relâchement des tégumens de la paupière supérieure, la paralysie de son muscle élévateur, etc. Dans ce dernier cas, la paupière, n'étant plus soutenue par son releveur, tombe par son propre poids; dans les autres, le même muscle, en se contrac-

tant, ne peut élever complétement la paupière, dont la face antérieure, distendue par l'engorgement, se prolonge au-devant et
au-dessous de son bord libre.

Les causes de l'allongement et de l'abaissement de la paupière
peuvent dépendre d'une plaie transversale, d'une forte contusion,
d'un gonflement inflammatoire ou œdémateux de cette partie, de
l'abus des topiques émolliens après les ophthalmies, d'un bandage
trop serré qui a comprimé l'œil ou le front, et déterminé consécutivement l'engorgement des paupières, etc.

Les causes de la paralysie du muscle élévateur de la paupière
sont peu connues. Quelquefois elle arrive subitement, sans être
précédée d'aucun symptôme; dans d'autres cas, elle vient après
des maux de tête violens, des tintemens d'oreille : elle se manifeste assez souvent après les plaies de tête, les lésions du sourcil, etc. Comme les causes de cette paralysie agissent sur le nerf
de la troisième paire, qui distribue ses filets aux muscles droits
supérieur, inférieur et interne de l'œil, il en résulte que le plus
souvent ces muscles sont en même temps frappés d'immobilité,
et que le globe de l'œil se trouve entraîné en dehors par la
contraction de son abducteur : de là le strabisme et la diplopie dont la plupart des malades sont affectés. Il peut en être
autrement, et nous avons eu occasion de voir il y a un mois, à
l'hôpital Saint-Louis, un maçon affecté de blépharoptose complète à la suite de plaie grave à la tête. L'œil avait conservé parfaitement sa direction et la liberté de ses mouvemens.

Rien de plus facile à reconnaître que la blépharoptose, d'après
ce que nous venons de dire. Son traitement doit varier suivant
les causes qui l'ont occasionée. La maladie dépend-elle du gonflement inflammatoire ou œdémateux de la paupière, elle est
ordinairement passagère, et disparaît sous l'action des moyens
antiphlogistiques, ou bien en desserrant simplement le bandage
quand l'œdème vient d'une compression trop forte exercée sur l'œil
et les parties environnantes. Lorsque l'allongement et la flaccidité
de la peau produisent la maladie, il faut d'abord essayer l'usage des
topiques fortifians et résolutifs; s'ils ne produisent aucun effet,
on doit retrancher avec l'instrument tranchant une portion des
tégumens, afin de ramener la paupière à ses dimensions ordinaires. Pour faire cette petite opération, le malade sera assis et
sa tête fixée contre la poitrine d'un aide situé derrière sa chaise.
Le chirurgien, placé vis-à-vis le malade, fait avec les doigts à la

paupière supérieure un pli transversal, qu'il saisit ensuite avec des pinces; il engage le malade à ouvrir et fermer les yeux, pour juger précisément la largeur qu'il doit donner au pli, lequel représente l'excédant de largeur de la peau. Cela fait, il le coupe d'un seul coup au niveau de sa base, avec des ciseaux droits bien évidés ou avec un bistouri, en ayant soin de ne pas intéresser les muscles de la paupière. Il vaut mieux, comme le conseille M. le professeur Boyer, enlever plus que moins de la peau : le renversement de la paupière en dehors est moins à craindre en retranchant trop de cette membrane, qu'un succès incomplet en en retranchant trop peu. Le chirurgien nettoie la plaie, et la réunit avec de petits emplâtres agglutinatifs, par-dessus lesquels il applique un plumasseau de charpie douce et un simple bandage contentif.

La chute de la paupière supérieure, dépendant de la paralysie de son muscle élévateur, doit être traitée comme les autres paralysies partielles. Quand il y a des signes de pléthore sanguine, on a recours d'abord aux saignées générales, locales et ensuite aux évacuans; aux vésicatoires derrière le cou où les oreilles, au séton à la nuque, aux frictions sur le sourcil et la paupière avec les linimens volatils, le baume de Fioraventi : dans ces cas, M. Boyer a plusieurs fois dirigé avec succès, sur l'œil affecté, de la vapeur de soufre en combustion. Si ces moyens n'ont pas triomphé de la maladie, il est à craindre qu'elle ne soit incurable. C'est en vain qu'on aurait recours à l'opération que nous avons décrite, et que l'on a proposée dans ces circonstances. L'excision de la paupière, si elle était assez grande, n'aurait d'autre résultat que de produire une difformité contraire, c'est-à-dire de tenir l'œil constamment ouvert, et de plus d'exposer le malade à la diplopie, à raison de la déviation des axes visuels, qui accompagne presque constamment la blépharoptose.

L'occlusion de l'œil par la contraction du muscle orbiculaire se distinguera de la blépharoptose par les signes que nous avons indiqués. Cette contraction reconnaît des causes nombreuses, telles que les ophthalmies, la présence de corps étrangers entre les paupières, des spasmes dans les muscles de la face : souvent elle n'est que le symptôme d'une affection nerveuse générale, telle que l'hystérie, l'hypocondrie, ou bien elle dépend de saburres intestinales ou de la présence de vers dans les intestins. Dans ces différens cas, il faudra remonter à la cause de la maladie; afin de la combattre par les moyens appropriés.　　　　　(J. CLOQUET.)

BLÉPHAROXYSTE, s. m., *blepharoxystum*, de βλέφαρον, paupière, et de ξύω, je gratte. Paul d'Égine donne ce nom à un instrument dont on se servait de son temps pour enlever les callosités développées à la face interne des paupières. (Inusité.)

BLÉSITÉ, s. f., *blœsitas*, mot sur la signification duquel les auteurs ne sont pas bien d'accord, et que la plupart des lexicographes passent même entièrement sous silence, mais par lequel on paraît assez communément désigner ce vice particulier du langage, qui consiste à remplacer les sons par lesquels on doit rendre le *j* et quelquefois le *g* et même le *ch*, par ceux qui répondent au *z*, à l'*s* et à la syllabe *ce*, ainsi qu'on le voit, par exemple, lorsqu'au lieu de prononcer *Jupiter*, *gerbe*, *cheval* et *chat*, on dit Zupiter, zerbe, ceval et *sat*.

Ce vice de l'articulation est, en quelque sorte, propre au langage enfantin, et il se dissipe le plus communément de lui-même par les seuls progrès de l'âge. S'il subsiste chez les adultes, comme cela n'est pas très-rare, il continue alors toute la vie, à moins qu'un grand effort de la volonté n'engage ceux qu'il affecte à lutter avec beaucoup de constance pour le déraciner. La blésité, facile à saisir dans son mécanisme, tient particulièrement à la projection en avant de la langue, dont la pointe presse les dents incisives, en s'engageant dans l'intervalle qui sépare celles de l'une et de l'autre mâchoires, au lieu de se recourber en s'approchant de la voûte palatine, comme cela a lieu dans l'articulation du *j* et du *g*. L'absence du canal formé dans ce dernier cas par l'allongement des lèvres contribue encore à la blésité.

Jusqu'à quel point ne conviendrait-il pas, en faisant de la *blésité* une sorte de terme générique, de rapprocher de ce vice la plupart des autres imperfections de la parole, qui ne paraissent pas avoir reçu de noms particuliers, et qui tiennent à la difficulté ou à l'impossibilité d'articuler plusieurs lettres, et notamment l'*l*, le *c* et l'*x*? Parmi les enfans et même les jeunes personnes, il n'est pas du tout rare en effet d'en rencontrer qui se servent du *t* à la place du *c* et du *d*; du *p* et du *c* au lieu du *b* et du *g*, et même, quoique moins communément, de l'*f* pour le *v*. ▪ (RULLIER).

BLESSURE, s. f., *lœsio*, *plaga*, *vulnus*. Cette expression, que les auteurs de médecine légale emploient comme terme générique propre à désigner toutes les lésions locales produites instantanément sur nos organes par une violence extérieure, est prise dans un sens beaucoup plus restreint, en pathologie chirurgicale : elle est regardée comme synonyme de plaie ou de solution de continuité faite aux parties molles. Cependant le besoin d'embrasser sous une dénomination générale les altérations, de quelque espèce qu'elles soient, qui résultent de l'action violente des corps extérieurs sur l'économie animale, a porté plusieurs auteurs, et déjà depuis long-temps, M. le professeur Roux, à donner, en chirurgie, au mot *blessure*, la même acception qu'il reçoit en médecine légale. Nous suivrons cet exemple.

Les blessures, considérées relativement à la cause qui les produit, peuvent être rapportées à deux grandes divisons : les unes ont lieu par agens chimiques, tels que le calorique concentré et les caustiques ; elles comprennent la *brûlure* et la *cautérisation;* les autres sont opérées par des puissances mécaniques, et quelquefois par l'action de nos propres organes, telles que les percussions, les tractions, les instrumens tranchans, piquans ou déchirans, les contractions musculaires. Elles prennent différens noms, suivant la nature des lésions, et suivant les organes lésés. Dans cet ordre de blessures doivent se ranger : la *commotion*, la *contusion*, la *distension*, dont l'*entorse* ne forme qu'un genre ; les *luxations*, les *fractures des os*, et les *plaies*, quels que soient leur caractère et leur complication.

Tout ce qui concerne l'histoire de ces divers genres de lésions sera exposé dans des articles particuliers. Nous nous bornerons à les considérer ici sous le rapport de la médecine légale.

Les blessures ou les actes de violence que les hommes commettent sur leurs semblables, portent à l'ordre social et à la sûreté individuelle une atteinte que le législateur a dû chercher à prévenir. Ces sortes de délits sont donc, dans nos codes, l'objet de dispositions relatives à leur répression et à leur réparation. Mais, soit que la société poursuive, par l'organe du ministère public, la punition de l'offense qu'elle a reçue dans un de ses membres, soit que celui-ci sollicite le dédommagement du tort qui lui a été causé, l'instruction judiciaire et le double jugement qui doit la suivre ne peuvent être fondés que sur le rapport d'un médecin chargé de constater le délit, et d'en déterminer les conséquences.

Pour remplir ces importantes fonctions, il est indispensable que l'expert possède sur les blessures toutes les connaissances positives que fournissent les différentes branches de la médecine. De l'exactitude rigoureuse de sa décision dépend la juste application de la loi. Le texte de celle-ci pourrait, jusqu'à un certain point, lui demeurer étranger, puisqu'il ne doit prononcer que sur le fait matériel, indépendamment du caractère de malveillance qui l'accompagne. Je commencerai cependant ces considérations médico-légales sur les blessures par l'exposé de la législation qui les concerne ; j'en aurai plus de facilité pour présenter les diverses questions qu'elle donne lieu de proposer au médecin, et pour en déduire les règles qu'il doit observer dans les cas variés qui lui sont soumis.

§ I. *Législation relative aux blessures.*—Le code qui nous régit actuellement a pris pour bases des peines qu'il inflige aux auteurs des blessures l'intention qui les a dirigés dans leur action, et les effets qui en sont résultés. Sous le premier rapport on peut admettre trois sortes de blessures : les unes sont commises avec préméditation; les autres, volontaires, dépendent d'une impulsion soudaine, et non d'une résolution antérieure au moment où elles sontproduites; les troisièmes, involontaires, proviennentd'un accident, et excluent toute idée de criminalité. Relativement à leurs effets, la loi distingue les blessures qui sont suivies de la mort, celles qui entraînent une incapacité de travail personnel pendant plus de vingt jours, enfin celles dont la durée se prolonge, avec la même condition, jusqu'à ce terme.

C'est d'après ces dispositions générales que la loi établit la gradation des peines qu'elle prononce dans les divers cas de blessure. Elle punit de mort tout coupable d'un meurtre commis avec préméditation oude guet-apens; ce qui constitue l'assassinat (*Code Pénal*, art. 296, 302). L'homicide volontaire, ou meurtre, emporte la peine des travaux forcés à temps (art. 304). Un emprisonnement de trois mois à deux ans et une amende de 50 fr. à 600 fr. sont les châtimens encourus par celui qui a commis un homicide involontaire, ou qui en a été involontairement la cause (art. 319). L'auteur de blessures faites volontairement, et qui entraînent une maladie pendant plus de vingt jours est puni de la peine de la réclusion (art. 309). La peine est celle des travaux forcés à temps, lorsque ces blessures ont été commises avec préméditation (art. 310). Dans le cas où la maladie ne s'est pas étendue au delà de vingt jours, le coupable est puni d'un emprisonnement d'un mois à deux ans, et d'une amende de 16 fr. à 200 fr. S'il y a eu préméditation, l'emprisonnement est de deux à cinq ans, et l'amende de 5o à 5oo fr. (art. 311). Pour les blessures faites involontairement, la peine est un emprisonnement de dix jours à deux mois, et une amende de 16 fr. à 100 fr. (art. 320). Je n'ai pas besoin de rapporter ici les cas où les peines deviennent plus rigoureuses en raison des circonstances qui ont accompagné le crime, ou de la qualité des personnes sur lesquelles il a été commis ; ni de faire mention des cas opposés où les blessures sont déclarées excusables. Les fonctions du médecin restent les mêmes ; l'application de la loi dans la nature de la peine éprouve seule quelques modifications.

Indépendamment de l'action publique, les blessures donnent encore lieu à l'action civile, dont le but est la réparation particulière du dommage causé par le délit, quelle qu'en soit, du reste, la criminalité (*Code Civil*, art. 1382 et 1383). Cette réparation, quoique basée sur la décision médicale, ne peut être soumise à aucune règle positive. Elle varie non-seulement avec la gravité, les suites de la blessure, mais encore avec la profession du blessé, et avec la qualité du coupable.

Cette législation a été l'objet de critiques plus ou moins fondées. On lui a reproché surtout une rigueur excessive et un défaut de gradation dans plusieurs de ses dispositions pénales. Ainsi dans la plupart des lésions produites par des violences extérieures, dont la guérison s'opère rarement avant le vingtième jour, la peine de la reclusion serait presque toujours appliquée, si l'on observait rigoureusement le texte de la loi ; et, d'un autre côté, des blessures dont la durée ne diffère que de quelques jours entraînent des châtimens aussi différens que le sont la reclusion et l'emprisonnement, c'est-à-dire que le sont une peine afflictive et infamante, et une peine simplement correctionnelle. En laissant aux magistrats une certaine latitude sur la durée de la peine à appliquer, la pensée du législateur a été de donner, il est vrai, le moyen de la proportionner aux circonstances qui peuvent aggraver ou atténuer le fait ; mais ce but n'est pas toujours atteint. La latitude accordée ne paraît pas assez étendue dans beaucoup de cas ; et de l'extrême sévérité de la loi provient la résistance qu'elle a plusieurs fois rencontrée dans son exécution. Peut-être ces inconvéniens tiennent-ils plutôt encore à ce qu'elle ne permet pas d'admettre d'autres circonstances atténuantes que celles qu'elle exprime et qu'elle a généralement trop restreintes. Je n'entrerai pas plus avant dans une discussion qui serait étran-

gère à notre ministère : il doit se borner, quel que soit le vice'
de la loi, à fournir les données nécessaires pour en diriger
l'application.

En fixant donc, en grande partie, la peine d'après les effets
des blessures, et en rendant leurs auteurs responsables civile-
ment de tout le dommage qu'elles ont causé, le législateur n'a pas
prétendu, dans le premier cas, prendre pour mesure de sa rigueur des accidens dépendans d'une cause étrangère au fait même
qu'il a voulu réprimer; dans le second, il ne saurait avoir l'intention de mettre à la charge de l'auteur de la blessure des accidens
subordonnés à la volonté du blessé, qu'il eût été au pouvoir de
celui-ci d'éviter. Nos lois n'expriment pas cette distinction; mais
elle est établie par notre jurisprudence secondaire, qui supplée
à leur silence à cet égard. C'est d'après le principe que je viens
d'avancer qu'est attribué au jury le droit de décider si la cause
ou la durée de la maladie provient des blessures (Arrêt de la
cour de cassation du 7 novembre 1812). La décision que doit
prononcer le jury n'est probablement pas relative au point de
doctrine médicale; elle ne peut que se rapporter à l'existence de
faits dont l'influence sur la cause ou la durée de la maladie a été
préalablement appréciée par des médecins. Les experts appelés
dans ces circonstances, après avoir constaté le délit et établi le
pronostic des blessures, c'est-à-dire prononcé sur leur durée et
leurs suites, auront par conséquent à déterminer si l'acte de violence est la cause directe de tous les effets qui l'ont suivi. Ils
auront aussi à examiner, dans quelques cas, si les blessures sont
le résultat d'un accident, d'un meurtre ou d'un suicide.

§ II. *Application des connaissances médicales à la législation
des blessures.* — 1° *Constatation du délit.* Ordinairement l'existence des blessures se manifeste, pendant la vie ou après la mort,
par des signes tellement évidens, qu'il est difficile que l'expert
méconnaisse les phénomènes qui les indiquent, ou qu'il se fasse
illusion sur quelques apparences trompeuses. Il est cependant des
cas qui réclament l'expérience la plus consommée dans la science
du diagnostic chirurgical. Telles sont quelques espèces de fracture, de luxation, etc.; souvent alors il est nécessaire d'attendre une
époque plus ou moins éloignée pour prononcer sur le genre de
lésion. Il arrive aussi quelquefois que des contusions, même très-
graves, ne donnent lieu à aucun symptôme apparent, peu de temps
après qu'elles ont été faites, et qu'elles sont seulement indiquées

par la douleur et la gêne dans les mouvemens de la partie lésée, signes qu'il est facile de simuler. Dans les cas de blessures, ce n'est guère que relativement aux symptômes généraux, à la fièvre, aux diverses douleurs, que le prétendu blessé peut en imposer au médecin. Les tumeurs et les ecchymoses factices, les maladies anciennes que l'on veut faire passer pour le résultat de violences récentes, laisseront à l'imposteur, qui emploie ces coupables moyens, peu de chances de succès auprès d'un médecin exercé. Les règles de la conduite qu'il aura à tenir ici pour découvrir l'imposture sont analogues à celles qui doivent le guider dans les autres maladies simulées. Je renvoie donc à l'article DÉCEPTION, où ce sujet sera traité sous tous les rapports qu'il présente.

Dans quelques cas assez rares, le délit, du moins celui que constituent des blessures, n'est qu'apparent. Par l'effet de quelques circonstances ignorées, ou dans le dessein de tromper les magistrats sur la véritable cause de la mort, le cadavre est présenté à l'inspection juridique, couvert de diverses sortes de blessures, qui n'ont été faites qu'après la mort; il en est de même de quelques phénomènes cadavériques qui pourraient, sans un examen attentif, en imposer pour des signes de violence exercée pendant la vie, et dont les caractères seront indiqués à l'article CADAVRE. L'expert doit être instruit de la possibilité de ces blessures illusoires, et connaître les signes qui lui en feront découvrir la nature. Je me borne maintenant à poser ces questions; il me semble plus convenable de les traiter après avoir parlé des blessures réelles.

Quant aux plaies empoisonnées, envenimées, comme les blessures sont en quelque sorte accessoires, qu'elles sont seulement le mode d'introduction du *poison*, c'est à ce mot qu'on doit chercher les moyens de les reconnaître.

2°. *Pronostic légal des blessures.* — Un grand nombre de médecins-légistes ont proposé sur les blessures diverses classifications relatives à leurs conséquences. Leur but était de rapporter tous les cas individuels à des divisions appréciées d'avance. Mais la plupart de ces classifications ont l'inconvénient de reposer sur des distinctions subtiles, et d'embrasser dans leurs généralités des faits qui tous doivent être isolément appréciés. Je présenterai seulement la division adoptée par M. le docteur Marc; elle est une heureuse modification de celles qui ont été faites antérieurement, et, mieux que toutes les autres, elle pourrait s'adapter aux dispositions de nos codes, quoiqu'ils n'expriment aucune des distinctions qui y sont établies. Ce savant médecin forme d'abord deux classes, qui séparent les blessures mortelles des blessures non mortelles; les premières sont mortelles de nécessité, dans tous les cas, ou bien seulement par accident. Celles-ci se subdivisent en deux genres : 1° en blessures directement mortelles par accident, telles seraient les violences auxquelles succéderait la mort, parce qu'elles auraient occasioné la rupture d'un anévrysme; ce sont les blessures individuellement mortelles des auteurs; 2° en blessures indirectement mortelles par accident, comme les lésions qui, ordinairement peu graves, ont une issue funeste à cause de la mauvaise disposition du blessé, ou par l'effet de quelque circonstance extérieure défavorable. Quant à la seconde classe formée par les blessures non mortelles, elles sont distinguées en lésions guérissables, sans dérangement de fonctions, ou complétement curables ; et en lésions guérissables, mais avec dérangement de fonctions, ou incomplétement curables.

Quelque judicieuse que soit cette classification, il me paraît plus conforme à notre législation actuelle de suivre la division qu'elle a elle-même indiquée, de considérer par conséquent les blessures, suivant qu'elles sont légères, ou n'entraînent une maladie ou incapacité de travail que pendant vingt jours; suivant qu'elles sont graves, ou durent plus de vingt jours; suivant enfin qu'elles sont suivies de la mort.

Je n'entreprendrai pas de tracer le pronostic des divers genres de blessures, de faire mention de tous les cas qui peuvent être soumis au médecin-expert. Il faudrait rassembler tout ce qui sera dit à chacun des articles de ce dictionnaire qui leur sont réservés. (*Voyez* CONTUSION, FRACTURE, LUXATION, PLAIE, etc). C'est par l'étude approfondie de tout ce qui concerne l'histoire des blessures, que l'on pourra fixer le terme de leur guérison, indiquer les infirmités qui doivent en résulter, et déterminer, d'après l'importance des divers organes, l'influence qu'ont exercée leurs lésions sur la mort du blessé. Je ne dois les envisager ici que d'une manière très-générale, surtout dans leurs rapports avec la médecine légale.

Aux blessures dont la guérison s'opère dans l'espace de vingt jours, peuvent se rapporter : les contusions légères, bornées au tissu cellulaire, et se terminant par résolution; les plaies non compliquées, susceptibles de guérir par réunion immédiate, ou celles qui, peu étendues, et sans perte considérable de substance, arrivent à leur cicatrisation sans passer par une suppuration abondante; les brûlures peu intenses, dites au premier degré, et celles qui, plus profondes, sont bornées à un très-petit espace.

Sous le titre de blessures graves, on doit comprendre toutes les lésions qui donnent lieu à une maladie de plus de vingt jours, abstraction faite du danger auquel elles exposent la vie de celui qui les a reçues. Les blessures légères peuvent, en raison de la mauvaise disposition du blessé, ou de quelques circonstances particulières, revêtir le caractère de gravité dont nous parlons ici, puisqu'elles sont même susceptibles de devenir mortelles; mais dans cette catégorie, on doit surtout placer les contusions très-intenses qui produisent la désorganisation des parties, donnent lieu à la formation de dépôts sanguins, qui portent atteinte à des organes internes, et déterminent des phlegmasies plus ou moins dangereuses; les plaies avec perte considérable de substance, toutes celles que l'on regarde comme composées et compliquées, qui nécessitent diverses opérations, comme les plaies d'armes à feu, les plaies avec dilacération des parties, etc.; les brûlures étendues auxquelles succèdent la séparation d'escarres, et une longue suppuration; enfin toutes les lésions qui entraînent après elles une infirmité quelconque, que celle-ci en soit un résultat immédiat, ou qu'elle provienne d'opérations qu'elles ont nécessitées, la guérison de la blessure eût-elle été obtenue dans un intervalle de moins de vingt jours; c'est ce qu'on peut inférer d'un arrêt de la cour de cassation, du 6 mai 1813. Sous ce dernier rapport, les blessures offrent des degrés divers, qui n'influent en rien sur la nature de la peine qu'elles emportent, mais qui doivent être pris en considération, parce qu'ils fournissent une des bases principales de la réparation civile. Les infirmités qui succèdent à certaines blessures sont permanentes ou temporaires. C'est ainsi que la perte irréparable des fonctions d'une partie, l'ablation de cette partie même, circonstance dans laquelle se réunissent et la perte de la fonction et la difformité que produit l'absence de l'organe, doivent être distinguées des infirmités qui peuvent diminuer et disparaître; telle serait la paralysie quelquefois guérissable d'un membre, causée par la contusion d'un des nerfs qui lui apportent le mouvement ou le sentiment; telles sont encore des cicatrices qui, perdant avec le temps de leur rigidité et de leur aspect désagréable, déterminent une gêne ou une difformité moindres que celles qu'elles causaient primitivement.

Les blessures qui sont suivies de la mort peuvent être rapportées à trois ordres distincts. Dans le premier se trouvent toutes les lésions qui intéressent des organes à l'intégrité desquels est lié d'une manière immédiate ou médiate l'exercice de la vie. Telles sont, 1° les blessures qui anéantissent les fonctions du cerveau, ou qui interrompent ses communications avec des organes nécessaires à l'existence ; les fortes commotions, les plaies profondes de cet organe, les lésions de la moelle épinière au-dessus de l'origine des nerfs diaphragmatiques ; 2° les blessures qui arrêtent la circulation du sang, soit par la lésion de l'organe qui en est le mobile, soit par la lésion des vaisseaux que parcourt ce fluide ; 3° les blessures qui suspendent la respiration en s'opposant à l'introduction de l'air dans les poumons par la section complète de la trachée-artère, ou en empêchant la dilatation de ces organes par l'épanchement du sang ou de tout autre liquide dans la cavité de la poitrine ; 4° les blessures qui donnent lieu à un épanchement d'humeurs ou de matières dans des cavités qui ne sont point habituées à leur contact, et où elles déterminent des inflammations promptement mortelles, ainsi qu'on l'observe par la section de l'œsophage, par les blessures profondes de l'estomac, des intestins, du foie, de la vésicule et des conduits biliaires, des reins, des uretères et de la vessie ; 5° enfin les blessures de parties dont l'importance n'est que secondaire, mais qui, ayant éprouvé une désorganisation profonde et étendue, influencent bientôt d'une manière nécessairement funeste les organes essentiels, comme il arrive dans le cas de brûlures très-étendues, de certaines plaies compliquées de commotion de tout un membre, etc. Toutes ces lésions sont absolument, nécessairement mortelles, comme le disent les auteurs. Il en est d'autres qui, pour avoir quelquefois une terminaison favorable, n'en doivent pas moins être regardées le plus souvent comme la cause de la mort qui les a suivies. Dans cet ordre se rangent un grand nombre de cas auxquels il est possible d'appliquer les secours de la chirurgie ; les fractures du crâne, l'inflammation, la compression du cerveau produite par l'introduction d'un corps étranger dans la substance corticale, par l'épanchement de sérosité, de sang ou de pus à la surface de cet organe ou dans son intérieur ; la section incomplète de la trachée-artère et de l'œsophage ; les blessures pénétrantes de la poitrine ou de l'abdomen; les blessures compliquées des membres. Le traitement le plus rationnel n'a pu vaincre la tendance de ces blessures à une terminaison fatale; rien n'indique cependant qu'on puisse l'attribuer à quelque prédisposition morbide du blessé, à quelque circonstance extérieure défavorable.

Enfin la mort peut survenir à la suite de blessures graves , et même de lésions très-légères , par l'action de quelques causes accessoires qu'il nous reste à indiquer et à apprécier relativement à l'influence qu'elles doivent avoir sur la décision juridique.

3°. *Appréciation des circonstances qui influent sur la durée et les suites des blessures.* — Naguère nos lois et celles de plusieurs peuples étrangers fixaient un terme après lequel seulement l'auteur d'une blessure était déchargé de la responsabilité de la mort. Ce terme variait suivant les idées hypothétiques qui servaient à le déterminer. Les jurisconsultes avaient été entraînés à cette erreur par l'opinion des anciens médecins, qui pensaient qu'après un certain laps de temps les blessures devaient avoir en quelque sorte déposé leur danger, ou s'être terminées par la mort. Cette opinion erronée, dont nos lois n'offrent plus de traces dans la plupart de leurs dispositions, est encore, je ne sais par quel motif, consacrée par l'un des articles qui concernent les actes de violence commis sur les dépositaires de l'autorité. La peine capitale est en effet prononcée quand la mort les a suivis dans les quarante jours. Cependant cette terminaison funeste, survenue avant le quarantième jour, peut n'être pas la conséquence directe de la blessure ; dans d'autres cas, elle peut en être la suite inévitable, quoiqu'elle n'ait eu lieu qu'après la même époque : c'est ce qui arrive lorsqu'un corps étranger n'a pu être extrait de l'une des cavités du corps, qu'il y détermine des effets dont la mort est le résultat nécessaire, quoique lentement produit, ou lorsqu'après être resté, pendant un intervalle de temps plus ou moins considérable, dans une sorte d'inaction qui faisait douter de sa présence, il atteint enfin des organes essentiels à la vie.

Les effets des blessures ne sont pas toujours, comme je l'ai déjà indiqué, en rapport avec la cause qui les a produites. Leur durée peut être prolongée, leurs suites peuvent devenir plus fâcheuses sous l'empire de certaines conditions. L'auteur de la violence n'étant responsable que des effets qu'elle était de nature à produire, on doit écarter tout ce qui tient à des circonstances accidentelles. Dans le dessein de faciliter cette distinction, plusieurs médecins se sont vainement efforcés de rapporter à un type constant chaque espèce de blessure : il sera toujours difficile, même en supposant, avec Mahon, chez le blessé cette constitution naturelle que tout homme est censé avoir apportée en naissant, de fixer rigoureusement toutes les conséquences de la lésion que l'on a sous les yeux, à moins qu'elle ne soit du nombre de celles dont la mort est le résultat nécessaire. La difficulté provient de l'impossibilité d'avoir un terme exact de comparaison. Les exemples de guérisons presque merveilleuses, ou même de celles qui n'ont rien d'extraordinaire, ne peuvent servir de base à la décision médicale : ce serait assimiler des objets dont l'identité n'est pas susceptible d'être prouvée. Le médecin légiste est donc le plus souvent réduit à examiner la blessure en elle-même, à rechercher si ses effets dépendent de quelque cause qui s'est jointe à la première : celle-ci sera exclusivement accusée de les avoir produits, si rien n'indique aucune influence étrangère. Cette voie me semble la plus sûre pour se garder également et de cette extrême sévérité qui cherche partout le crime, et de cette indulgence coupable qui le protége et l'encourage.

Les circonstances susceptibles d'aggraver les effets des blessures existent avant le moment où elles ont été reçues, ou bien elles surviennent plus ou moins de temps après cette époque.

Les premières, je veux parler de celles dont l'existence est antérieure à la violence exercée, me paraissent devoir être distinguées en deux ordres; suivant qu'elles sont manifestes, par conséquent qu'elles sont connues de l'auteur de la blessure, ou qu'elles sont occultes et ignorées de celui-ci. Cette distinction, déjà indiquée par Plouquet et Mahon, et conforme d'ailleurs à l'esprit de la législation, fait de suite apprécier l'étendue de la responsabilité pénale qui pèse sur le coupable.

L'âge, le sexe et quelques autres conditions apportent des modifications dans les effets des blessures. Quelques-unes de ces conditions leur impriment une gravité qu'elles n'auraient pas chez un individu adulte, du sexe mâle, et jouissant de tous les avantages de la santé. Peut-on, sans injustice, en inférer que l'auteur de la blessure est seulement responsable des effets qu'elle aurait produits chez ce dernier? Celui qui se porte à un acte de violence envers un enfant, un vieillard, une femme, une personne dans un état évident de maladie ou d'infirmité, c'est-à-dire envers des êtres que tous les égards doivent entourer, mérite de subir les conséquences nécessaires de son action.

Il n'en est pas de même des circonstances qui ne peuvent être connues de l'auteur de la blessure, dont il ne pouvait prévoir le résultat. Certains vices de conformation, tels que la transposition de quelques viscères, divers genres de maladies qui n'ont sur la santé ou sur ses signes apparens aucune influence notable, comme des anévrysmes, des varices, des hernies, etc., enfin des dispositions morbides qui n'attendent quelquefois qu'une impulsion légère pour donner lieu aux accidens les plus formidables, toutes ces circonstances modifient d'une manière plus ou moins fâcheuse des effets des blessures. Une violence qui laisserait à peine quelques traces dans la plupart des cas peut déterminer, en raison de ces dispositions organiques particulières, la rupture d'un anévrysme, un ulcère variqueux interminable, la lésion de viscères importans contenus dans les tumeurs herniaires : cette même violence peut devenir la cause occasionelle d'une apoplexie foudroyante, d'un tétanos mortel, d'une phlegmasie qui met en danger la vie du malade. Certainement on n'attribuera pas ces accidens à celui qui n'a eu que le malheur de les provoquer. Je ne prétendrai pas cependant, avec quelques médecins légistes, trouver des motifs d'excuse dans ces dispositions insolites ou morbides, lorsque, par exemple, une tumeur anévrysmale ou un organe qui n'est pas dans sa situation naturelle auront été atteints, au milieu des cavités thoracique ou abdominale, par un instrument vulnérant qui dans toute autre occasion aurait produit des effets non moins funestes ; lorsqu'un corps contondant aura avec plus de facilité pénétré dans la cavité du crâne, ou fracturé ses parois, en raison de l'amincissement qu'elles présentent, puisque la force qui le mettait en mouvement aurait suffi, sans cette condition, pour donner lieu à un résultat analogue. On voit que, pour apprécier ce genre d'excuse, il faut considérer la nature de la violence exercée et les effets qui en auraient été la conséquence inévitable.

Parmi les causes aggravantes des blessures, et dont l'action peut s'exercer depuis le moment où elles ont été reçues jusqu'à l'époque où elles parviennent à une terminaison quelconque, il en est qui sont entièrement indépendantes du blessé, comme celles qui proviennent de l'insalubrité de l'air; il en est d'autres qui sont relatives au traitement de sa maladie, et qui dépendent des personnes dont il s'entoure, ou de sa propre volonté.

Le climat, la saison, l'état général de l'atmosphère, les habitations, ont sur les blessures une action trop peu évidente pour qu'on puisse l'apprécier exactement. Ce n'est que lorsque ces circonstances déterminent des complications, liées d'ailleurs le plus souvent à des prédispositions morbides, lorsqu'il règne une constitution épidémique bien connue, qu'il est permis de les prendre en considération. Il n'en est pas de même de l'atmosphère spéciale dans laquelle est placé le blessé, s'il est générament reconnu qu'elle agit d'une manière funeste sur telle ou telle espèce de blessure, s'il se manifeste quelque maladie ou complication, telles que la gangrène d'hôpital, le typhus, etc., dont le développement peut toujours être attribué à l'insalubrité de l'air, sinon à un principe contagieux.

Les suites d'une blessure peuvent encore être aggravées, ou parce que le blessé a été privé des secours de l'art, ou qu'il les a repoussés, ou parce que ces secours ont été mal dirigés. Le même résultat peut provenir de l'indocilité du malade, de la négligence de ceux qui lui doivent des soins, des erreurs de régime commises pendant le cours du traitement prescrit; telles que les excès dans l'usage des alimens ou des boissons, les travaux de l'esprit, les vives sensations, les passions auxquelles se livre volontairement le blessé, ou dont il pourrait du moins éviter les causes. Enfin le blessé, par quelque motif d'intérêt ou de vengeance, peut employer des moyens capables d'aggraver ses blessures ou d'en prolonger la durée. M. Chaussier dit avoir vu plusieurs fois des blessés recourir, dans cette intention, à des applications d'acide nitrique ou de cantharides. Il reconnut la fraude à ce que, dans l'emploi de l'acide nitrique, toute la surface de la plaie était entachée d'une couleur jaune particulière, avec pustules érysipélateuses dans le pourtour.

Une blessure que le défaut absolu de secours rend inévitablement très-grave ou mortelle doit-elle être considérée comme la cause directe de cette terminaison fatale? En d'autres termes, la lésion d'une artère dont la ligature n'a pas été faite sur-le-champ, l'introduction d'un corps étranger qui n'a pas été extrait avant qu'il ait pu produire tous les désordres observés, sont-elles la

cause immédiate des accidens qui sont nécessairement survenus ?
Malgré l'opinion contraire d'un grand nombre d'auteurs en médecine légale, je pense que les effets de ces blessures doivent en
être regardés comme la conséquence immédiate, s'il est prouvé
que le défaut de secours ne provient pas ou de l'inhabileté du
chirurgien, ou de l'opposition qu'il a rencontrée dans le malade
ou ceux qui l'entouraient à faire usage des moyens convenables,
non-seulement dans le moment même du danger, mais encore
pendant tout le cours du traitement. Autrement, il faudrait supposer que chacun marche constamment accompagné d'une personne capable de réparer les effets de la violence d'autrui. Mais
j'admettrais volontiers la doctrine des médecins légistes qui dé-
chargent l'auteur de la blessure d'une partie de la responsabilité
lorsque, dans des lésions dont le traitement le plus rationnel ne
laisse même que quelques chances de guérison, l'impéritie ou la
timidité de l'homme de l'art l'ont détourné de faire des tentatives
que l'on sait avoir été quelquefois couronnées du succès, et, à
plus forte raison, lorsque, dans les circonstances non extraordinaires, il a négligé l'observation des préceptes les plus généralement adoptés, que dans certaines plaies d'armes à feu il a omis
de faire le débridement de la plaie ou l'amputation possible du
membre, etc., etc.

Les divisions auxquelles j'ai rapporté les circonstances aggravantes des blessures n'ont pas pour but exclusif de les exposer
méthodiquement. Les distinctions qu'elles établissent trouvent
une plus utile application, lorsqu'il s'agit de fixer les bases de
l'action publique et de l'action civile, qui ne sont pas constamment
les mêmes.

Malgré le peu de développement donné dans cet article aux
principes de jurisprudence mêlés aux principes de médecine,
peut-être aurais-je dû me borner à la simple indication des causes
susceptibles d'aggraver les blessures, et laisser aux ministres des
lois le soin d'apprécier l'influence qu'elles doivent avoir sur le
sort de l'accusé et sur la réparation qu'il doit à sa victime. Mais,
lors même que je ne serais pas justifié et par l'exemple des médecins légistes qui m'ont précédé, et par la difficulté de respecter
toujours les limites de deux sciences qui se confondent ici par
tant de points, je trouverais encore un motif d'excuse dans l'avantage de faire sentir plus fortement aux experts chargés de l'examen médico-légal des blessures l'importance de rechercher

attentivement toutes les circonstances qui en rendent les résultats plus graves.

4°. *Signes qui peuvent faire distinguer si les blessures sont le résultat d'un accident, d'un meurtre ou d'un suicide.* — La solution de cette question appartient principalement aux ministres de la justice; elle est une conséquence des perquisitions judiciaires sur l'état des lieux, sur ce qui entoure le cadavre, et de la déposition des témoins. Cependant les blessures peuvent fournir quelques signes qui fortifient ou détruisent les présomptions basées sur tous les autres. Le rapport qui existe entre les lésions et les corps que l'on suppose en avoir été la cause confirment l'opinion qu'on s'est formée sur le caractère de l'accident. Ainsi, comme le remarque M. le professeur Fodéré, la nature des contusions, des déchirures, des fractures, des blessures irrégulières et très-étendues, accompagnées d'ecchymoses et de larges meurtrissures, qui indiquent que le corps vulnérant a agi par une large surface et sur plusieurs points à la fois, pourra faire attribuer ces lésions à une chute dans un endroit escarpé, inégal, ou de celle d'un corps dur sur le blessé; tandis que les plaies d'armes à feu, ou d'armes tranchantes et piquantes sont toujours régulières, et présentent une forme et une netteté qu'on n'observe que très-rarement dans le cas précédent. Le médecin expert pourra encore être appelé à déterminer, d'après l'examen des blessures, la possibilité de certaines circonstances par lesquelles on chercherait à transformer un meurtre en un homicide involontaire. Mais il est impossible de tracer ici les règles qui doivent dicter sa décision, puisque les élémens de la question sont susceptibles d'un nombre infini de variétés.

Quant à la distinction du suicide et de l'homicide, elle est encore le plus souvent un résultat de l'instruction judiciaire. Il n'est guère de blessures, quelque extraordinaires qu'elles soient, que ne puisse se faire un homme dans l'état de délire que suppose la volonté de se détruire. Cependant le caractère, la direction, la situation des plaies peuvent jeter quelque jour sur la question. En général ceux qui mettent eux-mêmes un terme à leur existence choisissent rarement, pour atteindre leur but, le genre de blessures que l'on sait ne point déterminer la mort, comme les contusions, les plaies des régions du corps où ne sont pas situés des vaisseaux considérables, etc., ils ne dirigent pas l'instrument dont ils ont fait choix vers la partie postérieure du corps. Le nombre des plaies qu'on observe quelquefois sur les cadavres des suicidés provient de ce que les coups qu'ils se sont portés ont successivement trompé leur espérance; mais elles correspondent toutes à des organes à la lésion desquels ils ont attribué, d'après une supposition réelle, ou d'après un préjugé vulgaire, le pouvoir de les délivrer de la vie. Quoique le caractère des blessures par suicide puisse varier extrêmement par l'effet de circonstances imprévues, on a observé que les plaies par un corps piquant avaient communément une direction oblique de droite à gauche, et que les blessures faites par un instrument tranchant étaient dirigées de gauche à droite, avec une obliquité de haut en bas ou de bas en haut que doivent faire varier la forme, la longueur de l'instrument, et la manière dont il est tenu. Cette direction spéciale des blessures provient de l'usage que la plupart des hommes font de la main droite. Il est aisé de se représenter les modifications qui y seraient apportées, si les instrumens vulnérans avaient été tenus par la main gauche. Relativement aux armes à feu, elles sont ordinairement portées dans la bouche ou sous le menton, dans le conduit auditif et même dans l'orbite. L'arme d'un meurtrier atteindra très-rarement les mêmes parties.

Du reste, la situation, la direction des blessures peuvent bien fournir quelques indices du suicide; mais elles ne peuvent donner naissance qu'à des présomptions, qui concourent avec les autres recherches à former l'opinion du médecin et des magistrats. (*Voyez* SUICIDE.)

5° *Signes propres à déterminer si les blessures ont été faites pendant la vie.* — Cette question est quelquefois difficile à résoudre, si l'on a seulement égard aux caractères qui distinguent les violences commises sur l'homme vivant, de celles qui ont été exercées sur le cadavre; mais les preuves testimoniales, et plus souvent encore les indices d'un autre genre de mort que celui qui résulte de blessures, lèvent tous les doutes que fait naître l'incertitude de ces caractères. Les traces que laissent après elles les blessures des organes vivans, celles mêmes qui proviennent de lésions analogues des parties privées de la vie, se montrent sous des formes différentes, et quelquefois tout opposées, suivant les circonstances diverses où elles ont été faites. Je ne puis indiquer ici que les traits principaux de ce sujet.

La cautérisation et la brûlure donneront difficilement lieu
à des recherches de cette nature, à moins qu'il ne s'agisse de
la torréfaction presque complète des parties organisées. Mais la
présence ou l'absence de la vie n'imprimeront guère de différences appréciables dans les parties que l'action du feu n'aura
pas complétement désorganisées. On pourrait seulement y reconnaître des blessures dont on aurait cherché à effacer les
traces par la combustion. M. Fodéré, dans son Traité de
médecine légale, rapporte un exemple mémorable de ce raf-
finement de scélératesse. Les luxations sont presque impra-
ticables sur les cadavres. La commotion des organes vivans ne
laisse après la mort aucun signe de son existence. On ne peut
pas dès lors assurer si elle n'a pas eu lieu pendant la vie. Il ne
reste donc que la contusion, les plaies et les fractures à examiner sous ce point de vue. « Si les blessures ou les percussions,
« dit M. le professeur Chaussier, n'ont eu lieu que vingt-quatre ou
« trente heures après la mort, lorsque les membres sont deve-
« nus roides, lorsque le corps est refroidi, et que le sang est
« exprimé des tissus parenchymateux, ou coagulé dans ses vais-
« seaux, on reconnaîtra facilement que ces violences sont consé-
« cutives à la mort, parce que les lèvres de la division sont
« pâles, sans gonflement, sans rétraction; qu'il n'y a à sa sur-
« face aucun caillot adhérent; qu'il n'y a point d'infiltration de
« sang dans les aréoles de la partie déchirée ou du tissu lami-
« neux environnant. La solution serait plus difficile, si les per-
« cussions avaient eu lieu peu de temps après la mort, lorsque
« le corps est encore chaud, le sang fluide, et que les muscles
« conservent encore une grande partie de leur contractilité : ce-
« pendant, même dans ce cas, il n'y aura ni tuméfaction, ni in-
« filtration dans les tissus aréolaires : le sang qui aura suinté par
« les orifices des vaisseaux dilacérés restera fluide, ou ne formera
« qu'un caillot sans adhésion aux surfaces divisées. Des coups
« plus ou moins violens ou répétés, la chute d'un cadavre d'un
« lieu élevé, peuvent produire la fracture de quelques os, la
« rupture du cerveau, du foie, de la rate et de quelques autres
« viscères; dans tous ces cas il n'y a jamais d'engorgement et d'in-
« filtration de sang dans les tissus circonvoisins. »

Il n'est pas toujours possible, comme je l'ai fait pressentir,
de trouver dans ces distinctions un moyen certain de constater
si les actes de violence ont été exercés sur un individu vivant. En

effet, quand la mort a suivi de très près les blessures, la plupart des phénomènes qu'elles présentaient pendant la vie disparaissent avec elle : pour qu'ils persistent après la mort, il faut que l'inflammation soit parvenue à un certain degré; sans cette condition, de même que sur le cadavre maltraité, l'injection sanguine des parties environnantes n'aura plus lieu ; les lèvres des plaies seront pâles, sans gonflement; leur rétraction existera encore, à la vérité; cependant on pourrait l'observer, quoiqu'à un moindre degré, dans les plaies faites sur le cadavre d'une personne qui a cessé de vivre depuis peu de momens; les épanchemens ou les infiltrations de sang qui accompagnent toujours les blessures des organes vivans sembleraient devoir former constamment un trait de différence, mais souvent une lésion produira après la mort le même résultat : ne voit-on pas le sang couler d'une veine ouverte sur un cadavre? et le même phénomène n'est-il pas mieux observé encore chez les femmes auxquelles on pratique l'opération césarienne peu de temps après qu'elles ont expiré? Dans la la plupart des cas, la section d'un tronc veineux considérable, faite sur le cadavre, occasionera de vastes épanchemens par l'écoulement du sang qui s'est retranché dans ces vaisseaux, et qui y reste généralement fluide.

§ III. *Règles de l'examen médico-légal des blessures.* — Le médecin chargé de faire un rapport sur le résultat d'une violence extérieure se trouve dans l'une de ces deux circonstances qui apportent quelque modification dans ses fonctions : ou le blessé est vivant, ou il a succombé plus ou moins de temps après avoir été blessé, et l'examen des lésions doit avoir lieu sur le cadavre.

1? *Examen des blessures sur le vivant.* — Le premier soin de l'expert sera de s'informer de la nature du corps vulnérant, de la force avec laquelle il a agi, de l'état antérieur du blessé, de son état, de sa position au moment où il a reçu les blessures, du temps qui s'est écoulé, et de ce qui s'est passé depuis qu'elles ont été faites; il doit ensuite observer et noter l'état général dans lequel se trouve le blessé au moment même de l'examen. Si les parties lésées sont actuellement couvertes d'un appareil, elles en seront débarrassées, à moins que cette opération ne paraisse dangereuse, comme lorsqu'on pourrait craindre de déterminer ou de renouveller une hémorrhagie, de reproduire des accidens qui ont été causés par le déplacement des fragmens osseux dans une fracture dont la réduction a été difficile, ou qui est accompagnée d'un engorgement considérable du membre, etc. Dans toutes ces circonstances, le médecin-légiste remettra ses recherches à l'époque où doit être fait le premier pansement, et il exposera les motifs de sa conduite dans un rapport provisoire. Il suivra la même marche, lorsqu'il jugera ne pouvoir tirer, de l'examen du blessé, que des signes équivoques sur la nature ou la gravité des lésions.

A quelque époque que soit fait l'examen des blessures, on recherchera le siége, le nombre, le genre des lésions qui sont résultées de la violence extérieure ; il sera fait en même temps mention de l'aspect particulier qu'elles présentent, en raison de la période à laquelle elles sont arrivées. Ainsi observées à des époques différentes, les parties qui sont le siége de contusions offrent d'abord une couleur noire, livide et circonscrite, puis brune, rougeâtre, jaune et diffuse. Les plaies sont sanglantes, enflammées ou suppurantes, tendant à la cicatrisation ou même déjà cicatrisées. Les signes à l'aide desquels chaque espèce de lésion aura été reconnue, et les moyens employés pour parvenir à cette connaissance, seront scrupuleusement consignés dans le rapport. Par cette précaution, tous ceux auxquels il sera soumis pourront apprécier la justesse du diagnostic et du pronostic, ou le rectifier s'il y a lieu.

Relativement aux plaies qui sont, plus souvent que les autres espèces de blessures, le sujet de recherches juridiques, ou qui du moins les accompagnent communément, on remarquera leur figure et leur forme, leur caractère et leur complication : consistent-elles en une coupure ou une piqure, en une plaie contuse, par morsure, arrachement, armes à feu, ou en une brûlure ? leurs dimensions seront déterminées d'une manière précise, à l'aide d'une mesure fixe et généralement connue. On indiquera les parties qui sont évidemment intéressées, celles que l'on présume lésées d'après la profondeur, la direction des plaies, les phénomènes particuliers qu'elles présentent, et l'altération des fonctions. On procédera, dans ces dernières recherches, avec beaucoup de précaution ; l'usage de stylets et de sondes qu'on introduit dans les plaies pour reconnaître leur trajet n'est pas toujours exempt de graves inconvéniens ; et les signes que ces moyens fournissent peuvent quelquefois induire en erreur.

C'est d'après toutes les données acquises par cet examen, et en ayant égard à l'âge, au sexe, à la constitution du sujet, et aux circonstances plus ou moins défavorables dans lesquelles il se trouve placé, que le médecin-légiste déterminera, d'après les lois connues de l'organisme, les effets des blessures, la durée qu'elles pourront avoir, les infirmités temporaires ou permanentes qui doivent leur succéder. Il indiquera le mode de traitement, les précautions qui devront être suivis pour arriver à la guérison de la maladie, en prévenant, toutefois, de l'incertitude des moyens proposés, et du danger qui menace la vie du blessé. Mais, quelle que soit la gravité des lésions, il s'abstiendra d'annoncer la mort comme leur terminaison nécessaire; de même que dans les blessures qui paraissent légères, le pronostic légal sera porté avec certaines restrictions; l'on a vu souvent des plaies, en apparence très-simples, suivies des accidens les plus terribles et même de la mort, et d'un autre côté, des blessés revenir à une existence dont leur état devait faire désespérer.

Le médecin est-il appelé à une époque plus ou moins éloignée du moment où les blessures ont été reçues, il s'attachera à reconnaître si quelques circonstances ont influé ou influent encore sur leur durée, sur leur résultats. C'est particulièrement dans la constitution du blessé, dans le traitement et le régime qui ont été suivis jusqu'alors, qu'il cherchera la raison d'effets qui ne semblent pas en rapport avec la première cause.

2° *Examen des blessures sur le cadavre.* — Avant de procéder à l'autopsie cadavérique, et d'en exposer les résultats, le médecin-légiste doit, comme dans le cas précédent, rechercher et consigner dans son rapport tout ce qui a précédé, accompagné et suivi l'acte de violence. Souvent il arrive, surtout lorsque les blessures ont déterminé immédiatement la mort, que tous les faits antérieurs sont couverts d'une obscurité profonde. Les fonctions de l'expert se réduisent alors à l'examen des lésions. Après avoir noté ce qui concerne l'état général du cadavre, il décrit les blessures relativement à leurs caractères extérieurs; mais, en outre, il peut reconnaître d'une manière précise toutes leurs particularités physiques par la dissection exacte des régions du corps qui en sont le siége. Il indique les altérations que présentent les divers organes; le nombre et l'espèce de corps étrangers qui sont restés dans leur tissu; dans quel point de leur surface, jusqu'à quelle profondeur ils ont été atteints par les instrumens vulnérans; la nature et la quantité des liquides ou des matières épanchés; les lésions des vaisseaux ou des conduits qui ont donné lieu à cette effusion.

Si le corps du délit existe, il devra être mis en rapport avec les blessures, afin de s'assurer qu'elles correspondent à la cause qu'on leur assigne. Dans le cas contraire, la nature du corps vulnérant, et la manière particulière dont il a agi, seront déterminées d'après le caractère des lésions. Lorsqu'on soupçonne le suicide, il convient de placer l'arme à l'aide de laquelle il a été consommé dans la main du cadavre, et d'imprimer au bras le mouvement qu'il a dû exécuter pendant la vie pour faire la blessure qu'on examine. On juge par-là si son étendue et sa direction sont compatibles avec la longueur du membre et les mouvemens dont il était susceptible. Le médecin-légiste n'omettra aucune particularité. Quoiqu'il n'en aperçoive pas l'utilité présente, elle peut, dans le cours de l'instruction judiciaire, servir à fixer le caractère du fait principal, et à en apprécier la moralité.

Par l'examen attentif des blessures sur le cadavre, l'expert déterminera si elles ont été faites du vivant de l'individu; s'il est *possible* de les attribuer à un accident, à un meurtre, à un suicide; enfin si la mort en a été la conséquence directe. Lorsque le blessé a survécu plus ou moins de temps aux coups qui lui ont été portés, ou lorsque les blessures n'ont pas atteint des organes essentiels à la vie, toutes les circonstances capables d'avoir influé sur l'issue funeste qu'elles ont eue seront recherchées et présentées dans le rapport médico-légal avec les effets dont ces causes accessoires doivent être en partie ou entièrement accusées.

(RAIGE DELORME.)

BLEUE (maladie). *Voyez* CYANOSE.

BLEUET, ou BLUET, s. m., *centaurea cyanus*, de Linné, ou *cyanus segetum*, de Jussieu, plante annuelle, qui fait partie de la famille des Carduacées, de la syngénésie polygamie frustranée, et qui croît abondamment dans les moissons; les fleurs, d'une belle couleur bleu de ciel, sont la seule partie qui soit employée; encore le sont-elles fort rarement par les praticiens modernes. Autrefois cette plante, presque sans vertu, était bien plus fréquemment mise en usage qu'aujourd'hui. L'infusion de ses fleurs, qui est simplement un peu amère et légèrement astringente était recommandée contre l'hydropisie, contre l'épilepsie, et même contre les fièvres intermittentes; mais depuis long-temps la pratique a fait justice de ces assertions mensongères.

La réputation du bleuet contre les maladies des yeux, et particulièrement des paupières, est en quelque sorte populaire. Son eau distillée, ou l'infusion de ses fleurs peut être utile dans les ophthalmies légères, comme, au reste, toutes les autres eaux distillées légèrement astringentes.. Mais on ne saurait raisonnablement reconnaître la même efficacité dans l'amaurose, et quelques autres affections graves contre lesquelles on l'a également vantée. Le nom vulgaire de *casse-lunette* tire son origine de l'opinion erronée du peuple, qui croit que l'eau distillée de cette plante peut entretenir et même éclaircir la vue.   (A. RICHARD.)

BOEUF. *Voyez* TAUREAU.,

BOIS GENTIL., s. m., nom par lequel on désigne plusieurs espèces du genre *daphne*, et particulièrement le *daphne mezereum*, L. *Voyez* DAPHNÉ.   (A. R.)

BOIS NÉPHRÉTIQUE, *lignum nephreticum*. On ignore encore quel est positivement l'arbre dont on retire le bois néphrétique. La plupart des auteurs le rapportent au *guilandina moringa*, L., qui fait partie de la famille des Légumineuses; mais rien n'est encore prouvé à cet égard. Il est rougeâtre, dur à l'intérieur, blanchâtre extérieurement, recouvert d'une écorce légère, crevassée à l'extérieur, et comme fibreuse intérieurement. Son odeur est presque nulle, sa saveur est légèrement piquante. Il a beaucoup d'analogie avec le gaïac. Il nous vient de la nouvelle Espagne. Autrefois très-employé dans les maladies des voies urinaires, ce médicament est totalement inusité de nos jours. (A. R.)

BOIS SAINT, *lignum sanctum*. C'est un des noms vulgaires du gaïac. *Voyez* GAIAC.   (A. R.)

BOIS SUDORIFIQUES, *ligna sudorifica*. On désigne assez improprement sous ce nom les espèces sudorifiques qui se composent des bois de gaïac, de sassafras, et des racines de salsepareille et de squine. *Voyez* GAIAC, SALSEPAREILLE, SASSAFRAS, SQUINE.   (A. R.)

BOISSON, s. f., *potus*. On donne proprement le nom de boissons à des liquides destinés à étancher la soif. Ce n'était guère que pour satisfaire ce besoin, né de la perte des parties fluides du corps humain, que les hommes, avant d'être civilisés, faisaient usage de boisons. Leurs exercices, leurs travaux pénibles, la chaleur des pays qu'ils habitaient, occasionant des sueurs considérables, ils durent, pour réparer ces pertes, avoir recours à l'usage de l'eau, que la nature leur offrait en si grande abondance. L'ingestion des alimens solides faisant naître aussi le sentiment de la soif, ils durent encore avoir recours au même moyen pour dissoudre les matières alimentaires, et favoriser leur absorption. Ce ne fut que beaucoup plus tard que l'homme imagina de se gorger de boissons excitantes, qui lui ravirent le plus beau de ses attributs, la raison. Le vin et les autres liqueurs fermentées ne sont que le résultat de la civilisation ; ces boissons servirent alors à exciter les forces languissantes de l'estomac surchargé de mets, et non à apaiser la soif. C'est ainsi, comme le dit Rousseau, que tout dégénère dans les mains de l'homme ; mais l'état social ayant singulièrement modifié l'organisme, plusieurs de ces substances sont devenues des objets de première nécessité. Leur influence sur l'économie animale varie selon beaucoup de circonstances. On doit, pour connaître complétement les boissons, les étudier, 1° sous le rapport de leurs principes constituans ; 2° sous celui de diverses circonstances qui peuvent influer sur leurs qualités; telles que le lieu où elles sont produites, leur âge, etc. ; 3° sous le rapport de leurs préparations et de leur conservation; 4° sous le rapport de leurs altérations spontanées et de leurs falsifications ; 5° enfin sous le rapport de leurs effets sur l'économie animale. Nous distinguons trois grandes divisions dans les boissons ; 1° l'eau et les boissons aqueuses, dont elle fait la base, qui ne contiennent ni alcohol ni principe aromatique ; 2° les boissons aqueuses qui contiennent un principe aromatique; 3° les boissons dont le principe actif est l'alcohol. Dans la première division sont l'eau et les boissons dont elle forme la plus grande partie ; telle sont la limonade, l'eau de groseille, l'orgeat, etc. Dans la deuxième, se trouvent le thé, le café , etc. Dans la troisième, le vin, l'eau-de-vie, et tous les ratafias ; le cidre, le poiré, la bière, l'hydromel, etc. *Voyez* chacun de ces mots, que nous décrirons d'après l'ordre que nous venons d'exposer.

(ROSTAN.)

BOITEUX, adj. *Voyez* CLAUDICATION.

BOL, s. m., *bolus*, du grec, βῶλος, masse, agglomération; préparation pharmaceutique, qui ne diffère des pilules que par une consistance plus molle, et un volume plus considérable ; et qui dans quelque cas peut être préférée à celles-ci, par la propriété qu'elle a de se délayer plus facilement dans le liquide des organes gastriques, et de se mettre plus promptement en contact avec leur surface. *Voyez* PILULE.

BOL ALIMENTAIRE, *bolus alimentarius*. On donne ce nom à la masse que forment les alimens, lorsqu'après avoir été soumis à la mastication et à la déglutition, ils ont été rassemblés sur la face supérieure de la langue pour être poussés dans le pharynx par le mécanisme de la *déglutition*. *Voyez* ce mot et DIGESTION. (R. DEL.)

BOL D'ARMÉNIE, *bolus armena*, *bolus rubra*. — Argile ocreuse, rouge, qui se trouve non-seulement en Arménie, mais encore dans beaucoup de lieux en Europe. Son tissu est terreux, gras au toucher, sa cassure conchoïde; il produit sur la langue une sensation d'astriction, qui se dissipe lorsqu'il est plus répandu dans la bouche. Sa couleur est due à une grande quantité d'oxyde de fer. Chauffé dans de la poussière de charbon, le bol d'Arménie noircit et devient attirable à l'aimant; il se délaie dans l'eau, sans former pâte avec elle. Selon Bergmann, il est composé de silice, d'alumine, de carbonates de chaux et de magnésie, et d'oxyde de fer. La terre de Lemnos, aussi appelée terre sigillée, parce qu'on ne l'introduisait dans le commerce que sous forme de disques marqués d'un cachet, ne diffère du bol d'Arménie qu'en ce qu'elle est moins chargée d'oxyde de fer; aussi est-elle d'une couleur moins foncée. (J. PELLETIER.)

Les propriétés médicales du bol d'Arménie paraissent principalement dépendre de l'oxyde de fer qu'il contient; il est astringent et tonique; il est fort peu usité aujourd'hui. On l'employait autrefois dans les diarrhées chroniques, les fièvres malignes et putrides, etc. On l'appliquait aussi sur les plaies récentes compliquées d'hémorrhagie, et sur les ulcères sanieux. Il entre dans quelques préparations officinales, tels que la thériaque, le diascordium, etc.

BOLET, s. m., *boletus*, genre de la famille des Champignons, dont plusieurs espèces sont employées comme alimens, et d'autres comme médicamens. *Voyez* AGARIC DE CHÊNE, AGARIC DU MÉLÈSE, et CHAMPIGNONS, article où nous donnerons les caractères des genres et des espèces alimentaires médicinales et vénéneuses. (A. R.)

BOMBEMENT, s. m., *bombus*, de βόμϬος, bourdonnement. Sauvages désigne par cette expression une variété du tintement d'oreille, dans laquelle il y a perception de battemens répétés. *Voyez* TINTEMENT. (R. DEL.)

BON-HENRI, s. m. On donne ce nom à une espèce d'anserine (*Chenopodium bonus Henricus*, L.) de la famille des Chénopodées, de la pentandrie digynie; qui croît communément dans les champs, au pied des murailles, aux environs de Paris, et qui se fait distinguer par ses feuilles triangulaires presque sagittées, entières, par ses fleurs qui forment une sorte de grappe à la partie supérieure de la tige. Cette plante est fade et émolliente. On mange ses feuilles à la manière des épinards : aussi porte-t-elle le nom vulgaire d'*épinard sauvage*. En la faisant bouillir dans l'eau, on peut l'employer à la préparation des cataplasmes émolliens. Elle est presque inusitée. (A. RICHARD.)

BONNET D'HIPPOCRATE, s. m., *pileus hippocraticus*. Bandage dont on attribue l'invention à Hippocrate, et qu'on appelle aussi *bonnet à deux globes* et *capeline de la tête. Voyez* ces mots.

BONPLANDIE, s. f., *bonplandia trifoliata*. Willdenow a désigné sous ce nom l'arbre qui fournit l'angusture vraie, et que M. de Humboldt a nommé *cusparia febrifuga. Voyez* ANGUSTURE VRAIE. (A. R.)

BORACIQUE. *Voyez* BORIQUE.

BORATE (sous-), s. m., *sub-boras :* genre de sel formé d'une base et d'acide borique. Presque tous les sous-borates fondent et se vitrifient sans se décomposer, lorsqu'on les chauffe dans un creuset. La plupart d'entre eux sont insolubles ou peu solubles dans l'eau. Il n'est guère d'acide un peu fort qui ne les décompose à froid ou à la température de l'ébullition : dans cette décomposition l'acide s'empare de la base du borate, avec laquelle il forme un sel, et l'acide *borique* est mis à nu. On n'emploie en médecine que le sous-borate de soude.

BORATE (sous-) DE SOUDE, *sub-boras sodæ*, désigné aussi sous les noms de *borax*, de *borate sursaturé de soude*, de *chrysocolle*, etc. Il est sous forme de prismes hexaèdres comprimés et terminés par des pyramides trièdres, incolores et translucides, d'une saveur styptique alcaline ; il verdit le sirop de violettes. Si on le chauffe, il fond d'abord dans son eau de cristallisation, puis éprouve la fusion ignée, et fournit un verre transparent qui absorbe l'humidité de l'air et devient opaque. Le sous-borate de soude cristallisé est légèrement efflorescent. Huit parties d'eau froide dissolvent une partie de ce sel, tandis qu'il n'en faut que deux d'eau bouillante. On trouve le borax dans la province de Potosi, au Pérou, dans plusieurs lacs de l'Inde, dans l'île de Ceylan, dans la Tartarie méridionale, en Transylvanie, en basse Saxe, etc. On l'obtient dans le commerce en faisant fondre dans un creuset le *tinckal*, qui n'est autre chose que du sous-borate de soude extrait du fond de certains lacs de l'Inde, et coloré en gris jaunâtre ou verdâtre par une matière organique : celle-ci se détruit par l'action de la chaleur, et le sel se vitrifie ; on dissout ce verre dans l'eau bouillante, et la majeure partie du sous-borate de soude cristallise par le refroidissement ; on évapore les eaux mères pour en obtenir le borax qui y est dissous. Ce sel est employé pour préparer l'acide borique, le bore, divers borates et la crême de tartre soluble. Les minéralogistes en font usage pour reconnaître la présence de certains oxydes métalliques ; en effet, le borax se combine avec la plupart d'entre eux, en facilite la fusion, et se colore en jaune, en vert, en bleu, en violet, etc., suivant la nature de ces oxydes. Il sert encore dans la soudure des métaux : dans ce cas, non-seulement il favorise la fusion de la soudure, mais il s'oppose à l'oxydation des deux bouts que l'on veut unir, ou s'empare des oxydes qui peuvent se trouver à la surface de ces bouts.

Il était autrefois administré à l'intérieur par quelques praticiens, dans les engorgemens de la matrice, l'aménorrhée, etc. Aujourd'hui on se borne à l'employer à l'extérieur, soit qu'on le donne à la dose d'un gros, sous forme de gargarismes, associé à une once de sirop de mûres, pour déterger les ulcères de la gorge, soit qu'on fasse usage de sa dissolution concentrée pour toucher les ulcères rongeans, les verrues et les condylomes. (ORFILA.)

BORBORYGME, s. m., *borborygmus*, du grec βορβορυγμός, qui signifie murmure. On donne le nom de borborygme au bruit sourd que font les gaz en circulant avec effort dans le conduit alimentaire. Les borborygmes n'existent guère lorsque la digestion se fait bien : dans l'état de santé, l'estomac et les intestins sont médiocrement distendus par les gaz ou flatuosités, qui y circulent librement, et qui s'en échappent continuellement et sans éprouver aucune résistance. Lorsque la digestion devient pénible, et dans beaucoup de maladies, fréquemment les gaz se développent en plus grande quantité, ou se raréfient davantage ; et, s'ils sont retenus par des spasmes des intestins ou des orifices de l'estomac ou du rectum, ils y circulent, et ils s'en échappent avec difficulté et souvent avec bruit. (*Voyez* FLATUOSITÉS, ÉRUCTATIONS, VENTS.) Les gens de lettres, les ouvriers qui mènent une vie sédentaire, les valétudinaires, les convalescens, les femmes enceintes et nouvellement accouchées, les hystériques, les hypocondriaques, enfin tous les individus chez qui les fonctions digestives se font mal, sont fréquemment tourmentés de borborygmes. Dans les maladies aiguës, les borborygmes annoncent, la plupart du temps, des évacuations alvines qui se préparent. Dans ces affections, et particulièrement dans les inflammations du bas-ventre, c'est un signe dangereux quand, des borborygmes se faisant entendre, et le ventre étant très-distendu, il ne sort ni vents ni déjections alvines.   (LANDRÉ-BEAUVAIS.)

BORD, s. m., *margo*, limite d'une surface. Ce mot est très-employé dans les descriptions anatomiques. On appelle bord adhérent celui qui est uni à quelque partie, et bord libre celui qui offre une disposition contraire ; bord articulaire, le bord par lequel un os est joint à un autre.   (A. B.)

BORE, s. m. Nom donné à un corps simple qui, uni à l'oxygène, constitue l'acide borique. Il est solide, pulvérulent, très-friable, insipide, inodore, d'un brun verdâtre ; il se combine avec le gaz oxygène un peu au-dessous de la chaleur rouge, et donne de l'acide borique. Il a fort peu de tendance à s'unir avec les autres corps. On l'obtient en traitant à chaud de l'acide borique vitrifié par du potassium, qui s'empare de l'oxygène d'une partie de l'acide, et en met le bore à nu. Il est sans usages. (ORFILA.)

BORIQUE (acide), s. m., *acidum boricum*, ou *acide boracique*, *sel sédatif de Homberg*, etc. Acide composé d'oxygène et de bore, que l'on trouve dissous dans l'eau des lacs de Castelnuovo, de Montecerboli et de Cherchiajo, en Toscane ; il existe aussi à l'état de *sous-borate de soude* dans plusieurs lacs des Indes. On l'obtient dans les laboratoires en versant peu à peu, dans une dissolution aqueuse concentrée de sous-borate de soude, un excès d'acide hydrochlorique ou sulfurique, qui s'empare de la soude, et laisse précipiter l'acide borique *hydraté* (combiné avec de l'eau) sous forme de petites paillettes ou d'écailles blanches, qu'il suffit de laver avec de l'eau froide pour l'avoir pur. Toutefois il faudrait le calciner dans un creuset de Hesse, si on s'était servi d'acide sulfurique, parce qu'il retient une certaine quantité de cet acide que l'on dégage par l'action de la chaleur : ainsi chauffé et fondu, on le coulerait et on le ferait dissoudre dans l'eau bouillante pour l'obtenir cristallisé.

L'acide borique *fondu*, privé d'eau ou vitrifié, est transparent, incolore, inodore, acide, fusible, inaltérable par la chaleur, décomposable en oxygène et en bore par la pile électrique, sans action sur les corps simples, excepté sur les métaux excessivement avides d'oxygène, comme le potassium, auxquels il cède son oxygène à une température élevée ; il attire rapidement l'humidité de l'air, perd sa transparence, et se transforme en acide hydraté opaque. Il ne se dissout que dans cinquante parties d'eau bouillante : cette dissolution dépose, par le refroidissement, une grande partie d'acide borique hydraté sous forme d'écailles blanches; elle rougit l'eau de tournesol, et n'agit point sur la teinture de violettes. — L'acide *borique hydraté*, celui que l'on emploie en médecine, est composé de 100 parties d'acide et de 132,5 d'eau; il est en petites paillettes ou en écailles blanches, douces au toucher; sa pesanteur spécifique est de 1,479; chauffé, il fond, perd l'eau et une portion d'acide. Il peut s'unir directement ou par le moyen des doubles décompositions avec la plupart des oxydes, pour former des sels. On l'emploie quelquefois dans l'analyse des pierres. Il a été préconisé par plusieurs médecins comme un excellent calmant dans les spasmes, les douleurs nerveuses, l'épilepsie, la manie, les fièvres dites ataxiques, etc.; on l'administrait en poudre, en pilules, ou dissous dans l'eau, à la dose de 3, 7 ou 10 grains, dose que l'on réitérait plusieurs fois dans la journée. Il est presque entièrement abandonné aujourd'hui.

(ORFILA)

BORGNE, adj., *cocles*, *unoculus*, *luscus*. Qui a perdu un œil; il faut le distinguer du *monocle* et mieux *monopse* ou *cyclope*, qui n'a qu'un œil. Dans le premier cas les deux yeux ont existé, et c'est accidentellement que l'un des deux a perdu la faculté de voir, tandis que dans le second cas, l'existence d'un seul œil tient à une organisation primitive normale ou irrégulière, et dans cette dernière circonstance c'est un vice de conformation ou monstruosité. (*Voyez* MONOPSE et CYCLOPE).

La perte d'un œil ne diminue pas de moitié le champ et la force de la vision; le dérangement de la fonction porte principalement, et dans les premiers temps seulement, sur la netteté et la précision; mais peu à peu l'organe prend plus d'énergie, et la vue récupère presque tout ce qu'elle a perdu.

On donnait en anatomie le nom de *trou borgne* à des fissures ou cavités en cul-de-sac que laissent certains os dans leurs articulations; par exemple, le frontal et l'ethmoïde. Enfin ce mot a été employé pour exprimer l'état de quelques fistules à l'anus, lorsque le trajet sinueux n'avait pas deux issues, l'une à la peau et l'autre sur la membrane muqueuse intestinale. *Voy.* FISTULE.

(J. BRESCHET.)

BOSSE, s. f., *gibbus*, *gibba*, *tuber*. En anatomie on désigne ainsi des éminences arrondies, lisses, que l'on observe à la surface des os plats qui forment le crâne; telles sont les bosses frontales, pariétales, etc. En pathologie, on donne le nom de bosse à la saillie qui résulte des os du tronc, et l'on nomme *bossus* les personnes qui offrent cette vicieuse conformation (*voyez* GIBBOSITÉ). On appelle encore *bosses*, dans le langage vulgaire, les tumeurs qui se forment après des contusions portées sur des os recouverts presque immédiatement par les tégumens, comme le tibia, la clavicule et surtout les os du crâne. *Voyez* CONTUSION.

BOTAL (trou de) ou TROU OVALE, *foramen ovale*. On a donné ce nom à une ouverture qui existe chez le fœtus, dans la cloison interauriçulaire du cœur, et par laquelle les deux oreillettes communiquent ensemble. On attribue sa découverte à Léonard Botal ; cependant elle était connue de Vésale, et même de Galien.

(A. BÉCLARD.)

BOTANIQUE, s. f., *botanica*, *res herbaria* (dérivé de βοΊάνη, herbe, plante). C'est la partie de l'histoire naturelle qui a pour objet la connaissance des végétaux; science immense qui embrasse à la fois l'étude de leur stucture , des caractères qui les distinguent, des fonctions exercées par leurs différens organes, et enfin des avantages multipliés que l'homme peut en retirer.

Une science qui comprend la connaissance d'une classe d'êtres aussi nombreuse, qui les envisage sous autant de points de vue différens, qui les classe, les coordonne dans un ordre méthodique et régulier, qui assigne leurs rapports avec tous les autres êtres de la nature, et détermine le rôle qu'ils jouent dans l'économie générale du globe, ne peut pas être regardée comme une science de mots, comme une simple nomenclature, ainsi que quelques esprits superficiels semblent vouloir le faire croire.

Le nom des Tournefort, des Boerhaave, des Malpighi, des Haller, des Linné, des Adanson, des Jussieu et de tant d'autres illustres contemporains, qui ont fait de la botanique l'objet de leurs recherches et de leurs méditations, repoussent d'ailleurs victorieusement une pareille allégation.

Considérée comme science, la botanique est sans contredit la partie de l'histoire naturelle la plus avancée vers la perfection. En effet les êtres dont elle s'occupe sont, à cause de leur extrême simplicité, mieux connus dans leur organisation que les animaux qui font l'objet des recherches du zoologiste. Les caractères distinctifs sur lesquels sont fondées les idées de genres, d'espèces et de variétés, sont incomparablement plus fixes dans la botanique que dans toute autre branche de l'histoire naturelle. Mais c'est surtout par sa méthode de classification que l'étude des végétaux l'emporte sur toute autre science naturelles. Ce n'est point un seul caractère, un seul organe qui aujourd'hui sert de base à la réunion des plantes en groupes ou classes, ce sont les considérations que l'on peut tirer de l'ensemble de ces différens organes, les modifications qu'ils présentent dans leur position relative, leur forme, leur structure, etc. Il en résulte nécessairement que tous les êtres réunis dans une même classe ont une telle analogie entre eux, qu'on ne peut les éloigner sans rompre des affinités qu'il est presque impossible de méconnaître. Aussi est-ce avec raison que l'on a donné à ces classes le nom d'ordres ou de *familles naturelles*, pour indiquer la ressemblance et en quelque sorte l'*air de parenté* qui existent entre tous les végétaux qui s'y trouvent réunis.

Cet avantage, cette supériorité de la classification naturelle ont été si bien sentis, que l'on a cherché plus tard à l'appliquer aux autres parties de l'histoire naturelle, et qu'aujourd'hui tous les bons esprits dirigent sans cesse leurs observations vers le perfectionnement de cette méthode, dont l'invention et les progrès sont dus au génie de plusieurs botanistes célèbres, et particulièrement à celui des Adanson, des Jussieu, et de quelques modernes.

Si maintenant nous voulons envisager la botanique dans ses applications, nous verrons qu'elle occupe un rang distingué parmi les sciences utiles à l'homme, pour augmenter ses jouissances et satisfaire ses besoins. Est-il en effet une étude plus attrayante que celle de ces productions innombrables et variées qui parent nos prairies, et font l'ornement de nos jardins et de nos forêts ? La botanique est la science de tous les temps, de tous les lieux. Partout on trouve des plantes : la nature en a fait la parure de la terre, et toutes les saisons, l'hiver même, malgré ses glaces et ses frimas, voient naître et se reproduire de nouveaux végétaux.

L'utilité de la botanique n'est pas moins grande que le charme attaché à son étude ; chaque jour elle éclaire et rend quelque service important à l'agriculture, à l'économie rurale et domestique, aux arts, et particulièrement à la médecine. Aussi son étude est-elle indispensable à celui qui se livre à l'art de guérir. N'est-ce point en effet dans les végétaux, qui sont le sujet de la botanique, que le médecin trouve les remèdes les plus puissans, les plus efficaces, pour combattre les maladies qui affligent l'espèce humaine? A chaque instant il prescrit à ses malades l'emploi de végétaux dont il est indispensable qu'il connaisse les caractères distinctifs. Comment pourrait-il, sans cette connaissance, signaler les méprises funestes commises trop souvent par la grossière ignorance des gens chargés de la vente des plantes médicinales. Qui ne sait combien il est facile de confondre certains végétaux qui jouissent de propriétés bienfaisantes avec quelques-uns qui exercent une action meurtrière sur l'économie? Ainsi la racine du phellandre aquatique (*phellandrium aquaticum*, L.) a quelquefois été prise pour celle du panais; la ciguë, et particulièrement la petite ciguë (*œthusa cynapium*), a été cueillie pour le persil ou le cerfeuil. J'ai quelquefois trouvé, parmi les espèces émollientes que l'on vend chez quelques herboristes, les feuilles de la jusquiame et celles de la morelle noire. Or, avec des connaissances de botanique même assez légères, il est facile de reconnaître de semblables erreurs, et d'en prévenir les conséquences funestes.

L'étude de la botanique est indispensable au médecin dans une autre circonstance importante de son art. Il est appelé auprès d'un individu en proie à tous les symptômes de l'empoisonnement. Cet individu vomit, et l'on trouve auprès de lui quelques fragmens de végétaux; il faut que le médecin prononce si ces végétaux ont pu déterminer les symptômes que ce malade présente, ou s'ils ont été occasionés par une autre cause. Pour porter un jugement sûr dans une pareille circonstance, ne faut-il pas nécessairement que le médecin soit en état de reconnaître les caractères de ce végétal; ce qu'il ne peut faire sans avoir étudié la botanique. Il en serait absolument de même, si, dans un cas analogue, le médecin était appelé auprès des magistrats pour prononcer sur la nature des substances que l'on soupçonnerait avoir été employées pour déterminer un empoisonnement.

Il est encore un autre avantage que le médecin trouve dans l'étude de la botanique, c'est celui de pouvoir remplacer par des espèces indigènes les végétaux exotiques, qu'on se procure difficilement, soit à cause de leur rareté, soit enfin à cause de l'éloignement des pays dans lesquels ils croissent. Cette connaissance pourra surtout être de la plus grande utilité à celui qui pratique au milieu de la campagne, dans les pays de montagnes, où les pharmacies sont rares, les communications difficiles, et les malades peu favorisés de la fortune. Cette substitution, souvent indispensable, lui sera facile à opérer, s'il s'est bien pénétré des principes généraux de la botanique, et des bases de la classification naturelle. Il saura, par exemple, que tous les individus d'une même espèce jouissent essentiellement des mêmes propriétés médicales ; que les espèces d'un même genre possédent des vertus analogues, et que fort souvent enfin tous les genres d'une même famille participent des mêmes propriétés. C'est d'après cette connaissance qu'il pourra employer presque indistinctement toutes les espèces de gentiane comme amères et toniques ; toutes les Malvacées, comme émollientes ; toutes les Labiées, comme aromatiques et stimulantes ; toutes les Crucifères, comme antiscorbutiques. Mais il saura aussi que, dans certaines familles, ces substitutions ne sauraient avoir lieu indistinctement, et qu'au contraire elles exigent la plus scrupuleuse attention. Ainsi, dans la famille des Solanées, on trouve, avec la pomme de terre, le bouillon blanc, l'aubergine, les tomates, qui sont des alimens sains ou des médicamens sans danger ; le tabac, la belladone, la jusquiame, la mandragore, qui sont au contraire des substances âcres et essentiellement vénéneuses. Ainsi, dans la famille des Convolvulacées, dont une espèce (le *convolvulus batatas*) fournit un aliment sain et très-employé dans les Indes, se trouvent d'autres espèces dont les racines sont âcres et violemment purgatives ; telles sont celles du jalap, du méchoacan, etc. Enfin l'étude de la botanique, ainsi envisagée, enseignera au médecin quelles sont les familles naturelles de plantes où il pourra choisir indistinctement tous les genres pour remplir la même indication, parce qu'ils jouissent tous des mêmes propriétés ; et quelles sont au contraire celles où, chaque genre jouissant de propriétés différentes, il est important de ne les pas employer les uns pour les autres.

Une science qui se rattache par tant de points de contact à l'exercice de l'art de guérir fait nécessairement partie des connaissances que les médecins doivent acquérir. Cependant la fausse idée qu'un grand nombre d'entre eux s'en forment, les difficultés dont ils croient que son étude est hérissée, en éloignent quelques-uns, et les privent ainsi d'un guide sûr, sans lequel ils risquent à chaque instant de commettre, ou de sanctionner, par leur ignorance, des erreurs essentiellement préjudiciables à l'humanité souffrante. Cette espèce d'éloignement qu'ils ont pour la botanique vient ordinairement du peu d'ordre, et même de la marche vicieuse qu'ils adoptent dans l'étude de cette science. Les uns, en effet, la faisant consister dans la connaissance du nom des végétaux employés en médecine, s'appliquent uniquement à se mettre ces noms dans la tête, sans avoir en quelque sorte l'idée des objets qu'ils représentent. Les autres, au contraire, croyant que pour savoir la botanique il faut connaître imperturbablement les caractères qui distinguent tous les végétaux connus, s'effraient, et avec raison, d'une telle entreprise, et n'osent s'y engager.

Ces deux opinions sont également fausses, car si pour être botaniste il fallait savoir par cœur les noms et les caractères de toutes les plantes déjà décrites, je doute qu'il y ait un seul homme dont la mémoire, quelque heureuse qu'elle fût, pût retenir les caractères qui distinguent environ quarante mille végétaux qui sont connus aujourd'hui. Quel est donc le but que le médecin se propose en étudiant cette science? Celui de connaître et de savoir distinguer les plantes salutaires à l'homme, soit comme alimens, soit comme médicamens, d'avec celles qui jouissent au contraire de propriétés délétères. Or, pour parvenir à cette connaissance, l'expérience journalière m'a depuis long-temps démontré qu'il suffisait de bien connaître les organes des végétaux, et les modifications principales qu'ils peuvent offrir, puisque ce sont ces organes et leurs modifications qui servent de caractères distinctifs. Celui qui connaît le nom et la structure de ces différens organes, qui se rend bien compte du sens attaché à chacune des expressions par lesquelles on représente leurs principales modifications, n'a besoin, pour posséder toutes les connaissances nécessaires pour reconnaître tous les végétaux qu'il peut rencontrer, que d'étudier un des systèmes employés à la classification des plantes. Dès lors il lui sera facile, au moyen d'une flore, ou d'un autre ouvrage dans lequel les plantes sont rangées méthodiquement, de trouver le nom de la première qui lui serait présentée, quand même il ne l'aurait jamais vue. Ce nom une fois connu, il peut alors étudier plus spécialement les caractères distinctifs de cette plante, ses qualités sensibles, son mode d'action, et les usages auxquels on peut l'employer. Telle est la marche que le médecin doit suivre dans l'étude de la botanique. On voit qu'elle est à la fois simple et facile, et qu'elle n'exige pas de sa part une application exclusive et long-temps soutenue; mais nous ne saurions trop lui en recommander l'étude. Chaque jour il sentira les avantages d'une science à qui il devra la connaissance des ressources les plus précieuses de son art, et sans laquelle il pourra commettre à chaque instant des méprises aussi préjudiciables à son honneur, que funestes à ceux qui lui ont confié le soin de veiller à leur conservation.

Dans cet article, consacré à donner une idée générale de la botanique, il nous a paru beaucoup plus important de rappeler en peu de mots les liens qui unissent cette science à la médecine, et d'indiquer la marche à suivre dans son étude, que de nous étendre longuement sur son origine, ses progrès, les révolutions que les différens systèmes lui ont fait éprouver. Cette partie, très-intéressante en elle-même, se rattache plus naturellement à la botanique envisagée d'une manière générale que considérée dans ses applications à l'art de guérir. Aussi avons-nous cru devoir nous en abstenir, renvoyant aux ouvrages généraux de botanique, pour y trouver tous les détails et tous les développemens dont elle est susceptible. (A. RICHARD.)

BOTHRION, s. m., βόθριον, *faveola;* ce mot, qui signifie un fossé, a été employé par Galien et Paul d'Ægine, pour désigner un petit ulcère profond de la cornée; inusité. (J. C.)

BOTRYS, s. m., *chenopodium botrys*, L. Famille des Chénopodées, de la pentandrie digynie. Plante annuelle, qui croît dans les champs sablonneux des provinces méridionales de la France, en Italie, en Grèce, etc., et qui se reconnaît à ses feuilles sinueuses, velues et visqueuses; à ses fleurs très-petites, verdâtres, disposées en une sorte de grappe, qui garnit la partie supérieure de la tige et de ses ramifications (de là son nom spécifique de *botrys*, tiré de βότρυς, grappe). Cette plante répand une odeur balsamique extrêmement vive; sa saveur est aromatique et légèrement amère. En se desséchant, elle se recouvre de petites effleurescences blanches et cristallines. Elle possède des propriétés stimulantes très-énergiques, qui dépendent de la matière résineuse qu'elle contient en grande quantité. Cette plante est beaucoup moins employée par les praticiens modernes, qu'elle le mérite. En effet un très-grand nombre d'auteurs anciens ont constaté l'énergie de son action sur l'économie animale. Ainsi, du temps même de Dioscorides, on en faisait fréquemment usage dans les affections catarrhales chroniques, et particulièrement dans celles des bronches. Plusieurs auteurs, entre autres Wauters, dans son *Répertoire des médicamens indigènes,* prétend avoir, par l'emploi de cette plante, guéri des phthisies confirmées. Mais il est très-probable que ce médecin s'était mépris sur le véritable caractère de la maladie qu'il croyait avoir guérie. Il est à croire, comme le remarque le docteur Biett, que le médecin de Gand a pris des catarrhes pulmonaires chroniques pour des phthisies; et l'on conçoit dans ce cas que le botrys a pu produire d'heureux résultats, comme au reste aurait fait probablement toute autre substance résineuse et balsamique. Plusieurs praticiens ont encore employé avec avantage l'infusion de botrys dans l'hystérie, les convulsions et l'amenorrhée; et il paraît que presque toujours ils ont eu à se louer de ses bons effets. On l'administre communément en infusion théiforme, à la dose d'un gros pour une livre d'eau. Plus rarement on réduit cette herbe desséchée en poudre, et l'on en fait des pilules dont la dose varie d'un scrupule à un gros.   (A. RICHARD.)

BOTTE. *Voyez* VÊTEMENS.

BOTTINE, s. f. C'est le nom qu'on donne en *orthopédie* à une sorte de brodequin lacé en avant, et qui, à l'imitation de la botte, dont il tire son origine, s'élève à peu près jusqu'à la moitié de la hauteur de la jambe; on peut le considérer, 1°sous le rapport de l'hygiène, 2° sous celui de la chirurgie mécanique.

1° La bottine simple doit être envisagée comme une chaussure plus propre que le soulier à préserver les pieds de l'humidité, et à conserver la chaleur animale de ces extrémités de notre corps, les plus éloignés du centre circulatoire; elle offre en outre un appui, et prête une nouvelle force à l'articulation tibio-tarsienne, en même temps qu'elle maintient la totalité du pied dans la situation ferme et naturelle. Aussi le brodequin est-il spécialement destiné aux enfans, dont les pieds sont si exposés à se déformer, et à se dévier en dedans et en dehors; l'habitude de leur en faire porter constamment et pendant plusieurs années a suffi dans beaucoup de cas pour les préserver de telle difformité à laquelle ils étaient évidemment prédisposés.

2° Dans une multitude de circonstances où la bottine simple est insuffisante, on est obligé d'y adapter un petit appareil mécanique, dont l'objet le plus ordinaire est de suppléer à l'action des muscles affaiblis, paralysés, etc., ou de maintenir dans leur position naturelle des pieds dont la difformité a été heureusement corrigée. On peut considérer trois parties dans la bottine mécanique.

A. La semelle, B la tige, C, l'appareil qu'on y adapte.

A. La semelle est formée par plusieurs doubles d'un cuir plus épais et plus fort que celui du reste de la chaussure; il est nécessaire quelquefois d'interposer une lame mince de fer, pour empêcher qu'elle ne fléchisse, et que, par suite de cet accident, on manque le but, qui est de maintenir le pied dans sa rectitude naturelle et suivant la ligne horizontale. Lorsqu'un membre est plus court que celui du côté opposé. Une augmentation dans l'épaisseur de la semelle, surtout au talon de la bottine, diminue souvent la claudication, et peut même la faire disparaître entièrement. Il y a des difformités, comme les genoux légèrement cagneux, par exemple, pour la guérison desquelles il est avantageux que la semelle de la bottine soit beaucoup plus épaisse en dedans qu'en dehors. La plus simple réflexion suffit, en effet, pour faire comprendre que le bord interne du pied, continuellement relevé, tend à repousser les genoux à l'extérieur; si, au contraire, les parties faisaient une saillie contre nature en dehors, une disposition inverse de la semelle produirait un effet opposé. La même disposition est applicable aux déviations du pied en dedans et en dehors, etc.

B. Le cuir avec lequel on fait la tige de la bottine doit avoir assez de force et de solidité pour maintenir solidement le pied dans ses nombreuses articulations, et s'opposer à ce que des os rentrés dans leurs cavités ne fassent de nouveau saillie, etc. A la partie intérieure de la tige, il doit y avoir une languette qui tient seulement à la chaussure par l'extrémité inférieure, et sur laquelle appuie le lacet, qui, sans cet accessoire, comprimerait douloureusement la jambe, lorsqu'on serre un peu fort la bottine, ce qui est très-souvent nécessaire.

C. L'espérance de guérir les difformités auxquelles les pieds sont sujets a fait imaginer un grand nombre d'appareils qu'on a adaptés à la chaussure dont il s'agit; mais il faut avouer qu'on réussit très-rarement de cette manière, à moins que la difformité ne soit très-légère; et le plus ordinairement, on ne doit envisager ces sortes d'appareils que comme un moyen contentif très-utile dans la convalescence des difformités qu'on a traitées avec succès. On ne s'attend pas sans doute à nous voir traiter des nombreux appareils annexés aux différentes bottines qu'on a proposés en orthopédie, et dont la plupart, au reste, sont très-défectueux; nous dirons seulement quelques mots de l'ingénieux mécanisme imaginé par M. d'Ivernois, chirurgien orthopédiste très-habile, de Paris, si heureusement adapté au brodequin ordinaire, appareil à la fois simple et léger, dont il a retiré tant d'avantages pour abaisser le talon et le maintenir sur le sol, dans les difformités où il tend continuellement à remonter même après la guérison. Ce que nous allons en dire, est en partie extrait de sa dissertation sur les pieds-bots, publiée en 1817. Nous avons eu plusieurs fois la preuve que tout ce que M. d'Ivernois y dit est de la plus grande exactitude. Occupé de trouver un moyen de suppléer à l'action des muscles fléchisseurs chez une jeune personne dont le talon ne pouvait appuyer sur le sol, et de la faire ainsi marcher d'une manière artificielle, il imagina un petit appareil en acier, dont le mécanisme se rapproche beaucoup de celui de la batterie du fusil, et qui agit de telle sorte, que, par l'effet de son grand ressort, le talon est continuellement entraîné en bas, et la pointe du pied dirigée en haut, comme cela s'observe par suite de l'action des muscles fléchisseurs du pied. Cette petite machine, qui se trouve gravée dans la dissertation citée plus haut, ajustée à une bottine ordinaire, ne gêne en rien la marche, abaisse à chaque pas le talon sur le sol, allonge le tendon d'Achille, et fortifie l'action des fléchisseurs, qui finissent par n'avoir plus besoin de son secours ; lorsque ces muscles sont paralysés, l'appareil n'a plus pour objet que de faciliter la progression, et de diminuer la claudication, ce qui est encore bien important pour les infirmes incurables. La bottine mécanique de M. d'Ivernois est aussi un excellent préservatif pour les enfans qui ont été guéris des pieds-bots. Par son secours bien dirigé, on évite des rechutes qui étaient assez communes avant l'invende cette utile chaussure, qui appartient à la fois à l'hygiène et à la chirurgie mécanique. (MARJOLIN.)

BOUC, s. m., *hircus*. On nomme ainsi les individus mâles adultes du genre des chèvres, lequel appartient à la classe des mammifères et à la famille nombreuse des ruminans. Tout le monde connaît les boucs et l'odeur désagréable qu'ils répandent autour d'eux, odeur qui imprègne leur chair, et qui suffirait pour empêcher d'en user comme aliment, quand bien même elle ne serait pas déjà dure et de difficile digestion. Mais ce que l'on ne sait point aussi généralement, c'est que, chez nos ancêtres, le sang, le suif, la fiente et l'urine de bouc ont été bien souvent recommandés dans le traitement des maladies. Le sang de cet animal, par exemple, passant pour sudorifique, résolutif, diurétique, discussif et emménagogue, était administré dans la pleurésie, dans les contusions graves, dans la gravelle, dans la dysurie, dans la dysménorrhée, et dans une foule d'autres affections contre lesquelles, hélas! il est devenu totalement impuissant, depuis que l'esprit d'observation a posé les bases de la médecine moderne. Il en est à peu près de même du suif de bouc, ce fameux *sevum hirci* dont on voit encore le nom briller dans le coin obscur de quelques vieilles officines, et que l'Auvergne et le Nivernais avaient le privilége de vendre au reste de la France. Émollient et résolutif comme toutes les graisses, il entrait dans la composition de quelques cérats, emplâtres et onguens ; il faisait partie de certains lavemens antidysentériques, de suppositoires antihémorrhoïdaux, etc., etc. Quoiqu'il n'ait pas d'inconvéniens réels, on a vu qu'on pouvait s'en passer, et le remplacer par d'autres matières grasses moins dégoûtantes, et les pharmaciens ont abandonné cette branche de commerce aux chandeliers. Quant à la fiente et à l'urine de bouc, nous n'en dirons rien ici ; les réflexions que nous avons faites à l'article *Ane*, au sujet de ces médicamens absurdes, sont applicables au cas qui nous occupe ; et nous ne sommes plus au temps où, sur la foi de Schroder, de Reisel et d'Ettmuller, les gens de l'art donnaient avec confiance de pareils remèdes contre toutes les espèces d'hydropisies. *Voyez* ALIMENS, CHÈVRE, CHEVREAU, GRAISSE. (HIPP. CLOQUET.)

BOUCAGE, s. m., *pimpinella*, L. Genre de la famille naturelle des Ombellifères de la pentandrie digynie qui renferme des espèces herbacées, annuelles ou vivaces, et dont le caractère consiste en un ovaire allongé, strié ; en une corolle formée de cinq pétales cordiformes, presque égaux entre eux ; le fruit est ovoïde, allongé, strié longitudinalement, n'offrant pas de denteure à son sommet. Les fleurs, qui sont disposées en ombelle, sont dépourvues d'involucre et d'involucelles. Trois espèces de ce genre sont particulièrement employées en médecine ; ce sont :

1° L'ANIS, *pimpinella anisum*, L. Nous en avons parlé au mot Anis. *Voyez* ce mot.

2° LE PETIT BOUCAGE, ou petite saxifrage, *pimpinella saxifraga*, L. C'est une petite plante vivace qui croît abondamment en France, dans les pelouses sèches, sur le bord des fossés. Elle fleurit pendant presque tout l'été. On fait usage de sa racine et quelquefois de ses semences ou fruits. La première est allongée, blanche, légèrement rameuse, d'une odeur aromatique peu

agréable, rappelant un peu celle du bouc (de là le nom de boucage donné à toutes les espèces de ce genre). Sa saveur est un peu
âcre et aromatique. Cette racine est beaucoup moins en usage
aujourd'hui qu'elle ne l'était autrefois. Elle exerce une action bien manifeste sur les organes avec lesquels on la met en
contact. Aussi l'emploie-t-on quelquefois comme masticatoire,
soit pour augmenter l'action des glandes salivaires, soit pour
calmer les douleurs cruelles dont les dents sont le siége. Sa
poudre, amalgamée avec un sirop et à laquelle on donne la
forme de bols, est un puissant stomachique, qui excite d'une
manière remarquable les fonctions digestives. Mais c'est particulièrement comme diurétique excitante que la racine de petit
boucage mérite d'être administrée avec plus de confiance.
Quelques praticiens l'emploient souvent avec succès dans la
gravelle, ce qui a fait encore donner à cette plante le nom de
petite saxifrage, qu'elle est loin de justifier rigoureusement,
car elle n'exerce aucune action dissolvante sur les concrétions
calculeuses amassées dans la vessie.

Quant aux fruits ou semences, de même que ceux de la plupart
des autres plantes de la famille des Ombellifères, ils sont plus ou
moins aromatiques et excitans. Leur infusion aqueuse est regardée par quelques auteurs comme une boisson très-diaphorétique.

3° La troisième espèce est le GRAND BOUCAGE, ou grande saxifrage, *pimpinella magna*, L. Elle est également vivace, et croît dans
les bois ombragés. On emploie également sa racine et ses semences,
qui possèdent absolument les mêmes propriétés et au même degré,
en sorte que ces deux plantes peuvent être indistinctement employées l'une pour l'autre. Nous croyons donc inutile d'entrer ici
dans de nouveaux détails, qui seraient superflus. (A. RICHARD.)

BOUCHE, s. f., *os*, *ςτόμα*; entrée, première cavité de l'appareil digestif et de tous les organes de la nutrition. Située à la
partie inférieure de la face, elle occupe l'intervalle qui existe,
dans le squelette, au-dessous de la voûte palatine et derrière les
dents et la mâchoire inférieure, continue en arrière avec le
pharynx qui la sépare de la colonne vertébrale. Elle n'est donc
circonscrite par des os qu'en haut, en avant et sur les côtés :
en bas, la langue et ses muscles, ainsi que l'hyoïde, concourent
à la former ; en arrière, une cloison charnue, placée entre elle
et le pharynx, et qu'on nomme le *voile du palais*, la complète,
en laissant au-dessous d'elle un intervalle qui conduit de la bouche

dans le pharynx, et qui est connue sous le nom d'*isthme du go-sier*. Mais en outre, les lèvres et les joues appliquées sur la face externe des dents et des mâchoires, et simplement contiguës à ces parties, en même temps qu'elles rétrécissent l'ouverture qui résulte de l'écartement des mâchoires, agrandissent en devant et en côtés la cavité de la bouche, qu'elles seules bornent réelle-ment dans ces deux sens. Il résulte de là que les dents et les portions des os maxillaires qui les supportent sont, dans l'état frais, renfermées dans l'intérieur de la bouche, qu'elles divisent en deux portions, ou, si l'on veut, que celle-ci a, dans sa partie antérieure, une double paroi, formée profondément par les os, superficiellement par les lèvres et les joues. La bouche présente à considérer, 1° sa cavité; 2° ses ouvertures; 3° la membrane muqueuse qui la tapisse. Quant aux diverses parties qui entrent dans la composition de ses parois, comme les LÈVRES, les JOUES, le PALAIS, la LANGUE, les DENTS, etc., elles seront décrites ailleurs. *Voyez* ces mots.

La cavité de la bouche a une forme et des dimensions très-variables, non-seulement chez les différens individus, mais en-core suivant les mouvemens qu'exécute la mâchoire inférieure. Ces mouvemens influent surtout sur le diamètre vertical de la bouche; ceux des lèvres, du voile du palais et des joues font un peu varier l'étendue des diamètres antéro-postérieur et trans-verse. En général, la figure de cette cavité est à peu près ovale, ou allongée d'avant en arrière, et arrondie à ses extrémités. Elle est déterminée, ainsi que ses dimensions, par le plus ou le moins de largeur ou de longueur de la mâchoire inférieure et des os maxillaires supérieurs et palatins de la mâchoire supérieure. Quand les mâchoires sont rapprochées, et que la bouche est fermée, comme l'on dit, l'espace que représente sa cavité est à peine sensible, la langue le remplissant presque en entier; quant à la portion de cet espace, située en dehors des mâchoires, et que quelques-uns appellent la *cavité des joues*, il faut que ces derniéres ou les lèvres soient écartées des dents pour qu'elle se prononce. La cavité de la bouche contient habituellement de la salive et des fluides muqueux. Les orifices qui versent ces fluides sont en très-grand nombre : celui du conduit de la glande pa-rotide, situé à la face interne des joues, dans la portion anté-rieure de la cavité, au niveau de la troisième dent molaire su-périeure, et ceux des glandes maxillaire et sublinguale, qui s'ouvrent sous la langue dans la portion postérieure, sont les principaux.

L'ouverture antérieure de la bouche, ou la fente transversale qui existe entre les lèvres, est ce qu'on appelle *bouche*, dans le langage ordinaire. Les mouvemens des lèvres modifient singulièrement la forme et les dimensions de cette ouverture, qui présente aussi, sous ce rapport, beaucoup de variétés individuelles. On remarque, à sa circonférence, la continuité de la membrane muqueuse avec la peau. L'ouverture postérieure, ou l'isthme du gosier, a une forme irrégulièrement quadrilatère; elle est située au-dessous du voile du palais, au-dessus de la base de la langue, et bornée latéralement par les tonsilles et les piliers du voile du palais. Sa grandeur varie de haut en bas, suivant les mouvemens de la langue, et surtout du voile du palais; son étendue transversale est presque constamment la même, à cause de la présence des apophyses ptérygoïdes sur les parties latérales.

La membrane muqueuse de la bouche, quoique partout continue, présente beaucoup de différences dans les différentes parties de cette cavité. A l'ouverture antérieure, elle recouvre le bord libre des lèvres, et se continue là avec la peau. Au delà elle tapisse la face interne des lèvres et des joues, forme derrière chaque lèvre un frein, envoie dans le conduit parotidien un prolongement très-mince, qui s'amincit encore dans ses radicules, contient partout dans ces régions labiale et buccale un grand nombre de follicules muqueux, les uns séparés, les autres agrégés. Ces derniers appartiennent surtout aux joues, et y forment les glandes molaires. Des lèvres et des joues, la membrane muqueuse se réfléchit en haut et en bas sur les arcades alvéolaires, s'y confond avec le périoste, y forme une membrane fibro-muqueuse épaisse, qu'on appelle gencives; les gencives très-amincies dans les alvéoles se prolongent jusque dans les dents, dont elles constituent la pulpe; à la partie postérieure des joues, la membrane se réfléchit sur le bord antérieur de la branche de la mâchoire, et sur sa face interne, et de là sur les côtés de l'isthme du gosier. De l'arcade alvéolaire supérieure la membrane se continue sur le palais, où elle contient un très-grand nombre de follicules. En bas, de l'arcade alvéolaire, la membrane se réfléchit sur les muscles qui forment la paroi inférieure de la bouche, et sur la glande sublinguale dans les conduits de laquelle elle se continue par des prolongemens très-fins, ainsi que dans ceux de la glande sous-maxillaire ; de là elle se réfléchit sous les parties latérales et antérieure de la langue, en formant sous celle-ci, au milieu, un frein, et de chaque côté un repli oblique et frangé ; elle couvre enfin la partie supérieure de la langue, où elle présente des caractères particuliers. Dans l'isthme du gosier la membrane se continue, sur le bord libre du voile du palais, avec celle des fosses nasales ; sur les côtés, après avoir revêtu les amygdales et leurs anfractuosités, elle se continue avec celle du pharynx ; enfin en bas elle se continue à la racine de la langue, en côtés avec celle de cette même cavité, et au milieu avec celle du larynx, après avoir revêtu l'épiglotte.

La membrane muqueuse de la bouche est partout très-vasculaire ; elle est pourvue d'un très-grand nombre de follicules muqueux ; elle est garnie de beaucoup de filets nerveux, surtout à la langue et dans les dents ; elle est recouverte d'un épiderme ou épithélium distinct : sa texture est d'ailleurs celle des membranes muqueuses en général. Cette membrane est le siége du tact général ; la mobilité de la langue et des lèvres les rend propres à un toucher assez exact. Les corps solides appliqués à la membrane muqueuse de la bouche, vers le fond de cette cavité, déterminent la nausée et le vomissement. Cette membrane, sur la langue particulièrement, est le siége du goût.

La bouche est d'abord, dans les premiers âges, une large ouverture sans lèvres, une cavité communiquant avec les fosses nasales, et dépourvue de voile du palais. Le palais et les lèvres, en se développant, closent cette cavité, et le premier la sépare des fosses nasales et de l'arrière-bouche. Dans le fœtus avancé en âge, et dans l'enfant, la cavité de la bouche est proportionnellement plus courte et plus large que dans l'adulte. Cette cavité s'allonge successivement depuis le commencement jusqu'à l'âge d'environ vingt-ans, où les dernières dents, par leur sortie, terminent l'allongement des arcades dentaires, et par conséquent de la bouche. Sa hauteur diminue dans la vieillesse par la chute des dents.

Les différences que la bouche présente dans les différentes races sont surtout relatives aux mâchoires, aux dents et aux lèvres.

A l'exception de quelques animalcules infusoires dépourvus de cavité intérieure pour la nutrition, tous les animaux ont un ou plusieurs orifices pour l'entrée et la sortie des substances alimentaires. Quelques zoophytes seulement sont pourvus d'une ouverture unique , qui remplit tout à la fois l'office de bouche et d'anus : tous les autres animaux ont une bouche distincte. Parmi les articulés externes, les uns ont pour orifice de leurs voies digestives, ou un simple tube, ou une langue canaliculée, ou une trompe, ou un rostre ; les autres ont des mandibules et des mâchoires, et ces parties sont latérales. Dans les mollusques, la bouche a aussi des formes très-diverses, suivant le genre d'alimens dont ils font usage. Dans les vertébrés , l'ouverture de la bouche est transversale, et résulte toujours du mouvement de la mâchoire inférieure seule, ou pour la plus grande partie.

La bouche a plusieurs fonctions : pour la digestion, les lèvres sont des organes de préhension, fonction plus marquée dans les animaux privés de mains. Les dents, les mâchoires et leurs muscles sont les organes de la manducation. C'est encore dans la bouche que les alimens sont imprégnés par la salive; elle est le siége de la gustation; ses parois mobiles opèrent aussi une partie de la déglutition. Pour la respiration elle peut, comme le nez, donner passage à l'air. Le vomissement, l'expectoration, l'excrétion des crachats gutturaux, et celle de la salive quand elle a lieu, se font par la bouche. La voix est modifiée en traversant cette cavité diversement configurée pour la production des voyelles ; elle est articulée par les mouvemens de ses parois, pour la production des consonnes.

La bouche reste quelquefois dans un état imparfait de développement, soit que la voûte du palais ne se soit pas fermée, ce qui constitue la gueule de loup; soit que le voile du palais soit resté bifide, ce qui donne lieu au plus faible degré de cette difformité ; soit que les lèvres soient restées divisées comme elles le sont primitivement, ce qui constitue le bec de lièvre; soit enfin que la mâchoire soit restée dans un état de parvité monstrueuse. Les enfans naissent aussi quelquefois sans bouche, ou avec cette ouverture close.

Les maladies auxquelles la membrane muqueuse de la bouche est sujette sont surtout l'inflammation, l'ulcération et l'hémorrhagie. *Voyez* STOMATITE et STOMATORRHAGIE.   (A. BÉCLARD.)

BOUE MINÉRALE, s. f., *balneum cœnosum.* On nomme ainsi une sorte de marais que l'on rencontre près de quelques eaux minérales, qui sont formés par des terres imprégnées de matières que ces eaux charrient avec elles, et dans lesquels on plonge le

corps tout entier ou quelques-unes de ses parties. *Voyez* EAUX
MINÉRALES. (R. DEL.)

BOUFFISSURE, s. f., *inflatio*. Mot dont l'acception est ordinairement prise d'une manière générale, et pour exprimer collectivement les intumescences molles et sans rougeur, partielles
ou générales, produites par l'accumulation de sérosité, l'extra-
vasion de sang, le passage et la dilatation de l'air dans le tissu
cellulaire sous-cutané. C'est particulièrement à la face et aux extrémités, et dans le voisinage des plaies, que l'on observe la bouffissure. Elle est au nombre des symptômes caractéristiques des
hydropisies et des emphysèmes. Il y a une bouffissure accidentelle qui accompagne les grandes fatigues et les longues veilles,
et même presque tout le monde a le visage plus ou moins tuméfié
au réveil. Certaines circonstances développent, dans la plus parfaite santé, une espèce de turgescense vaporeuse du tissu cellulaire. Cet état se dissipe souvent au bout de quelques heures ; il
devient sensible dans les violentes affections de l'âme : on l'observe fréquemment avant l'établissement des menstrues et durant
la grossesse. Ce phénomène se manifeste aussi chez les enfans qui
ont long-temps pleuré, dans la convalescence des maladies, dans
plusieurs affections morbides, telles que la chlorose, la fièvre
intermittente, à la suite des convulsions. Il se rapporte plutôt à
la pneumatose hystérique, aux tumeurs venteuses, qu'à l'hydropisie. Il y a encore une bouffissure ou tuméfaction causée par la
stagnation de la sérosité dans le tissu cellulaire, mais qui ne peut
être regardée comme une hydropisie : tel est chez les femmes
enceintes, dans le cas d'obliquité de l'utérus, le gonflement de
l'extrémité correspondante au côté comprimé ; et chez les individus d'une taille un peu élevée, le gonflement qui survient souvent le soir autour des malléoles. Une simple piqûre d'abeille est
suivie d'une tuméfaction qui n'a que l'apparence de l'hydropisie :
il en est de même du gonflement qui se manifeste à l'extérieur dans
les abcès profonds, dans l'empyème. (LANDRÉ-BEAUVAIS.)

BOUGIE, s. f., *candela, candelula, virga cercata*; corps
flexible, lisse, long de dix à douze pouces, du volume d'une
plume à écrire et au-dessous, ayant la forme d'un cône très-
allongé et arrondi vers sa petite extrémité. Cet instrument, qui
doit être introduit dans l'urètre, a été inventé pour remédier à
plusieurs maladies de ce canal, et principalement à son rétrécissement.

Rhasès et, à son exemple, tous les médecins qui l'ont suivi jusqu'au siècle dernier, se servaient, pour rétablir le cours de l'urine, de petites baguettes de plomb, qu'ils frottaient de mercure. On employa ensuite plusieurs fils de lin ou de coton cirés, réunis en forme de petite bougie, qu'on ratissait dans l'espace d'un travers de doigt, sur le côté correspondant à la caroncule qu'on croyait exister, pour loger dans l'excavation qui en résultait un onguent escarotique propre à détruire cet obstacle. Un empirique portugais, nommé Philippe, qui avait communiqué son secret à André Lacuna, dès 1551, paraît avoir été le premier qui ait fait usage de ces dernières bougies. La priorité de cette découverte fut cependant revendiquée trois ans après par Amatus Lusitanus, en faveur d'Alderetto, professeur de Salamanque; et Alphonse Ferri, Napolitain, renchérissant encore sur ces prétentions, annonce qu'il se servait déjà de ce moyen dès l'année 1548, et que l'onguent escarotique dont il faisait usage était décrit dans Alexandre le Grec, probablement Alexandre de Tralles, qui l'employait contre les polypes des osses nasales. Quoi qu'il en soit, la pommade caustique qu'on adaptait ainsi aux bougies, a beaucoup varié dans sa composition : quelquefois elle se préparait simplement avec un gros et demi de poudre de sabine, et une demi-once d'un cérat mucilagineux ; d'autrefois on y faisait entrer le vitriol, l'orpin, l'alun de roche et le vert de gris, à la dose d'un gros de chaque, macérés dans le vinaigre, et incorporés ensuite dans deux onces d'onguent de céruse. Charles IX fut traité de caroncules de l'urètre, au rapport de Lazarre-Rivière, par un empirique italien, nommé Godefroi-Giannati, avec un mélange d'antimoine, de tuthie, de céruse, de litarge, de camphre, d'opium, et de quelques autres substances moins actives.

On a encore fait des bougies pleines et creuses avec les tiges de différentes plantes, avec le parchemin, la peau de souris appliquée sur du fil d'archal, avec la corne, la baleine et la corde à boyau; ces dernières sont encore quelquefois employées.

Plus tard on commença à faire des bougies avec des bandelettes de linge demi-usé, enduites de cire, comme présentant plus de solidité que celles qui avaient le fil ou le coton pour base. On y incrustait également des onguens plus ou moins caustiques. Daran, qui acquit, dans le dernier siècle, de la célébrité et de la fortune, en préconisant l'emploi de bougies auxquelles il avait donné son nom ,les préparait d'abord de la manière suivante : ♃ huile d'olive, ℔j. Vin rouge, ℔ß, un pigeoneau vivant et plumé, ou à son défaut un demi poulet ; faites bouillir dans une terrine neuve, jusqu'à évaporation du vin ; faites ensuite dissoudre dans ce qui reste, cire jaune, poix de Bourgogne, ãã ʒjv. Blanc de baleine, ʒij ; diabotanum , ʒj ; poudre de semelle brûlée, depuis deux gros jusqu'à deux onces; étendez sur le linge, qu'on coupe ensuite en bandelettes de diverses grandeurs, pour les rouler et faire des bougies plus ou moins volumineuses. Ces bougies, et d'autres encore plus bizarrement composées, dont Daran publia un peu tardivement la formule, n'offrent rien qui puisse porter à réclamer contre le profond oubli dans lequel elles sont tombées. Elles auraient assurément joui de moins de faveur sans le déhonté charlatanisme de leur auteur, et la légèreté de quelques médecins qui s'en étaient faits les prôneurs. On a aussi voulu employer des bougies entièrement faites avec l'emplâtre de minium et autres compositions plus ou moins stimulantes ; mais l'irritation qu'elles occasionaient quelquefois dans toute la longueur du canal a forcé à les abandonner. Dans l'état actuel de la science, il est probable qu'on n'en appellera pas de ce jugement ; car on est bien convaincu aujourd'hui que les bougies n'agissent que comme corps dilatans, et non par les propriétés médicamenteuses des substances qui entrent dans leur composition ; et si l'on fait encore quelquefois usage de bougies emplastiques, ce n'est que dans des circonstances particulières, et seulement à raison de quelques-unes de leurs propriétés physiques qui rendent leur introduction plus facile.

De toutes les espèces de bougies qui viennent d'être indiquées, les seules qui soient restées dans la pratique sont celles de corde à boyau et celles emplastiques. Les premières se font avec des cordes semblables à celles de nos instrumens de musique. On les choisit plus ou moins fortes ; on amincit l'une des extrémités qui est ensuite arrondie avec un canif, la pierre-ponce ou une lime douce. Cet instrument, du reste, est bien moins utile qu'on ne le pense communément ; car, malgré l'avantage qu'on lui trouve de dilater l'urètre en augmentant de volume par l'humidité, les difficultés qu'on éprouve souvent pour l'introduire, et surtout le peu de résistance qu'il offre aux parois qui tendent à revenir sur elles-mêmes une fois qu'il est ramolli, empêcheront toujours de l'employer avec succès. Les bougies emplastiques qui sont usitées aujourd'hui sont ordinairement composées avec l'emplâtre de diachylon vieux, que l'on mélange avec un quart de cire et une certaine quantité d'huile d'olive. On y ajoute quelquefois, mais sans aucune nécessité, une faible proportion de mercure, de sulfure d'antimoine ou d'oxyde de plomb rouge. Presque toutes celles qu'on trouve dans les officines ont le défaut d'être trop coniques et assez mal polies : on les fait en trempant dans l'emplâtre, qu'on a fait fondre, des bandelettes de linge triangulaires, qu'on roule suivant leur longueur, et qui sont ensuite lissées sur le porphyre, comme les ciriers le font pour la bougie à brûler. Cette forme les rend trop faibles du bout qui doit faire effort pour franchir les obstacles, tandis qu'elles sont presque constamment incommodes par la distension que la grosse extrémité occasionne vers le méat urinaire. Il serait à désirer que ces bougies fussent fabriquées avec des bandelettes de toile d'une largeur uniforme dans presque toute leur étendue, lesquelles ne commenceraient à prendre la forme anguleuse qu'à un demi-pouce de l'extrémité qui doit répondre à la vessie. De cette manière, la bougie conserverait toute sa solidité, et n'aurait pas aussi souvent l'inconvénient de se courber devant l'obstacle et de se contourner en vrille lorsqu'on veut à toutes forces le franchir.

Il est une autre espèce de bougies, dites de gomme élastique, dont l'usage s'est introduit en France depuis à peu près quarante ans, et qu'un artiste intelligent, l'orfèvre Bernard, a le premier entrepris de fabriquer. Encouragé par les suffrages de l'Académie royale de Chirurgie en 1779, il a bientôt porté son travail à un haut degré de perfection. On s'était persuadé pendant long-temps qu'il profitait de la découverte d'Hérissant et de Macquer, qui avaient reconnu dans l'éther la faculté de dissoudre le caoutchouc sans lui rien faire perdre de ses propriétés. Mais il est démontré aujourd'hui qu'il ne s'est jamais servi que d'huile de lin épaissie sur un feu doux. Le même procédé est encore en usage à présent. On étend successivement plusieurs couches de cette substance sur un cordonnet de soie ou de fil tressé pour cet objet; après quoi, on le polit sur le porphyre.

Les médecins allemands ont prétendu ôter à Bernard le mérite de son invention en l'attribuant, les uns à Teden, de Berlin, et d'autres à Pickel, médecin à Wurtzbourg. Quelques-uns en ont fait honneur à Troja. Toutes ces assertions sont fausses; et ce qui

le prouve, c'est que les praticiens que je viens de citer n'opé-
raient qu'avec la gomme élastique, qui, indépendamment de ce
qu'elle était et est encore fort chère, ne leur a jamais complétement
réussi; tandis que l'artiste français employait une matière différente, et qui avait le grand avantage de se trouver partout et à
vil prix.

Les bougies élastiques sont bien supérieures, pour la solidité
et la souplesse, à celles dont on faisait usage autrefois. Je dois
pourtant convenir que leur flexibilité elle-même est parfois trop
grande, et s'oppose à ce qu'on puisse les pousser jusque dans la
vessie quand il existe un obstacle un peu considérable. Dans ces
cas, il m'a toujours paru que les bougies emplastiques présentaient des corps plus susceptibles de résistance tant qu'elles ne
sont pas ramollies par la chaleur et l'humidité, et qu'elles sont
préférables à toutes les autres, jusqu'à ce qu'on ait redonné au
canal assez d'ampleur pour permettre l'introduction d'une sonde.
Je dirai même à cette occasion qu'on trouve depuis quelque
temps, dans plusieurs pharmacies de Paris, des bougies emplastiques préparées avec un soin extrême, qui sont parfaitement
lisses, et dont le centre, comme celui des bougies élastiques, est
une forte tresse de soie écrue bien plus résistante que la simple
bandelette de linge demi-usé dont on se sert ordinairement.

Pour introduire les bougies, de quelque espèce qu'elles soient,
il faut les graisser avec du suif, du cérat ou de l'huile. Une fois
placées, on doit les fixer, pour qu'elles ne pénètrent pas trop
avant, au moyen de plusieurs brins de coton à mèche, réunis en
forme de cordon, et qu'on attache autour de la verge en arrière
du gland.

Des médecins allemands, et en particulier M. Hecquer, ont
cherché à mettre en faveur l'usage de bougies médicamenteuses
solubles qu'ils introduisent de deux ou trois pouces dans le
canal de l'urètre, où ils les laissent fondre. Ils ont en cela imité
Rhasès et les autres médecins arabes qui avaient composé des
bougies propres à se dissoudre plus profondément dans ce conduit, et même jusque dans la vessie. Elles avaient aussi pour
excipient principal les gommes arabique ou adragant, et étaient
consacrées au traitement des ulcères et des carnosités qu'ils supposaient exister très fréquemment. Aujourd'hui le médecin allemand veut tenter par ce moyen d'arrêter l'écoulement blennorrhagique à son début, en remplacement des injections dont

quelques personnes font usage. Il y fait entrer, suivant le cas particulier, le sublimé, la potasse caustique, l'acétate de plomb concret, les extraits d'opium, de jusquiame ou d'alun. On fait ces bougies en trempant plusieurs fois quelques fils de coton ou de laine de deux ou trois pouces de longueur dans le mélange. Ce moyen n'a pas encore été essayé en France ; mais, sans vouloir ici préjuger ce que l'expérience nous enseignera à cet égard, je ne puis me dispenser de faire remarquer qu'indépendamment de ce qu'il y a de peu rationnel dans le procédé qui tend à supprimer une blennorrhagie commençante, il y aurait peut-être un danger non moins réel en mettant en contact avec la partie enflammée du canal, et pendant plusieurs heures de suite, des substances plus ou moins actives, comme celles qui entrent dans la composition de ces bougies médicamenteuses solubles. Qu'on se rappelle d'ailleurs, pour se bien pénétrer de la nécessité d'une très-grande circonspection dans l'emploi de cette méthode, à combien de tâtonnemens et d'essais il faut quelquefois se livrer avant de trouver pour les injections elles-mêmes, qui ne séjournent cependant que quelques secondes et tout au plus une ou deux minutes, le degré de force qui convient à la sensibilité très-variée de la membrane musqueuse de l'urètre.

Les bougies pleines ont d'abord été les seules employées pour le traitement des maladies de l'urètre. Mais l'obligation où l'on est presque toujours de les retirer, afin de permettre aux malades de rendre leurs urines, a engagé à en faire de creuses qu'on pourrait laisser à demeure dans la vessie. Elles étaient d'abord en plomb, ainsi qu'Ambroise Paré nous l'apprend. Van-Helmont et quelques autres les ont faites en peau de divers animaux; mais les meilleures, sans aucun doute, sont celles élastiques. On leur a donné le nom de sonde (*Voyez* ce mot). Les bougies creuses, qui sont dans quelques circonstances plus faciles à introduire et plus aisément supportées par les malades que les bougies pleines, ne diffèrent des sondes que parce que leur concavité n'a aucune communication avec l'intérieur de la vessie, tandis que les autres ont près de leur extrémité obtuse une ou deux ouvertures oblongues, à travers lesquelles peuvent s'échapper les urines. On introduit les bougies creuses avec ou sans le secours d'un mandrin. (LAGNEAU.)

BOUILLIE, s. f., *pullicula*, πολχαριον. Aliment de consistance demi-liquide, composé de farines ou de fécules cuites dans du lait. Cet aliment est destiné aux personnes qui ne peuvent exercer la mastication, et surtout aux enfans. *Voyez* ALIMENS, ÉDUCATION PHYSIQUE DES ENFANS. (DESORMEAUX.)

BOUILLON, s. m., *jus, sorbitio*. Si l'on soumet à l'ébullition de la chair musculaire de bœuf, l'osmazôme, la gélatine et les sels solubles se dissolvent; la graisse se fond, l'albumine se coagule, s'élève en écume à la surface du liquide, d'où on peut la retirer facilement : il résulte de cette opération le *bouillon*, solution de principes animaux très-nourrissante, très-réparatrice et très-facile à digérer. On fait aussi du bouillon avec des os, un peu de viande et beaucoup de légumes. M. Darcet est parvenu à extraire trente parties de gélatine pour cent, à l'aide de l'acide hydrochlorique. Le nombre des bouillons produits par les os est à celui de la viande comme 3 est à 2. Cent livres de viande ne donnent que cinquante livres de bouilli; elles fourniraient soixante-sept livres de rôti. Il y a donc près d'un cinquième à gagner en faisant du rôti. Cent livres de viande fournissent cinquante livres de bouilli et deux cents bouillons d'un demi-litre. Cent livres de viande, dont vingt-cinq sont employées à faire du bouillon avec trois livres de gélatine d'os, donneraient deux cents bouillons et douze livres et demie de bouilli, et les soixante-quinze livres restantes fourniraient cinquante livres de rôti. Par ce moyen on a donc une quantité égale de bouillon d'une qualité supérieure, et cinquante livres de rôti, plus douze livres et demie de bouilli. Mise à l'état de tablette avec une certaine quantité de jus de viande et de racines, on peut se procurer à volonté un excellent bouillon. Le bouillon est un aliment qui convient dans les maladies et dans les convalescences. — On fait avec le veau, le poulet et autres viandes blanches, des bouillons fort légers, peu nutritifs et fort rafraîchissans; ils conviennent dans les irritations. — Les décoctions de grenouilles et de tortues sont conseillées dans certaines maladies chroniques, et spécialement dans la phthisie. On prépare des bouillons de viandes, dans lesquels on ajoute des plantes médicinales. Enfin on emploie comme laxatifs une préparation connue sous le nom de *bouillon aux herbes;* l'oseille, la poirée, le pourpier, le cerfeuil, sont les plantes qui en font la base. On donne cette décoction pour faciliter l'action des potions purgatives. (ROSTAN.)

BOUILLON-BLANC, s. m. C'est le nom d'une espèce du genre molène (*verbascum thapsus*, L.) de la famille naturelle des Solanées, de la pentandrie monogynie. Ce genre a pour caractères essentiels : un calice à cinq divisions profondes, une corolle monopétale, rotacée à cinq lobes obtus et inégaux, cinq étamines, dont les filets sont ordinairement barbus, et pour fruit une capsule ovoïde à deux loges, renfermant un grand nombre de petites graines.

Le bouillon-blanc est une plante bisannuelle qui croît dans les lieux incultes, sur le bord des chemins ; il se reconnaît à sa tige simple et ailée, à ses feuilles qui sont grandes, cotonneuses, blanchâtres et décurrentes, et à un long épi de fleurs jaunes, qui garnissent la partie supérieure de sa tige. Placé dans l'ordre naturel à côté de la jusquiame, du tabac et de la pomme épineuse, le bouillon-blanc, ainsi que toutes les autres espèces du genre molène, forme une exception bien remarquable aux propriétés narcotico-âcres des autres plantes de la famille des Solanées. En effet, loin d'avoir la saveur âcre et nauséeuse, l'odeur vireuse des autres plantes de la même famille, le bouillon-blanc est inodore, presque insipide et essentiellement émollient. Cependant cette dissemblance de propriétés n'est pas telle, qu'on ne trouve encore dans les espèces de molène quelques traces des principes qui prédominent dans toutes les autres Solanées. En effet, à sa propriété émolliente le bouillon-blanc joint une action légèrement narcotique et sédative.

On fait usage de ses fleurs et de ses feuilles. On administre les premières en infusion dans l'eau ou le lait ; elles sont émollientes et béchiques. On les emploie particulièrement dans les inflammations légères des bronches, dans l'hémoptysie et dans la gastrite. Quant aux feuilles, elles servent à faire des décoctions émollientes, avec lesquelles on prépare des fomentations, des lotions ou des lavemens, que l'on emploie avec beaucoup d'avantage dans les tenesmes et la dysenterie, ainsi que dans les douleurs du fondement causées par le gonflement et l'irritation des hémorrhoïdes.

On prétend que ses graines enivrent les poissons, et que c'est un moyen employé quelquefois pour les prendre plus facilement. (A. RICHARD.)

BOULE DE MARS, s. f., *globus martialis. Voyez* TARTRATE DE POTASSE et DE FER.

BOULEAU BLANC, s. m., *betula alba*, L. Famille des Bétulinées, Richard ; monoécie tétrandrie, L. Le bouleau blanc est

plus remarquable par ses propriétés économiques et les services
qu'il rend aux habitans du nord de l'Europe, que par ses propriétés médicales. En effet, la propriété sudorifique que l'on attribue à son écorce intérieure est loin d'être assez puissante ni
assez bien constatée, pour que nous nous y arrêtions long-temps.
Aussi ce végétal ne figure-t-il maintenant que dans les anciennes
pharmacopées; et si nous en parlons ici, ce n'est que pour avoir
l'occasion de dire quelques mots des usages auxquels on emploie
ses différentes parties dans l'économie domestique et les arts,
surtout dans les contrées septentrionales de l'Europe. La sève
abondante dont le tronc du bouleau est rempli au commencement
du printemps a une saveur douce, sucrée et légèrement aigre-
lette. Les habitans du nord de la Russie la recueillent, la soumettent à la fermentation, et obtiennent ainsi une liqueur alcoholique, avec laquelle ils s'enivrent fréquemment. On prétend
que les Kamtschadales, les Samoyèdes, et en général tous les
peuples voisins du pôle nord, se nourrissent, pendant les longs
hivers qui désolent leur malheureux pays, avec l'écorce intérieure
du bouleau, lorsqu'elle est imprégnée d'une grande quantité
de fluides séveux qui la rendent douce et assez nourrissante.

On retire du bouleau une matière huileuse, très-employée en
Russie, pour le tannage des cuirs, et qui leur donne cette odeur
particulière qui les fait si facilement reconnaître.

Le bois de bouleau est blanc, mou, mais cependant très-flexible :
aussi l'emploie-t-on dans différens ouvrages de charronnage; et
lorsqu'il est jeune on en fabrique des cercles pour relier les cuves
et les tonneaux. Les extrémités de ses jeunes rameaux servent à
faire des balais.   (A. RICHARD.)

BOULIMIE, s. f., bulismus, βຂλιμος, de βຂ', particule aug-
mentative, et de λιμος, faim. Appétit excessif des alimens, et
qui devient quelquefois si pressant, qu'il produit des défaillances
si l'on n'y satisfait pas. Le plus souvent les malades attaqués de
boulimie prennent deux ou trois fois plus d'alimens qu'à l'ordinaire, quelquefois même ils en mangent avec voracité une
prodigieuse quantité. La satiété n'est cependant pas toujours proportionnée au degré de faim que l'on éprouve; c'est ainsi que
l'on est parfois plutôt rassasié que l'appétit ne le fait soupçonner.
Les femmes robustes, pendant leurs grossesses, les personnes qui
ont éprouvé des suppressions de menstrues ou d'hémorrhoïdes,
les jeunes gens qui se livrent à des exercices pénibles, les chas-

seurs, etc., sont tourmentés d'une boulimie ou faim canine, que l'on observe également dans la chlorose, l'hystérie, l'aliénation mentale, dans le cours des fièvres intermittentes, dans les affections vermineuses, et durant la convalescence des maladies aiguës. Il est aussi des boulimies qui paraissent dépendre d'une conformation du tube alimentaire, et des grands conduits biliaires. Il existe des faits variés de ces vices de conformation. M. le professeur Percy en a rassemblé de très-curieux, (*V.* 9e v. du *Nouveau Journal de Médecine, brumaire* an XIII), où la longueur du tube alimentaire se rapproche de celle des animaux carnassiers. Vésale, Lieutaud rapportent avoir vu le canal choledoque s'ouvrir immédiatement dans l'estomac. J'ai été consulté, il y a quelques années, par un homme attaqué de phthisie tuberculeuse, et d'une boulimie qu'il avait eue toute sa vie. Il mourut bientôt après, et l'on trouva, à l'ouverture du corps, qu'il n'y avait pas de vésicule du fiel; le duodénum adhérait immédiatement au foie; les intestins grêles étaient entièrement volumineux, et leurs tuniques étaient épaissies.

Tout ce qui réveille la sensibilité de l'estomac d'une manière directe ou sympathique augmente l'appétit et occasionne la faim. Ainsi la boulimie dépend quelquefois de l'irritation continuelle qu'entretient un ténia dans les organes digestifs; il en est de même de l'usage des épices et des autres substances irritantes. L'impression du froid sur la peau, en augmentant sympathiquement l'action de l'estomac, a quelquefois produit la faim canine, comme Plutarque en rapporte des exemples (vie de Brutus). La boulimie attaque quelquefois subitement; et le besoin de manger devient tout à coup si violent, que le moindre retard à le satisfaire est suivi du trouble des idées, d'obscurcissement de la vue, ou de vue double des objets, enfin de syncope. Je connais un jeune peintre qui éprouve tous ces symptômes : une petite quantité d'alimens (quelques onces) suffit pour les faire cesser. La cardialgie et les nausées sont du nombre des symptômes qui se manifestent dans cette maladie. Les individus attaqués de boulimie sont ordinairement maigres, et digèrent mal les alimens qu'ils dévorent; il n'est pas rare qu'ils en vomissent une partie, et il en est beaucoup qui sont tourmentés de diarrhée ou de lienterie. La boulimie vermineuse est accompagnée de symptômes qui font connaître la présence des vers. L'ingestion des alimens calme un peu ces accidens. La boulimie qui dépend d'une sécrétiou

trop abondante des sucs billiaires est également apaisée en prenant des alimens. Le pronostic de la boulimie varie selon les
causes qui la produisent. Celle qui dépend d'une conformation
particulière de certains organes dure toute la vie. Les boulimies
qui surviennent pendant la grossesse, les convalescences, les suppressions d'hémorrhagie, etc., cessent avec les causes qui les ont
déterminées. La boulimie qui est symptomatique de l'hystérie, de la
chlorose, de l'aliénation mentale, des affections vermineuses, etc.
disparaît également avec ces maladies. La boulimie est funeste,
dit Sauvages, si elle accompagne la fièvre quarte, l'ascite, ou
d'autres maladies chroniques.

Lorsque la boulimie dépend d'une conformation vicieuse des
organes, qui digèrent trop promptement les substances qui y
sont introduites, on comprend que les seuls conseils à donner
sont de se nourrir d'alimens choisis parmi ceux dont le tissu est
le plus solide, et offre le plus de résistance aux organes digestifs. Ainsi, un pain de pâte ferme, la chair de porc, de bœuf,
et d'autres substances dont la texture est très-compacte, seront
préférées à des alimens plus légers et plus délicats. Le traitement
des autres espèces de boulimie doit varier selon les causes qui les
produisent. Si elle se manifeste durant une fièvre intermittente,
il faut bien régler le régime, et ne laisser prendre que les alimens dont la digestion se fait facilement. La boulimie qui attaque
les femmes grosses, les convalescens, les jeunes gens qui font des
exercices pénibles, etc., est à peine une maladie, et exige seulement que l'on ne prenne pas plus d'alimens que l'on ne peut en
digérer.   (LANDRÉ-BEAUVAIS.)

BOUQUET ANATOMIQUE DE RIOLAN. Quelques anatomistes ont donné ce nom à la réunion des muscles et des
ligamens qui sont attachés à la portion styloïde du temporal.   (A. B.)

BOUQUETIN, s. m., *capra ibex*, Linnæus. Ce mot, qui dérive de l'allemand *bouc stein*, et qui signifie *bouc de rocher*, sert
dans notre langue à désigner une espèce de mammifère du genre
des chèvres, qui vit au sein des neiges éternelles et au milieu des
précipices des hautes chaînes de montagnes, dans les Alpes,
dans les Pyrénées, en Europe; sur le Caucase, le Taurus, et les
montagnes de la Sibérie, en Asie. Le sang de cet animal, qu'il
ne faut point confondre avec le chamois, a joui autrefois d'une
réputation que celle du bézoard oriental pouvait seule balancer.

Ce sang, que ses vertus miraculeuses alors avaient fait surnommer *manus Dei*, était apporté de Suisse et de Savoie, tout préparé à nos pharmaciens, et l'on rougit en se rappelant les précautions absurdes que l'on prenait pour cette préparation, dans la seule vue de tromper la bonne foi des hommes qui devaient l'employer. Mais, après avoir nourri soigneusement pendant un mois un bouquetin avec de la pimprenelle, de l'ache, du persil, de la saxifrage; après avoir ouvert ses artères, reçu son sang dans un plat consacré; après avoir fait sécher ce sang au soleil, il devenait facile de se persuader et de faire croire aux autres que l'on possédait un remède assuré contre la pleurésie la plus grave, les luxations les plus compliquées, les affections calculeuses les plus enracinées; telles étaient, en effet, les maladies contre lesquelles le sang de bouquetin passait pour agir d'une manière spécifique, et le célèbre Van-Helmont, atteint d'une vive inflammation de la plèvre, était tellement convaincu de l'efficacité d'un tel médicament, qu'il le préféra à la saignée, et mourut victime de ses préjugés et de son obstination. Les temps sont bien changés. Quelques obscurs campagnards seuls connaissent encore le sang de bouquetin, et se résolvent à partager le sort de Van-Helmont. Aucun médecin ne voudrait l'employer, en effet, depuis que les immortels travaux de Triller et de notre Fourcroy ont fait justice de ses vertus imaginaires. (**hip. cloquet.**)

BOURBILLON, s. m., *vitellus, ventriculus furunculi*, espèce d'escarre blanche ou grisâtre qui sort du furoncle ou de l'anthrax benin, quelques jours après que ces tumeurs se sont ouvertes. Cette escarre, plus ou moins volumineuse, élastique, ordinairement inodore, est formée par du tissu cellulaire et par des brides fibreuses, qui se sont gangrenés à la suite d'un véritable étranglement. *Voyez* anthrax, furoncle. (**marjolin.**)

BOURDONNEMENT. *Voyez* tintement d'oreilles.

BOURDONNET, s. m., *pulvillus*, petit rouleau ovoïde ou sphéroïde de charpie, de la grosseur d'une petite noix, que l'on emploie souvent pour absorber le pus qui baigne les plaies. Entre les pansemens, les bourdonnets appliqués sur une plaie qui fournit une suppuration abondante, s'en pénètrent, et l'empêchent de séjourner sur les bourgeons charnus. On se sert assez souvent de bourdonnets pour arrêter des hémorrhagies. Lorsque la ligature est impossible, ils doivent, dans ce cas, être plus durs, et on les saupoudre quelquefois avec de la colophane ou avec de la gomme arabique réduite en poudre. Quand on doit introduire un bourdonnet profondément, il faut le lier par le milieu, et laisser au dehors un bout du fil qui a servi à le lier ; ce fil sert à retirer le bourdonnet avec facilité. *Voyez* HÉMORRHAGIE ; PANSEMENT. (MARJOLIN.)

BOURGÈNE ou BOURDÈNE, s. f., espèce du genre nerprun. *Voyez* ce mot. (A. R.)

BOURGEON, s. m., *gemma*. On a donné le nom de *bourgeons charnus* à des granulations rouges, coniques, qui se développent à la surface des plaies suppurantes. Ce nom leur vient de ce que l'on avait trouvé une analogie entre ces corps, d'où l'on croyait voir sortir des chairs qui étaient produites , et les bourgeons des arbres, au sein desquels se développe une partie nouvelle du végétal. (*Voyez* CICATRISATION et PLAIE.) On appelle aussi *bourgeons* les boutons tuberculeux qui se montrent au visage chez certaines personnes, que l'on dit alors *bourgeonnées*. *Voyez* COUPEROSE. (R. DEL.)

BOURRACHE, s. f. ; *borrago officinalis*, L. Famille des Borraginées, pentandrie monogynie. Cette plante est annuelle, originaire d'Orient, suivant quelques auteurs, mais tellement répandue et si bien naturalisée dans certaines provinces de la France, qu'on peut la regarder comme planté indigène. Sa tige est cylindrique, épaisse, charnue, succulente ; ses feuilles sont ovales, sinueuses, couvertes d'aspérités et de poils qui les rendent rudes au toucher ; ses fleurs forment de longs épis roulés à la partie supérieure des ramifications de la tige. Elles sont ordinairement d'un beau bleu d'azur, et parfois roses ou blanches sur le même individu. Leurs caractères essentiels consistent en un calice étalé à cinq divisions profondes, étroites et aiguës ; en une corolle monopétale rotacée, à cinq lobes étalés et pointus ; en cinq étamines dressées, dont les filets portent les anthères attachées vers le milieu de leur face interne, et sont terminés à leur sommet par une longue corne aiguë.

Il est peu de plantes qui soit plus fréquemment et plus généralement employée que la bourrache, surtout dans la médecine domestique ; et cependant ses propriétés sont loin d'être bien énergiques. En effet, les feuilles et la tige de la bourrache sont remplies d'un fluide aqueux extrêmement abondant, visqueux, filant, d'une saveur fraiche et herbacée. Lorsqu'il a été clarifié, ce suc s'administre à la dose de deux à quatre onces dans les ma-

ladies de la peau, les engorgemens lents des viscères abdominaux, etc. On fait encore avec l'herbe fleurie de la bourrache
une décoction, à laquelle on ajoute une certaine quantité de miel,
de sucre ou de sirop. Cette boisson, d'un usage si fréquent, est
adoucissante, diaphorétique et diurétique, à cause du nitrate de
potasse que l'on trouve en assez grande quantité dans la bourrache. On l'emploie surtout dans les rhumes ou catarrhes pulmonaires légers, dans la goutte, etc. Quant aux fleurs, on les emploie aussi séparément en infusion; elles sont simplement émollientes, et s'administrent comme celles de mauve et de violette.

Dans quelques pays on cultive la bourrache comme plante
potagère. Ses feuilles, bouillies dans l'eau, se mangent comme
les épinards. Elles sont adoucissantes et rafraîchissantes.

(A. RICHARD.)

BOURRELET, s. m. Sorte de coiffure particulière aux enfans qui commencent à marcher, et qui est destinée à prémunir
leur tête contre les effets des coups et des chutes. Elle consiste
en une sorte de diadème rembourré, en un bourrelet annulaire, auquel on adapte ordinairement une calotte de forme
diverse, selon la mode ou le goût des parens. *Voyez* ÉDUCATION
PHYSIQUE DES ENFANS. (DESORMEAUX.)

BOURRELET se dit, en chirurgie, de replis saillans que forme
quelquefois la peau malade, ou soulevée inégalement par un
œdème, ou comprimée irrégulièrement ou trop fortement par
un bandage. Les bords tuméfiés de certains ulcères deviennent
très-saillans, et forment une espèce de bourrelet. *Voyez* UL-
CÈRE. (MARJOLIN.)

BOURSES, s. f. pl. Nom vulgaire du scrotum. *Voy.* ce mot.

BOURSES MUQUEUSES OU MUCILAGINEUSES, *bursæ mucosæ*, petits sacs membraneux, contenant une humeur onctueuse. On
donne, en anatomie, ce nom à quelques membranes de l'ordre
des séreuses ou synoviales, c'est-à-dire à des membranes fermées
de toutes parts comme une bulle; blanches, minces, demi-transparentes, adhérentes aux parties environnantes par leur surface
externe; contiguës à elles-mêmes, et humectées d'un liquide
onctueux à leur face interne; servant à isoler certaines parties et
à faciliter les mouvemens, le glissement des unes contre les
autres. *Voyez* MEMBRANES SÉREUSES et SYNOVIALES.

BOURSES MUCILAGINEUSES SOUS-CUTANÉES, *bursæ mucosæ sub-
cutaneæ*. Ces membranes séreuses ont été à peine indiquées par les

anatomistes. Depuis que j'enseigne l'anatomie, je les ai décrites dans mes leçons. J'en ai dit quelque chose dans les additions à l'*Anatomie générale* de Bichat. On les rencontre partout où la peau recouvre des parties qui exercent de fréquens mouvemens! Elles constituent une sorte d'intermédiaire entre le tissu cellulaire lâche et très-extensible qu'on trouve sous la peau dans le prépuce, dans les paupières, etc., et les autres membranes séreuses. Les plus constantes sont situées entre la rotule et la peau, entre le trochanter et la peau, derrière l'olécrâne ; on en trouve aussi fréquemment une sur l'acromion, une derrière l'angle de la mâchoire. Il y en a aussi entre la peau et le côté de l'extension des articulations métacarpo et métatarso-phalangiennes ; et de celles des phalanges avec les phalangines. Toutes ces dernières sont confondues ordinairement avec celles des tendons voisins. Pour bien voir ces membranes, il faut les remplir d'air. On voit alors qu'elles consistent en vessies membraneuses obrondes, multiloculaires, mais closes, c'est-à-dire que l'air que l'on y souffle y reste renfermé et ne s'infiltre point dans le tissu cellulaire environnant. Leurs parois sont extrêmement minces et peu résistantes. Leur texture est fort simple, et semble ne différer de celle du tissu cellulaire que par une condensation un peu plus grande. Il existe peu de vaisseaux dans leurs parois. Elles contiennent un liquide onctueux ou mucilagineux, trop peu abondant pour qu'on puisse le bien examiner.

Ces bourses se développent de très-bonne heure; elles existent à l'époque de la naissance, et sont alors très-aisées à apercevoir, à cause du liquide assez abondant qui les humecte. Leur développement augmente en proportion de l'exercice des parties qu'elles recouvrent. J'ai trouvé celle de l'acromion plus développée sur les corps des hommes de peine, et celle de la rotule plus grand sur les personnes qui se mettent souvent à genoux. M. Brodie parle d'une gibbosité sur laquelle il s'en était développé une. On observe la même chose dans les pieds-bots, à l'endroit où la peau éprouve un frottement. L'hydropisie des bourses mucilagineuses sous-cutanées constitue l'*hygroma*, qu'on observe particulièrement au genou chez les personnes qui s'appuient souvent sur cette partie, et que j'ai vu aussi dans les diverses autres membranes de la même espèce. Cette collection de liquide disparaît quelquefois très-promptement d'elle-même, ou par la compression et des applications médicamenteuses. J'en ai

fait quelquefois la ponction, et j'en ai retiré de la sérosité albumineuse; une injection stimulante, faite après la ponction, détermine souvent l'adhésion mutuelle des parois, et l'oblitération de la cavité. Ces membranes s'enflamment quelquefois, et
deviennent le siége d'abcès plus ou moins volumineux, qu'on
observe surtout au genou, soit après des pressions réitérées, soit
après y avoir fait une injection.

BOURSES MUCILAGINEUSES OU SYNOVIALES DES TENDONS, *bursæ
mucosæ* seu *synoviales tendinum.* Ces membranes, qu'on appelle
aussi capsules ou vessies unguineuses, sont connues depuis long-
temps. Vésale en parle, et depuis lui un grand nombre d'anatomistes s'en sont occupés. Le nombre de celles que Vésale
connaissait était très-borné, tandis qu'aujourd'hui on en connaît
environ cent paires. Ces membranes ont été particulièrement
observées et décrites par Fourcroy et par Monro II. Elles sont
annexées aux tendons partout où ceux-ci éprouvent des frotte-
mens. Elles représentent toutes des sacs membraneux sans ouverture; mais, par rapport à leur forme, elles sont de deux sortes :
les unes sont des vessies arrondies, tenant d'une part au tendon,
et d'autre part à la partie sur laquelle il glisse : on les appelle
vésiculaires. Les autres sont *vaginales*, entourent le tendon circulairement, tapissent d'un autre côté un canal ligamenteux où
il est renfermé, ces deux portions se rejoignant à leurs extrémités, de manière à former une cavité à parois contiguës en dehors du tendon, et en dedans de son canal ligamenteux. Parmi
ces dernières, il en est qui, simples à une de leurs extrémités,
présentent de l'autre des espèces de digitations qui répondent à
autant de tendons différens, ceux-ci d'abord réunis, s'écartant
ensuite les uns des autres : c'est ce qu'on voit au poignet dans
les ligamens annulaires qui s'y rencontrent, etc.

On trouve des bourses synoviales autour des tendons, dans
tous les endroits où ceux-ci frottent sur les os, glissent à leur
surface ou sur d'autres parties, ou bien se réfléchissent et changent de direction. On en trouve aussi entre deux tendons voisins
qui se meuvent l'un contre l'autre. En général ces membranes,
annexées d'une part aux tendons, le sont d'une autre part à des
os et à des anneaux ou à des gaînes ligamenteuses. Elles sont
surtout très-communes autour des articulations, parce que c'est
là que les tendons sont spécialement situés : c'est ce qu'on voit
au genou, au poignet, au coude - pied. Quelques-unes de ces

bourses se confondent, soit à l'extérieur avec des bourses muci-lagineuses sous-cutanées, soit profondément avec des capsules synoviales articulaires. Celle qui est derrière le tendon du triceps crural, par exemple, est souvent confondue avec la capsule du genou.

Ces membranes sont attachées par leur face adhérente au tissu ligamenteux, au tissu cellulaire et au tissu adipeux. Leur inté-rieur offre une cavité simple ordinairement, quelquefois divisée par des cloisons, traversée par des filamens; on trouve dans quelques-unes des prolongemens frangés, et des pelotons cellu-laires et adipeux, mais surtout dans celles qui sont vésiculaires, par exemple dans celle qui est derrière le calcanéum. Rosen-muller dit qu'on trouve des follicules dans leur épaisseur; je n'en ai point vu; j'ai vu seulement, à leur surface interne ou libre, des franges et des villosités.

Les bourses mucilagineuses des tendons sont blanchâtres, demi-transparentes, minces et molles, surtout les vaginiformes. Les vésiculaires sont plus épaisses, et offrent en quelques points un aspect fibreux. La texture de ces membranes est la même que celle des autres séreuses. Les villosités, les franges, les pelotons adipeux communs à tout le système séreux, se retrouvent égale-ment ici. Des vaisseaux séreux, des vaisseaux sanguins, apparens surtout dans les franges, entrent dans la composition de ces membranes, dont les nerfs sont inconnus. Le liquide qu'elles contiennent est visqueux, plus abondant que celui des bourses sous-cutanées; jaunâtre, quelquefois rougeâtre, ce qui dépend peut-être de l'infiltration cadavérique; il est oléiforme, en partie coagulable, et contient de l'albumine et du mucus. Il est plus visqueux dans les bourses muqueuses qui ont le plus d'étendue. Koch a trouvé quelque différence dans ce li-quide examiné chez divers animaux, comme le bœuf, le cheval, et le porc.

Les propriétés des bourses des tendons ne présentent rien de particulier. Leur fonction est de sécréter et de renfermer un liquide visqueux, qui facilite le glissement, en diminuant le frottement.

On connaît peu le développement de ces membranes. Suivant les uns, elles sont en plus grand nombre chez les jeunes sujets, et se confondent en partie chez les vieillards, en s'agrandissant et en allant à la rencontre les unes des autres. D'autres prétendent, au contraire, qu'elles diminuent d'étendue, et disparaissent même dans la vieillesse.

L'hydropisie de ces membranes n'est pas très-rare ; celles qui avoisinent la peau en sont surtout le siége : ce qui peut les faire confondre avec l'hygroma. On donne le nom particulier de *ganglions* aux petites tumeurs circonscrites auxquelles cette affection donne lieu. J'ai souvent rencontré de ces tumeurs sur les cadavres, au pied, à la main, et surtout au jarret ; elles contenaient un liquide jaunâtre ou rougeâtre, assez semblable à du sirop ou à de la gelée de groseilles. La résorption de ce liquide se fait très-lentement ; on la favorise en écrasant les tumeurs, et en disséminant dans le tissu cellulaire le liquide qu'elles renferment.

L'inflammation des membranes dont il s'agit est fort grave : on l'observe dans une des variétés du panaris ; il en résulte des adhérences, ou bien la formation d'un abcès. Dans l'un comme dans l'autre cas, les mouvemens sont perdus. Cependant, quand l'adhérence est filamenteuse, elle finit pourtant, à la longue, par se relâcher, ou même par se détruire.

Des corps étrangers se rencontrent quelquefois dans ces membranes. Monro en a rencontré un, cartilagineux, dans celle qui est sous le tendon du grand fessier ; le même en a trouvé cinquante dans la bourse du tendon du muscle du grand fléchisseur du pouce. L'on a vu plusieurs fois dans quelques-unes de ces bourses, et notamment dans celle qui est sous le ligament antérieur du poignet, un grand nombre de petits corps en forme de lentilles ou de pepins, et dont la nature est très-obscure. Leur présence gêne beaucoup les mouvemens ; leur extraction donne lieu à une vive inflammation, suivie de graves accidens, et au moins de l'adhérence des tendons avec leur gaîne.   (A. BÉCLARD.)

BOUTON, s. m. Expression vulgaire qu'on applique indistinctement aux papules, aux tubercules, aux pustules et à plusieurs autres symptômes des maladies de la peau. Si l'on veut introduire dans la pathologie un langage précis et rigoureux, le mot *bouton* doit être abandonné, puisqu'il n'exprime point une idée claire et déterminée. *Voyez* PAPULE, PUSTULE, TUBERCULE, LICHEN, PRURIGO et GALE.

BOUTON D'ALEP, maladie de la peau qu'on croit plus fréquente dans la ville de ce nom. M. Bo, auquel on en doit la description, paraît avoir adopté quelques idées vulgaires répandues dans le pays, qui jettent beaucoup d'obscurité sur les caractères de cette éruption; c'est ainsi qu'il croit à l'existence d'un *bouton mâle* et d'un *bouton femelle :* le premier est toujours seul, le second est multiple. Quand un observateur ne sait point s'élever au-dessus des erreurs absurdes accréditées parmi le peuple, il doit nécessairement inspirer peu de confiance. Tout ce qu'on peut démêler du travail de M. Bo, c'est que le bouton d'Alep paraît être une dartre crustacée que sa complication avec un principe scrofuleux rend plus opiniâtre, plus rebelle aux moyens de l'art; du reste, les moyens employés à Alep sont fort innocens ; et on doit peu s'étonner de leur insuffisance. *V.* DARTRE, IMPETIGO. (L. BIETT.)

BOUTON, s. m. Instrument d'acier long de sept à huit pouces, du volume du petit doigt, garni sur sa longueur d'une crête, terminé à l'une de ses extrémités par un bout olivaire soutenu sur un col un peu courbe; présentant à l'autre extrémité une cuiller. Cet instrument est tout à la fois une sonde exploratrice, une sonde servant à conduire une tenette, et une curette propre à extraire des corps étrangers. Il sert dans l'opération de la taille, à l'occasion de laquelle son usage sera décrit. *Voyez* LITHOTOMIE.

BOUTON DE FEU, cautère actuel dont l'extrémité a la forme d'un bouton. *Voyez* CAUTÈRE.

BOUTONNIÈRE, s. f. Mot employé en chirurgie pour désigner une opération pratiquée au perinée où sur le raphé du penis, pour donner issue à l'urine retenue dans la vessie, pour faire parvenir une algalie ou un cathéter dans cet organe, pour retirer un petit calcul engagé dans l'urètre, ou enfin pour ouvrir un abcès urineux. Il est mieux de nommer cette opération *urétrotomie* (voyez ce mot). Quelques personnes se sont, mais à tort, servi du mot boutonnière en parlant de la ponction de la vessie, soit au-dessus soit au-dessous du pubis. *Voyez* le mot RÉTENTION D'URINE, CYSTOTOMIE, LITHOTOMIE, etc.

(G. BRESCHET)

BOYAU, s. m., nom ancien et aujourd'hui populaire de l'intestin. *Voyez ce mot.*

BRACHIAL, adj., *brachialis*, qui a rapport au bras.

BRACIAL (plexus). Plexus nerveux formé par la réunion et l'entrelacement des branches antérieures des quatre dernières paires cervicales et de la première dorsale. Il est situé profondément dans la région sus-claviculaire, sous la clavicule et dans l'aisselle, au milieu du tissu cellulaire et du tissu adipeux de ces régions. Il est rétréci à son milieu, et élargi à ses deux extrémités. Il commence à la partie inférieure et latérale du cou par la réunion des deux premiers nerfs en un seul cordon, et des deux derniers entre eux, puis par la réunion de ces deux cordons avec celui du milieu. La portion étroite répond sous la clavicule; plus bas, c'est-à-dire dans l'aisselle, il s'élargit et se divise en diverses branches qui entourent l'artère axillaire. Les nerfs qui proviennent de ce plexus sont les *thoraciques*, les *scapulaires*, et les *brachiaux* au nombre de six, savoir : *l'axillaire* ou *circonflexe*, le *cutané*, le *musculo-cutané*, le *radial*, le *cubital* et le *médian*.

BRACHIAL (aponévrose), aponévrose d'enveloppe qui entoure les muscles du bras.

BRACHIAUX (muscles). Deux muscles portent ce nom ; le triceps brachial. *Voyez* TRICEPS et le suivant.

Le muscle brachial antérieur (*brachialis anticus*), huméro-cubital (Chauss.), est situé profondément à la partie antérieure inférieure du bras, et à la partie antérieure de l'articulation du coude; il s'attache au bord antérieur et aux deux faces voisines de l'humérus, depuis l'empreinte deltoïdienne jusqu'au-dessus de la cavité coronoïdienne de cet os. Les fibres charnues se portent en bas et en devant sur la face postérieure d'une aponévrose, d'abord mince et large, qui se rétrécit en un fort tendon, lequel s'insère à une empreinte située au-dessous de l'apophyse coronoïde du cubitus. Ce muscle fléchit l'avant-bras sur l'humérus, et peut produire la flexion réciproque du bras sur l'avant-bras.

BRACHIAUX (vaisseaux). Une artère, des veines et des vaisseaux lymphatiques portent ce nom. Pour ces derniers, *voyez* LYMPHATIQUES.

L'artère ou *le tronc brachial* s'étend, à gauche depuis l'aorte, à droite depuis la bifurcation du tronc brachio-céphalique ou innominé jusqu'à la partie inférieure du bras. Ce tronc, pour la commodité des descriptions, est divisé en plusieurs portions qui sont successivement la sous-clavière, l'axillaire et l'humérale, laquelle fournit les cubitale et radiale.

Les veines brachiales sont, 1° la veine profonde, souvent double, qui accompagne l'artère brachiale dans ses diverses portions, ainsi que toutes ses branches, et 2° les veines sous-cutanées, qu'il ne faut pas confondre avec les précédentes, et qui forment deux troncs principaux; la basilique et la céphalique.

(A. BÉCLARD.)

BRACHIO-CÉPHALIQUE, adj., *brachio-cephalicus*, qui appartient au bras et à la tête. C'est le nom d'un gros tronc artériel, qu'on appelle aussi artère innominée; parce que les anciens anatomistes ne lui avaient pas donné de nom. Il naît de la partie antérieure et droite de la crosse de l'aorte. Il est situé au côté droit de la trachée-artère; il a un peu plus d'un pouce de longueur, et se termine en se divisant en deux artères, qui sont la carotide primitive droite, et la sous-clavière du même côté, commencement du tronc brachial. Le tronc brachio - céphalique est sujet à offrir diverses variétés qui ont été indiquées en décrivant l'aorte. Il est assez souvent le siége de l'anévrysme, soit isolément, soit conjointement avec le tronc d'où il tire son origine, ou avec les branches auxquelles il donne naissance. On en a pratiqué la ligature sur l'homme vivant.   (A. BÉCLARD.)

BRACHYPNÉE, s. f. *Brachypnœa*, de Βραχύς, court, et de Πνοή, haleine, respiration. Respiration courte, et suivant Galien, respiration courte qui se fait en même temps à de longs intervalles. Mot inusité.   (R. DEL.)

BRADYPEPSIE, s. f. *Bradypepsia*, de βραδὺς, lent, et de πεψις, digestion. Lenteur, difficulté de la digestion. Inusité. *Voyez* DYSPEPSIE.   (R. DEL.)

BRANC-URSINE ou BRANCHE-URSINE. Noms vulgaires de l'acanthe. *Voyez* ce mot.   (A. R.)

BRANCHE, s. f., *ramus*. On emploie ce mot figurément en anatomie; 1°. pour désigner certaines régions des os qui se distinguent de la partie principale par un volume moindre, et par une direction différente, telles sont la branche de la mâchoire inférieure, les branches du pubis, et celle de l'ischion. Quand ces prolongemens sont plus grêles ou moins allongés, ils constituent un genre d'apophyses qu'on appelle *processus*. 2° Dans la description des vaisseaux que l'on compare à des arbres, on donne le nom de troncs aux gros vaisseaux, et celui de branches à leurs divisions.

3° Enfin on donne aussi le nom de branches aux divisions des nerfs, quoique la comparaison ne soit pas aussi exacte pour eux que pour les vaisseaux.   (A. B.)

BRAS, s. m., *brachium*, βραχίων. Ce mot indiquait, chez les anciens, l'espace compris entre le coude et le poignet; aujour-d'hui il indique, tantôt le membre supérieur tout entier, depuis l'épaule jusqu'aux doigts, et tantôt la partie de ce membre seulement qui est occupée par l'humérus.

Le bras, en prenant ce mot dans une acception restreinte, est la partie du membre thoracique comprise entre l'épaule et l'avant-bras. Sa forme est cylindrique et aplatie de dehors en dedans, surtout au milieu. On peut lui considérer quatre faces et deux extrémités. La face antérieure présente vers son milieu une saillie due au muscle biceps. Les faces externe et interne présentent chacune une ligne saillante formée par les veines céphalique et basilique; la face externe présente en outre, au-dessus de son milieu, un léger enfoncement qui répond à l'insertion du muscle deltoïde, et où l'on place ordinairement l'exutoire à pois. Au-dessus on voit une saillie formée par le deltoïde qui se prononce aussi, mais d'une manière moins marquée et moins prolongée, sur les faces antérieure et postérieure; la face interne se continue en haut dans l'aisselle. L'extrémité supérieure du bras est unie avec l'épaule, et l'inférieure se joint à l'avant-bras dans l'articulation du coude. Le bras est composé d'un os, de muscles, de nerfs, de vaisseaux; ces diverses parties réunies par un tissu cellulaire, et enveloppées par une aponévrose et par les tégumens communs.

L'os du bras est l'humérus. Les muscles de cette partie sont en devant, et superficiellement le biceps, et derrière sa moitié inférieure, le brachial antérieur qui le déborde des deux côtés; en arrière, le triceps, qui n'est séparé de l'humérus que dans une ligne spiroïde que parcourent le nerf radial et la branche collatérale externe de l'artère humérale; dans la moitié supérieure du bras en dedans, le muscle coraco-brachial, et en dehors, le deltoïde. Les tendons du grand pectoral, du grand dorsal et du grand rond, qui forment les bords de l'aisselle, occupent aussi une partie du bras. Il en est de même de la partie supérieure du grand supinateur et de l'extrémité supérieure du premier radial externe, qui occupent la partie inférieure de la face externe du bras.

Les nerfs du bras, au nombre de six, sont fournis par le plexus brachial; en outre les branches antérieures des second et troisième nerfs dorsaux fournissent chacune un filet nerveux au bras.

L'artère et la veine brachiales ou humérales, et les vaisseaux lymphatiques profonds, sont, à la partie supérieure du bras, situés au côté interne de l'humérus, et accompagnés par les nerfs médian, cubital, radial, cutané et musculo-cutané; tous ces nerfs s'éloignent successivement des vaisseaux, excepté le nerf médian, qui les accompagne jusqu'en bas. En descendant, les vaisseaux et le nerf médian deviennent antérieurs, et sont placés en bas, en dedans du biceps et de son tendon inférieur, devant le muscle brachial antérieur; tandis que le nerf cubital se porte en arrière; que le nerf radial et l'artère collatérale externe, après avoir passé derrière l'humérus, se trouvent placés devant le muscle brachial antérieur, entre le biceps et le long supinateur, et que les nerfs cutané et musculo-cutané traversent l'aponévrose brachiale, et deviennent sous-cutanés vers le pli du coude.

L'aponévrose du bras, dans sa partie supérieure, se continue en dehors et en arrière sur l'épaule jusqu'à l'épine de l'omoplate; en dedans elle se perd dans le tissu cellulaire de l'aisselle; en avant et arrière, elle naît des expansions des tendons qui forment les bords de cet enfoncement; elle entoure, le long du bras, les muscles, les nerfs et les vaisseaux profonds; elle adhère, dans la partie inférieure du bras, par des cloisons intermusculaires assez fortes, aux bords externe et interne de l'humérus et aux deux tubérosités inférieures de cet os. En bas, elle se continue, en avant et en arrière, avec l'aponévrose de l'avant-bras. Cette aponévrose est très-mince, transparente, cellulaire dans beaucoup d'endroits, fibreuse dans quelques-uns seulement.

Entre l'aponévrose et la peau du bras on trouve du tissu cellulaire, et plus ou moins de tissu adipeux, une couche de vaisseaux lymphatiques superficiels, situés surtout du côté interne du bras, et sur le trajet desquels il y a quelques petites glandes lymphatiques. C'est aussi dans cet intervalle que l'on trouve les veines céphalique et basilique et quelques filets nerveux, notamment les filets-brachiaux des nerfs dorsaux.

La peau du bras est plus fine et plus molle à la face interne et à la face antérieure de ce membre qu'à ses faces postérieure et externe, endroits au contraire où il y a une plus grande quantité de poils.

Le bras exécute sur l'épaule des mouvemens très variés.

Les plaies, les fractures et les luxations du bras sont très-fréquentes.

(A. BÉCLARD.)

BRAS ARTIFICIEL, *voyez* MEMBRE ARTIFICIEL.

BRAYER, s. m., *bracherium* ou *bracheriolum*; on donne ce nom aux bandages dont on se sert pour maintenir les hernies après les avoir réduites. Ce mot vient, suivant Ducange, de *brachæ* où *braccæ*, parce que les bandages herniaires se placent ordinairement sous les braies.

Les diverses espèces de brayers peuvent être rapportés à deux classes, ceux qui sont élastiques, et ceux qui ne le sont pas. Ces derniers, qu'on a nommés *bandages mous*, sont composés de cuir, de futaine, de basin, de toile, ou de tout autre substance, et n'offrent aucune élasticité; ils ne peuvent s'accommoder aux différences de forme et de volume que prend l'abdomen, suivant l'état des viscères qu'il renferme, et pendant les mouvemens habituels que lui imprime la respiration; ils sont tantôt trop lâches et tantôt trop serrés; les viscères peuvent, dans le premier cas, s'échapper au-dessous de leur pelote, laquelle ne bouche qu'imparfaitement l'ouverture aponévrotique, et les malades qui portent de semblables bandages, surtout s'ils mènent une vie active et laborieuse, sont dans un danger continuel de voir leur hernie se reproduire et s'étrangler. Si pour obvier à cet inconvénient, on donne au bandage un plus grand degré de constriction, il presse principalement sur les points les plus saillans du bassin, et ne peut être supporté par le malade, ou bien la pelote, dont la pression est trop considérable, blesse le cordon spermatique, et peut affecter le testicule; les tégumens deviennent rouges, douloureux, s'enflamment, s'excorient, et les malades sont obligés de retirer leur bandage jusqu'à ce que ces accidens aient été dissipés. Richter a souvent observé de graves accidens produits par cette espèce de bandage dont on se sert communément en Allemagne; il a vu la tuméfaction douloureuse des testicules, l'hydrocèle, la cirsocèle être la suite de leur application. Dans un cas, la pelote d'un bandage non élastique détermina dans la région inguinale une inflammation violente qui se termina par la suppuration; la hernie ne reparut point après la guérison de l'abcès; il est probable que l'inflammation s'était propagée au col du sac herniaire, et l'avait oblitéré. On a aujourd'hui banni généralement l'usage de ces bandages, les seuls qui fussent connus autrefois, lorsque la fabrication de ces instrumens était abandonnés à des gens qui n'avaient aucune connaissance en mécanique, et ignoraient entièrement la structure du corps humain, et la disposition des parties malades.

Pendant long-temps des ouvriers grossiers, portant le nom de *Communauté des Boursiers de Paris*, en vertu d'ordonnances royales de Philippe de Valois, de Charles VI, de Louis XI et de Charles IX, furent seuls en possession de confectionner les bandages herniaires. Leurs brayers étaient très-imparfaits, et donnaient lieu à de graves accidens. Frappés de ces inconvéniens, les chirurgiens du plus grand mérite n'ont pas cru s'abaisser en donnant toute leur attention à la construction des bandages herniaires; c'est aux recherches et aux travaux d'Ambroise Paré, de Fabrice de Hilden, de Platner, d'Heister, de Blegny, de Juville, d'Arnaud, de Camper, etc., que nous sommes redevables du degré de perfection où sont portés de nos jours ces instrumens, qu'on peut regarder comme une des productions les plus utiles de la chirurgie, en faisant attention au nombre considérable de personnes affectées de hernie, et au soulagement qu'elles en retirent. On a soumis aux règles certaines du calcul la construction des diverses parties des brayers, et tous les perfectionnemens que prétendent aujourd'hui leur faire subir la plupart des bandagistes ne sont que des superfluités souvent plus nuisibles qu'utiles.

Les bandages non élastiques sont employés quelquefois pour des enfans très-jeunes, affectés de hernies congénitales, parce qu'on est obligé de les changer tous les jours, afin de tenir les petits malades dans un état de propreté convenable. Il vaudrait mieux, même dans ces cas, employer des bandages à ressorts d'acier, dont l'élasticité serait peu considérable; car on ne peut jamais retirer de bons effets des bandages non élastiques.

Un bandage bien fait doit exercer une pression douce, uniforme et constante sur l'ouverture aponévrotique par laquelle les viscères s'étaient échappés, sans incommoder le malade, et sans être sujet à se déranger. On ne peut obtenir ces avantages qu'avec des bandages à ressort; ils suivent tous les mouvemens de l'abdomen par leur élasticité; ils s'ouvrent et cèdent quand cette cavité se détend; ils se resserrent et restent encore exactement appliqués, quand son volume diminue.

Les bonnes qualités d'un bandage herniaire dépendent de

l'élasticité de son ressort, qui ne peut être obtenue que par l'emploi de l'acier. Les premiers bandagistes, qui reconnurent les inconvéniens des bandages mous employèrent le fer, pour tenir la pelote plus exactement appliquée sur la partie malade; leurs bandages étaient grossièrement faits; ils étaient lourds, incommodes, et souvent les malades étaient forcés de les abandonner. Les bandages de Blegny étaient construits avec ce métal, lequel est évidemment impropre à remplir le but qu'on se propose. Arnaud avait déjà recommandé, pour faire le ressort, un alliage de fer malléable et d'acier, afin que l'instrument fût accommodé avec la main à toutes les formes que la disposition des parties peut demander.

Un horloger nommé Blakey fut le premier qui appliqua des ressorts aux bandages herniaires; il employait des ressorts de pendules, auxquels il avait rivé un écusson de tôle. En 1759, le collége de chirurgie lui accorda le droit de faire et d'appliquer les brayers élastiques, auxquels il donnait le nom de *bandages à ressort de pendules*. Le ressort dont il se servait n'avait pas le degré de torsion convenable, et cassait avec une extrême facilité; ce n'est que plus tard qu'on a perfectionné cette partie essentielle de l'instrument.

La partie la plus importante d'un bandage élastique consiste donc dans le ressort, pièce d'acier longue, étroite et adaptée à la forme du corps. Ce ressort doit être parfaitement élastique, s'ouvrir et se fermer facilement. Le métal connu sous le nom d'acier d'Allemagne a paru le plus convenable pour faire cette partie des brayers; il doit être doux et liant, d'un grain fin, et surtout exempt de ce que les ouvriers nomme *pailles*, parce qu'alors il est exposé à se briser très-facilement. Le ressort embrasse la hanche du côté malade, s'étend en arrière à quelque distance au delà de la partie moyenne du sacrum, et se termine en avant par une plaque de tôle triangulaire à angles arrondis, qu'on appelle l'*écusson*. Cette plaque est ordinairement fixée au ressort par des clous rivés, et porte la *pelote* qui doit appuyer sur l'ouverture du sac. Sa face antérieure, légèrement convexe, est garnie d'une ganse et de deux crochets, ayant pour but de retenir, l'un le sous-cuisse, et l'autre la courroie horizontale du bandage. La partie antérieure de l'écusson se recouvre après que le bandage est appliqué, avec une peau de chamois, cousue à son bord supérieur, et qu'on arrête à sa partie inférieure au moyen d'un petit bouton. Cette peau est destinée à empêcher les crochets de déchirer les vêtemens du malade.

La face postérieure de l'écusson est munie d'un coussin convexe, ou pelote, qui s'adapte par son volume à l'ouverture qu'elle doit fermer. Le ressort, dans la plupart des brayers, présente d'une demi à une ligne d'épaisseur, sur sept à huit de largeur. Il est très-essentiel qu'il soit partout d'une égale épaisseur. Il porte deux ouvertures à ses extrémités, l'une en arrière, à laquelle on fixe la courroie, l'autre en avant, qui reçoit l'écusson; il est garni de bourre, de crin, ou de toute autre substance molle, élastique, et recouvert à l'extérieur avec de la peau de chamois ou du maroquin, afin qu'il ne blesse point les parties sur lesquelles il porte. Une courroie en cuir, attachée à son extrémité postérieure, embrasse horizontalement le côté sain du corps, et présente des trous faits à l'emporte-pièce, qui servent à la fixer dans un des crochets placés au-devant de l'écusson. Les trous de la courroie permettent de relâcher ou de serrer le bandage à volonté.

Le ressort d'un bandage herniaire agit pour contenir les viscères à la manière d'un levier du troisième genre : son point d'appui se trouve à l'extrémité postérieure; sa puissance, représentée par son élasticité, à sa partie moyenne, et sa résistance à l'extrémité antérieure, au niveau de la pelote. La longueur et la courbure du ressort seront accommodées à la largeur et à la forme des hanches du malade, qui doivent être embrassées avec exactitude par le bandage; il faut que la pression de l'instrument soit répartie également à toute la surface sur laquelle il est placé, et pour cela il doit porter également sur tous les points.

On a varié par la longueur que l'on a donnée au ressort. Les uns l'ont fait de la moitié, les autres des deux tiers ou des trois quarts de la circonférence du bassin. Camper, dans un excellent mémoire inséré parmi ceux de l'académie royale de chirurgie, a démontré que le ressort, pour présenter la solidité convenable, devait offrir les dix douzièmes de la circonférence du bassin, de sorte que son extrémité postérieure dépassât le sacrum, et vînt se terminer au bord antérieur de l'os iliaque, du côté opposé à la hernie. Le ressort ayant cette longueur est invariablement fixé à la partie postérieure du bassin, et ne saurait se déranger; l'extrémité antérieure, qui porte la pelote, trouve en arrière un point d'appui immobile qui assure son action. Aussi, malgré les objec-

tions plus spécieuses que fondées. qu'on a faites au bandage de
Camper, la plupart des chirurgiens le préfèrent, avec l'illustre
Scarpa, aux autres espèces de brayers, même les plus vantés. La courbure du ressort n'est pas moins importante à observer que sa longueur ; si elle n'est pas assez prononcée, la pelote ne peut être appliquée avec une fermeté suffisante sur l'anneau ; quand elle est
trop grande, le bandage se fixe mal, se dérange très-facilement,
et sa pression est douloureuse. L'extrémité postérieure du ressort
doit avoir sa face interne un peu dirigée en bas, tandis que l'extrémité antérieure et la pelote seront légèrement tournées en
haut, afin de pouvoir s'appliquer d'une manière exacte.

Un morceau de liége convexe est fixé à la partie postérieure de
l'écusson dont il a la forme ; il est garni de laine ou de crin, et
recouvert de peau, afin que la pelote soit assez ferme, et présente
une convexité légère et uniforme. Quand la pelote est trop molle,
la pression est insuffisante ; quand elle est trop dure, elle blesse
les parties sur lesquelles elle appuie. Un chirurgien français,
Héritz, avait proposé de substituer au crin de la pelote une vessie
pleine d'air. Je ne pense pas qu'on puisse mettre en pratique une
semblable proposition.

Lorsque la pelote est trop convexe, elle présente de graves
inconvéniens : son centre presse fortement sur le milieu de l'anneau, tandis que sa circonférence ne comprime que fort peu ;
aussi les parties peuvent s'échapper facilement sur ses côtés ;
la pression, bien que modérée, ne tarde pas à devenir douloureuse, parce qu'elle ne porte que sur un seul point ; enfin une
pelote trop convexe, en poussant les parties molles externes
dans l'ouverture aponévrotique, et en s'y introduisant elle-même,
la distend, et prévient son resserrement, d'où dépend la cure
radicale. Une pelote qui n'est que médiocrement convexe s'applique également partout ; son action s'étend sur toute sa surface,
et ne produit pas de douleur, lors même que la force et l'élasticité du ressort sont considérables.

Si la pelote était trop aplatie, elle serait également nuisible ;
elle ne s'opposerait qu'imparfaitement à la sortie des viscères, et
sa circonférence comprimerait douloureusement le cordon spermatique, dans le cas de hernies inguinales chez l'homme.

Le volume de la pelote doit être suffisant pour couvrir l'ouverture et la dépasser de quelques lignes. Quand la pelote a la
figure convenable pour qu'elle presse également par toute sa sur-

face, il faut nécessairement qu'elle soit appliquée perpendiculairement sur le contour de l'anneau aponévrotique ; pour cela
il est nécessaire que l'extrémité antérieure du ressort soit légèrement tordue sur elle-même, afin que la pelote puisse s'adapter
à l'obliquité de la paroi abdominale. Quand la torsion n'est pas
assez grande, la partie supérieure de la pelote presse trop, et les
viscères peuvent s'échapper par en bas ; quand la torsion
est trop considérable, la pelote ne comprime que par sa partie inférieure ; elle blesse le cordon testiculaire, et ces organes
abdominaux sont sujets à passer par-dessus. On est quelquefois obligé, dans les cas de hernies irréductibles, d'adapter au
ressort des bandages une pelote creuse ; ce sont ces bandages
qu'on a nommés *brayers à cuiller* ; il y a d'autres bandages dont
l'écusson n'est qu'un cercle ovale ou un triangle d'acier fort
mince, dans l'intérieur duquel on a cousu une toile couverte
de chamois ; ils sont appelés *brayers en raquette* ; on serre la
courroie et le sous-cuisse de ces bandages avec beaucoup de
précaution, de jour en jour, à mesure que la tumeur diminue,
et autant que le malade peut le supporter sans être incommodé.

Lorsqu'on veut contenir deux hernies chez un même malade,
on emploie un bandage à deux pelotes, qui tantôt sont portées
sur un ressort commun, et tantôt ont chacune un ressort particulier. Dans la première espèce de ces *bandages doubles*, le ressort
commun embrasse le bassin dans la plus grande partie de sa
circonférence, et se termine à son extrémité antérieure par deux
écussons garnis chacun d'une pelote pour la hernie correspondante. Ce bandage est sujet à se déranger, et la pression exercée
par les deux pelotes n'est point égale ; celle qui est portée à l'extrémité du ressort, étant soutenue par une branche de levier
plus longue que l'autre, résiste moins efficacement au déplacement des viscères ; de plus on n'est point maître de graduer la
pression, de l'augmenter ou de la diminuer, suivant que l'une
des tumeurs a plus ou moins de tendance à s'échapper que l'autre :
il vaut mieux employer le bandage double de la seconde espèce ;
dans celui-ci chacune des pelotes est portée sur l'extrémité antérieure d'un ressort qui lui est propre, et qui embrasse, l'un la partie
droite, et l'autre la partie gauche du bassin ; ces ressorts se réunissent en arrière par une courroie, et sont garnis dans le même
sens, d'un petit coussin qui empêche leur pression d'être douloureuse ; en avant, les deux pelotes sont maintenues au moyen d'une

courroie qui passe de l'une à l'autre, et peut les rapprocher ou les éloigner suivant le besoin, au moyen des trous dont elle est percée, et qu'on engage dans les crochets des écussons.

Quelque bien construit que soit un bandage herniaire, il est rare qu'il ne se dérange pas, et que la pelote ne remonte pas au-dessus de l'anneau, pendant certains mouvemens du corps. Pour obvier à cet inconvénient, on retient la pelote en bas, au moyen d'un *sous-cuisse* ou bande de peau ou de futaine, qui passe de la partie postérieure du ressort sous la cuisse du côté malade, et vient s'attacher à la plaque sur l'un des crochets dont elle est pourvue. M. Verdier, chirurgien herniaire des hôpitaux de la marine, a fait construire un petit anneau élastique qu'il fixe à l'écusson, et au moyen duquel le sous-cuisse ne saurait se détacher, comme cela arrive quelquefois pour les bandages ordinaires.

Quand on veut prendre la mesure d'un bandage, on passe horizontalement un cordon autour du bassin, depuis le point où les viscères font hernie, jusqu'à l'endroit où doit se prolonger le ressort. Afin d'obtenir une figure plus exacte des contours du bassin, on emploie quelquefois un fil métallique flexible, de plomb ou de fer recuit, par exemple, qui peut se mouler exactement à la forme des parties qu'il embrasse. Quand le ressort est fait, on doit l'essayer sur le malade avant de le tremper, afin de s'assurer s'il s'adapte bien à la configuration du bassin. Dans tous les cas, il faut lui donner environ un pouce de longueur au-delà de la mesure obtenue, à cause de la différence qu'apportent les enveloppes dont on le garnit.

Pour qu'un bandage remplisse bien le but qu'on se propose en l'appliquant, il faut donc que le ressort, doué d'une force suffisante, s'applique dans toute son étendue sur les parties; qu'il ne soit pas sujet à se déranger, et que la pelote soit parfaitement adaptée, pour sa forme et sa direction, à l'espèce de hernie qu'il doit retenir réduite.

La force de pression est proportionnée à l'épaisseur, à la largeur du ressort et à la manière dont il est trempé. Sa trempe ne doit pas être trop sèche, parce qu'il serait sujet à se rompre, et pourrait ainsi permettre à la hernie de sortir et de s'étrangler, comme on en possède beaucoup d'observations. Les petites hernies, et celles dont sont incommodés les enfans et les personnes qui mènent une vie tranquille, peuvent être retenues par un bandage plus faible que celui qu'on met en usage dans des circonstances opposées. En général, il faut un ressort plus fort pour retenir une épiplocèle qu'une hernie intestinale, parce que l'épiploon a plus de tendance à s'échapper que l'intestin. Quand la hernié est ancienne et volumineuse, et que le malade, par état, est obligé de se livrer à des exercices pénibles, il faut donner beaucoup de force au brayer. Si la hernie réclame un ressort dont la pression soit assez considérable pour produire de la douleur dans le cordon testiculaire, la pelote sera munie à son extrémité inférieure d'une échancrure pour loger cette partie.

La position que le ressort occupe sur le côté de la hanche est essentielle à observer. Pour prévenir les dérangemens qui pourraient survenir dans les mouvemens du tronc et de la cuisse, il faut que le bandage passe au milieu de l'espace qui se trouve entre le grand trochanter et la crête iliaque.

Les bandages herniaires offrent quelquefois une pelote mobile sur le ressort, au lieu de lui être rivée. Cette pelote peut être inclinée en haut ou en bas, selon la forme de l'abdomen et la direction de l'anneau aponévrotique; on la retient dans la position désirée au moyen d'un petit ressort qui s'engage dans les dents d'un cric : d'autres fois l'écusson est garni d'une vis et d'un écrou, au moyen desquels on peut à volonté éloigner ou repousser la plaque. On a encore imaginé une foule de modifications différentes dans la forme, la direction, la construction de la pelote; nous ne les rapporterons pas ici, étant convaincu par l'expérience qu'un bandage bien fait remplit toutes les médications qu'on se propose par ces instrumens compliqués, et doit en conséquence leur être préféré. On a cherché aussi différens moyens pour augmenter, suivant le besoin, la longueur et la force de pression du ressort: les plus habiles bandagistes de Paris, tels que MM. Lacroix, Verdier, Lafond, etc., ont inventé, pour remplir ce but, des moyens plus ou moins avantageux, qu'il serait trop long de vouloir comparer ici les uns aux autres. Les bandages qu'on appelle omniformes, renixigrades, etc., sont plus chers que les bandages ordinaires, et d'un emploi plus difficile, à raison de leurs complications. Les bandages anglais de Salmon, Ody et Wickan, sont d'une construction ingénieuse. Ils se composent d'un ressort d'acier qui n'offre qu'une seule courbure, et dont on peut augmenter la force au moyen de lames supplémentaires qu'on introduit dans la gaîne de maroquin dont il est entouré : chaque extrémité du ressort se termine par une pelote mobile, au moyen d'une articulation en genou. Ces pelotes, dont l'une se place sur le sacrum et l'autre sur l'ouverture herniaire, se portent dans toutes les directions, et s'accommodent aux divers changemens et formes que peut prendre l'abdomen; elles peuvent être éloignées ou rapprochées, et fixées au moyen d'une vis. Ces bandages anglais se maintiennent appliqués sans sous-cuisse. Je m'en suis servi avec avantage sur plusieurs malades : cependant je laisse à l'expérience à décider leur valeur comparativement à celle des bandages ordinaires.

On place au-dessous de la pelote une compresse de linge fin plié en plusieurs doubles, afin de la garantir de l'action de la sueur, de la conserver et d'entretenir la partie dans un degré de propreté nécessaire. On a proposé, pour éviter les effets de la transpiration, qui ne manque pas de rouiller le ressort, de recouvrir le bandage avec de la peau de lièvre ayant le poil en dehors, ou bien avec du taffetas gommé. M. Lasserre, fabricant d'instrumens de gomme élastique, vient de construire des bandages herniaires, recouverts d'un enduit imperméable; de sorte qu'on peut les laver pour les nettoyer, et que les malades peuvent ne point les quitter dans le bain. Ces bandages élastiques seront, je pense, d'un usage extrêmement avantageux pour maintenir les hernies chez les enfans très-jeunes.

Quand la pression de la pelote produit de la rougeur, de la douleur, et même l'excoriation des tégumens, les chirurgiens anglais se servent, pour remédier à ces inconvéniens, de la terre cimolée ou de la pierre calaminaire en poudre, qu'ils appliquent sur la partie malade.

La pelote du bandage doit être placée sur l'ouverture qui a donné issue aux parties. Dans les hernies inguinales, il faut la mettre en-dehors du pubis et au-dessus de cet os; dans les hernies crurales, c'est au pli de la cuisse, au-dessous de l'arcade crurale. Pour les hernies crurales, la partie antérieure du ressort, qu'on appelle le col, et qui soutient la pelote, devra être un peu plus inclinée en bas que pour les hernies inguinales.

Quand on veut faire l'application d'un bandage, on le place autour du bassin, et on fait coucher le malade. Après avoir réduit exactement par le taxis (*voyez* ce mot) toutes les parties déplacées, on presse sur l'ouverture aponévrotique avec une main, tandis qu'avec l'autre on amène la pelote pour l'appliquer sur la même région : quand la pelote est placée, on la soutient jusqu'à ce que le reste du bandage soit ajusté, et que la courroie soit fixée à l'un des crochets de l'écusson; on ramène ensuite le sous-cuisse d'arrière en avant sous la cuisse du côté malade, pour l'arrêter à l'autre crochet de l'écusson. Le malade suivra les mêmes préceptes quand il s'appliquera lui-même le bandage. Le temps le plus convenable pour cette application est le matin; avant de sortir du lit, parce que les viscères rentrent dans l'abdomen pendant la nuit, et que la réduction se trouve toute faite.

Lorsque le bandage est appliqué, le chirurgien fait lever le malade, examiné avec attention l'instrument dans tous ses points, pour s'assurer si la peau n'est pas plissée, pincée ou trop comprimée dans quelques endroits. Il engage le malade à tousser, à marcher, à se lever et s'asseoir, à faire quelques efforts, pour s'assurer si les parties sont bien retenues, et si le bandage ne se dérange point. S'il se présente quelques défauts dans la confection du bandage ou dans la manière dont il est appliqué, il est facile de les reconnaître et d'y remédier.

Lorsque les viscères sont bien maintenus par le bandage, le malade peut sans inconvénient reprendre ses occupations ordinaires. Cependant il ne doit pas perdre de vue son infirmité, et devra s'abstenir autant que possible de faire des exercices violens et des efforts. Quelques malades trouvent d'abord extrêmement pénible la pression d'un bandage, quoiqu'elle ne soit pas plus forte qu'il est nécessaire. Dans ces cas, on peut leur faire porter un bandage faible pendant une heure ou deux chaque jour, et augmenter peu à peu la durée de cette application, jusqu'à ce que l'habitude l'ait rendue supportable.

Les bandages élastiques, non-seulement retiennent exactement les viscères dans la cavité abdominale, et préservent les malades des dangers auxquels ils seraient exposés s'ils n'en faisaient pas usage, mais ils peuvent aussi favoriser la cure radicale de la maladie. *Voyez* le mot HERNIE.

Les malades devront porter leurs bandages sans interruption; ils devront avoir au moins deux brayers, afin de les changer de temps à autre. Quand l'enveloppe est usée et devenue irritante par la perspiration qui l'imbibe, elle doit être renouvelée.

Quelque bien construit et appliqué que soit un bandage herniaire, il n'empêche pas toujours les viscères de se déplacer; quelques circonstances peuvent le déranger, et l'épiploon ou l'intestin peuvent glisser sous la pelote. C'est pour cela que le malade devra presser avec la main sur la pelote, quand il sera obligé de faire quelque effort. Quand le déplacement arrive, il faut qu'il retire sur-le-champ le bandage, qu'il se couche, qu'il réduise lui-même les parties, ou qu'il envoie chercher son chirurgien. Il faut que le malade porte son bandage sans interruption; qu'il ne le quitte pas, même pendant la nuit. Lorsqu'il le retire en effet, les viscères, n'étant plus soutenus, peuvent s'échapper; leur sortie est, dans ce cas, d'autant plus dangereuse, que la pression de la pelote a permis au col du sac herniaire de se resserrer, de s'épaissir, et que leur étranglement doit en être le résultat presque inévitable.

On a encore construit d'autres bandages et ceintures herniaires pour les autres espèces de hernies. Je les examinerai en parlant de chacune de ces maladies en particulier. *Voyez* le mot HERNIE.

(J. CLOQUET.)

BRÉCHET, s. m., nom que l'on donne vulgairement à l'entosternal, crète médiane que présente la face inférieure du sternum des oiseaux et des quadrupèdes volans et fouisseurs. On donne encore ce nom au sternum tout entier. C'est aussi le nom vulgaire de l'appendice xyphoïde. (A. B.)

BRÉDISSURE, s. f., *trismus capistratus*. On a donné ce nom à l'adhérence contre nature des gencives à la face interne des joues. Rarement cette maladie est congénitale. Le plus souvent elle est accidentelle, et dépend de l'union qui s'est opérée entre les gencives et les joues, à la suite de l'ulcération de ces parties. La brédissure peut n'exister que d'un côté ou des deux côtés de la bouche; le plus souvent elle se rencontre à la mâchoire inférieure; on l'a vue se manifester après la guérison d'ulcères des gencives causés par l'abus du mercure dans le traitement des affections vénériennes. Dans cette affection, les adhérences sont plus ou moins étendues, et d'une grosseur variable; elles causent une grande difficulté dans les mouvemens des mâchoires, et quelquefois l'impossibilité de les écarter; la mastication est difficile et la parole gênée. On reconnaît facilement la maladie au premier aspect. Pour la guérir, il faut écarter la joue des mâchoires avec le doigt indicateur introduit dans la bouche, après quoi on coupe avec un bistouri les adhérences membraneuses, et on empêche qu'elles ne se rétablissent, en mettant, entre les lèvres de la plaie, un rouleau de charpie, et en passant souvent le doigt ou la langue entre les surfaces ulcérées. (J. CLOQUET.)

BREDOUILLEMENT, s. m., *ovis titubantia ; contractio linguæ, et sermonis tumultus*. Action de bredouiller, ou vice de
l'articulation des sons, qui consiste à prononcer confusément les
mots, à les précipiter, les couper, et ne les énoncer qu'à demi.

Le bredouillement est fréquent. Ce vice du langage tient essentiellement à la trop grande précipitation apportée dans l'énonciation des idées par la parole. Pressés de l'extrême besoin de
rendre vite ce qu'ils pensent, et pour ainsi dire contens de se
comprendre eux-mêmes, les bredouilleurs se hâtent tellement
en parlant, qu'ils n'achèvent presque aucun des mots, et qu'ils
laissent si peu d'intervalle entre ceux-ci, qu'il y a nécessairement
confusion dans les sons. On sait en effet qu'à l'égard des différens sons, l'oreille ne perçoit nettement que ceux entre lesquels
il existe un intervalle donné : aussi les bredouilleurs sont-ils assez
souvent très-peu intelligibles, surtout s'ils causent sans s'observer, et avec des personnes peu habituées à les entendre. Quant
à celles qui vivent avec eux, et qui d'ailleurs sont douées d'une
oreille délicate, elles parviennent à les comprendre avec le temps,
et à l'aide d'une attention soutenue, unie à l'art d'interpréter les
moyens auxiliaires de la parole, offerts par le geste et par la physionomie.

Le bredouillement commence dès l'enfance, et ce vice prend
son vrai caractère à l'époque où la langue, entièrement déliée,
se prête à l'articulation facile et nette des sons. En remontant à
l'origine de cette lésion, on s'aperçoit que l'enfant chez lequel
elle se manifeste joint à la vivacité d'esprit qui le distingue une
négligence à prononcer distinctement les mots, qui tient d'une
part à la paresse naturelle à cet âge pour tout ce qui sent la précision et le travail, et de l'autre, à ce qu'il est à cet égard gâté
par le tendre empressement de ses proches, qui, placés comme
aux aguets autour de lui, se montrent incessamment avides d'é-
pier ses paroles, de saisir la moindre de ses pensées, et pour
lesquels son langage, tout confus qu'il est, devient cependant,
dès lors, suffisant. Nous connaissons quelques personnes qui bre-
douillent singulièrement, et chez lesquelles ce vice nous paraît
avoir trouvé son principe dans la cause que nous indiquons. Il
s'est continué d'ailleurs ensuite, dans les progrès de leur âge, par
la puissance de l'habitude.

Le bredouillement cesse momentanément par l'attention que
ceux qui en sont affectés peuvent apporter à leur prononciation :

c'est ainsi qu'il diminue beaucoup lorsque le bredouilleur, placé hors de son intimité, sent le besoin de se faire entendre de personnes qui lui sont étrangères, et que même ce défaut ne se laisse plus du tout apercevoir, quelle que soit son intensité; chez les plus grands bredouilleurs, lorsque ceux-ci, parlant en public ou dans une nombreuse assemblée, s'élèvent à la hauteur du langage oratoire.

Le bredouillement, abandonné à lui-même, et auquel on fait ordinairement peu d'attention, devient un vice habituel du langage, qui ne cesse qu'avec la vie. On parviendrait toutefois à le prévenir chez les enfans, à le corriger et même à le détruire dans les autres âges, en accordant une attention suffisante à la théorie de la voix et au mécanisme de son articulation, toutes choses dont nous avons suffisamment traité à l'article *bégaiement*, et que par cette raison nous nous dispenserons de reproduire ici. *Voyez* BÉGAIEMENT. (RULLIER.)

BREGMA, s. m., *bregma*, Βρέχμα. On appelle ainsi le sommet de la tête. Les pariétaux sont appelés *ossa bregmatis*.

BRETELLE. *Voyez* VÊTEMENS.

BRIDE, s. f., *frenulum, retinaculum*. On a donné ce nom à des filamens membraneux de forme et d'étendue variables, que l'on rencontre dans le foyer des abcès, le trajet des plaies profondes, dans certaines cavités qui sont ou ont été enflammées; à la surface de la peau après les brûlures, dans le canal de l'urètre, le rectum, le vagin, la bouche, etc., après diverses maladies de ces organes. Les brides peuvent être formées par des parties essentiellement différentes, comme des portions de tissu cellulaire, des débris d'aponévrose, des nerfs, des vaisseaux, des membranes accidentelles, etc. Elles produisent quelquefois l'étranglement des parties qu'elles embrassent, comme on l'observe assez fréquemment dans les hernies étranglées, dans les plaies d'armes à feu; d'autres fois elles retiennent le pus, et s'opposent à son écoulement dans les cas d'abcès, ou bien empêchent les mouvemens, et gênent les fonctions des organes. Lorsqu'on veut couper les brides, il est donc de la plus haute importance de s'assurer d'abord de leur véritable nature, sans quoi on pourrait diviser des parties dont la lésion serait fort dangereuse. *Voyez* les mots ABCÈS, PLAIES, BRULURES, ADHÉRENCES, RÉTRÉCISSEMENT, ANKYLOSE, HERNIE, etc. (J. CLOQUET.)

BROCHET, s. m., *esox lucius*, Linnæus. On donne ce nom à

un poisson du genre ésoce, et de la famille des Siagonotes : poisson dont la chair, blanche, ferme, feuilletée, savoureuse, est un aliment agréable, et d'une digestion d'autant plus facile, qu'elle n'est jamais surchargée de graisse; ce qui fait qu'elle convient parfaitement aux convalescens et aux personnes qui ont l'estomac faible. La chair du brochet varie, au reste, beaucoup, suivant l'âge, le sexe, le temps de l'année, et surtout le lieu où le poisson a été pêché. Les brochets qui habitent les eaux limpides et poissonneuses, par exemple, sont bien meilleurs que les autres. Ceux de certains lacs d'Allemagne et de Suisse, en particulier, ont une grande réputation. Quelques vieux brochets, pêchés dans les eaux vives, ont le dos vert, et la chair de même couleur aux environs de la colonne vertébrale. On les recherche de préférence, et leur prix s'élève souvent très-haut.

Il paraît qu'en Italie ces poissons ne sont point d'une saveur aussi exquise qu'en France; car Paolo Giovio, qui, dans son *Histoire des poissons de Rome*, s'est plutôt occupé de donner un traité de cuisine qu'un livre de science, paraît en faire peu de cas. L'ancien évêque Ausonne, et Champier, qui écrivait en 1560, remarquent que ce brochet était méprisé à Bordeaux; mais que, dans le reste de la France, on pensait bien différemment. Aussi Caulier, l'un des ambassadeurs que l'empereur Maximilien envoya, en 1510, au roi Louis XII, raconte qu'à son passage par Blois, la reine lui envoya des brochets en cadeau.

Outre sa chair, le brochet fournit encore à nos gastronomes son foie, qui est très-bon et fort estimé; mais il n'en est point de même de ses œufs : ils excitent des nausées, et purgent même assez violemment. Dans certains cantons du Nord, dit-on, on se sert même de ces œufs comme d'un médicament cathartique, ainsi qu'on le fait de ceux du barbeau dans quelques-unes de nos provinces. *Voyez* BARBEAU.

Mais l'usage médicinal du brochet ne se borne point là. Naguère encore, en Allemagne, la poudre de ses mâchoires passait pour un remède assuré contre la pleurésie. Ettmuller l'a fortement préconisée comme absorbante et détersive. La graisse du même poisson avait alors aussi la propriété merveilleuse, qu'elle a perdue depuis, de guérir les catarrhes et la toux des enfans, quand on leur en oignait la poitrine et la plante des pieds; son fiel était fébrifuge, ophthalmique, etc. Les osselets de son oreille pouvaient hâter l'accouchement, favoriser l'écoulement menstruel des femmes, chasser les pierres des reins et de la vessie, empêcher les accès d'épilepsie. On voit par-là que, chez nos bons aïeux, le brochet devait figurer honorablement dans les officines des pharmaciens. Aujourd'hui les cuisiniers seuls ont l'art d'en tirer parti. (H. CLOQUET.)

BROMATOLOGIE, s. f., de βρῶμα, aliment, et de λόγος, discours. Traité sur les alimens. On comprend dans cette classe de l'hygiène, 1° la matière alimentaire, ses principes chimiques; 2° ses diverses préparations; 3° ses diverses altérations; 4° les assaisonnemens; 5° les boissons; 6° les effets de ces substances sur le corps humain. (ROSTAN.)

BRONCHE, s. f., *bronchia, bronchus*, de βρόγχος, gorge ou gosier; nom donné anciennement au canal aérien tout entier, et qu'on applique seulement aujourd'hui aux divisions de la trachée-artère. Nous adopterons ici l'ancienne signification de ce mot, et nous décrirons dans cet article l'ensemble des voies aériennes, ou de celles qui sont exclusivement destinées à livrer passage à l'air dans la respiration. La trachée-artère et ses divisions peuvent en effet être considérées comme formant un conduit ou vaisseau unique, dont la structure, la disposition, les propriétés sont partout, sinon semblables, du moins fort analogues.

Ce canal aérien commence au-dessous du larynx, au niveau de la cinquième ou sixième vertèbre cervicale, descend de là le long de la partie antérieure du cou, pénètre dans la poitrine, et se divise, vers la troisième vertèbre dorsale, en deux branches: l'une, plus courte, plus large, presque transversale, gagne la face interne du poumon droit, et se partage en rameau supérieur et en un rameau inférieur, subdivisé lui-même bientôt de manière à fournir trois rameaux principaux pour les trois lobes de ce poumon, dans lesquels ces rameaux se terminent par une suite de ramifications décroissantes; l'autre branche, plus longue, plus étroite, plus oblique que la première, dont elle se sépare sous un angle à peu près droit, se porte au poumon gauche, et donne à chacun de ces lobes un rameau qui s'y termine absolument comme du côté droit. La portion du canal située au-dessus de l'endroit où il se divise constitue la *trachée-artère*; les deux divisions sont les bronches proprement dites, et enfin les rameaux distribués à l'intérieur du poumon portent le nom de *rameaux bronchiques*. Ceux-ci font réellement partie de la substance pulmonaire.

Le canal aérien a la forme d'un cylindre aplati dans sa partie postérieure; ses dernières divisions sont plus régulièrement arrondies.

Sa longueur est en général proportionnée à celle du cou; la trachée-artère a environ quatre pouces, la bronche droite un pouce, la gauche deux pouces de longueur. La largeur du premier de ces conduits est de huit à dix lignes; celles des bronches est de six lignes environ pour la bronche gauche, et de huit pour la droite.

Les voies aériennes présentent quelques rapports importans à connaître. Au cou, la trachée-artère, couverte par la glande thyroïde, les muscles sterno-hyoïdiens et sterno-thyroïdiens, et tout-à-fait en bas par les veines thyroïdiennes inférieures, est située au-devant de l'œsophage, et entre les gros troncs vasculaires et nerveux de cette région. Dans la poitrine elle est renfermée dans le médiastin postérieur, et couverte inférieurement par la crosse de l'aorte. La bronche droite passe au-dessous d'une arcade formée par la veine azygos; la bronche gauche est embrassée par la fin de la crosse de l'aorte.

Une membrane muqueuse pourvue de follicules abondans, un tissu ligamenteux particulier, des fibres musculaires, des arceaux cartilagineux, placés de champ, les uns au-dessus des autres, et destinés à donner de la solidité au conduit, et à en maintenir les parois écartées, des vaisseaux sanguins et lymphatiques, des nerfs, entrent dans l'organisation du canal aérien.

La membrane muqueuse se continue avec celle du larynx, et se prolonge jusqu'aux dernières extrémités des bronches, où elle devient d'une ténuité extrême, et se termine par de petits culs-de-sac, qui forment en grande partie le tissu du poumon. (*Voyez* POUMON.) Cette membrane a, en général, peu d'épaisseur, et offre une teinte rougeâtre d'autant plus prononcée, qu'on l'examine plus près du larynx. Des plis longitudinaux se remarquent à sa partie postérieure. Sa surface externe est faiblement adhérente aux parties qu'elle recouvre : son intérieur est humecté par un mucus assez épais. La sensibilité de cette membrane est moins marquée que celle de la membrane muqueuse du larynx.

Ses follicules sont abondans à la partie supérieure du conduit, au niveau de l'endroit où il se divise, et surtout tout le long de la paroi postérieure, où ils sont placés en dehors des fibres musculaires, de sorte que leurs conduits excréteurs traversent toute l'épaisseur de cette paroi pour arriver à l'intérieur de la trachée.

A l'extérieur de la membrane muqueuse, existe une autre membrane de nature fibreuse ou ligamenteuse. Les fibres de cette dernière sont longitudinales·, blanchâtres, séparées par de légers intervalles ; elles s'insèrent supérieurement au cartilage çricoïde du larynx, et se perdent insensiblement sur les ramifications des bronches. Elles paraissent appartenir au tissu fibreux élastique, et avoir pour caractère spécial une grande tendance à revenir subitement sur elles-mêmes, lorsqu'elles ont été distendues.

C'est dans l'épaisseur de cette membrane fibreuse, que sont contenus les arceaux cartilagineux. Ces arceaux ou cerceaux, comme on les appelle communément, ne s'étendent qu'aux deux tiers de la circonférence du conduit, qui est entièrement membraneux en arrière, d'où résulte son aplatissement dans ce sens. On les trouve dans la trachée-artère, les bronches et leurs divisions principales; les ramifications secondaires ne contiennent que des portions cartilagineuses irrégulières, qui elles-mêmes disparaissent dans les ramifications plus petites. Ce n'est que dans les divisions qui ont une demi-ligne de diamètre et au-dessous, que les petites plaques cartilagineuses disparaissent tout-à-fait. Le nombre des arceaux, dans la trachée-artère, varie de quinze à vingt : ils sont arrondis en devant, aplatis, plus larges et plus épais au milieu qu'aux extrémités, unis les uns aux autres par la membrane fibreuse qui les revêt; le premier tient au cartilage cricoïde par cette même membrane. Celui qui termine la trachée-artère est le plus grand de tous; son bord inférieur présente un angle saillant et obtus, qui semble le partager en deux portions. Ceux des bronches sont plus minces que ceux de la trachée. Ces cartilages offrent quelques variétés ; quelquefois ils sont réunis à leur partie moyenne ou à leurs extrémités, d'autres fois plus larges aux extrémités, et retrécis dans le milieu, etc. Leur structure ne diffère point de celles des autres cartilages; ils sont très·élastiques : leur flexibilité, qui les a fait ranger parmi les fibro-cartilages, est due au tissu fibreux qui les entoure.

On remarque à la partie postérieure de la trachée-artère et des bronches, des fibres rougeâtres, situées transversalement ou obliquement derrière la membrane fibreuse, attachées par leurs extrémités aux extrémités des cerceaux cartilagineux, et forment ainsi, en s'élargissant au milieu de leur longueur, un plan peu ou point interrompu dans les intervalles de ces derniers; la nature de ces fibres paraît être musculaire. Ces fibres deviennent circulaires, suivant Reisseissen, dans les divisions des bronches qui ne renferment point d'anneaux cartilagineux, et même dans celles qui ne contiennent plus que des parcelles cartilagineuses irrégulières.

Les vaisseaux sanguins de la trachée-artère viennent des thyroïdiens supérieurs et inférieurs. Ceux des bronches ont reçu le nom de *bronchiques.* (*Voyez* ce mot.) Les vaisseaux lymphatiques sont très-abondans dans l'épaisseur de ces conduits, surtout des bronches; ils se rendent dans les glandes que l'on trouve en grand nombre autour de la racine des bronches, de ces conduits eux-mêmes et de leurs divisions; ces glandes, que leur couleur noire distingue des autres glandes analogues, sont appelées *bronchiques,* à cause de leur situation. *Voy.* BRONCHIQUES (glandes.) Les nerfs des bronches forment autour de ces canaux un plexus qu'on nomme plexus bronchique. *Voy.* BRONCHIQUE (plexus.)

L'élasticité joue le plus grand rôle parmi les propriétés du canal aérien : il la doit particulièrement au tissu fibreux qui entre dans sa composition. C'est en vertu de cette élasticité que l'air sort de la poitrine dans l'expiration ordinaire; l'action des fibres musculaires fixées aux cerceaux cartilagineux peut également y contribuer.

Le canal aérien est d'abord entièrement membraneux chez le fœtus : ce n'est que vers le troisième mois qu'il se forme dans son épaisseur des points cartilagineux qui prennent bientôt la forme d'anneaux disposés comme dans l'âge adulte : les ramifications des bronches s'élargissent continuellement pendant toute la vie.

Chez le vieillard les cerceaux cartilagineux s'ossifient quelquefois, quoique cela s'observe rarement dans l'espèce humaine.

Dans les animaux on commence à apercevoir le canal aérien dans les reptiles qui ont une trachée et des bronches se terminant brusquement aux poumons sans se diviser au delà, comme elles le font dans les oiseaux et les mammifères. Les anneaux cartilagineux sont complets chez un grand nombre d'animaux, chez la plupart des reptiles (tortues, serpens; lézards), chez les oiseaux et plusieurs mammifères. L'intervalle membraneux est encore très-étroit dans la plupart des mammifères; il est assez marqué pourtant chez quelques-uns. Dans les animaux ruminans la trachée-artère fournit, outre les deux bronches, une troisième branche destinée au poumon droit.

Le canal aérien est sujet à l'inflammation , à l'hémorrhagie, à un resserrement spasmodique et à une dilatation partielle qu'on observe surtout dans les plus petites divisions, et qui présente quelque analogie avec les dilatations des vaisseaux sanguins.

(A. BÉCLARD.)

BRONCHIAL et **BRONCHIQUE**, adj., *bronchialis;* ce qui a rapport aux bronches. On donne ce nom au plexus nerveux et aux vaisseaux qui accompagnent ces conduits, et qui se distribuent à leurs parois.

BRONCHIQUE (plexus nerveux). Ce plexus est formé principalement et peut-être exclusivement par le nerf de la huitième paire, après que celui-ci a communiqué avec le nerf grand sympathique. Les nerfs qui constituent ce plexus se répandent, les uns immédiatement sur la paroi postérieure des bronches, les autres en accompagnant les artères bronchiales. Ces filets nerveux s'aplatissent en bandelettes, et pénètrent successivement dans l'épaisseur des bronches, à la manière des nerfs qui pénètrent dans les parois des vaisseaux. Ils forment, après un certain trajet, un réseau très-fin qui se perd dans la membrane muqueuse, et qu'on ne peut guère suivre dans les ramifications, qui n'ont qu'une fraction de ligne de diamètre. Dans leurs divisions successives sur les ramifications des bronches, ces nerfs communiquent avec ceux qui suivent les divisions des vaisseaux pulmonaires.

BRONCHIQUES (vaisseaux). Ce sont des artères, des veines et vaisseaux lymphatiques.

Les *artères bronchiales* ou *bronchiques,* sujettes à beaucoup de variétés, sont ordinairement au nombre de deux, l'une droite et l'autre gauche : elles naissent de l'aorte descendante thoracique, arrivent aux bronches par la partie postérieure du médiastin, se partagent sur les bronches, leurs divisions et leurs ramifications, de manière que chaque rameau bronchique soit accompagné de plusieurs ramuscules artériels. Les ramifications, après avoir traversé la membrane fibreuse, se terminent par des ramuscules très-fins dans la membrane muqueuse. Suivant Sœmmering, les artères bronchiques ne suffiraient pas à cette distribution, et seraient de distance en distance renforcées par des rameaux anastomotiques des artères pulmonaires. Reisseissen, au contraire, dit que les vaisseaux bronchiaux ne s'étendent pas seulement jusqu'à la terminaison des bronches, mais encore dans le tissu cellulaire interlobulaire, et jusqu'à la plèvre pulmonaire.

Les variétés que présentent les artères bronchiques sont extrêmement nombreuses ; elles naissent quelquefois par une origine commune ; il y en a assez souvent trois ou quatre. Celle du côté droit, ou la supérieure quand il y en a deux, naît assez souvent de la sous-clavière ou de l'intercostale supérieure, ou d'un tronc broncho-œsophagien , etc.

Les *veines bronchiques*, nées des dernières divisions des artères du même nom, communiquent aussi, suivant Reisseissen, avec les veines pulmonaires, dans lesquelles un grand nombre de leurs ramuscules se terminent. Les troncs des veines bronchiques se jettent ordinairement à droite dans la veine azygos, et à gauche dans l'intercostale supérieure.

Les *vaisseaux lymphatiques bronchiques* ou pulmonaires profonds suivent le trajet des bronches, et sont interrompus dans leur cours par les *glandes lymphatiques bronchiques*. Ces ganglions très-nombreux sont placés dans les divisions des bronches, depuis la bifurcation de la trachée, jusqu'à des divisions très-petites de ce canal, au delà desquelles leur volume successivement décroissant les dérobe à la vue. Ces glandes ovoïdes, mollasses, rougeâtres dans l'enfance, deviennent brunes dans la jeunesse, noirâtres, et enfin noires dans l'âge adulte et dans la vieillesse. Quelques – uns ont cru qu'elles étaient pourvues de canaux excréteurs; mais il paraît, suivant le sentiment de Haller, que ce sont de vraies glandes lymphatiques. Fourcroy, ayant trouvé que la couleur noire de ces glandes était due à du charbon, a dit qu'elles enlevaient du carbone au sang. Il est plus rationnel de penser avec Haller et Pearson, qu'elles puisent ce charbon dans l'air atmosphérique où il est porté par la fumée des foyers, etc. *Voyez* POUMONS.   (A. BÉCLARD.)

BRONCHITIS , inflammation des bronches. *Voyez* CATARRHE PULMONAIRE.

BRONCHOCÈLE, s.f., *bronchocele, hernia gutturalis*, de βρόγχος, gosier, trachée-artère, et de κήλη, tumeur, hernie. Les anciens auteurs ont désigné par ce mot toutes sortes de tumeurs qui avaient leur siége au cou, de quelque nature qu'elles fussent, de celle des scrofules, des loupes, etc. Quelques auteurs modernes ont cherché à remplacer le mot goître, expression insignifiante, il est vrai, mais qui ne donne aucune fausse idée de la maladie qu'elle désigne, par l'expression vicieuse de bronchocèle. Ce dernier terme est impropre, puisque le développement morbide du corps thyroïde n'est ni une hernie, ni une affection quelconque du conduit aérifère. *Voyez* GOÎTRE.   · (R. DEL.)

BRONCHOTOME, s. m., espèce de trois-quarts aplati, légèrement courbe, destiné à ouvrir la membrane qui unit les anneaux de la trachée-artère ou la membrane crico-thyroïdienne. *Voyez* BRONCHOTOMIE.

BRONCHOTOMIE, s. f., *bronchotomia*, de βρόγχος, *guttur*, et de τέμνω, *seco : subscannatio* de Fabrice d'Aquapendente et de quelques autres auteurs, est une opération qui consiste à pratiquer une ouverture plus ou moins grande soit à la trachée-artère, soit au larynx, soit à ces deux canaux en même temps. Ces trois modes d'opérations ont reçu les noms particuliers de *trachéotomie, laryngotomie, trachéo-laryngotomie.*

Les cas pour lesquels on a proposé de pratiquer la bronchotomie sont très-nombreux, et afin de pouvoir déterminer avec précision ceux dans lesquels cette opération est positivement indiquée et les circonstances où elle serait inutile et nuisible, il nous paraît d'abord convenable de décrire les différens modes suivant lesquels elle peut être exécutée, en rappelant en même temps les faits principaux qui se rattachent à son histoire.

Si l'on à égard au but qu'on peut se proposer d'atteindre en pratiquant la bronchotomie, on voit que, dans un certain nombre de circonstances, il faut faire une grande ouverture aux voies aériennes, afin de pouvoir en extraire un corps étranger ou une tumeur, et que d'autres fois une ouverture beaucoup plus petite doit suffire, parce qu'il ne s'agit que de rendre possible l'entrée de l'air dans les poumons. Pour remplir la première indication, il faut fendre de bas en haut quatre, cinq et même quelquefois six anneaux de la trachée artère, ou les deux premiers anneaux de ce canal et le cartilage cricoïde, ou seulement le cartilage thyroïde, tandis que, pour remplir la seconde, on se borne à pratiquer une incision transversale entre le troisième et le quatrième anneau de la trachée-artère, ou à diviser en travers la membrane crico-thyroïdienne.

La section verticale des premiers anneaux de la trachée - artère n'a point été pratiquée par les anciens, probablement parce qu'ils redoutaient l'hémorrhagie qui peut avoir lieu pendant cette opération, et qu'ils étaient persuadés que les plaies des cartilages n'étaient pas susceptibles de guérison; mais elle a été exécutée avec succès par un assez grand nombre de modernes, et entre autres par Wendt, Raw, Heister, Virgili, Pelletan, etc., pour extraire différens corps étrangers qui avaient pénétré dans la trachée-artère.

L'appareil pour cette opération doit être composé d'un bistouri droit ou convexe sur son tranchant, d'une sonde cannelée flexible, d'un bistouri boutonné à lame étroite, de pinces à disséquer, d'aiguilles à ligature, de fils cirés, d'une éponge fine, d'emplâtres agglutinatifs, de charpie, de quelques compresses et d'une bande.

Opération. — Le malade étant couché sur le dos, ayant la tête légèrement renversée en arrière, le chirurgien, placé à sa droite, pratique à la peau et sur la ligne médiane, avec le bistouri convexe, une incision qui doit s'étendre de la partie inférieure du larynx jusque vers la partie supérieure du sternum; il incise ensuite avec précaution le tissu cellulaire placé entre les muscles sterno-hyoïdiens et sterno-thyroïdiens droits et gauches. Il reconnaît avec le doigt indicateur, et quelquefois il voit distinctement la partie antérieure de la trachée-artère. Il la fait assujettir par un aide. Il fixe alors ce canal entre le pouce et l'indicateur gauche, et dans ce cas il appuie l'extrémité de ce dernier doigt sur la membrane qui sépare le quatrième et le cinquième anneau fibro-cartilagineux, et il s'en sert comme d'un conducteur le long duquel il fait glisser le bistouri droit pour le plonger dans cette membrane; il achève l'opération, en coupant de bas en haut les quatre anneaux trachéens supérieurs, en évitant de blesser la partie inférieure de la glande thyroïde. Si la plaie lui paraît trop petite, il se sert du bistouri boutonné, ou du bistouri ordinaire, conduit sur la sonde cannelée, pour couper un ou deux arceaux vers son angle inférieur.

En exécutant cette opération, on est ordinairement obligé de faire absterger à plusieurs reprises, avec l'éponge, le sang qui s'écoule des veines thyroïdiennes inférieures divisées. On est quelquefois forcé de faire la ligature de ces veines, qui sont d'autant plus distendues, que la respiration est plus gênée, ou que le malade pousse des cris plus violens et plus prolongés. Il peut résulter de la section de ces veines une hémorrhagie tellement grave et tellement violente, que l'on soit obligé d'abandonner l'opération sans la terminer. J'ai entendu dire au professeur Péyrilhe que ce cas s'était présenté à Desault. On trouve chez quelques sujets une artère thyroïdienne médiane inférieure, qui remonte devant la trachée-artère. Avant d'inciser le tissu cellulaire qui revêt les muscles sterno-hyoïdiens, il faut s'assurer avec le doigt si ce vaisseau existe. On recommande avec raison d'inciser la trachée-artère de bas en haut, plutôt que de haut en bas, parce que si le bistouri était poussé un peu trop loin dans cette dernière direction, on pourrait blesser le tronc de l'artère carotide droite ou celui de la veine sous-clavière gauche. Pour couper facilement les anneaux de la trachée-artère sans blesser la paroi postérieure, on peut se servir du bistouri boutonné, ou employer des ciseaux courbes sur leurs bords, comme l'a proposé M. Percy.

L'opération que je viens de décrire n'est donc pas sans danger. M. Boyer a pensé qu'on rencontrerait moins de difficultés, et qu'on serait moins exposé à ouvrir de grosses veines en pratiquant la *laryngo-trachéotomie*.

Opération.—L'appareil et la situation du malade doivent être les mêmes que pour la trachéotomie verticale. Le chirurgien fait à la peau une incision depuis la partie inférieure du cartilage thyroïde jusqu'à un pouce environ au-dessous du cartilage cricoïde. Il divise le tissu cellulaire qui unit sur la ligne médiane les muscles qui couvrent ce cartilage et la trachée-artère; il appuie son doigt indicateur gauche au-dessous du second anneau de ce canal, fait glisser le bistouri le long de ce doigt, le plonge dans la trachée, et coupe de bas en haut ses arceaux supérieurs et le cartilage cricoïde.

Cette opération a déjà été pratiquée deux fois avec succès, et dans l'un des deux cas elle a été exécutée par M. Boyer. Je pense, avec ce célèbre chirurgien, qu'elle expose moins à la section des troncs des veines thyroïdiennes inférieures que la trachéotomie prolongée très-bas; mais elle ne met pas absolument à l'abri de cet accident, et elle a un inconvénient qui lui est propre : il résulte de la possibilité de couper transversalement une portion assez considérable du corps thyroïde, lorsqu'il est volumineux, et que ses deux lobes sont à peu près confondus, au lieu d'être seulement réunis par une portion médiane de peu de largeur et d'épaisseur.

Desault avait proposé de remplacer la section verticale de la trachée-artère par celle du cartilage thyroïde.

Opération. — Le malade étant placé comme je l'ai dit précédemment, le chirurgien incise les tégumens depuis la partie supérieure du cartilage thyroïde jusqu'au niveau du bord supérieur du cartilage cricoïde. Pendant qu'un aide assujettit le larynx, l'opérateur applique son indicateur sur la partie moyenne de la membrane crico-thyroïdienne ; il fait glisser le bistouri le long de cedoigt, le prolonge d'abord transversalement dans la membrane, et coupe ensuite de bas en haut, avec ce bistouri conduit sur une sonde ou avec un bistouri boutonné épais, le cartilage thyroïde dans toute sa hauteur. Cette opération, à laquelle on peut avoir recours pour extraire des corps étrangers arrêtés dans le larynx ou tombés dans la trachée-artère, serait presque exclusivement indiquée, si ce corps étranger s'était engagé dans un des ventricules laryngés. Elle est moins dangereuse et d'une exécution plus facile que les deux précédentes, à cause de la saillie et de la situation superficielle du cartilage thyroïde ; mais en la pratiquant, on peut cependant ouvrir des veines assez grosses pour être obligé d'en faire la ligature ; et j'en ai eu la preuve, en la pratiquant sur une jeune fille de sept ans, qui mourut le lendemain de l'opération. Un haricot qu'elle avait avalé trois jours auparavant ne se présenta pas à l'ouverture du larynx ; il fut trouvé, après la mort, engagé dans la bronche droite qu'il obstruait presque complétement. On conçoit que la section des cartilages thyroïde et cricoïde n'est plus praticable, lorsque les sujets sont assez âgés pour que ces cartilages soient ossifiés. L'observation a d'ailleurs appris qu'après la guérison des plaies de ces cartilages, la voix se rétablit tout aussi bien qu'à la suite de la trachéotomie

Dès que la trachée-artère ou le larynx sont incisés dans une étendue convenable, on voit ordinairement les corps étrangers qui y étaient contenus se présenter à l'ouverture, et même s'échapper avec violence. Quelquefois cependant il faut les saisir avec des pinces, ou les extraire avec un crochet mousse. Si le corps étranger ne peut être aperçu ou senti, il ne faut pas fatiguer le malade par des recherches multipliées et toujours douloureuses. On se borne alors à couvrir la plaie avec un morceau de gaze ; on a aussi conseillé, dans ce cas, de tenir ses bords écartés avec des lames de plomb arrondies et repliées, et de solliciter de temps en temps la toux par des fumigations légèrement irritantes. Lorsque le corps étranger est sorti immédiatement après l'opération, que le sang ne coule pas dans la trachée-artère, on peut sans inconvénient réunir la plaie par première intention.

L'incision transversale de la membrane qui unit entre eux le troisième et le quatrième anneau de la trachée-artère, est le seul mode de trachéotomie que l'on trouve décrit dans les anciens. Asclépiade passe pour en être l'inventeur; le procédé qu'il suivait est resté inconnu. Hippocrate avait proposé d'introduire, dans le cas de suffocation, une cannule flexible par l'ouverture supérieure du larynx. Ce moyen, qui ne peut convenir que dans un très-petit nombre de cas, a néanmoins été préconisé dans les œuvres posthumes de Desault et dans d'autres ouvrages plus récens. Antyllus coupait en travers la peau et la trachée-artère, et il tenait les lèvres de la plaie écartées avec un crochet jusqu'à ce que la respiration fût libre. Fabrice d'Aquapendente et Casserius son disciple proposèrent, le premier une cannule droite et courte, le second une cannule courbe destinée à être introduite dans la plaie après l'opération. Martine, chirurgien anglais, a donné le conseil d'introduire deux cannules, dont l'une renferme l'autre, et de retirer l'intérieure lorsquelle est obstruée par du sang ou des mucosités. Dekkers imagina de pratiquer la trachéotomie en un seul temps avec un petit trois-quarts. Bauchot, chirurgien français, se servit avec succès d'un instument aplati, droit, large d'environ trois lignes, long d'un pouce, composé d'une cannule en argent et d'une lame qui y est renfermée. Cette lame est assez forte et tranchante sur ses deux bords près de sa pointe, qui dépasse la cannule. On emploie cet instrument comme un trois-quarts; et si le sujet a beaucoup d'embonpoint, on incise la peau longitudinalement avant de l'enfoncer dans la trachée-artère. Bauchot fixait ce canal, pendant l'opération, avec une lame d'acier en forme de croissant; elle servait en même temps de conducteur à son bronchotome. Richter a changé utilement la forme de ce dernier instrument, en lui donnant une légère courbure. Tous les praticiens conviennent actuellement qu'il faut toujours inciser longitudinalement la peau avant de l'employer, soit pour opérer avec plus de sûreté et avec moins de violence, soit pour pouvoir fixer la cannule avec plus de solidité.

Opération. — Pour l'exécuter, le chirurgien fera au-devant de la trachée-artère une incision d'un pouce et demi à deux pouces.

Après avoir reconnu ce canal avec l'indicateur gauche, il le fera contenir par un aide, ou il l'assujettira avec l'instrument en forme de croissant, et il enfoncera l'instrument de Bauchot entre le troisième et le quatrième arceau fibro-cartilagineux; il retirera la lame, et assujettira la cannule avec des rubans.

On peut aussi ouvrir transversalement la trachée-artère avec une lancette large, ou avec un bistouri que l'on conduit sur le doigt indicateur gauche. On introduit ensuite dans la plaie un stylet qui sert de conducteur à une cannule courbe en argent, en plomb ou en gomme élastique. On a même quelquefois employé un tuyau de plume en place de cannule.

Les accidens que l'on a le plus à craindre dans cette opération sont l'hémorrhagie et la chute du sang dans la trachée-artère. Ces accidens doivent être moins à craindre quand on se sert du trois-quarts de Bauchot, que quand on incise la trachée-artère avec le bistouri, parce que l'opération suivant le premier procédé est plus prompte, et que la cannule ferme la plaie en même temps qu'elle pénètre. Virgili, après avoir incisé transversalement la trachée-artère dans un cas de suffocation, vit les accidens augmenter chez son malade, parce que le sang tombait abondamment dans le canal; il fut obligé de fendre longitudinalement les cinq ou six premiers anneaux pour donner promptement issue à ce fluide.

Lorsque l'air sort très-librement par la plaie, et que la présence de la cannule irrite la membrane interne des voies aériennes, il faut retirer cet instrument. Meissonnier, médecin de Lyon, assure que plusieurs fois il ne s'en est pas servi, et qu'il n'en est résulté aucun inconvénient. Louis fait remarquer, dans son mémoire sur la bronchotomie, que les observations rapportées par ce médecin méritent peu de confiance.

On doit à Vicq-d'Azyr l'idée d'une opération d'une exécution plus facile, et surtout moins dangereuse, destinée à faire pénétrer l'air dans le larynx.

Cette opération consiste à inciser en travers, dans l'étendue de trois à quatre lignes, la membrane qui unit les cartilages thyroïde et cricoïde, après avoir fait à la peau, au-devant de ces cartilages et sur la ligne médiane, une incision d'un pouce environ de longueur. Il faut seulement dans cette opération éviter de blesser une artériole qui se distribue à cette membrane, et dont on tâche de sentir les pulsations avec l'indicateur de la main gauchc, le long duquel on fait glisser le bistouri pour le faire pénétrer sûrement dans le larynx. Le bistouri retiré, on place une cannule dans la plaie, et on la couvre d'un morceau de gaze.

Indications.—On convient généralement que, quand un corps étranger solide a pénétré dans le larynx ou dans la trachée-artère, on ne peut pas raisonnablement espérer que son expulsion sera produite par les efforts de toux et d'éternuement, et qu'il faut se hâter de l'extraire pour sauver les jours du malade. Il s'en faut beaucoup qu'il y ait le même accord entre les praticiens sur l'utilité de la bronchotomie dans les autres cas, et sur le moment où il faut y avoir recours lorsqu'elle paraît indiquée. Dans un sujet aussi difficile et aussi important, je dois m'étayer des autorités les plus recommandables. Suivant Arétée, la bronchotomie pratiquée pour prévenir la suffocation augmente l'inflammation, le spasme, la toux; et il ajoute que les parties cartilagineuses divisées ne se réunissent jamais. Rhazès avait vu la bronchotomie réussir, et cependant il pense, aussi bien qu'Avicenne, que cette opération est tellement dangereuse, qu'on ne doit y avoir recours que quand la mort paraît inévitable. Sharp, parmi les modernes, prétend qu'elle est inutile ou nuisible dans les inflammations de la trachée-artère.

Les auteurs qui ont recommandé la bronchotomie dans le cas d'angine tonsillaire, laryngée, trachéale, et les praticiens qui ont obtenu les résultats les plus heureux de son emploi, sont en bien plus grand nombre. Nous nous contenterons de citer parmi eux Dionis, Verduc, Heister, Platner, Purmann, J. Hunter, Richter, B. Bell, Louis, Sabatier. Les *Mémoires de l'Académie de chirurgie* contiennent beaucoup de faits favorables à cette opération. Mais pour qu'elle réussisse, il ne faut pas attendre que les poumons se soient engorgés, qu'il se soit formé une congestion dans le cerveau, que les malades soient expirans. Van-Svieten, Louis, Sabatier, Boyer recommandent avec raison d'y avoir recours dès que la suffocation survient, et qu'elle ne cède point à l'emploi très-actif des saignées et des dérivatifs. Nous ferons remarquer que dans le cas d'angine tonsillaire, cette opération peut, suivant quelques auteurs, être remplacée avantageusement par l'incision ou l'excision des amygdales. En avançant cette proposition, ils n'ont point eu égard à l'impossibilité de faire entr'ouvrir la bouche, qui est souvent un des effets de la maladie.

L'angine œdémateuse ou l'œdème de la glotte présente des indications aussi urgentes. Bayle et Boyer recommandent la bronchotomie dans cette affection lorsqu'il est survenu un ou deux accès de dypsnée chez un sujet dont la voix est rauque et éteinte, l'inspiration difficile, avec gêne continuelle et notable de la respiration. On a eu recours à ce moyen sur un jeune médecin atteint de cette espèce d'angine, mais l'opération, pratiquée tardivement, n'eut pas de succès.

Le croup est une des espèces d'angine dans lesquelles il est le plus difficile de déterminer, à cause des variétés qu'il présente dans l'acuité de sa marche et dans l'étendue des parties qu'il affecte, quand il convient de pratiquer la bronchotomie. On peut avoir quelque espérance de réussir lorsque la douleur paraît bornée au larynx, quand les accès de suffocation laissent des intervalles assez longs de calme, quand ces accès reviennent brusquement avec des efforts de toux dans lesquels les malades rejettent quelques lambeaux de fausse membrane. Michaelis, Home, Rosen, Brookes, Franck, Boyer conseillent cette opération. Suivant Michaelis, il faut la pratiquer au commencement de la seconde période de la maladie. Autenrieth pense qu'elle ne peut être d'acune utilité.

B. Bell range l'affection spasmodique violente des muscles du larynx au nombre des causes qui peuvent rendre nécessaire la bronchotomie. Nous ne pouvons partager son opinion. Si cette affection résistait aux fumigations narcotiques et aux autres moyens convenables, il suffirait probablement d'introduire momentanément une cannule de gomme élastique par la partie supérieure du larynx.

La tuméfaction énorme de la langue peut encore fournir, suivant le même auteur, l'indication urgente de pratiquer la bronchotomie : il ne faudrait cependant y avoir recours dans ce cas qu'après avoir ouvert largement et sans succès une des veines jugulaires, ou pratiqué sur la langue deux longues et profondes scarifications.

Sharp, qui a blâmé en général la bronchotomie, la conseille pour un cas dans lequel on n'a peut-être jamais eu occasion de la pratiquer : c'est le gonflement aigu de la glande thyroïde. Si cette maladie très-rare résistait aux saignées générales et locales copieuses, il suffirait peut-être encore d'introduire une sonde dans la trachée-artère.

Habicot, donnant des soins à un jeune homme qui avait reçu

un grand nombre de blessures dans le cou, fut obligé de lui ouvrir la trachée-artère pour faire cesser la suffocation produite par le gonflement du cou et l'infiltration du sang autour de ce canal.

Detharding a proposé la bronchotomie pour rappeler les noyés à la vie, parce que, suivant lui, l'épiglotte ferme complétement chez eux l'ouverture du larynx. B. Bell adopte la même opinion, quoiqu'elle soit sans fondement. Pouteau a également conseillé la même opération pour aspirer l'eau qui a pénétré dans la trachée-artère, et insuffler ensuite de l'air chaud dans les poumons. La bronchotomie est au moins inutile dans ce cas. *Voyez* NOYÉS, SUBMERSION.

La présence d'un corps étranger qui serait arrêté sur l'épiglotte, et qu'on ne pourrait promptement extraire , fournirait l'indication urgente d'inciser la membrane crico-thyroïdienne; et il faudrait ouvrir transversalement la trachée-artère, s'il se présentait un cas semblable à celui dont Habicot rapporte l'observation. Un jeune homme, ayant avalé neuf pistoles enveloppées dans un linge, fut tout à coup suffoqué par ce corps étranger, qui s'arrêta à la partie inférieure du pharynx. Il était sur le point d'expirer. Habicot, n'ayant pu ni enfoncer ni retirer ce tampon, pratiqua la bronchotomie, et ensuite il le poussa dans l'œsophage avec une sonde de plomb. Ce jeune homme fut promptement guéri.

Les cartilages du larynx ossifiés, et particulièrement le cartilage thyroïde, sont exposés à être fracturés. A la suite d'une fracture de cette espèce, si les fragmens étaient enfoncés, et empêchaient le passage de l'air, il faudrait probablement, pour les replacer, inciser le larynx, ou au moins les parties molles qui le recouvrent.

Desault et le professeur Pelletan ont trouvé sur des cadavres des polypes pédiculés dans le larynx. L'indication de pratiquer la laryngotomie ou la trachéotomie serait évidente, si l'on pouvait pendant la vie, ce qui n'a pas encore eu lieu jusqu'à présent, acquérir la certitude de l'existence de ces tumeurs dans le larynx ou la trachée.

On a proposé la laryngotomie dans le cas de carie des cartilages du larynx et d'ulcères de sa membrane interne. Cette opération n'aurait probablement d'autres résultats que d'accélérer la mort des malades, ou d'augmenter leurs souffrances sans leur procurer aucune chance de guérison.

B. Bell prétend que la bronchotomie est avantageuse lorsque

des tumeurs squirreuses ou charnues inextirpables compriment
la trachée-artère ; mais il faut observer que ces tumeurs compriment aussi les vaisseaux du cou, et qu'elles occasionnent la
mort autant en produisant des congestions cérébrales qu'en gênant
la respiration. J'ai rencontré deux cas de cette espèce ; et dans
l'un des deux le cou était tellement gonflé, qu'il eût été presque
impossible d'ouvrir le larynx ou la trachée-artère. Le même auteur recommande avec plus de raison la bronchotomie quand on
rencontre des polypes durs et très-volumineux implantés à la
partie supérieure du larynx, et qui descendent jusque sur l'épiglotte. Il doit être difficile et dangereux de les opérer, si l'on ne
commence par fendre la membrane crico-thyroïdienne , pour
entretenir la liberté de la respiration, pendant qu'on lie la tumeur,
et jusqu'à la chute de la ligature.

Lorsque l'on a pratiqué l'opération de la bronchotomie , les
malades doivent être placés dans un lieu où l'air soit modérément
chaud et humide ; ils doivent éviter de faire aucun effort pour
parler : on éloignera d'eux toutes les causes qui pourraient provoquer la toux, l'éternument ; ils seront mis à l'usage des boissons adoucissantes, et astreints à une diète rigoureuse, jusqu'à
ce que les accidens qui ont nécessité l'opération soient dissipés,
et que la plaie n'offre plus par elle-même aucun danger.

(MARJOLIN.)

BROSSE, s. f. Voyez FRICTION et COSMÉTIQUE.

BROUILLARD , s. m. Lorsque la vapeur, répandue dans l'atmosphère, vient à subir une diminution de température , elle
repasse à l'état liquide ; si le poids de chaque molécule n'est
pas supérieur à celui de l'air, la vapeur, quoique visible à
l'œil, ne se réunit point en gouttes d'eau pour produire la pluie;
elle reste en suspension ; de sorte qu'il se forme une multitude de
petits globules d'eau extrêmement fins , séparés les uns des autres
par une petite couche d'air: c'est le brouillard. Saussure prétend que
ces globules sont creux. C'est en automne , après les chaleurs, que
les brouillards règnent communément. Pendant l'été, dans les
vallons arrosés par des ruisseaux, il s'élève durant le jour des
vapeurs invisibles; mais, le soir, la température venant à baisser, on aperçoit une atmosphère bleuâtre, qui s'interpose entre
le spectateur et les objets éloignés. Cette teinte si douce est le
résultat de l'évaporation et de la condensation de la vapeur.
C'est exactement la même cause qui fait que, dans les jours
d'automne, dont la chaleur est encore assez grande, il s'élève dans

l'air une grande masse de vapeurs, lesquelles se condensent le soir et durant la nuit par le refroidissement considérable qui survient. Ces brouillards persistent jusqu'à ce que le soleil du lendemain en ait de nouveau favorisé la dissolution. Mais le brouillard est quelquefois produit par des causes inconnues.

L'effet du brouillard sur le corps humain est celui de l'air froid et humide. Les rhumatismes chroniques, la gravelle, la goutte, l'hydropisie, la mélancolie, sont endémiques dans les pays habituellement brumeux. Le coryza, les ophtalmies, les angines sont quelquefois produits par des brouillards passagers, mais fétides et piquans.   (ROSTAN.)

BROWNISME, s. m. Jean Brown, né en Écosse en 1735 ou 1736, et mort à Londres en 1788, est l'auteur de ce système. La célébrité dont il a joui dans toute l'Europe à une époque très-rapprochée de nous, et son influence très-grande sur la pratique de la médecine, soit qu'elle ait été avouée hautement ou dissimulée avec art, nous font un devoir d'exposer avec une certaine étendue la doctrine physiologique et pathologique de ce fougueux réformateur.

Physiologie. — L'homme et les autres êtres vivans ne diffèrent des corps inorganiques que par la propriété d'être affectés par les choses externes, de manière à ce que les fonctions qui sont l'attribut de la vie puissent s'exécuter.

Toutes les choses capables d'agir ainsi sur le corps vivant et de déterminer l'exercice de ses facultés, sont susceptibles d'être distinguées en deux ordres : 1° celles qui viennent du dehors, ou qui sont contenues dans les vaisseaux ou les autres cavités organiques, telles que les alimens solides ou liquides, l'air, le sang, les fluides sécrétés, et presque tous les objets extérieurs ; 2° certaines fonctions du corps lui-même, comme les contractions musculaires, l'action cérébrale qui accompagne les sensations, l'exercice de la pensée, et les passions.

Ces deux sortes d'agens sont nommés puissances incitantes, et la propriété sur laquelle ils agissent, s'appelle incitabilité. L'incitation est le résultat de l'action des puissances incitantes sur l'incitabilité ; c'est la vie elle-même tout entière. Ainsi la vie est un état forcé ; elle a besoin d'être incessamment entretenue par l'action des incitans. Quand ceux-ci cessent d'agir, la mort s'ensuit aussi sûrement que lorsque toute incitabilité est éteinte.

Il est imposible de savoir ce qu'est l'incitabilité considérée en elle-même, ni de quelle manière elle est affectée par les puissances incitantes. Mais, quel que puisse être ce principe dont la nature échappe à tous nos moyens d'investigation, que ce soit un fluide particulier qui tantôt augmente en quantité et tantôt diminue, ou une propriété qui quelquefois s'exalte et d'autres fois languit, il est certain que c'est de lui que dépendent tous les phénomènes de la vie. Tout être qui commence à vivre est pourvu d'une certaine dose d'incitabilité; elle se retrouve même dans les plantes, quoiqu'à un degré inférieur, et elle y est sujette aux même lois que chez les animaux : d'où il résulte que l'agriculture n'est, à proprement parler, qu'une branche de la médecine. Le degré d'incitabilité varie dans les différentes espèces d'animaux, dans les différens individus, et aux différentes époques de leur vie. Selon les variations qu'elle subit, l'animal est plus ou moins vivace, c'est-à-dire plus ou moins susceptible d'agir en raison des impulsions qu'il reçoit du dedans ou du dehors. L'incitabilité étant inconnue dans sa nature, mais soumise à des lois qui lui sont propres, on ne saurait peindre ses différens états qu'en leur appliquant des termes détournés de leur acception véritable, qui ne se rapportent qu'à des objets matériels, et qui, pour cette raison, ne doivent point être pris à la rigueur, quand on est forcé de s'en servir pour exprimer des idées abstraites. Le sens des mots *épuisement, augmentation, renouvellement* de l'incitabilité, si fréquemment employés par l'auteur de cette doctrine, et sur l'inexactitude desquels il a pris soin de prévenir ses lecteurs, a donc besoin d'être rectifié par le jugement.

L'incitabilité a son siége dans la substance médullaire du cerveau et des nerfs, et dans la fibre musculaire; elle ne saurait être différente dans les différentes parties de ce système : c'est une propriété *une et indivisible* dans tout l'organisme. Néanmoins les diverses puissances incitantes agissent toujours avec plus de force sur une partie que sur les autres, et la plus vivement affectée est ordinairement celle sur laquelle l'action de la puissance incitante a porté directement; mais la somme totale de l'incitation répandue sur l'ensemble de l'organisme surpasse infiniment l'incitation locale, quelque forte qu'elle soit.

Les stimulans (terme abrégé, synonyme de puissances incitantes) sont généraux ou locaux. Les premiers produisent immédiatement l'incitation de tout le système. Les seconds n'agissent sur l'organisation en général que d'une manière secondaire :

leur action est bien moins fréquente et d'une bien moindre importance dans la théorie médicale.

Les sensations, la locomotion, les opérations intellectuelles et les affections morales sont le résultat commun et simultané de toutes les puissances incitantes. Cet effet étant partout semblable à lui-même, le mode d'action des divers stimulans est également un et identique. Il n'y a ainsi qu'une sorte d'incitation ou d'excitement, et toute action prétendue spécifique est une chimère. Il peut arriver seulement que l'action des puissances incitantes se dirige plus particulièrement sur un organe que sur un autre; mais il ne peut y avoir de différence que dans le degré, et l'incitation ne peut jamais être augmentée dans un point quelconque de l'économie animale, quand elle est diminuée dans l'ensemble du système, ou réciproquement. En un mot, dès que l'incitabilité est modifiée quelque part en plus ou en moins, elle l'est partout au même instant et de la même manière, car *elle est une et indivisible*.

L'incitation, cause prochaine de la vie, est renfermée dans certaines bornes, au delà et en deçà desquelles la vie ne saurait subsister : elle est proportionnelle à la force du stimulus. Si l'action du stimulus est modérée, et en rapport parfait avec la somme d'incitabilité répandue dans l'économie, la santé sera le résultat de cet heureux accord. Mais si cette action stimulante est trop faible ou trop forte, il en résultera, dans le premier cas, accumulation de l'incitabilité dans les organes, ou *faiblesse directe;* dans le second cas, épuisement de l'incitabilité par la violence du stimulus, ou *faiblesse indirecte.* De ces deux sortes de faiblesse résultent deux classes de maladies, l'une par défaut, l'autre par excès d'incitation; elles embrassent toutes les infirmités humaines. La mort peut même en être la suite immédiate, quand la faiblesse, soit directe, soit indirecte, est portée au dernier degré. Toute action des puissances incitantes use plus ou moins l'incitabilité, qui supporte ainsi une déperdition constante et inévitable dans l'exercice de la vie.

Il existe toujours, pendant la vie, une certaine dose d'incitabilité répandue dans tout l'organisme, quelque faible qu'elle soit; et, comme l'action des puissances incitantes ne cesse jamais d'être mise en jeu, on doit croire que toutes ces puissances jouissent d'une vertu stimulante, qui peut être plus ou moins énergique, sans jamais cesser d'être de même naturc. Ainsi une trop grande quantité de sang stimulera trop fortement; une trop petite ne peut lui ôter sa propriété stimulante, mais elle fait que ce liquide, trop à l'aise dans les vaisseaux, stimule trop faiblement, et détermine la faiblesse directe. Il en est de même du froid comparé à la chaleur, et de toutes les autres puissances incitantes. Il n'y a donc point de véritables débilitans; cette qualification ne peut être employée avec précision dans un sens absolu : tous les corps de la nature, qui ont l'air de produire sur les fonctions animales un effet sédatif, ne sont en réalité que des stimulans trop faibles. Les passions qu'on appelle débilitantes, et même les contagions les plus destructives, ne sont probablement pas autre chose. Comme le froid excessif, elles font mourir, seulement parce qu'elles sont incapables d'entretenir la vie.

Pathologie. L'incitation étant l'unique source de la vie, de la santé et des maladies, et l'état des solides et des humeurs dans le corps vivant étant uniquement déterminé par la mesure de l'incitation, il en résulte que l'état de santé et celui de maladie ne sont pas d'une nature différente, mais seulement des effets divers du même principe d'action. Il existe des maladies générales et des maladies locales. Les premières sont toujours générales dès leur origine; elles supposent une *opportunité* préalable, et proviennent de l'affection primitive de l'incitabilité : leur traitement doit être dirigé sur tout l'organisme. Les maladies locales affectent toujours, dans leur principe, un point déterminé de l'économie, et sont le produit d'une lésion locale; elles ne deviennent générales que pendant leur cours, mais rarement, et ne supposent jamais l'opportunité : leur traitement doit être purement local, si ce n'est dans le cas où, s'étendant enfin à tout le reste du corps, elles présentent quelque ressemblance avec les maladies générales.

L'*opportunité* aux maladies est un état intermédiaire entre la maladie et la santé, à laquelle elle ressemble encore; elle ne diffère de la maladie que par le degré.

Les maladies générales ne peuvent se présenter que sous deux formes (l'une et l'autre toujours précédées d'opportunité), les maladies *sthéniques* et les maladies *asthéniques*. Les premières naissent d'une incitation immodérée, et les secondes d'une incitation trop faible. La proportion numérique des unes aux autres est telle, que sur cent maladies, trois seulement sont sthéniques, et quatre-vingt-dix-sept asthéniques. Il n'existe ni maladies spécifiques, ni idiosyncrasies, ni maladies héréditaires d'aucune sorte. Tous les individus atteints de la même maladie ou de la même *opportunité* sont affectés de la même manière, et les diverses maladies ne diffèrent entre elles que par le degré de l'incitation.

Un médecin appelé près d'un malade n'a que trois choses à déterminer : 1° si la maladie est générale ou locale ; 2° lorsqu'elle est générale, si elle est sthénique ou asthénique ; 3° enfin quelle en est la mesure. Il ne lui reste plus qu'à établir l'indication (car il ne saurait y en avoir plusieurs) et à la remplir par les moyens les plus convenables. Il ne faut point s'en rapporter aux symptômes ; ils sont toujours trompeurs : mais on doit surtout avoir égard à la nature de l'opportunité, sthénique ou asthénique, qui a précédé la maladie déclarée, et agir en conséquence. La plus grande difficulté du traitement consiste à saisir la juste proportion du stimulus nécessaire. Il ne doit être ni trop faible ni trop fort ; dans l'un et l'autre cas, ou il laisserait subsister une partie de la maladie, ou il pourrait déterminer une diathèse opposée, qui serait encore une maladie. Si l'individu malade est tombé dans la faiblesse directe, faute d'une quantité suffisante de stimulus, il faut augmenter graduellement l'action des puissances incitantes, mais avec précaution, dans la crainte qu'un stimulus trop fort, agissant sur une incitabilité accumulée par défaut d'incitation, ne devienne nuisible, et même, dans certains cas, ne détermine la mort. C'est ce qui arrive lorsqu'un membre congelé, c'est-à-dire très-affaibli par l'absence de son stimulant naturel, qui est la chaleur, tombe promptement en gangrène près du feu. D'un autre côté, dans les cas de faiblesse indirecte, ou, ce qui est la même chose, quand la faiblesse a été produite par une action trop vive ou trop prolongée des puissances incitantes, il est nécessaire de les réduire par degrés à la proportion convenable. Ainsi un homme qui fatigué sa constitution par l'abus des liqueurs spiritueuses, ne doit pas être mis tout à coup à l'usage de l'eau pure, mais ramené peu à peu aux habitudes de la sobriété.

La pléthore sanguine est le stimulus le plus puissant, et par conséquent la cause la plus active de la diathèse sthénique : par la même raison, la disette du sang est le débilitant le plus nuisible. Il s'ensuit que la saignée est le remède le plus efficace dans la première diathèse, et la réplétion méthodique des vaisseaux dans la seconde.

On n'aurait qu'une idée imparfaite du système de Brown, si, voulant se borner à connaître ses principes généraux, on négligeait de le suivre jusque dans les applications qu'il en faisait à quelques-uns des points principaux de la pathologie. Sa manière de considérer l'inflammation doit donc tenir une place dans l'exposition de son système, surtout au moment où ce phénomène important fixe plus particulièrement l'attention des médecins. Selon Brown, l'inflammation du poumon dans la péripneumonie, regardée généralement comme le principe de cette maladie et la cause de tous les phénomènes qui l'accompagnent, n'en serait au contraire que l'effet ; c'est la diathèse inflammatoire, qui constituerait, à proprement parler, la maladie. Point de péripneumonie sans elle : il peut y avoir seulement lésion et inflammation du poumon par cause externe, que les seuls topiques guériraient, s'il était possible de les appliquer sur l'organe lésé ; mais la vraie péripneumonie exigera toujours le traitement d'une affection générale. De même, dans la pleurésie, l'affection locale manifestée par la douleur de côté est le résultat de la diathèse inflammatoire générale, et elle est plus ou moins vive, suivant son intensité ; mais elle ne se prononce jamais que dans une diathèse très-grave. En général toute affection locale survenue spontanément dans une maladie générale, doit en être regardée comme la suite, quelque redoutable qu'elle soit, et les remèdes doivent être dirigés, non sur la partie principalement affectée, mais sur tout l'organisme. Dans ce cas, comme dans tous ceux de même nature, l'état du pouls n'est point réglé par l'influence directe de l'affection locale, quel que soit l'organe affecté, mais par la quantité du sang contenu dans les vaisseaux, et la célérité plus ou moins grande de son cours, qui en est la conséquence. De cette seule cause résultent tous les caractères connus du pouls.

Il y a quatre sortes d'inflammations : deux *sthéniques*, l'une générale, l'autre locale ; deux *asthéniques*, également générales ou locales. L'inflammation sthénique générale est *un état commun à la partie enflammée et au reste du corps, mais plus prononcé dans la première que dans toute autre*, parce qu'avant le développement de la maladie, l'incitation y était plus forte. Elle ne survient jamais que lorsque la diathèse sthénique est très-intense ; mais il n'en faut pas conclure qu'il ne saurait y avoir de maladie sthénique sans inflammation véritable ; car cela a lieu dans la frénésie. L'inflammation sthénique locale, au contraire, est pro-

duite par des causes purement locales, et consiste dans un vice
organique ou dans une solution de continuité. Si la partie a peu
de sensibilité, le mal ne s'étend pas au delà ; si au contraire
elle est douée d'une sensibilité vive, comme l'estomac et la
surface interne des intestins, le trouble se répand dans toute
l'économie, et simule une maladie générale. C'est aussi ce qui arrive toutes les fois que l'inflammation attaque localement un organe essentiel à la vie. Brown rejette entièrement la théorie de
l'épine de Van-Helmont, si ingénieusement développée par Vicq-
d'Azyr. Il nie expressément qu'une affection primitivement locale
puisse jamais produire une véritable inflammation générale, à
moins qu'*accidentellement* elle ne coïncide avec une diathèse inflammatoire. Si au contraire la diathèse est asthénique, il en résulte un typhus. Il est plus difficile d'exposer clairement ce que
Brown entendait par inflammation *asthénique*, car l'explication
qu'il essaie d'en donner est l'endroit le plus obscur de son ouvrage. Tout ce qu'on peut dire à ce sujet, c'est qu'en attribuant
la cause prochaine de toute inflammation à la stase et au séjour
du sang dans la partie enflammée, cet engorgement peut être également l'effet soit d'une trop grande abondance de sang, qui
produit l'inflammation sthénique, soit de la lenteur et de l'embarras de la circulation, d'où résule l'inflammation asthénique.
Elle est générale lorsque la diathèse asthénique qui la produit
est seulement un peu plus prononcée dans un lieu que dans un
autre, comme on le voit dans la goutte, l'esquinancie putride,
gangréneuse, etc., et elle se dissipe par les stimulans. Elle n'est
que locale lorsqu'une lésion par cause externe, suivie d'inflammation, se rencontre accidentellement avec la diathèse asthénique
générale.

On voit par cet exposé que Brown confondait la véritable inflammation, qui est toujours une maladie locale, avec la diathèse
inflammatoire ou la prédisposition à l'inflammation qui résulte
d'un état particulier de tout l'organisme. Cette erreur capitale
était la suite de la manière trop abstraite dont il envisageait les
phénomènes pathologiques, et du défaut total d'observations
anatomiques dans son système.

Puisque l'action de toutes les puissances incitantes qui entre-
tiennent la vie est toujours de même nature, d'après Brown, et
ne diffère d'elle-même que par le degré de son énergie, il s'ensuit que la manière d'agir de tous les remèdes appliqués dans

l'état de maladie est également identique. Aussi l'art de traiter les maladies n'est-il que l'art de manier les divers stimulans, et de les adapter, suivant les proportions convenables, à l'état actuel de l'incitabilité, dans le dessein de rétablir peu à peu le degré modéré d'incitation qui constitue la santé. Le traitement des maladies sthéniques, et principalement de l'inflammation, consiste dans la saignée, les purgatifs doux, le vomitif, *qui est d'une grande utilité*, le repos du corps et de l'esprit, le froid, qui est le plus grand remède du catarrhe *toujours produit par l'action des stimulans et surtout de la chaleur*. Si après l'emploi de ces remèdes, énumérés ici dans l'ordre de leur efficacité, la maladie persiste, il faut les recommencer dans le même ordre, sans avoir égard aux différens temps de la maladie, mais seulement à son identité, saigner, purger, etc. Une nourriture végétale sous forme liquide, et les boissons acidulées, peuvent être mises en usage; mais les alimens tirés des substances animales doivent être prohibés, comme le stimulant le plus fort et le plus nuisible.

Les maladies asthéniques au contraire guérissent par les stimulans. On emploie d'abord les plus diffusibles, et on passe par degrés au plus permanens. L'opium est le plus diffusible et le plus énergique des stimulans : partout ailleurs que dans la diathèse sthénique, il excite toutes les facultés physiques et morales; *il chasse le sommeil*, et produit un état de veille plein d'activité et de gaieté. Il ne jouit néanmoins d'aucune vertu spécifique, et ne se distingue des autres puissances incitantes que par une plus grande énergie; son excès seul endort, comme le font tous les stimulans pris à trop fortes doses. Brown, qui s'était en quelque sorte passionné pour ce médicament, en fait un éloge animé, qui est sans contredit la page la plus éloquente de son livre. Dans sa pratique il en faisait un usage presque universel, et l'employait même, ainsi que le vin, dans l'intention de dissiper le coma, quand il lui paraissait trop profond ou trop prolongé. Après l'opium, il mettait en usage contre les maladies asthéniques ou la diathèse de même nature, une chaleur modérée, les diverses sortes de liqueurs spiritueuses, ensuite les stimulans dont l'activité est moins vive et plus permanente, tels qu'une nourriture substantielle propre à réparer la masse du sang appauvrie, les assaisonnemens, les boissons fortes, l'exercice du corps et de l'esprit, les sensations agréables, toutes les passions

excitantes, un sommeil modéré, un air pur, et jamais il ne cher-
chait dans les agens thérapeutiques que des moyens divers de
produire des effets toujours semblables.

Ces deux genres opposés de traitement composaient toute la
thérapeutique de Brown, et leur application seule variait d'après
l'ordre dans lequel il avait rangé toutes les maladies, suivant la
place qu'elles occupent dans son échelle de l'incitation. Il établit
une distribution semblable parmi les symptômes, dont il donne
une étiologie purement systématique. Mais il a soin d'avertir,
comme en passant (et c'est sans doute l'observation la plus sage
et la plus pratiquée que renferme son ouvrage), que, dans l'exercice de la médecine, il faut moins avoir égard aux noms des
maladies et à leur classement méthodique, qu'à l'intensité de
l'incitation dans chacune d'elles. Il faut ajouter à cette judicieuse
observation que Brown était dans l'usage d'estimer l'état actuel
de l'incitation, dans une maladie donnée, surtout d'après la
prédisposition ou l'opportunité ordinairement indiquée par les
habitudes antérieures du sujet. Quoiqu'il jugeât de ces considérations secondaires avec la préoccupation de son esprit, disposé
à voir partout la diathèse asthénique, toujours est-il vraisemblable
que ces réflexions générales ont dû quelquefois balancer ce que
son système avait de trop exclusif.

Une exposition plus étendue du système de Brown serait ici
hors de place : un travail de cette nature a été déjà exécuté avec
plus ou moins de succès par un grand nombre de commentateurs
et de critiques. J'ai dû me borner à faire connaître les bases de
cette théorie célèbre, et abandonner les développemens, ainsi
que les modifications qu'elle a reçues, à l'histoire philosophique
de l'art. Les personnes qui voudront connaître les principales
applications qu'en faisait Brown lui-même aux différens états
physiologiques et pathologiques, et la classification qu'il a donnée de ces états divers suivant le degré de l'incitation dans
chacun d'eux, n'ont qu'à consulter la table de Lynch, corrigée par
Pfaff, et publiée pour la première fois en français dans la tra-
duction de M. le professeur Fouquier. Je n'entrerai point dans
de semblables détails, mais je ne pense pas qu'il soit également
superflu d'insister sur l'idée-mère de Brown, et de la présenter
sous une forme sensible, au moyen d'une comparaison emprun-
tée au docteur Christie et tirée des usages de la vie domestique. Ce médecin suppose un foyer établi sur un gril à la manière

anglaise, rempli d'un charbon peu combustible et dont la combustion ne peut être entretenue qu'à l'aide de l'action permanente d'une machine en guise de soufflet, d'où partent plusieurs tubes dirigés vers le foyer, où ils versent constamment plusieurs courans d'air. Le combustible, au moyen d'un tuyau fixé sur le derrière de la cheminée, est constamment renouvelé dans une proportion correspondante à la quantité détruite par cette combustion non interrompue. Dans cette supposition, le gril représente l'organisation humaine; le charbon qui le remplit la *matière de la vie*, l'incitabilité de Brown, la force sensoriale de Darwin; le tuyau au moyen duquel le combustible est entretenu, c'est la faculté inhérente à tous les corps vivans de reproduire en eux-mêmes l'incitabilité incessamment usée et incessamment renouvelée; le jeu du soufflet à plusieurs tubes et à plusieurs courans d'air, imite l'action des divers stimulans, doués de divers degrés d'énergie; et la flamme qui s'élève dans le foyer est l'image de la vie, c'est-à-dire le résultat de l'action des incitans sur l'incitabilité.

On a cru en Angleterre que quelques idées hypothétiques jetées en avant par Cullen avaient fait éclore dans l'esprit de son élève et de son rival le système qui l'a rendu célèbre. Les rapports qui ont existé entre ces deux hommes peuvent favoriser cette supposition, qui paraît encore confirmée par l'usage très-étendu qu'ils ont fait l'un et l'autre du mot *excitement*, d'où les autres termes employés dans la doctrine de Brown auraient pu être déduits par une analogie facile. Mais le sens qu'ils y attachaient l'un et l'autre n'était pas le même. Brown n'a emprunté que très-peu de chose à la physiologie de son maître; c'est dans un plus grand éloignement qu'il faut aller chercher ses véritables modèles. Sans contredit, le *strictum* et le *laxum* de Thémison, chef de la secte des méthodistes, ont pu lui fournir sa première idée de deux états opposés dans l'économie animale, et sa division de toutes les maladies en sthéniques et asthéniques; mais il puisa surtout les véritables élémens de son système dans les écrits de Frédéric Hoffmann. On sait que cet auteur faisait consister la vie dans le *mouvement*, et les maladies dans *les vices du mouvement*, susceptible, selon lui, de devenir trop fort ou trop faible. Dans le premier cas, il produit le *spasme* (diathèse sthénique de Brown), et dans le second, l'*atonie* (diathèse asthénique). Sa classification des maladies a lieu d'après cette division fondamentale, et les altérations des humeurs ne sont que l'effet consécutif de l'atonie ou du spasme. Mais, en adoptant ces principes pour base de sa théorie, Brown en a poussé plus loin la rigueur : inébranlable dans ses idées, jamais il ne les perd de vue, et ne voit rien au delà. Il n'a fait également qu'imiter Hoffman, en donnant le vin et les autres stimulans pour guérir la goutte et les autres maladies analogues; mais le professeur de Halle avait des idées toutes différentes à l'égard de l'opium, qu'il considérait comme détruisant les spasmes, en déterminant une atonie générale, et dont par cette raison il redoutait prodigieusement l'abus.

Malgré ses erreurs, on ne peut s'empêcher de reconnaître que Brown a rendu quelques services à la médecine, en l'affranchissant complétement des théories physiques qui la dominaient, et en insistant avec opiniâtreté, même avec une sorte de violence, sur l'action vitale, comme sur la seule cause de tous les phénomènes de la santé et des maladies, et même de la manière d'agir des remèdes. Les expériences de Pringle et de Macbride sur les substances septiques et anti-septiques avaient à cette époque une grande vogue en Angleterre; par conséquent les explications physiques de l'action des médicamens sur les solides et les fluides animaux, et les propriétés réelles ou supposées des corps privés de la vie tenaient alors une place plus ou moins grande dans toutes les théories médicales. Cullen lui-même rapportait les premiers phénomènes vitaux à un fluide hypothétique doué des mêmes propriétés que le fluide électrique. Il fallut que Brown possédât une certaine dose d'énergie morale, pour affranchir son esprit d'une erreur ancienne et accréditée, en ramenant tout dans l'homme, absolument tout à la vitalité; mais il la considéra de si haut, que tous les phénomènes de détail lui échappèrent. Il peut donc être compté au premier rang des médecins vitalistes, et comme tel ses vues élevées en physiologie pourraient lui faire pardonner les vices de sa pratique incendiaire, si l'humanité n'avait eu tant à en souffrir.　　　　(COUTANCEAU.)

BRUCINE, s. f. Base salifiable organique, découverte par Pelletier et Caventou dans l'écorce connue sous le nom d'*angusture fausse*. *Voyez* ce mot.

La brucine est blanche, cristallisée régulièrement en prismes obliques à base parallélogrammatique; elle a un aspect nacré; sa saveur est très amère, légèrement âcre et styptique; elle se dissout dans cinq cents parties d'eau bouillante et dans huit cent cinquante d'eau froide; elle est très-soluble dans l'alcohol. C'est en la dissolvant dans ce liquide qu'on en obtient des cristaux. Soumise à l'action du feu, elle se fond à une température peu supérieure à celle de l'eau bouillante. Elle se décompose à une plus haute température, et donne les produits des matières végétales non azotées. La brucine forme avec les acides des sels neutres, différens de ceux que produit la strychnine. Ainsi le sulfate cristallise en aiguilles très-déliées, qui paraissent être des prismes à quatre pans. Il ressemble au sulfate de morphine par son aspect; mais sa saveur est infiniment plus amère. Il est composé de brucine, 100; acide sulfurique, 9,697. Il peut s'unir avec un excès d'acide. L'hydrochlorate de brucine cristallise en prismes à quatre pans, terminés par une face peu inclinée. Il est formé de brucine, 100; acide hydrochlorique, 6,3310. Le nitrate de brucine ne cristallise pas, caractère qui distingue essentiellement la brucine de la strychnine, dont le nitrate neutre cristallise d'une manière admirable. Un excès d'acide nitrique détermine dans le nitrate de brucine une belle couleur rouge nacarat : les corps désoxygénans détruisent la couleur; ce phénomène a lieu avec la morphine et la strychnine. Un plus grand excès d'acide nitrique ou la chaleur font passer ces trois nitrates au jaune. Si alors on y verse du proto-hydrochlorate d'étain, on a avec la morphine et la strychnine un précipité d'un brun sale, tandis qu'avec la brucine on obtient une couleur violette très-belle et très-intense. Nous avons cru devoir insister sur ce caractère, qui peut servir à distinguer la brucine de la morphine et de la strychnine, même à l'état salin.

La brucine a une action très-vive sur l'économie animale : elle agit à la manière de la fausse angusture, mais avec infiniment plus d'énergie; son action est cependant moins active que celle de la strychnine, dans le rapport de 1 à 10 : quatre grains de brucine ont été nécessaires pour tuer un lapin, qui n'aurait pas résisté à un demi-grain de strychnine. Un chien assez fort, ayant pris trois grains de brucine, a éprouvé de violentes attaques de tétanos, mais y a résisté. La brucine, ou plutôt l'extrait alcoholique de l'écorce de fausse angusture, pourrait peut-être remplacer dans la thérapeutique l'extrait de noix vomique; il aurait sans doute un mode d'action analogue, sans présenter l'inconvénient d'une aussi grande activité. Pour obtenir la brucine, on prépare un extrait alcoholique de fausse angusture ; on le dissout dans une masse d'eau très-froide, et l'on filtre pour séparer la matière grasse. On précipite la matière colorante par l'acétate de plomb, l'excès de plomb par l'hydrogène sulfuré, et enfin la brucine par une base alcaline. Ici la magnésie peut être employée avec succès. Le précipité magnésien, lavé légèrement et desséché, est traité par l'alcohol, qui dissout la brucine : on l'obtient par évaporation. Comme la brucine est un peu soluble, il ne faut pas trop laver le précipité magnésien. La brucine obtenue est colorée, il est vrai ; mais on peut l'obtenir blanche en la convertissant en oxalate, qu'on lave avec de l'éther étendu d'alcohol à partie égale. L'oxalate, débarrassé de la matière colorante, est décomposé par un peu de magnésie, et l'on obtient la brucine très-pure et incolore.

(J. PELLETIER.)

BRULURE, s. f., *ustio, adustio, ambustio, combustio ;* lésion plus ou moins grave produite sur une partie vivante par l'action du calorique concentré.

Quelques auteurs ont rangé parmi les brûlures les lésions occasionées par certains agens chimiques caustiques, tels que les acides minéraux, les alcalis, quelques sels et oxydes métalliques. Nous ne traiterons pas dans cet article de la manière d'agir spéciale de ces différentes substances ; nous nous bornerons à faire remarquer que quand elles sont appliquées à une haute température, et sous forme liquide, elles donnent presque toujours lieu à des altérations de tissu très-étendues, très-profondes, portées jusqu'à la désorganisation, et par conséquent très-dangereuses. Ces lésions rentrent d'ailleurs dans la classe de celles qui sont la suite des brûlures ordinaires, dès que l'on a satisfait à l'indication de neutraliser l'agent chimique qui les a produites, si l'on est appelé avant qu'il ne soit entièrement décomposé.

Les combustions spontanées, admises par quelques auteurs, révoquées en doute par d'autres, nous paraissent du ressort de l'anatomie et de la physiologie pathologiques ; c'est pourquoi je crois devoir séparer leur histoire de celle de la brûlure. *Voyez* COMBUSTION.

La brûlure est quelquefois occasionée par les rayons solaires. La partie supérieure de la tête, le visage, le cou ou les mains en sont alors ordinairement le siége. Cette espèce de brûlure peut être très-légère ; mais dans quelques cas, quoique les parties extérieures ne soient pas couvertes de phlyctènes, l'irritation se propage profondément, et donne lieu à des maladies très-graves, telles que l'érysipèle phlegmoneux, l'arachnitis, etc.

Le calorique rayonnant, dégagé d'un corps en ignition, peut produire la brûlure à une distance assez considérable; il pourrait même donner lieu à la désorganisation complète de la partie soumise à son action, si celle-ci était prolongée pendant un temps assez long. On peut s'habituer successivement à supporter l'impression d'une chaleur très-vive, mais les parties qui y sont exposées finissent cependant par éprouver des altérations assez grandes dans leur couleur, dans leur texture et leur sensibilité. Elles deviennent brunâtres, marbrées; leur épiderme se gerce; quelquefois même elles se couvrent de croûtes ou s'ulcèrent. C'est ce que l'on observe fréquemment sur les jambes des forgerons, et sur celles des vieillards qui se tiennent habituellement très-près du feu, etc. Les ulcères, quand il en survient sur ces parties, sont ordinairement difficiles à guérir.

Les corps solides brûlent en général avec d'autant plus d'intensité, qu'ils sont élevés à un plus haut degré de température, qu'ils sont plus denses, meilleurs conducteurs du calorique, et que leur application immédiate ou médiate est prolongée pendant un temps plus long. Cette dernière circonstance influe beaucoup sur l'étendue en surface et en profondeur à laquelle peut se propager l'action de la chaleur.

Quelques substances dont la combustion est rapide, et qui entrent en fusion en brûlant, comme le phosphore, le soufre, les résines, occasionnent dans un temps fort court des brûlures très-larges et très-profondes.

Parmi les brûlures les plus dangereuses par leur étendue et par leur profondeur, que l'on a souvent occasion d'observer, il faut compter celles qui sont l'effet de la conflagration des vêtemens. On pourrait citer un grand nombre de cas où elles ont déterminé en peu de jours des accidens mortels.

Tous les liquides ne brûlent pas avec la même violence. Ceux qui sont susceptibles de s'élever à un très-haut degré de température en bouillant, et qui ont le plus de tendance à adhérer à la peau, sont les plus dangereux; tels sont le bouillon, les huiles, le suif et le sucre fondu, on peut en dire autant de la lessive ordinaire et des solutions salines concentrées que l'on prépare dans les laboratoires des chimistes, dans les atteliers où l'on fabrique le salpêtre, le savon, etc. Parmi ces solutions salines, il peut s'en trouver qui soient très-irritantes ou caustiques par elles-mêmes ; celles-là produisent les lésions les plus graves.

Les brûlures occasionées par l'alcohol, par l'éther ou par les gaz enflammés, par l'explosion de la poudre à canon, sont souvent très-larges, mais elles sont ordinairement superficielles, ce qui diminue le danger qui peut en résulter.

Il est important de faire remarquer que les parties qui sont recouvertes par un épiderme très-épais peuvent être protégées par cette membrane contre l'action instantanée des corps brûlans, et que les régions du corps sur lesquels les liquides bouillans ont été retenus en contact par des vêtemens épais sont toujours plus profondément brûlées que les parties sur lesquelles ces liquides n'ont fait que glisser.

Heister et Callisen décrivent quatre degrés de brûlure ; M. Boyer n'en compte que trois ; M. Dupuytren en admet six. Ces six degrés sont, 1° l'inflammation superficielle de la peau sans phlyctènes ; 2° l'inflammation de cette membrane avec développement de phlyctènes ; 3° la destruction d'une partie du corps papillaire de la peau ; 4° l'escarrification de toute l'épaisseur du derme ; 5° la combustion de tous les tissus jusqu'aux os ; 6° enfin la carbonisation de toute l'épaisseur d'un membre. Cette analyse des degrés de la brûlure, quoique plus exacte que celles que l'on trouve dans les auteurs, ne comprend pas et ne peut pas comprendre toutes les espèces de lésions qui peuvent être occasionées dans les corps vivans par le calorique concentré. Je n'essaierai pas d'en proposer une autre ; je me bornerai à faire remarquer que tous les effets de la brûlure considérée en général, pourraient être rapportées à deux ordres ; *inflammation*, *désorganisation immédiate.*

L'inflammation peut se présenter avec les caractères de l'érythème, de l'érysipèle phlycténoïde, de l'érysipèle phlegmoneux. Elle peut se propager par continuité de tissu aux membranes extérieures et intérieures des articulations, aux membranes séreuses, aux organes sensoriaux, aux viscères ; elle peut être assez violente pour produire en peu de temps un trouble si grand dans les fonctions, que la mort doit en être nécessairement le résultat. D'autres fois cette inflammation, plus limitée, ne donne pas lieu à des accidens sympathiques si graves, mais elle acquiert successivement assez de violence pour se terminer par la gangrène d'une partie de la surface du tronc ou d'un membre, ou même par un sphacèle profond. Quant à la désorganisation immédiate, elle ne peut offrir que des variétés d'étendue, soit en superficie, soit en profondeur; mais on conçoit qu'il est impossible de tracer un tableau de toutes ces variétés; elle est d'ailleurs toujours accompagnée d'une inflammation qui s'étend plus ou moins loin, et avec plus ou moins de violence, autour de la partie désorganisée. Une remarque qu'il est encore fort important de faire, c'est qu'immédiatement après l'accident, il arrive fréquemment que l'on ne peut apprécier toute sa gravité, et qu'il est seulement possible de reconnaître les altérations que la peau a éprouvées; les lésions subjacentes ne peuvent être que soupçonnées; elles ne sont bien connues qu'après que l'inflammation a acquis toute son intensité, et lorsque les escarres commencent à se détacher; d'autres fois on peut en pressentir l'existence par la position que prennent les membres, ou par la privation de certains mouvemens. Il faut aussi noter que, lorsqu'il n'y a pas désorganisation immédiate, on parvient quelquefois à prévenir en partie les effets de la brûlure, et qu'on la fait en quelque sorte passer d'un degré plus intense à un degré plus faible par un traitement convenable.

. Lorsque la brûlure est très-légère et peu étendue, l'érythème qui en est la suite est caractérisé par une rougeur vive non circonscrite qui disparaît sous la pression; par une douleur cuisante et un léger gonflement. Ces symptômes peuvent ne durer que quelques heures, ou ils se prolongent pendant plusieurs jours, et alors l'épiderme tombe quelquefois sous la forme de petites écailles. On a vu de ces brûlures superficielles, mais très-étendues, occasioner une fièvre inflammatoire violente, accompagnée d'agitation, d'insomnie, de délire, et même donner lieu à la mort; mais aussi on a vu plusieurs fois des brûlures de cette espèce débarrasser des malades de douleurs névralgiques ou rhumatismales dont ils étaient tourmentés depuis très-long-temps.

Une brûlure plus intense est suivie de développement de phlyctènes. Il en paraît presque immédiatement après l'accident sur les parties très-charnues ou d'une texture molle, surtout quand le calorique a été appliqué par l'intermède d'un liquide; mais il s'en forme successivement de nouvelles autour des premières, ou celles-ci deviennent plus volumineuses à mesure que l'irritation attire les fluides vers la partie brûlée. Autour des phlyctènes on remarque un érythème plus ou moins étendu, du gonflement; la douleur et la chaleur sont plus vives que dans le cas précédent.

La sérosité contenue dans les phlyctènes est citrine ou légèrement trouble. Quand on les a ouvertes, l'épiderme s'affaisse, se dessèche et tombe au bout de quelques jours. A sa chute on observe quelquefois une espèce de fausse membrane qui le remplace et protège les papilles ; d'autres fois l'excoriation suppure pendant quelque temps, et guérit cependant sans laisser de cicatrice.

Il n'en est pas de même quand la brûlure désorganise immédiatement une partie de l'épaisseur du derme, ou quand l'excoriation qui succède à la chute de l'épiderme s'enflamme vivement, et devient ulcéreuse ; il reste alors des cicatrices plus ou moins étendues, et la suppuration se prolonge pendant un temps bien plus long. On doit redouter ces accidens locaux lorsque la sérosité qui s'écoule des phlyctènes est sanguinolente, lactescente, brunâtre ; lorsqu'on aperçoit sur la partie brûlée des taches grisâtres ou jaunâtres insensibles ou presqu'insensibles au toucher.

L'insensibilité de la peau, sa dureté, son racornissement, joints à sa couleur jaune ou grisâtre, annoncent la conversion en escarre de toute l'épaisseur du derme. Autour des escarres on observe ordinairement des phlyctènes, et à une plus grande distance encore du centre de la partie brûlée, on voit se propager une inflammation érythémateuse, accompagnée de douleur vive, âcre, brûlante ; au bout de huit à neuf jours, rarement plus tôt, souvent plus tard, une inflammation éliminatoire se développe autour et au-dessous des escarres ; elles commencent à se séparer des parties vivantes ; la suppuration devient plus abondante, elle entraîne quelquefois avec elle des lambeaux de tissu cellulaire gangrené, et répand une odeur fétide. Avant la chute des escarres, lorsque la brûlure a été très-intense et très-étendue, l'inflammation peut devenir excessive, se propager au loin et se terminer par gangrène. C'est à ce phénomène qu'il faut attribuer l'erreur des personnes étrangères à la médecine qui pensent que la brûlure fait des progrès pendant neuf jours. Le même préjugé aurait pu facilement s'établir relativement aux contusions violentes, et à la congélation, affections dans lesquelles il est souvent impossible de porter un pronostic certain avant la cessation des accidens primitifs.

Toutes les fois que la brûlure est très-étendue, il se manifeste une fièvre analogue à celles qui sont symptomatiques des inflammations externes ; elle dépend de la transmission de l'irritation violente et fort douloureuse de la peau à tous les organes importans de la vie. Elle est remarquable par une soif vive, une chaleur extrême, la dureté et la fréquence du pouls, la diminution des sécrétions. Le malade peut succomber en quelques jours, et dans des cas plus fâcheux au bout de quelques heures. A peine alors l'inflammation a-t-elle eu le temps de se développer ; les viscères principaux sont trop fortement influencés par les douleurs atroces que perçoit le système nerveux : la réaction manque ; le pouls reste petit, concentré, fréquent ; les extrémités se refroidissent ; le délire et les convulsions se manifestent ; une sueur froide se répand sur le tronc et sur la face ; le visage se décompose. Ces différens symptômes aussi bien qu'un état de stupeur annoncent une mort prochaine. Les malades échappent-ils aux premiers dangers des grandes brûlures, ils peuvent périr des suites de la gangrène consécutive à la violence de l'inflammation, ou par l'effet des phlegmasies secondaires des membranes muqueuses pulmonaire et gastro-intestinale. S'ils résistent à ces accidens, ils sont encore exposés plus tard à succomber à l'abondance et à la dépravation de la suppuration ; et ce qui est fort remarquable, c'est qu'on a vu plusieurs fois mourir subitement au moment où leurs plaies étaient entièrement ou presque entièrement cicatrisées, des sujets qui avaient été affectés de grandes brûlures. M. Delpech assure qu'à l'ouverture de leur corps on n'a trouvé aucune lésion organique. La mort dans ce cas peut-elle être attribuée à la perturbation des fonctions de la peau ? M. Delpech n'ose l'assurer, mais il lui paraît certain que l'usage des diaphorétiques énergiques a conservé un grand nombre de malades, qui, selon les apparences, encouraient le même danger.

Les résultats de l'observation prouvent que le pronostic de la brûlure doit être d'autant plus fâcheux qu'elles sont en même temps plus étendues et plus profondes ; que la brûlure est plus dangereuse chez les enfans, les vieillards, les sujets très-irritables, que chez les adultes vigoureux et d'une sensibilité modérée. Il est également constaté que les brûlures des parois de l'abdomen, du thorax, ainsi que celles de la face, sont plus graves que celles des membres. On a également remarqué que les grandes brûlures affectant des sujets adonnés depuis long-temps à l'usage abusif du vin et des liqueurs spiritueuses, ont presque toujours des suites funestes. Les brûlures les plus légères qui intéressent les yeux, peuvent être suivies de taies, de cécité, et même de la perte de ces organes. Les brûlures des mains et des pieds ont quelquefois donné lieu au tétanos. Enfin il arrive souvent qu'après la guérison, les brûlures, surtout quand elles n'ont pas été traitées avec beaucoup de soin, peuvent laisser des mutilations et surtout des difformités très-variées, que l'on ne peut pas toujours prévenir ou empêcher complétement, quelques précautions que l'on prenne.

A l'ouverture des cadavres des sujets morts à la suite de brûlure, on a trouvé des épanchemens sanguinolens et purulens dans les articulations des membres brûlés, des congestions sanguines considérables dans les vaisseaux du cerveau, des épanchemens d'un fluide sanguinolent dans les intestins, des traces manifestes d'inflammation dans les membranes séreuses et plus souvent encore dans les membranes muqueuses des poumons et du tube intestinal.

Traitement. — Les indications que l'on a à remplir dans le traitement de la brûlure sont de calmer promptement la douleur ; de prévenir autant que possible le développement de l'inflammation ; de préserver de la mortification les parties qui n'ont pas été immédiatement désorganisées ; de favoriser ou d'opérer en temps opportun la séparation des parties frappées de mort ; de prévenir et de combattre les accidens locaux et généraux qui peuvent survenir pendant le traitement de la maladie. Il n'est pas moins important de prévoir de bonne heure les difformités qui peuvent en être les résultats, et de prendre les précautions convenables pour les empêcher.

Lorsque les vêtemens sont encore appliqués sur la partie brûlée, il faut les fendre ou les enlever très-lentement, afin de ne pas déchirer et arracher l'épiderme soulevé par la sérosité. Immédiatement après, on plongera, si faire se peut, la partie brûlée, soit dans de l'eau froide pure, soit dans de l'eau végéto-minérale, soit dans de l'eau alcoholisée ou légèrement acidulée, ou on la couvrira avec des linges qui en seront imbibés, et qu'il faudra humecter presque continuellement pendant un temps assez long pour calmer la sensation de chaleur âcre qu'a produite la brûlure. On peut aussi employer, pour remplir la même indication, l'éther, l'alcohol, les solutions de sulfate de fer, d'alun, l'encre, la saumure. Ces derniers liquides conviennent peu, lorsque les papilles nerveuses sont à nu ; ils augmentent alors la douleur, au lieu de la calmer. Les terres ferrugineuses arrosées avec du vinaigre, la pulpe de pomme de terre crue, et celles de différens fruits acerbes, peuvent être aussi employées avec avantage, quand l'épiderme n'est pas enlevé. Quelques auteurs conseillent d'arroser la partie brûlée avec de l'ammoniaque affaiblie. L'emploi de ce topique me paraît offrir trop d'inconvéniens pour en conseiller l'usage.

Des auteurs très-recommandables, parmi lesquels on peut citer Paré, Fabrice de Hilden, Heister, Callisen, assurent qu'en approchant du feu une partie très-récemment brûlée, on prévient très-efficacement le développement de l'inflammation et l'apparition des phlyctènes. Nous ne nions pas le fait, quoiqu'il soit difficile de l'expliquer; mais nous pensons que le moyen conseillé par ces auteurs ne peut convenir que pour des brûlures de très-peu d'étendue, à cause de la douleur très-vive qu'il occasionne. Un moyen plus efficace et plus rationnel de prévenir le gonflement inflammatoire, c'est d'exercer une compression circulaire sur la partie brûlée avec une bande qu'on imbibe d'une liqueur répercussive, sédative; on a plusieurs fois eu recours avec succès à ce mode de traitement dans des brûlures des membres.

Que penser du coton brut que l'on a indiqué récemment comme un topique excellent contre les brûlures? Les faits que l'on a rapportés ne me paraissent pas assez authentiques pour qu'on soit dispensé de faire de nouveaux essais de son emploi, avant de le signaler comme un remède utile.

Dès que l'on a cessé l'emploi des topiques répercussifs sédatifs (et c'est à eux que nous pensons qu'il est plus rationnel de recourir immédiatement après les brûlures), il est important de soustraire les parties qui en ont été affectées au contact de l'air. On peut alors étendre sur elles une couche d'un cérat simple très-liquide, ou de cérat de saturne, ou d'un liniment recommandé par Callisen, et qui est préparé avec l'huile de lin et l'eau de chaux. Quelques chirurgiens se bornent à les faire oindre fréquemment avec de l'huile d'olive ou d'amandes douces, ou avec un mélange de deux parties de blanc d'œuf et d'une d'huile. Lorsque la douleur est très-vive, il est utile de mêler à l'huile une proportion plus ou moins forte de baume tranquille, ou de se servir d'un cérat dans lequel on a fait incorporer de l'opium en poudre. M. Delpech assure avoir obtenu de très-bons résultats de ce topique, même à l'époque où les plaies produites par la brûlure étaient en pleine suppuration.

Les corps gras ne sont pas les seuls topiques qui réussissent, lorsque les brûlures commencent à s'enflammer; l'expérience a aussi démontré les bons effets des mucilages de graine de lin, de fénugrec, de pepins de coing, employés seuls ou mêlés à des décoctions de morelle, de jusquiame, de têtes de pavots.

Quand il survient des phlyctènes, il ne faut pas se hâter de les ouvrir; il vaut mieux attendre, pour le faire, que la douleur et l'inflammation commencent à diminuer. On pratique alors une ou plusieurs piqûres à leur partie la plus déclive, et on n'enlève pas l'épiderme qui protège les papilles nerveuses contre l'action de l'air et des pièces d'appareil. Mais si quelque jour, après avoir donné issue à la sérosité que contenaient les phlyctènes, on reconnaît que la surface extérieure du derme fournit une sécrétion puriforme qui s'écoule difficilement, il faut alors enlever l'épiderme pour favoriser la dessiccation des parties subjacentes. Son ablation, à cette époque, n'est pas suivie de douleur.

Tant que la suppuration n'est pas établie, on peut se borner à oindre fréquemment les parties brûlées, ou à les tenir couvertes avec du papier brouillard fin, ou avec des linges enduits de l'un des topiques indiqués précédemment; mais, quand la suppuration est survenue, il faut, si elle est abondante, appliquer sur les parties ulcérées des compresses percées de trous très-rapprochés, et enduites de l'un de ces topiques. Lorsqu'elles sont appliquées, on étend sur elles de la charpie brute, destinée à absorber le pus, à mesure qu'il s'écoule par les petits trous pratiqués à ces pièces de linge. Pour hâter la guérison des grands ulcères produits par la brûlure, M. Delpech pense qu'aucun topique ne mérite la préférence sur le cérat opiacé. On peut aussi employer les onguens ou plutôt les emplâtres de céruse, de Nuremberg, de Pompholix, convenablement ramollis avec des huiles douces. Cependant, quand les surfaces ulcérées sont très-étendues, il ne faut employer qu'avec circonspection les topiques saturnins, et n'y recourir que momentanément, si l'on veut éviter les accidens consécutifs à l'absorption du plomb.

On se conduira de la même manière, pour le traitement local, dans les brûlures avec désorganisation, non que les parties converties en escarres soient susceptibles de revenir à la vie, mais parce qu'on ignore pendant plusieurs jours leurs limites précises, et qu'au delà de ces limites, l'inflammation dont les tissus sont affectés réclame le même traitement que si elle existait seule. Il faut néanmoins remplacer plus promptement les astringens par les émolliens ou par les corps gras, afin d'accélérer la séparation des escarres. Lorsqu'au-dessous d'elles on sent de la fluctuation, il convient de les fendre pour prévenir le croupissement du pus. Jamais il ne faut tirailler ces escarres; lorsqu'elles tiennent encore, on doit se borner à exciser avec des ciseaux leurs lambeaux flottans. Dans la plupart des brûlures profondes et étendues, la suppuration devient très-abondante; ce qui oblige de faire deux et même quelquefois trois pansemens par jour. Dans ces pansemens, il est important de ne découvrir que successivement les différentes régions de la plaie, afin d'éviter le contact prolongé de l'air sur les bourgeons charnus, et l'on doit en général préférer le bandage de Scultet au bandage roulé.

Lorsque les doigts, les orteils ont été brûlés jusqu'à la désorganisation dans toute leur épaisseur, ils se séparent à peu près comme une escarre ordinaire; on est seulement obligé de couper avec des ciseaux quelques brides ligamenteuses ou quelques lambeaux de tendon par le moyen desquels ils tiennent encore.

Lorsqu'un membre a été brûlé de la même manière, il faut attendre que les accidens primitifs soient dissipés, et que les limites de la mortification soient fixées, avant d'en venir à l'amputation. Jusque-là il faut se borner à recouvrir avec des substances antiseptiques la partie privée de la vie, afin d'en retarder la putréfaction.

Cette opération ne réussit que rarement, lorsque la brûlure affecte encore gravement d'autres parties du corps : cependant le fait suivant prouve ce que peuvent, dans quelques cas presque désespérés, les efforts réunis de la nature et de l'art. Une jeune dame, atteinte d'un accès d'épilepsie, tomba dans le feu; elle y resta assez long-temps pour que son avant-bras droit fût brûlé et raccorni jusqu'aux os; trois doigts de son autre main furent aussi complétement désorganisés. De l'un et de l'autre côté le derme fut en partie détruit sur les bras, sur les épaules, sur le cou et la partie supérieure de la poitrine; son visage était brûlé jusqu'à la naissance des cheveux; mais le derme n'y était détruit dans toute son épaisseur que sur le menton et sur une portion d'une des joues. Cette dame fut retirée du feu avant que l'accès épileptique eût cessé. Appelé près d'elle, je pensai qu'elle ne tarderait pas à succomber, et je m'occupai seulement de calmer la douleur atroce qu'elle éprouvait, par les topiques et les médicamens internes opiacés. Les accidens primitifs furent beaucoup moins violens qu'on n'aurait dû s'y attendre. Le dixième jour j'amputai l'avant-bras droit au-dessous du pli du coude, et je coupai avec des ciseaux les portions de tendon et de ligamens par lesquels tenaient encore les doigts brûlés de la main gauche; la plaie résultant de l'amputation fut guérie au bout de vingt-cinq jours. Les ulcères produits par la brûlure ne furent entièrement cicatrisés qu'au bout de quatre mois.

L'amputation peut encore devenir nécessaire lorsqu'à la suite de la chute des escarres on trouve une grande articulation ouverte, ou quand les plaies sont tellement larges, profondes et irrégulières, que l'on ne peut pas espérer raisonnablement d'en obtenir la guérison.

La cicatrisation des plaies qui sont la suite de brûlures est souvent très-longue à obtenir, à cause de la perte de substance considérable éprouvée par les tégumens, et cette cicatrisation ne s'opère pas toujours régulièrement de la circonférence vers le centre, comme dans les plaies ordinaires. Elle commence quelquefois loin des bords de l'ulcère, par plusieurs points séparés, disséminés sur sa surface, et on la voit occuper ainsi successivement toute son étendue.

Dans les brulûres superficielles et de peu de largeur, il est inutile de prescrire des médicamens internes, et de changer le régime des sujets qui en ont été atteints; mais il n'en est pas de même dans les grandes brûlures. Il nous paraît avantageux de prescrire les préparations narcotiques pour calmer promptement la douleur, et d'en continuer l'emploi jusqu'à ce que l'inflammation commence à se déclarer. Les émulsions opiacées sont très-recommandables dans cette circonstance. Les malades doivent être assujettis à une diète rigoureuse, à l'usage des boissons adoucissantes, des lavemens émolliens, à un repos absolu. On insistera sur ce régime sévère jusqu'à ce qu'on n'ait plus à craindre le développement d'accidens inflammatoires dangereux. Lorsque deux ou trois jours après la brûlure, ou même à une époque plus rapprochée de l'accident, la fièvre se déclare avec violence, et que le sujet est vigoureux, il faut avoir recours à la saignée; cette indication est encore plus urgente à remplir lorsqu'il survient des symptômes de congestion ou d'inflammation dans les viscères ou dans les membranes qui les revêtent. Lorsque la suppuration est établie, et que la fièvre a cessé entièrement ou presqu'entièrement, il convient d'accorder aux malades des alimens et des boissons analeptiques, mais en petite quantité. Si on permet une nourriture trop abondante, on retarde les progrès de la cicatrisation; les bourgeons charnus deviennent exubérans, et on prédispose les malades à des inflammations intérieures, ou à des accidens apoplectiques.

Quand la suppuration est très-abondante, que les malades sont faibles, cacochymes, et que l'on craint les effets de la résorption du pus, il devient nécessaire d'associer au régime analeptique les préparations de quinquina et de fer. Il faut aussi employer des topiques toniques, tels que le baume samaritain, l'onguent styrax, les fomentations aromatiques, etc. Lorsque les brûlures affectent largement le tronc, les moindres mouvemens des malades leur sont très-pénibles, et il est alors bien avantageux de pouvoir les placer sur le lit mécanique imaginé par M. Daujon, lit qui permet de changer les draps et les matelas, de placer sous le siége un bassin destiné à recevoir l'urine et les matières fécales, sans communiquer au corps aucune secousse, aucun frottement.

Pendant la formation de la cicatrice, il faut veiller à ce qu'elle ait la même étendue que la peau détruite, afin qu'après la guérison, les parties brûlées conservent leur direction et la liberté de leurs mouvemens. On aura grand soin surtout d'empêcher les malades de tenir leurs membres fléchis quand ils auront été brûlés dans le sens de la flexion, et il est à remarquer qu'ils ont une grande tendance à le faire. Des mèches, des tentes, des cannules, des éponges serviront à empêcher le retrécissement des ouvertures naturelles. Des compresses, des plumaceaux sépareront les parties contiguës qui tendraient à s'agglutiner. Les doigts brûlés seront fixés sur une palette en forme de main, dont les doigts seraient étendus et légèrement écartés. Des attelles convenablement placées, des bandages s'opposeront à la flexion des membres, à l'inclinaison vicieuse de la tête.

Pour obtenir une cicatrice plus unie, il faut avoir soin de cautériser avec la pierre infernale les bourgeons charnus trop saillans, et de les comprimer ensuite, si cela est nécessaire, avec une plaque de plomb, enveloppée dans un linge fin; mais, quelque précaution que l'on prenne, cette cicatrice sera toujours enfoncée et adhérente, lorsque la brûlure aura pénétré jusqu'aux os, ou lorsqu'une grande épaisseur de parties aura été détruite, et les malades seront privés d'un certain nombre de mouvemens, lorsque les tendons se seront exfoliés.

On parvient quelquefois, par le moyen des embrocations huileuses, des bains mucilagineux ou oléagineux, des douches de même nature, et des mouvemens souvent répétés, à ramollir, à étendre, et à faire presque entièrement disparaître des brides peu épaisses que forment les cicatrices des brûlures; mais quand ces brides ont beaucoup de rigidité et d'épaisseur, ces moyens sont insuffisans; il faut alors couper ces brides en travers jusqu'à leur base, pourvu qu'elles ne contiennent pas de tendon dans leur épaisseur; il faut même quelquefois les exciser en partie; et, soit que l'on ait employé l'un ou l'autre procédé, il est nécessaire de tenir les bords de la plaie que l'on a faite fortement écartés, jusqu'à ce qu'elle soit entièrement cicatrisée.   (MARJOLIN.)

BRYONE ou COULEUVRÉE, s. f. (*bryonia alba*, L.) Famille naturelle des Cucurbitacées; monoécie syngénésie. La bryone blanche est une plante herbacée, vivace, que l'on rencontre très-communément dans nos haies, et qui se fait remarquer par ses feuilles lobées comme celle de la vigne, par ses vrilles roulées en spirales, et par ses petites baies pisiformes d'un rouge éclatant. Ses caractères génériques sont les suivans : fleurs unisexuées; les fleurs mâles ont le calice campanulé à cinq dents ; la corolle faisant corps avec le calice et à cinq lobes obtus; cinq étamines, dont quatre unies deux à deux, et ayant les anthères disposées en lignes flexueuses; dans les fleurs femelles, l'ovaire infère forme un renflement pisiforme au-dessous de la corolle, et l'on trouve trois stigmates bifides qui partent du fond de la fleur. Le fruit est une petite baie succulente contenant cinq graines.

La racine de bryone est la seule partie dont on fasse usage. Elle est allongée, de la grosseur du bras, blanche et marquée de lignes transversales à l'extérieur. Sa saveur est âcre. Elle est presque entièrement formée d'une fécule amilacée très-fine et très-blanche, et d'un principe âcre et irritant, qui se perd en partie par la dessication, et dont on peut priver tout-à-fait la racine, soit par le moyen de la torréfaction, soit par des lavages fréquemment répétés.

La racine de bryone a été regardée par un grand nombre d'auteurs, comme le meilleur succédanée indigène du jalap, du séné, du méchoacan, et même de l'ipécacuanha. Il paraît en effet que cette racine, sutout lorqu'elle est fraiche, agit avec beaucoup d'intensité sur le canal alimentaire, et qu'elle détermine d'abondantes évacuations alvines. Aussi Fourcroy, Gilibert, et plus récemment le docteur Loiseleur-Deslonchamps, placent-ils la bryone sur le même rang que le jalap; ils recommandent son usage dans les différentes espèces d'hydropisies, les affections vermineuses, l'apoplexie, et en général dans toutes les maladies qui réclament l'usage des purgatifs violens. Dans ce cas cette racine s'administre de différentes manières : tantôt on en fait infuser une once pendant vingt-quatre heures dans huit onces de vin blanc; tantôt on donne le suc exprimé cette racine, à la dose d'un à quatre gros, mais il faut avoir soin d'étendre ce suc dans un véhicule aqueux, afin de le rendre moins irritant pour le pharynx et l'estomac. M. Loiseleur dit avoir employé avec succès la poudre de la racine desséchée, à la dose de trente à trente-six grains.

Appliquée sur la peau, la racine récente de bryone en détermine la rubéfaction, et agit avec la même intensité que les sinapismes préparées avec la farine de moutarde, qu'elle peut entièrement remplacer. Quelques praticiens l'ont employée avec avantage, en l'appliquant sur les tumeurs froides et indolentes, dont ils ont favorisé par ce moyen la résolution. Enfin la fécule, renfermée dans cette racine en si grande abondance, est très-nourrissante, et dans des temps de disette, la bryone, privée de son suc âcre, peut fournir un aliment aussi sain qu'abondant.

(A. RICHARD.)

BUBON, s. m., *bubo*, du mot grec βουβών, aîne. Ce nom avait d'abord été donné par les anciens auteurs aux seules tumeurs des glandes inguinales; mais on ne tarda guère à l'appliquer aussi à tous les engorgemens glandulaires des aisselles, du col et des environs de la mâchoire inférieure, quelle qu'en fût d'ailleurs la cause. Les médecins modernes lui ont conservé la même acception. On peut établir cinq espèces de bubons : le bubon sympathique ou d'irritation; le pestilenciel, le scrofuleux, le cancéreux et le syphilitique.

Les bubons sympathiques sont de simples engorgemens inflammatoires déterminés par l'irritation qui, d'une partie enflammée ou ulcérée, se propage jusqu'aux glandes lymphatiques les plus voisines, en suivant le trajet des vaisseaux absorbans, comme on l'observe chez les personnes affectées de plaies, d'ulcères, ou de quelque phlegmasie un peu intense, à certaines parties du corps, et principalement aux extrémités. Ces tumeurs, soit qu'elles suppurent ou qu'elles se terminent par résolution, ne présentent aucun danger, et disparaissent ordinairement aussitôt que la cause irritante qui les fait naître a cessé d'agir. Il en sera parlé au mot PANARIS. *Voyez* aussi ABCÈS.

Le *bubon pestilentiel* étant un des principaux symptômes de la peste d'Orient, la description en serait déplacée dans cet article. *Voyez* PESTE.

Les *bubons scrofuleux* ne m'occuperont pas non plus, parce qu'ils doivent être décrits au mot *scrofule* avec plus de détails qu'il ne conviendrait d'en donner ici. Je rappellerai seulement qu'il existe quelquefois des bubons mixtes, c'est-à-dire écrouelleux et syphilitique en même temps. Ces tumeurs ont rarement un caractère très-inflammatoire ; elles affectent particulièrement les glandes cervicales ou sous-maxillaires, et sont très-difficiles à guérir. Elles ne cèdent qu'aux traitemens antivénériens et anti-scrofuleux réunis, encore faut-il les administrer long-temps et avec beaucoup de méthode. On peut en dire autant de la plupart des bubons axillaires qui présentent une semblable complication.

Le *bubon cancéreux* est infiniment plus rare que les précédens. Néanmoins il est peu de praticien qui n'en ait observé quelques exemples. Il survient aux glandes de l'aisselle lorsque le sein est affecté de cancer ; les ulcères cancéreux des lèvres le font quelquefois naître au-dessous de la mâchoire inférieure, et les aînes en sont assez souvent le siége quand la verge est affectée de carcinome. *Voyez* CANCER.

Le *bubon syphilitique* ou *vénérien* est une tumeur formée par l'engorgement des glandes lymphatiques des aînes, des aisselles ou du cou, irritées directement ou sympathiquement par la présence du virus vénérien. Cependant son siége le plus ordinaire est à la première de ces régions, ce qui explique pourquoi le vulgaire l'a aussi désigné sous le nom de poulain, les malades étant obligés, surtout si la tumeur est volumineuse, de marcher en écartant les jambes, comme le font les très-jeunes chevaux dont la progression n'est pas encore bien assurée. Cette dénomination n'est plus employée par les médecins.

Il est bien difficile de croire que les bubons vénériens n'aient pas existé dès l'instant où la syphilis a commencé ses ravages en Europe, puisque les chancres, qui ont été décrits à cette époque-là même, devaient alors, comme nous le voyons encore à présent, être souvent accompagnés ou suivis de semblables engorgemens. D'ailleurs, Marcel de Como, le premier qui a écrit sur la maladie vénérienne, les signale avec assez de précision, ce me semble, lorsqu'il dit: *Ego Marcellus Cumanus infinitos bubones causatos ex pustulis virgæ... curavi.* Nicolas Massa, qu'Astruc croit être le premier qui les a observés, les désigne, en 1532, sous le nom d'*aposthemata inguinum.*

Les bubons syphilitiques peuvent se diviser en primitifs, en consécutifs et en constitutionnels. Les premiers sont ceux qui se manifestent sans avoir été précédés d'aucun symptôme primitif d'infection. Ils paraissent communément du troisième au sixième jour après un coït suspect. On appelle aussi bubons d'emblée ces sortes de tumeurs dont quelques écrivains, il est vrai, ont cru pouvoir contester l'existence; mais l'expérience a prononcé contre eux, et il est aujourd'hui peu de médecins qui partagent cette opinion. Ne voyons-nous pas en effet la maladie vénérienne constitutionnelle être quelquefois contractée d'emblée, c'est-à-dire sans qu'aucun accident local primitif ait précédé l'infection générale? Or, si le temps et l'expérience n'ont fait que confirmer cette vérité, qui est universellement admise, elle nous mène tout naturellement à convenir que le principe contagieux, auquel on reconnaît la faculté d'être directement porté dans l'économie, où il produit immédiatement l'infection générale, sans s'annoncer vers le point de la surface à travers lequel il s'est introduit par des chancres ou autres accidens primitifs, peut, à bien plus forte raison, s'arrêter chez quelques individus dans les glandes lymphatiques qui se trouvent sur son passage, et y déterminer une tuméfaction du genre de celles dont il est ici question.

Les bubons consécutifs, au contraire, se manifestent toujours plus ou moins de temps après l'apparition de chancres, de pustules ou d'écoulemens blennorrhagiques primitifs. Je les sous-divise en bubons consécutifs par irritation, et en bubons consécutifs par absorption. Les uns dépendent principalement de la violence de l'inflammation qui, d'une partie affectée de quelque accident syphilitique récent, se communique aux ganglions lymphatiques les plus voisins, tandis que les autres tiennent exclusivement à la stimulation qu'exerce sur la glande la portion de virus qui lui est transmise, quelquefois par un symptôme d'infection très-indolent. Cette distinction n'est pas sans avantage, en ce qu'elle peut, dans certaines circonstances, faire sentir l'utilité d'apporter quelques modifications au traitement de ces sortes d'engorgemens. Les bubons de cette espèce sont les plus communs de tous ; et, comme les primitifs, on les voit presque constamment aux aînes, parce que les parties génitales sont plus fréquemment en contact avec le virus vénérien que toutes les autres régions du corps. Ils ont toutefois assez souvent leur siége autour des mâchoires et sous les aisselles, ainsi qu'on l'observe chez les enfans non sevrés et chez les nourrices, lorsque la matière contagieuse, appliquée sur les lèvres ou sur le mamelon, y a fait naître des chancres ou des pustules; ou bien encore quand elle pénètre par quelque plaie des extrémités, comme les accoucheurs et les sages-femmes en fournissent de nombreux et tristes exemples. Les bubons qui sont dus à la violence de l'irritation d'un symptôme local se distinguent pour l'ordinaire de ceux que produit l'action directe et spécifique du virus syphilitique sur les glandes, en ce qu'ils sont accompagnés d'un engorgement douloureux des vaisseaux absorbans qui s'étendent du point primitivement enflammé jusqu'à eux. Ainsi, chez les femmes où le bubon tient à l'existence d'un chancre douloureux, il règne un cordon inflammatoire depuis la grande lèvre, siége du mal, jusqu'à la tumeur. Chez l'homme, il part du gland ou du prepuce, et se dirige le long de la verge, du côté de l'ulcère, vers l'aîne affectée. Les bubons consécutifs paraissent rarement avant huit à dix jours, à compter de l'instant où s'est déclarée une blennorrhagie. Ils surviennent beaucoup plus tôt dans le cas où il existe des chancres. Cependant on les voit aussi assez souvent ne se développer qu'après la cicatrisation de ces derniers, surtout lorsqu'on l'a obtenue par le moyen de la cautérisation.

Le bubon vénérien constitutionnel est celui qui paraît pour ainsi dire spontanément, chez une personne qui n'a contracté depuis long-temps aucun accident syphilitique primitif. Il est un signe de vérole confirmée, et se manifeste presque indifféremment sous les aisselles, au cou ou aux aînes, ce qui l'a fait désigner, suivant sa position, sous le nom d'inguinal, de cervical, ou d'axillaire. Cette espèce de tumeur se manifeste aussi quelquefois peu après l'apparition d'un ulcère vénérien consécutif, c'est-à-dire non provoqué par un coït récent, mais que la seule influence d'une infection ancienne et constitutionnelle a fait naître.

On distingue encore les bubons en inflammatoires et en indolens. Les premiers sont douloureux, rouges , et marchent vers une prompte terminaison, soit qu'ils tendent à la suppuration ou à la résolution. Les seconds se développent avec lenteur, presque sans douleur, ne présentent aucun changement de couleur à la peau, suppurent rarement, et toujours avec difficulté. Ces derniers attributs sont assez ordinaires aux bubons constitutionnels, et décèlent par conséquent, dans le plus grand nombre de cas, une infection ancienne. Les bubons inflammatoires, au contraire, annoncent plus communément une maladie vénérienne récente.

Les bubons inguinaux s'observent dans les deux sexes, et ils affectent à peu près indifféremment l'une ou l'autre aîne, quand ils sont primitifs, c'est-à-dire lorsqu'ils ont paru d'emblée. Mais s'ils ont été précédés de chancres ou de pustules, c'est presque toujours vers le côté correspondant à celui de la verge ou de la vulve qui est le siége de ces symptômes locaux, que l'engorgement a lieu. L'ulcère est-il situé au filet, ou bien n'existe-t-il qu'une blennorrhagie très-inflammatoire, le lieu qu'affectera le bubon ne peut pas être prévu. Quelquefois du reste on en voit un à chaque région inguinale. En général ces tumeurs sont assez ordinairement oblongues et placées obliquement suivant la direction de l'arcade crurale. Partout ailleurs, leur forme est plus arrondie. Lorsqu'elles sont situées au-dessus du pli de la cuisse, on les nomme bubons abdominaux; elles reçoivent celui de bubons cruraux quand elles sont placées beaucoup au-dessous, je veux dire à la partie antérieure de la cuisse. Parfois elles se développent très-près du pubis, et prennent le surnom de pubiens. Les bubons ont encore reçu les noms de glanduleux et de celluleux, suivant qu'ils paraissaient n'intéresser que les glandes ou le tissu cellulaire dans lequel elles sont plongées. Cette distinction n'est pourtant pas très-exacte, car dans tous les cas les glandes sont toujours les premières affectées; et si, par les progrès de l'inflammation, l'irritation, passant au tissu cellulaire, donne à la tumeur la plupart des caractères du phlegmon, les glandes ne laissent pas que de conserver plus ou moins de leur irritation primitive. Cette remarque est bien confirmée par ce qui s'observe dans le bubon composé ou multiple, qui présente plusieurs petites tumeurs séparées, et marchant les unes plus, les autres moins rapidement vers une terminaison quelconque: chacun de ces petits bubons a pour base une glande tuméfiée.

L'apparition d'un bubon est ordinairement précédée par un

sentiment de gêne et de tension légèrement douloureuse à la région inguinale ; ce qui est souvent attribué, de prime abord, à
des marches forcées ou à un excès de fatigue quelconque. Toutefois, aussitôt qu'on y porte la main, on s'aperçoit qu'une ou
plusieurs glandes lymphatiques sont tuméfiées et sensibles à la
pression. A cette époque, elles sont encore mobiles entre la peau
et les parties sous-jacentes; et l'on peut encore, quand il n'existe
d'ailleurs pas d'autres accidens vénériens, les confondre avec les
engorgemens qui surviennent chez les jeunes gens dont l'accroissement est très-rapide. Mais bientôt l'irritation se communiquant
aux glandes voisines et au tissu cellulaire environnant, il en résulte une tumeur plus ou moins considérable, dure, adhérente,
qui gêne beaucoup la progression, dont la surface est rouge, et
qui devient le siége de douleurs pulsatives progressivement plus
violentes ; enfin un foyer de suppuration s'établit assez souvent,
mais avec plus ou moins de promptitude, suivant la force de
l'inflammation.

Lorsque la tumeur est indolente, la sensibilité dont elle jouit
est fort obscure ; les différentes glandes qui la composent restent
long-temps séparées entre elles, parce que le tissu cellulaire qui
les enveloppe ne participe pas à leur faible irritation, et la peau
conserve sa couleur ordinaire ; état qui se prolonge quelquefois
pendant plusieurs semaines, et même plusieurs mois. Ces sortes
de bubons se développent et décroissent avec une égale lenteur, à raison de leur caractère atonique ; et s'ils suppurent dans
quelques occasions, ce n'est qu'après beaucoup de temps et en
laissant après eux des engorgemens indolens dont la résolution
ne s'opère qu'avec grande difficulté. Il n'est pourtant pas sans
exemple de voir un bubon, qui a été froid et stationnaire pendant quelques semaines, s'enflammer inopinément et se terminer
à dater de cet instant-là, par une prompte suppuration. De même
aussi, dans beaucoup d'autres cas, des bubons, très-inflammatoires à leur début, deviennent ensuite parfaitement indolens.
Il y a plus encore, c'est qu'on en voit quelques-uns, bien moins
nombreux, il est vrai, dans lesquels un foyer purulent, qui
semble déjà prêt à s'ouvrir, disparaît et se résout sans qu'on
puisse se rendre compte de ce phénomène. D'ailleurs on remarque entre ces grandes variétés des bubons une infinité de
nuances dont la description ne pourrait être que fastidieuse,
sans présenter aucun avantage réel.

Dès qu'un bubon syphilitique est développé, il se distingue aisément des autres tumeurs dont l'aîne peut être le siége : les abcès par congestion, la hernie inguinale, l'anévrysme de l'artère crurale et les engorgemens glanduleux causés par des ulcères des extrémités inférieures, ont des signes pathognomoniques qui ne laisseraient aucune incertitude sur le diagnostic, si déjà on n'était suffisamment éclairé par les antécédens, ou tout au moins par l'existence concomitante de quelques symptômes vénériens primitifs ou consécutifs. J'avouerai cependant qu'il peut y avoir plus de difficulté pour les distinguer des bubons scrofuleux ; mais la connaissance du tempérament du malade et l'aspect particulier de ces dernières tumeurs, qui sont ordinairement molles, œdémateuses ou d'un rouge violacé, suffiront pour préserver de toute erreur.

De même que toutes les autres tumeurs inflammatoires des glandes, les bubons syphilitiques peuvent se terminer par la suppuration, par la résolution, par délitescence, par métastase, par induration, par le cancer et par la gangrène. La résolution est la plus fréquente de toutes ces terminaisons : heureusement aussi qu'elle est la plus favorable; et, en général, tous les efforts du médecin doivent avoir pour but de l'obtenir. La suppuration, qui a lieu presque aussi souvent, ne doit cependant pas être toujours regardée comme très-fâcheuse. Dans certains cas même, la nature n'a pas de meilleur procédé à employer pour faire disparaître promptement la tumeur. Toutefois, loin de chercher, d'après l'opinion de beaucoup d'anciens auteurs, à la provoquer lorsque l'état des parties s'y refuse, dans la fausse persuasion que la sortie du pus enlève à la cause syphilitique une grande portion de sa force, je crois qu'il faut presque toujours l'éviter, s'il est possible, ne serait-ce qu'à raison des cicatrices presque constamment ineffaçables qu'elle laisse subsister après elle. On peut encore dire à ce sujet que tous les bubons ne se prêtent pas à un mode uniforme de traitement, et qu'il faut, pour s'arrêter à la médication qui convient à chacun, consulter sa manière d'être particulière : car on prolongerait bien souvent les souffrances des malades, si l'on voulait se borner à une seule méthode curative, qui ne peut certainement pas être appropriée à tous les cas; si l'on s'obstinait, par exemple, à faire suppurer celui qui est indolent, ou à tenter la résolution de tous ceux qui tendent très-évidemment à la suppuration. La délitescence, en tant qu'on la considère comme terminaison des bubons, doit être assimilée à la résolution; et le traitement général de la syphilis, qui suffit dans l'une pour tranquilliser sur les suites que pourrait entraîner le principe morbifique reporté dans l'économie, doit également, et par les mêmes motifs, inspirer autant de sécurité dans l'autre.

La métastase s'observe rarement dans le cas d'engorgement syphilitique des glandes. Lorsqu'elle a lieu, la maladie se porte sur le pharynx, le voile du palais ou le périoste des os longs, et y détermine d'autres accidens vénériens plus ou moins difficiles à combattre. Il est presque sans exemple qu'elle se soit faite sur les viscères des grandes cavités. —

Les différences que présentent les bubons syphilitiques entre eux annoncent assez qu'il faut apporter de grandes variétés dans leur traitement. Et d'abord, à ne les regarder que comme affections locales, ces tumeurs doivent être traitées comme toutes les autres inflammations glandulaires, dont le degré d'intensité, pouvant présenter beaucoup de nuances, exige, suivant la circonstance, des moyens plus ou moins actifs pour les combattre. Si elles débutent avec une grande sensibilité et un certain appareil inflammatoire, ce traitement doit se borner à calmer l'irritation de la partie par des sangsues placées autour de la glande tuméfiée, et auxquelles on fait succéder les applications de glace pilée, continuées avec persévérance pendant au moins quarante-huit heures. On prescrit en outre le repos, des bains généraux, et, s'il existe en même temps des chancres douloureux aux parties génitales, des bains locaux dans une décoction de guimauve, ainsi que des pansemens adoucissans. Ces moyens réussissent quelquefois à faire avorter l'inflammation et à dissiper l'engorgement des ganglions lymphatiques. Mais, si, malgré leur emploi, les accidens persistent, soit qu'on doive les attribuer à la violence première de l'irritation, à des actes d'intempérance ou à des marches forcées; s'ils augmentent surtout, et s'accompagnent de fièvre, de douleur pulsative dans l'intérieur du bubon, dont le volume s'accroît rapidement, et dont la couleur devient d'un rouge vif; alors il faut mettre le malade à la diète, lui conseiller une boisson délayante, telle que le petit-lait, l'eau de veau, de poulet; les tisanes d'orge, de chiendent, de lin ou de gomme arabique, édulcorées et légèrement acidulées; recommander un régime humectant et tempérant, l'usage des lavemens, et les applications sur la tumeur de fomentations ou de cataplasmes émolliens, auxquels on ajoute souvent quelques gouttes d'opium de Rousseau. Parfois même la violence des accidens inflammatoires oblige à pratiquer une saignée du bras, et à rendre les boissons plus tempérantes, en y faisant entrer vingt-quatre ou trente gouttes de laudanum liquide de Sydenham par pinte, ou une once et demie de sirop de pavot blanc.

Il arrive fréquemment qu'après un certain temps de ce traitement la tumeur diminue progressivement de volume, se réduit à l'engorgement glandulaire observé au début de la maladie, et disparaît enfin entièrement. Mais, si au contraire la force et la rapidité de l'inflammation n'ont pu être surmontées, le bubon se termine par suppuration; ce que la proéminence de son sommet et la fluctuation qu'il présente font aussitôt reconnaître. Dans cette circonstance, lorsque la collection purulente s'est faite avec une grande rapidité, elle s'ouvre souvent d'elle-même une issue, et la guérison s'opère sans laisser, pour l'ordinaire, la moindre apparence de cicatrice. Quand le travail inflammatoire a été un peu moins prompt, on peut abréger beaucoup la durée du traitement local, en supposant toutefois que la peau ait conservé un peu d'épaisseur, si l'on évacue le foyer au moyen de l'instrument. La cicatrice sera linéaire et assez peu visible. Cette règle admet néanmoins quelques exceptions; c'est principalement lorsque, dans un bubon ouvert par le secours de l'art ou spontanément, les bords de l'ouverture s'ulcèrent et se rongent par le fait de la persévérance de l'inflammation. Alors il en résulte une cicatrice assez difforme. L'emploi du caustique, qui a encore sous ce rapport beaucoup plus d'inconvéniens que les autres procédés, leur est cependant préférable dans un grand nombre de cas. Il convient toutes les fois que la suppuration s'est rassemblée avec lenteur, presque sans irritation inflammatoire, comme dans quelques tumeurs scrofuleuses, ou bien quand le foyer est vaste, la peau violacée, mince, dépourvue de tissu cellulaire, et surtout s'il y a des restes d'engorgement non douloureux aux environs de l'abcès. On lui reconnaît l'avantage de détruire la peau du sommet de la tumeur, qui est le plus souvent désorganisée au point de ne pouvoir se recoller aux parois opposées de la cavité; d'ouvrir un large passage au pus, et de développer dans la base de l'engorgement une excitation propre à en favoriser la résolution. La potasse fondue ou pierre à cautère est le caustique le plus en usage pour cette opération. On peut quelquefois, mais bien rarement, le remplacer par le nitrate d'argent ou les trochisques d'oxyde rouge de plomb.

L'ulcère qui succède à un bubon doit être pansé avec la charpie sèche, recouverte, s'il y a encore de l'inflammation et de la dureté au pourtour du foyer, avec des cataplasmes émolliens ou des fomentations de même nature. Après quelques jours, la charpie seule suffit pour le conduire à cicatrisation parfaite ; ce qu'on voit bientôt survenir par le développement des bourgeons charnus qui partent du fond de la cavité, et s'élèvent progressivement au niveau des bords. Lorsqu'un état atonique des chairs s'oppose à la guérison, on leur redonne le degré d'inflammation nécessaire pour l'obtenir, par l'usage des boissons amères, surtout chez les sujets un peu disposés aux affections scrofuleuses, et par les pansemens avec un digestif frais légèrement animé, le vin miellé, l'eau végéto-minérale alcoholisée, l'eau phagédénique ou la solution de sublimé corrosif. Le nitrate d'argent fondu, le sulfate de cuivre, et même le muriate d'antimoine, conviennent quelquefois encore mieux que tout autre moyen ; c'est lorsque la surface de l'ulcère devient fongueuse, et paraît pécher par un défaut très-remarquable de vitalité. Les pansemens avec l'onguent napolitain sont, en pareille circonstance, le meilleur excitant à mettre en usage quand on a affaire à un bubon constitutionnel.

Le traitement général de la maladie vénérienne, dont il sera parlé plus au long à l'article *syphilis*, est encore propre, par son action stimulante, à redonner aux bubons ulcérés, dont le fond est blafard et couvert de bourgeons exubérans, le ton nécessaire à leur cicatrisation. Il est même absolument indispensable de l'employer beaucoup plus tôt dans toutes ces tumeurs syphilitiques, qu'elles soient primitives, consécutives ou constitutionnelles ; mais on doit toujours attendre, avant de l'entreprendre, que les symptômes d'irritation inflammatoire soient calmés. Du reste il faut le varier et le prolonger plus ou moins suivant l'espèce de bubon et l'ancienneté de l'infection.

Dans les cas où la cicatrisation de l'ulcère est retardée par une diathèse scorbutique ou dartreuse, il convient d'associer aux antivénériens les médications que réclament ces diverses complications. Lorsque ce sont des trajets fistuleux et des clapiers plus ou moins profonds qui s'opposent à la guérison, il suffit, quand la peau des bords de l'ulcère est saine, d'exercer une compression soutenue sur les sinuosités du foyer, au moyen de petites compresses graduées ou de tampons de charpie, pour en obtenir le recollement. Des injections irritantes pratiquées à deux ou trois pansemens de suite favorisent quelquefois ce travail. D'autres fois on arrive au même but en touchant l'intérieur des sinus avec la pierre infernale. Mais si la peau est trop amincie, si elle se replie vers le fond de l'ulcère, il faut de toute nécessité en faire l'excision avec le bistouri. Assez souvent, même, lorsque ces bubons fistuleux présentent plusieurs ouvertures, on se voit dans l'obligation de les détruire en y introduisant des trochisqués d'oxyde de plomb rouge; ou, mieux encore, en les attaquant, ainsi que leur base d'engorgement, avec la potasse concrète. Cette application se fait, autant que possible, longitudinalement, dans le sens du pli de l'aine, comme il est d'usage quand on ouvre par ce procédé les bubons suppurés. L'obstacle à la cicatrisation vient-il de la présence de quelques glandes qui, mises à nu par la fonte du tissu cellulaire ambiant, et ne tenant plus à l'ulcère que par un faible pédicule, produisent à peu près par leur présence l'effet d'un corps étranger? il faut en opérer l'excision avec des ciseaux courbes sur leur plat ou avec le bistouri.

Il arrive quelquefois, bien que fort rarement, que l'inflammation d'un bubon est si violente, qu'elle se termine par une vraie gangrène qui, se bornant alors au sommet de la tumeur, qu'elle détruit largement, procure une issue facile à la matière purulente. Cette gangrène s'arrête aussitôt que l'évacuation du foyer a fait disparaître la tension, et diminué l'inflammation de la partie affectée. Les émolliens sont les seuls remèdes locaux qu'on doive employer; et ils réussissent toujours, même dans les cas les plus graves de ces bubons gangréneux. Cette mortification d'une partie des parois d'un bubon syphilitique en suppuration ne doit pas être confondue avec la gangrène connue sous le nom de pourriture d'hôpital, accident des plus fâcheux qui s'empare assez souvent des bubons ulcérés, aussi bien que des autres plaies ou ulcères, par suite de différentes causes, mais surtout par l'influence délétère de miasmes putrides qui se développent dans les hôpitaux encombrés. Celle-ci s'étend le plus ordinairement au loin sur le ventre et la cuisse correspondante, et entraîne, dans bien des cas, la perte du malade, par les hémorrhagies qu'elle occasionne en attaquant les gros vaisseaux, ou par les énormes suppurations qui la suivent lorsqu'elle est une fois bornée. Un régime fortifiant, l'usage du quinquina à l'intérieur, l'opium, les acides végétaux ou minéraux, les pansemens avec le vinaigre camphré, la décoction de quinquina alcoholisée avec addition de muriate d'ammoniaque, le suc de limon ou l'essence de térébenthine, le changement de salle, ou tout au moins l'emploi des procédés chimiques propres à sanifier celle où règne cette effrayante complication, telles sont les bases du traitement à adopter contre cette espèce de gangrène. *Voyez* POURRITURE D'HÔPITAL.

Le bubon syphilitique indolent, qu'il se soit montré tel dès son apparition, ou qu'il n'ait revêtu ce caractère qu'après une inflammation plus ou moins vive, doit être attaqué par tous les moyens capables d'en provoquer la résolution. Le premier de tous, et sans contredit le plus efficace, est le traitement mercuriel. Rien ne doit ici en retarder l'administration, puisqu'il n'existe pas d'irritation inflammatoire qui puisse en faire redouter l'influence. On prescrit en outre, et ces remèdes peuvent être regardés dans ce cas comme de bons auxiliaires des mercuriaux, des pillules de savon et d'aloës, au moyen desquelles une irritation dérivative est portée tous les trois ou quatre jours sur les gros intestins; les boissons amères ou sudorifiques, suivant les caractères du bubon ou l'ancienneté de l'infection; des frictions mercurielles sur la tumeur, à la partie interne de la cuisse du côté malade, ou sur le point des parties génitales externes par lequel le virus s'est introduit. Lorsqu'il y existe des pustules, des chancres ou autres symptômes d'infection, on les couvre d'onguent napolitain. On favorise encore l'action des vaisseaux absorbans de la partie engorgée, en dirigeant sur elle des douches alcalines, en y pratiquant des onctions avec le liniment ammoniacal, et par l'usage des emplâtres de vigo, de savon, de diachylon, de ciguë ou d'ammoniaque. Je me suis souvent très-bien trouvé de faire succéder à une friction locale plus ou moins stimulante l'application d'un cataplasme de graine de lin saupoudré de muriate d'ammoniaque et arrosé d'acétate de plomb liquide pur, remède dont j'avais déjà constaté les avantages comme résolutifs dans le traitement des tuméfactions indolentes du testicule.

Le traitement ci-dessus convient également aux bubons qui se terminent par induration; mais, si pendant son administration la tumeur devient le siége de douleurs lancinantes, il faut aussitôt substituer les narcotiques et calmans aux remèdes stimulans, qui pourraient, continués plus long-temps, déterminer une dégénérescence cancéreuse.

Il arrive quelquefois qu'un bubon indolent, par l'effet d'une
médication stimulante ou bien même tout-à-fait spontanément,
devient douloureux, s'échauffe et suppure dans un ou plusieurs
points de son étendue. Il se range dès lors dans la classe des bubons inflammatoires, et exige la même méthode curative.

(LAGNEAU.)

BUBONOCÈLE, s. m., *bubonocele*, βυβωνοκήλη, de βυβών,
aine, et de κήλη, tumeur. On a donné ce nom à la hernie inguinale qui est bornée à l'aîne, tandis qu'on a nommé oschéocèle la
même affection, quand la tumeur descend dans le scrotum. Ces
mots indiquent deux degrés différens d'une seule et même maladie. *Voyez* HERNIE.   (J. CLOQUET.)

BUCCAL, *buccalis*, qui a rapport aux joues, et, par extension,
qui est relatif à la bouche; cette dernière acception est inexacte.

BUCCAL (nerf), ou nerf buccinateur; *bucco-labial* (Chauss.).
C'est un rameau du nerf maxillaire inférieur qui se distribue
dans la joue, et notamment au muscle buccinateur.

BUCCALE (artère), *sus-maxillaire* (Chauss.). Elle vient de l'artère maxillaire interne ou de l'une de ses branches, et se distribue dans la joue, surtout à sa surface interne. La veine buccale
suit l'artère du même nom, et se distribue comme elle.

BUCCALES (glandes) ou glandes molaires; ce sont des aggré-
gations de follicules muqueux, situées dans l'épaisseur des joues,
en arrière, au niveau des dents molaires, et s'ouvrant par des
orifices communs à la surface de la membrane muqueuse. (A. B.)

BUCCINATEUR (muscle), *musculus buccinator*, *alvéolo-labial*
(Chauss.), muscle mince situé dans l'épaisseur de la joue. Il s'attache à la partie postérieure des deux arcades alvéolaires, et dans
leur intervalle à l'aponévrose buccinato-pharyngienne; de là
les fibres charnues se portent en devant, et se terminent, en convergeant, dans la commissure des lèvres, en s'entrelaçant avec les
autres muscles des lèvres. Le muscle buccinateur est traversé par
le conduit excréteur de la glande parotide. Ce muscle tire en dehors et en arrière les commissures des lèvres; si les lèvres sont
fixées, il applique les joues contre les dents, soit pour repousser
les alimens sous les arcades dentaires, dans la mastication, soit
pour chasser l'air hors de la bouche dans l'action de souffler, de
siffler, etc.   (A. B.)

BUCCINATO-PHARYNGIENNE (aponévrose), ou aponévrose
ptérigo-maxillaire; c'est une bandelette fibreuse étendue du som-

met de l'apophyse ptérigoïde interne à la ligne myloïdienne de l'os maxillaire inférieur, et qui donne attache en arrière à une partie du muscle constricteur supérieur du pharynx, et à une partie du muscle buccinateur en devant.

BUCCO-LABIAL. *Voyez* BUCCAL. (A. BÉCLARD.)

BUGLE, s. f., *ajuga reptans*. L., famille naturelle des Labiées; didynamie gymnospermie. Cette petite plante est vivace : de la base de la tige florifère, il part un grand nombre de rejets ou stolons, qui s'étendent autour d'elle en différentes directions. Lorsque l'on considère que cette plante est presqu'insipide et inodore, qu'elle rappelle à peine l'arôme des autresLabiées, parmi lesquelles ses caractères botaniques la placent, on s'étonne de voir des auteurs recommandables, tels qu'Etmuller, Riviere Dodoens, etc., vanter la bugle comme un remède très-efficace, dans l'hémoptysie, et d'autres hémorrhagies, dans la dysenterie, la phthisie, etc. En effet tous les praticiens modernes sont aujourd'hui unanimement d'accord sur l'insuffisance, et même la nullité de cette plante. (A. RICHARD).

BUGLOSSE, s. f., *anchusa officinalis*, L. et *anchusa italica*. Lamk. Ces deux plantes sont généralement confondues sous le nom de Buglosse officinale. Mais cette confusion n'a rien de dangereux, car ces deux espèces jouissent absolument des mêmes propriétés. Le genre buglosse, de la famille des Borraginées, de la pentandrie monogynie, très-voisin de la bourrache, s'en distingue par le tube de sa corolle, qui est plus long, par les divisions de son limbe, qui sont obtuses, et par les appendices de la gorge de sa corolle, qui sont barbus.

La buglosse est une plante annuelle qui a absolument le port de la bourrache. Cette ressemblance dans les caractères physiques de ces deux plantes se remarque également dans leurs propriétés. En effet, la buglosse agit absolument de la même manière que la bourrache, et si elle n'est point aussi fréquemment employée que cette dernière, cela tient uniquement à l'espèce de vogue populaire dont jouit la bourrache. En effet, elle est également succulente, mucilagineuse et adoucissante, et peut s'employer dans toutes les circonstances où nous avons indiqué l'usage de la bourrache.

La racine d'une autre espèce du genre buglosse (*anchusa tinctoria*, L.) est une de celles qu'on désigne sous le nom général d'orcanette. *Voyez* ce mot. (A. RICHARD)

BUGRANE ou ARRÈTE-BOEUF, s. m., *ononis arvensis*, L. Petit
sous-arbrisseau de la famille naturelle des Légumineuses, de la diadelphie décandrie, qui croît en abondance dans les champs secs,
les terrains arides et crayeux, dans toute la France; sa tige est
haute d'un à deux pieds, rameuse, quelquefois armée de piquans;
ses fleurs sont axillaires et violettes; sa racine, qui est la partie
dont on fait usage, est de la grosseur du doigt, longue quelquefois de cinq à six pieds, très-tenace, et enfoncée quelquefois à
une si grande profondeur, qu'on prétend qu'une touffe de ce
végétal peut arrêter une charrue, lorsque son soc s'y engage;
de là son nom vulgaire d'*arrête-bœuf*. Elle est brune extérieurement, peu rameuse, blanche dans son intérieur. Son odeur et
sa saveur, lorsqu'elle est fraîche, sont un peu désagréables.

Galien recommande beaucoup l'usage de cette plante, qu'il
regarde comme éminemment apéritive et diurétique. Plusieurs
praticiens célèbres sont venus joindre leur témoignagne à celui de
Galien, et nous lisons dans Bergius que cet auteur a souvent
vu la décoction de racine de bugrane apporter beaucoup de soulagement dans l'ischurie produite par la présence d'un calcul
dans la vessie, lors même que les mucilagineux et les adoucissans
de toutes les espèces avaient été donnés sans succès. Ce praticien
prétend même que plusieurs fois il a administré le même médicament à des individus affectés de sarcocèle, et que, par son
usage, ces tumeurs ont été amenées à une heureuse résolution.
Ol. Acrel rapporte plusieurs faits entièrement analogues à ceux
de Bergius. Aujourd'hui encore on emploie fréquemment la racine de bugrane dans l'hydropisie, l'ictère, etc. C'est ordinairement la décoction d'une demi-once à une once dans deux livres
d'eau dont on fait plus spécialement usage. Cette décoction est
à la fois diurétique et diaphorétique.

L'arrêté-bœuf est compté parmi les cinq racines apéritives
mineures. (A. RICHARD.)

BUIS, s. m., *buxus sempervirens*, L. Cet arbrisseau toujours
vert appartient à la famille naturelle des Euphorbiacées; à la
monoécie tétrandrie. Ses caractères génériques sont d'avoir des
fleurs unisexuées; les mâles présentent un calice quadriparti, et
quatre étamines; les femelles offrent un semblable calice, un
ovaire à trois loges, surmonté de trois stigmates bifides; le
fruit est une capsule globuleuse, terminée par trois pointes cro-
chues et rabattues, qui sont les stigmates persistans; cette cap-

sule offre trois loges et deux graines dans chacune d'elles. Le buis est originaire des contrées septentrionales de l'Asie, et du midi de l'Europe; il croît dans les bois: On le trouve assez souvent dans les jardins d'agrément, parce qu'il conserve ses feuilles toute l'année; cependant il est d'un aspect triste et sombre : ses feuilles répandent, quand on le froisse entre les doigts, une odeur désagréable et nauséeuse; leur saveur est très-amère. Plusieurs médecins ont fait usage de ces feuilles, qui sont en effet purgatives, à la dose d'une once à une once et demie, bouillies dans l'eau; mais cette boisson est extrêmement désagréable, et répugne à la plupart des malades.

Le bois et la racine de buis ont été plus employés que les feuilles, et méritent en effet de fixer plus spécialement l'attention des médecins. Sans parler ici des avantages que quelques auteurs anciens prétendent en avoir retirés dans l'épilepsie, l'hystérie, les fièvres intermittentes, etc., nous ne nous arrêterons que sur la comparaison que plusieurs praticiens ont établie, d'après des essais multipliés entre leurs propriétés et celles du gayac. En effet le bois de ces deux arbres, qui est d'une égale dureté, paraît jouir à peu près des mêmes propriétés médicales; tous deux sont également sudorifiques, et peuvent être employés presque indistinctement l'un pour l'autre dans les mêmes circonstances, et en particulier dans les affections rhumatismales, la syphilis et les inflammations chroniques de la peau. La dose du buis est d'une once à une once et demie, réduit en poudre, au moyen de la rape, et bouilli dans deux livres d'eau, que l'on fait réduire d'un tiers.

Le bois et la racine de buis, qui sont d'une belle couleur jaune, d'une dureté considérable, d'une compacité telle qu'ils se précipitent toujours au fond de l'eau, sont très-recherchés pour les ouvrages de tour. On en fabrique des ustensiles de ménage, des vis, etc. Ils sont susceptibles d'un poli très-fin et très-brillant.   (A. RICHARD.)

BULBE, s. m., *bulbus*. Les anatomistes emploient ce mot pour désigner certains renflemens des parties. On appelle bulbe des poils le follicule qui renferme leur racine; bulbe de l'urètre, le renflement par lequel commence la partie spongieuse de ce canal; bulbe des dents, la papille vasculaire et nerveuse contenue dans leur cavité; bulbe de l'aorte, le renflement de cette artère près de son origine; bulbe ou golfe de la veine jugulaire, la dilatation de cette veine dans le trou déchiré postérieur; bulbes du cordon rachidien, les renflemens de ce cordon; bulbes des nerfs olfactifs, les renflemens situés dans les gouttières ethmoïdales, et d'où procèdent les filets nerveux du même nom. On a aussi donné le nom de bulbe au globe de l'œil. (A. BÉCLARD.)

BULBO-CAVERNEUX (muscle), *musculus bulbo-cavernosus*, *bulbo-urétral*, (Chauss.); petit muscle situé au périnée, au-dessous et de chaque côté de l'urètre; il est uni en arrière avec le sphincter de l'anus et avec le transverse du périnée; il se porte d'arrière en avant, enveloppant d'abord le bulbe de l'urètre, réuni sur la ligne médiane avec celui du côté opposé par une ligne aponévrotique; il s'écarte ensuite de celui du côté opposé, et se termine par une aponévrose sur le corps caverneux. Ce muscle, propre au sexe masculin, a pour fonction de comprimer la partie de l'urètre qu'il entoure, et d'accélérer la sortie de l'urine et du sperme. Dans la femme il est remplacé par le muscle constricteur.

(A. BÉCLARD.)

BULBO-URÉTRAL, *voyez* BULBO-CAVERNEUX.

BULLE, s. f., *bulla*. Cette expression est synonyme d'ampoule, et désigne par conséquent toute tumeur formée par un fluide qui soulève l'épiderme. Willan et Batèman, dans leur classification, en ont fait le terme générique d'un de leurs ordres, avec ces caractères : tumeurs formées par une large portion de l'épiderme détachée de la peau par l'interposition d'un fluide transparent et aqueux. Ils rapportent à cet ordre l'érysipèle, le pemphigus et le pompholix.

BULLEUX, adj., *bullosus*. Quelques auteurs donnent le nom de *maladie bulleuse* au pemphigus, et lorsque cette affection est accompagnée de mouvemens fébriles, ils l'appellent *fièvre bulleuse*. (R. DEL.)

BUPHTHALMIE, s. f., *buphthalmia*, de βᾶς, bœuf, et de ὀφθαλμός, œil, œil de bœuf. On a généralement désigné sous ce nom le premier degré de l'hydrophthalmie; quelques auteurs cependant l'ont réservé pour indiquer l'augmentation de volume et la turgescence du corps vitré qui distend l'œil et pousse en avant le cristallin et l'iris. *Voy.* HYDROPHTHALMIE. (J. CLOQUET.)

BUPLÈVRE, s. m., *buplevrum rotundifolium*, L. Petite plante annuelle qui vient au milieu des moissons, aux environs de Paris; elle fait partie de la famille naturelle des Ombellifères, de la pentandrie digynie, et se reconnaît à ses feuilles perfoliées, cordiformes ; à sa tige cylindrique, haute d'un pied, un peu rameuse, à ses fleurs verdâtres, disposées en petites ombelles terminales. Les feuilles de cette plante sont faiblement âpres et astringentes. Cependant plusieurs auteurs anciens les ont préconisées comme capables de réduire les hernies, lorsqu'on les appliquait pilées sur ces tumeurs. D'autres en ont recommandé l'application sur les ganglions, dont elles amènent la résolution comme par enchantement. Mais les praticiens modernes qui, sans tenir compte de ces éloges mensongers, ont soumis le buplèvre à l'expérience, ont unanimement proclamé son inertie et sa nullité.   (A. RICHARD.)

BUSSEROLE, s. f. Espèce du genre arbousier. *Voyez* ce mot.   (A. RICHARD.)

BUTYRIQUE (acide). Cet acide, principe odorant du beurre, a été découvert par M. Chevreul ; il le décrit dans un mémoire sur le beurre, mémoire encore inédit. Une note imprimée par ce chimiste nous servira pour indiquer en peu de mots les faits principaux qui composent l'histoire de ce corps. L'acide butyrique forme avec l'eau un hydrate qui a les caractères physiques des huiles volatiles, à l'exception de l'acidité, dont ne jouissent pas ces dernières. Il s'unit aux bases dans le rapport de cent parties pour une quantité de base contenant dix parties d'oxygène. Les butyrates ont tous une odeur de beurre frais : lorsqu'on les déguste, on ressent aussi dans la bouche un arrière-goût de beurre très-marqué. Le butyrate de potasse peut s'unir à un excès d'acide : cette combinaison concentrée ne rougit pas la teinture de tournesol. Lorsqu'on l'étend d'eau, une partie de l'acide devient libre, et rougit sur la matière colorante. Le butyrate de baryte se change par la calcination en carbonate de baryte. Il se forme aussi un acide *pyro-butyrique*, que l'on peut recueillir. L'acide butyrique peut s'unir à l'alcohol, et produire avec le temps une liqueur éthérée ayant l'odeur de pomme de reinette.

L'acide butyrique n'est d'aucun usage en médecine ; mais le rôle qu'il joue dans le beurre nous faisait un devoir d'en dire quelques mots.   (J. PELLETIER.)

FIN DU TOME TROISIÈME.

TABLE

DES PRINCIPAUX ARTICLES

CONTENUS DANS LE TROISIÈME VOLUME.

DISTRIBUTION DES MATIÈRES.

MM.

Anatomie	BÉCLARD, professeur de la faculté de médecine.
Physiologie.	ADELON, COUTANCEAU, RULLIER, docteurs en méd.
Anatomie pathologique.	BRESCHET, chef des travaux anatomiques de la fac. de méd.
Pathologies générale et interne . . .	CHOMEL, COUTANCEAU, LANDRÉ-BEAUVAIS, ROCHOUX, docteurs en médecine.
Pathologie externe et opérations chirurgicales.	J. CLOQUET, chir. de l'hôpital Saint-Louis ; MARJOLIN et ROUX, prof. de la fac. de méd.
Accouchemens, Maladies des femmes et des nouveau-nés.	DÉSORMEAUX, professeur de la fac. de méd.
Maladies des enfans.	GUERSENT et JADELOT, médecins de l'hôpital des Enfans.
Maladies des vieillards.	FERRUS et ROSTAN, méd. de l'hospice de la Salpêtrière.
Maladies mentales.	GEORGET, docteur en méd.
Maladies cutanées.	BIETT, méd. de l'hôpital Saint-Louis.
Maladies syphilitiques. . . . . ; . . .	LAGNEAU, docteur en médecine
Maladies des pays chauds.	ROCHOUX, docteur en médecine.
Thérapeutique générale.	GUERSENT, médecin de l'hôpital des Enfans.
Histoire naturelle médicale.	H. CLOQUET, docteur en méd. ORFILA, prof. de la fac. de méd. et A. RICHARD, démonstrateur de botan. de la faculté de méd.
Chimie médicale et pharmacie. . . .	ORFILA et PELLETIER, professeur de l'école de pharmacie.
Physique médicale et hygiène. . . .	ROSTAN.
Médecine légale et police médicale. . .	MARC, doct. méd., ORFILA, et RAIGE-DELORME, docteur en médecine, qui sera aussi chargé des articles de vocabulaire.

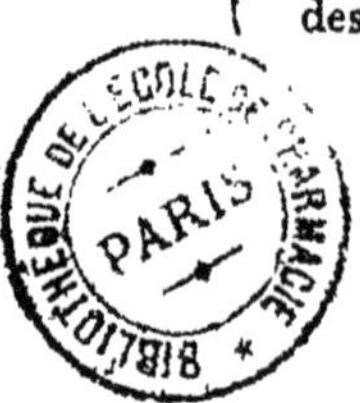

9 782013 538183